SURGICAL APPROACHES TO THE SPINE

脊柱外科手术入路

（第 3 版）

原　　著 Robert G. Watkins, III
Robert G. Watkins, IV

主　　译 田　伟　孙宇庆

译　　者 （按姓氏笔画排序）

韦　祎　田　伟　孙宇庆　郎　昭
阎　凯　蒋继乐　韩晓光

北京大学医学出版社

JIZHU WAIKE SHOUSHU RULU (DI 3 BAN)

图书在版编目（CIP）数据

脊柱外科手术入路 / (美) 罗伯特 · 沃特金斯 III
(Robert Watkins, III)，(美) 罗伯特 · 沃特金斯 IV
(Robert Watkins, IV) 原著；田伟, 孙宇庆主译. -- 3
版. -- 北京：北京大学医学出版社, 2018.4
书名原文: Surgical Approaches to the Spine (3 Ed)
ISBN 978-7-5659-1774-5

Ⅰ. ①脊… Ⅱ. ①罗… ②罗… ③田… ④孙… Ⅲ.
①脊柱病－外科手术 Ⅳ. ①R681.5

中国版本图书馆CIP数据核字(2018)第059200号

北京市版权局著作权合同登记号：图字：01-2016-8966

Translation from English language edition:
Surgical Approaches to the Spine, Third Edtion
by Robert G. Watkins, Ⅲ , Robert G. Watkins, Ⅳ

脊柱外科手术入路（第 3 版）

主　　译：田　伟　孙宇庆
出版发行：北京大学医学出版社
地　　址：（100191）北京市海淀区学院路 38 号　北京大学医学部院内
电　　话：发行部 010-82802230；图书邮购 010-82802495
网　　址：http：//www.pumpress.com.cn
E － mail：booksale@bjmu.edu.cn
印　　刷：北京圣彩虹制版印刷技术有限公司
经　　销：新华书店
责任编辑：冯智勇　**责任校对**：金彤文　**责任印制**：李啸
开　　本：889 mm × 1194 mm　1/16　**印张**：21.25　**字数**：610 千字
版　　次：2018 年 4 月第 1 版　2018 年 4 月第 1 次印刷
书　　号：ISBN 978-7-5659-1774-5
定　　价：230.00 元

原著者名单

Tarek Y. El Ahmadieh, MD Department of Neurological Surgery, Northwestern University Feinberg School of Medicine, Chicago, IL, USA

John A. Ameriks, MD Nevada Surgical Group, Las Vegas, NV, USA

Michael L.J. Apuzzo, MD Department of Neurological Surgery, University of Southern California Keck School of Medicine, Los Angeles, CA, USA

Sunjay M. Barton, MD Department of Neurological Surgery, Northwestern University Feinberg School of Medicine, Chicago, IL, USA

Miguel E. Berbeo, MD, MSc Unidad de Neurocirugía, Hospital Universitario San Ignacio, Pontificia Universidad Javeriana, Bogotá, Colombia

Ranjeev Singh Bhangoo, MD Department of Surgical Neurology, National Hospital for Neurology and Neurosurgery, London, UK

Salvador A. Brau, MD, FACS Cedars-Sinai Spine Center, Los Angeles, CA, USA

David Chang, MD Marina Spine Center, Marina del Rey, CA, USA

H. Alan Crockard, FRCS Department of Surgical Neurology, National Hospital for Neurology and Neurosurgery, London, UK

Timothy T. Davis, MD Orthopedic Pain Specialists, Santa Monica, CA, USA

Roberto Diaz, MD Edificio Global Medical Center, Bogotá, Colombia

Unidad de Neurocirugía, Hospital Universitario San Ignacio, Pontificia Universidad Javeriana, Bogotá, Colombia

Peter Dyck, MD Mayo Clinic, Rochester, MN, USA

Richard G. Fessler, MD, PhD Department of Neurological Surgery, Northwestern University Feinberg School of Medicine, Chicago, IL, USA

Justin S. Field, MD Desert Institute for Spine Care, Phoenix, AZ, USA

Kevin T. Foley, MD University of Tennessee Health Science Center, Memphis, TN, USA

Daniel A. Fung, MD Orthopedic Pain Specialists, Santa Monica, CA, USA

Sanjay Ghosh, MD, FAANS SENTA Clinic, San Diego, CA, USA

James M. Giuffre, BA International Spinal Development and Research Foundation, Las Vegas, NV, USA

Raqeeb M. Haque, MD Department of Neurological Surgery, Northwestern University Feinberg School of Medicine, Chicago, IL, USA

Masahiko Hata, MD Kanazawa University, Kanazawa, Japan

Yutaka Hiraizumi, MD, PhD Showa University School of Medicine, Tokyo, Japan

Richard A. Hynes, MD The BACK Center, Melbourne, FL, USA

Bernard Jeanneret, MD Chefarzt Wirbelsäulen Chirurgie, Behandlungszentrum Bewegungsapparat, Universitätsspital, Basel, Switzerland

Frank T. Jordan, MD North Vista Hospital, Las Vegas, NV, USA

Namir Katkhouda, MD, FACS University of Southern California Keck School of Medicine, Los Angeles, CA, USA

Norio Kawahara, MD, PhD Kanazawa University, Kanazawa, Japan

Paul C. Lee, MD Physical Medicine & Rehabilitation, Cedars Sinai Medical Center, Los Angeles, CA, USA

Frank Moore, MD Mount Sinai Hospital, New York, NY, USA

Hideki Murakami, MD Kanazawa University, Kanazawa, Japan

Y. Raja Rampersaud, MD, FRCSC Division of Orthopedic Surgery, Department of Surgery, University of Toronto, Toronto, ON, Canada

Srinath Samudrala, MD, FACS The Spine Institute at Glendale Adventist Medical Center, Glendale, CA, USA

Uttam K. Sinha, MD University of Southern California Keck School of Medicine, Los Angeles, CA, USA

Maurice M. Smith, MD University of Tennessee Health Science Center, Memphis, TN, USA

William D. Smith, MD Western Regional Center for Brain and Spine Surgery, Las Vegas, NV, USA

Alfred A. Steinberger, MD Mount Sinai Hospital, New York, NY, USA

Narayan Sundaresan, MD Mount Sinai Hospital, New York, NY, USA

John S. Thalgott, MD Center for Diseases and Surgery of the Spine, Las Vegas, NV, USA

Katsuro Tomita, MD, PhD Kanazawa University, Kanazawa, Japan

Hiroyuki Tsuchiya, MD, PhD Kanazawa University, Kanazawa, Japan

Juan S. Uribe, MD Department of Neurosurgery, University of South Florida, Tampa, FL, USA

Robert G. Watkins, III, MD Marina Spine Center, Marina del Rey, CA, USA

Robert G. Watkins, IV, MD Marina Spine Center, Marina del Rey, CA, USA

Robert Warren Williams, MD University of Illinois College of Medicine, Chicago, IL, USA

Anthony T. Yeung, MD Desert Institute for Spine Care, Phoenix, AZ, USA

Christopher A. Yeung, MD Desert Institute for Spine Care, Phoenix, AZ, USA

Paul H. Young, MD St. Anthony's Neurosurgery Specialists, Saint Louis, MO, USA

译者前言

随着脊柱外科手术器械和手术技术的不断进步，解决脊柱疾患的手段越来越多。手术的范围涉及从颅颈交界区至骶骨的脊柱全长，根据疾病的具体需要可以选择不同的入路到达脊柱，手术的方法也逐渐趋向于微创。

本书是一部系统介绍脊柱外科手术入路及显露的专著，具有如下特点：

1. 入路种类全面。除了常用的手术入路，还包括一些用于特殊情况下的入路。
2. 分步介绍脊柱显露过程的细节，同时重点强调了术中关键的解剖标志。
3. 全书含500余幅术中及示意图片，便于阅读和理解。
4. 强调了如何避免并发症、手术过程中需要采用的特殊步骤以及特殊工具。

《脊柱外科手术入路》自出版以来，受到世界各地脊柱外科医生的广泛欢迎，迄今已第三次改版。为满足国内脊柱外科医生的需要，我们将其译成中文，以飨读者。

本书译者均为具有脊柱外科临床经验且参加过英国爱丁堡皇家外科学院考试的医生。我们力求翻译准确易懂，但难免存在纰漏及语言晦涩之处，恳请广大同道批评指正。

田 伟　　孙宇庆

原著第 1 版前言

掌握手术入路的正常解剖是进行脊柱手术的最基本要求，本书的目的是以实用且图文并茂的形式满足读者对脊柱手术入路解剖的需要。本书涵盖脊柱各部位的大部分入路（包括前路和后路）。特定的疾病和患者决定了应采取何种手术及入路。虽然本书仅对手术入路的正常解剖进行了描述，但我们希望借此为读者提供最坚实的基础，使之在解决各种临床问题时能够选择最恰当的手术入路。

本书配以大量的示意图及照片，并对脊柱显露过程的步骤和技巧进行了系统有序的描述，同时重点强调了关键的解剖标志。每一章的文献目录并不全面，而且也未必引用了每个技术最原始的报道，但我们力求选择对入路描述得最好的文献。我们希望脊柱外科医生通过对手术入路和解剖的深入了解，能够对每个患者自如地实施最佳治疗方案。

Robert G. Watkins, MD

原著第 2 版前言

自《脊柱外科手术入路》第 1 版出版以来，脊柱外科领域发生了革命性的进步。随着脊柱手术技术的进步，需要有更多的入路到达脊柱。我们发现有的脊柱外科医生由于缺乏显露脊柱病变部位的能力而难以实施理想的手术方案，比如，当根据治疗原则和出于对脊柱生物力学方面的考虑而应进行前路手术时，手术医生却仍然选用后侧入路。这是编写本书的初衷。为此，John O'Brien 和其他擅长前路手术的医生强调应根据每位患者的具体需要选用恰当的手术入路。通过我们过去 20 年的工作，在诸如外科医生 Salvador Brau（擅长脊柱手术入路）的努力下，现在的外科医生致力于研究和使用安全无痛的脊柱手术入路，这必将使患者从治疗中获益更多。椎间盘内治疗的器械、假体及融合技术的发展，使安全有效的前侧手术入路成为需要。如果手术入路造成的疼痛大于脊柱疾病本身的疼痛，那么就不可能存在能够治疗脊柱疼痛的手术。

第 2 版包括一些涉及非常复杂手术的章节，如骶骨和骨盆的入路、全椎骨切除术、颈胸交界区的经锁骨入路、斜坡和 C1-C2 的前侧入路。这些复杂的大手术使患者面临生命危险，更加需要外科医生熟悉手术的入路。本版还包括了微创手术方法，如腹腔镜下脊柱融合术。微创手术是脊柱外科的未来，在减少微创手术并发症的同时，提高了对患者的保护。下一个 10 年的挑战将是采用计算机辅助的、影像引导的微创手术方法治疗脊柱疾患，并使现有的技术更加完善。

《脊柱外科手术入路》第 1 版对手术入路的步骤一步步进行描述的方法得到了读者的好评。相较于其他讲解脊柱显露的书，本书强调如何避免并发症、手术过程中需要采用的特殊步骤以及特殊工具，这是本书的一大特点。本书继续采用彩色示意图和照片以及按步骤逐步进行描述的方法。

本书适用于所有脊柱外科医生。当然，有的脊柱外科医生对于他们自己原来的手术入路非常自信。随着专业技术的提高，外科医生会发现恰当的手术入路对于实施安全有效的手术具有独特的优势。本书也适用于所有治疗脊柱疾病的专业人士。脊柱手术的决策取决于对风险 - 收益比的考量。参与手术决策的每一个人都需要了解手术入路，以判断该手术方案是否最佳且可行。

我要感谢 Katherine Williams，她不知疲倦地对本书进行了大量的工作。她自 1983 年即开始致力于本书的出版并一直持续到这一版。她对本书的奉献也是她对所有脊柱疾病患者健康和治疗的奉献。外科医生及患者都应感谢她对本书及其他类似出版物所付出的辛勤工作。

Robert G. Watkins, MD

原著第 3 版前言

世界各地的脊柱外科医生从本书的前两版中得到了帮助，他们表达了对此书的感激之情。本书第 3 版的主要目的仍然是对当前的脊柱手术入路一步一步地进行详细描述。脊柱外科医生应该能够从不同的方向到达脊柱。根据每位患者的具体病变采用最理想的手术入路和方法，才能为患者提供最好的治疗。

脊柱外科领域仍在不断地进步，创造出不同的方法来解决脊柱疾患。 由于生物性替代材料的发展、金属内植物的进步以及出现更好的可视设备，微创技术更加普及。同时，微创手术的并发症又常常限制了微创技术的使用。所有脊柱手术的目标是用最安全和并发症最少的方法来治疗脊柱疾病。

本书的前两版推动了脊柱前路手术的发展。第 3 版的内容反映出在世界范围内，脊柱手术已向应用通道撑开技术发展。我们的临床经验表明，在胸腰段脊柱中采用侧方的通道技术可以比前路手术明显减少前柱重建手术的并发症。我们感谢本书作者、导师以及参与编写的学生为本书做出的贡献。我们希望本书能够帮助脊柱外科同道为患者提供更好、更安全的治疗效果。

Robert G. Watkins, III, MD

Robert G. Watkins, IV, MD

Marina del Rey, CA

目　录

颈椎前侧入路 1

Robert G. Watkins, III

区分不同的颈椎入路重要的解剖标志是胸锁乳突肌、颈动脉鞘和颈长肌（表 1.1）（图 1.1）[1-8]。不同入路的归类就是基于相对于这些解剖标志入路的方向，正如表 1.1 中所示。例如入路 1 是在胸锁乳突肌的内侧（因此要将它向外侧牵拉）以及在颈动脉鞘的内侧（因此也要将它向外侧牵拉）。入路 7 是在胸锁乳突肌和颈动脉鞘的外侧。这些入路很重要的一个方面就是入路究竟在颈动脉鞘的内侧还是外侧。入路在颈动脉鞘内侧并将它向外侧牵拉通常需要断掉由颈动脉鞘供应内侧肌肉内脏柱 (musculovisceral column) 的血管，由外侧向内侧走行的神经也会受到牵拉。入路在颈动脉鞘外侧并将它向内侧牵拉，如前外侧入路[1-5]，这样可以形成一个相对无血管的平面，但是显露更加局限。前内侧入路和前外侧入路拥有共同的解剖学基础。

皮肤切口应该要注意美观同时保证有效（图 1.2）。利用体表标志来确定切口对应的脊柱节段：(1) C3-C4，甲状软骨上方 1cm；(2) C5-C6，环状软骨[6]。其他需要确认的体表标志包括下颌角、胸锁乳突肌、舌骨、环状软骨、甲状软骨上缘和胸锁乳突肌的锁骨止点。为了美观，最好沿着皮纹做 3cm 长的横切口。从中线到胸锁乳突肌前缘更长的一个横切口可以很好地显露出 3 个椎体和 2 个间盘。病变的病理性质和手术的技术要求决定了需要显露范围的大小和需要切断或牵拉的组织结构。

皮肤切开之后可以看到颈阔肌，最好沿着肌纤维的方向打开颈阔肌。颈阔肌应该用 Adson 镊子掀起并小心打开，避免损伤其下方的静脉和胸锁乳突肌[6]（发育良好的颈阔肌应该作为单独的一层缝合）。在颈阔肌下方是颈外静脉，走行于胸锁乳突肌的外侧表面，颈前静脉位置更偏前内侧，在胸锁乳突肌和带状肌群的间隙上方或者在带状肌群的外侧。颈前静脉和颈外静脉的走行如果影响手术进程，应该切断并结扎。胸锁乳突肌必须很好地辨认，因为它是手术入路第一个关键的解剖标志：前内侧入路从胸锁乳突肌的内侧缘进入，外侧入路从胸锁乳突肌的外侧缘进入。第二个解剖标志，颈动脉鞘，首先利用手指触摸颈动脉的搏动。颈动脉鞘包含的结构有颈动脉、颈内静脉、迷走神经，有时还会有交感神经丛。

第三个解剖标志是颈长肌，位于脊柱椎前筋膜的下方。术中脊柱的触诊，横突的前结节经常会被误认为是椎体。无意中分离到这个偏外侧的区域会损伤到交感神经丛并且会导致颈长肌的出血。脊柱的正中线是相对无血管的区域，在此处打开椎前筋膜向外侧牵开颈长肌可以减少出血。在颈椎任何入路都要特别小心食管，它经常呈一个扁平带状的结构，位于椎前筋膜的前方。下鼻胃管可以辅助术中对食管的辨认。

神经血管结构的牵开

血管可以结扎或牵开，通常是根据血管的粗细和位置。对于神经和血管的牵开有不同的方式，但应该遵循总的原则。更偏头侧的显露，将舌下神经、舌咽神经和二腹肌牵向头侧。C1-C3 入路通常将喉上神经和甲状腺上动静脉牵向尾侧，而 C4-C7 入路则通常是把喉上神经和甲状腺上动静脉牵向头侧。将甲状腺中静脉结扎。C7 以上的入路将甲状腺下动静脉牵向尾侧，而 C7 以下的入路则要将甲状腺下动静脉牵向头侧。此外，C6 上方横跨的肩胛舌骨肌在 C5-C6 入路及其下方入路时需要被切断或牵开。

右侧或左侧入路？

决定颈椎入路从左侧进入还是右侧进入要考虑以下情况。在锁骨上区域的左侧入路必须要意

表 1.1 颈椎入路

	胸锁乳突肌		颈动脉鞘		颈长肌	
	内侧	外侧	内侧	外侧	内侧	外侧
1. 前内侧入路 C1-C3[6-9]	X		X		X	
2. 前内侧入路　颈椎中间节段[6-9]	X		X		X	
3. 锁骨上入路[4]		X		X		X
4. 前外侧入路 C1-C3[2-5]		X		X	X	
5. 前外侧入路　颈椎中间节段[2]	X		X			X
6. 外侧入路　颈椎中间节段[10]	X			X	X	
7. 外侧入路　颈椎中间节段[1]		X		X	X	

X= 入路方向

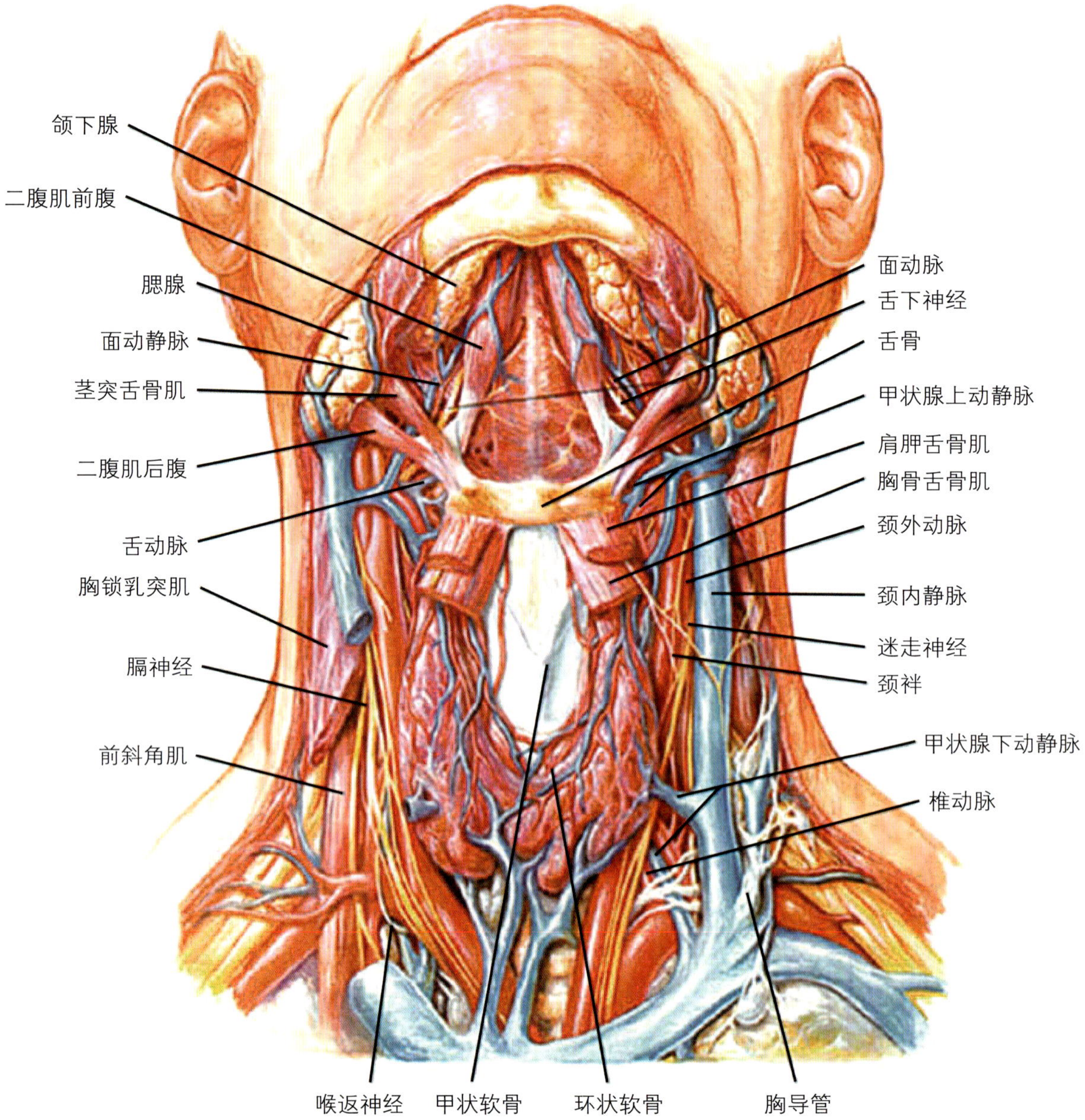

图 1.1　颈部前方各软组织结构。注意甲状腺上动脉和甲状腺下动脉之间是相对无血管的区域。颈椎标准的前侧入路是在甲状腺外侧和颈动脉内侧

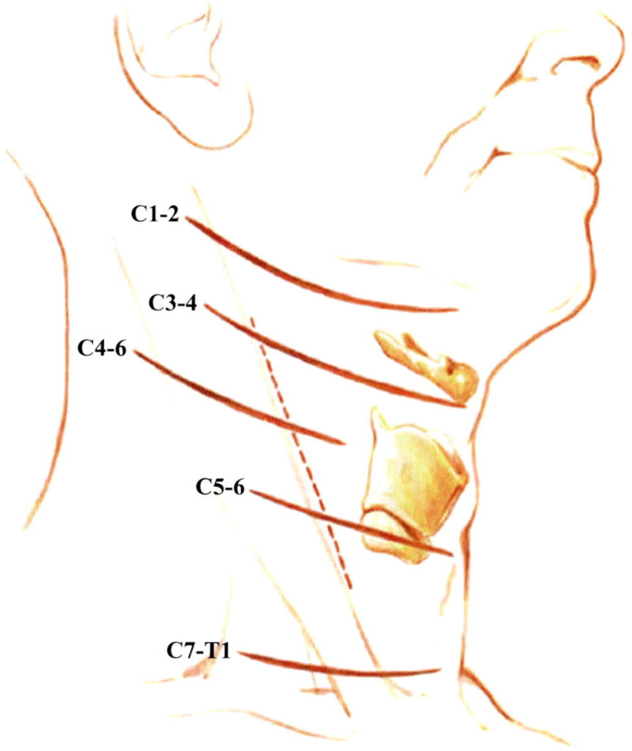

图 1.2 脊柱不同节段对应的皮肤区域通常可以由一些体表可触及的结构来确定。C1-C2 在下颌角下方，C3-C4 在甲状软骨上方 1cm 的舌骨区域，C4-C6 在甲状软骨水平，C5-C6 在环状软骨水平，C7-T1 在锁骨上区域。为了美观，最好做横切口。从中线到胸锁乳突肌前缘更长的一个横切口可以很好地显露出 3 个椎体和 2 个间盘。如虚线所示的沿胸锁乳突肌前缘的垂直切口，只是应用于颈椎的长节段显露

识到胸导管的汇入点是在颈静脉和锁骨下静脉的交界处（图 1.3）。术前一天高脂饮食可以帮助术中对胸导管的辨认，不过大多数的手术入路都在该区域的内侧，并不需要明确辨认胸导管。C4 及其以下的右侧入路需要辨认右侧的喉返神经（图 1.3）。在 C5-C7 之间的区域该神经经颈动脉鞘进入内侧肌肉内脏柱。至于手术显露中是否需要旋转头部，标准的操作是要将头转向入路侧的对侧，但是绝大多数手术入路都可以不旋转头部，尤其是翻下胸锁乳突肌的 C1-C3 的前外侧入路。早期的手术描述中是需要旋转头部的[10]，但目前的颈椎前侧入路是不需要旋转头部的[5]。

术中牵引

头部枕颌带牵引是颈前路椎体间植骨融合术的标准操作，它可以牵开椎间隙并在植骨完成后产生加压的效果。如果枕颌带影响到颈椎头侧节段的显露时，需要选择颅骨牵引。患者体位是平卧位。可充气的枕头或者是治疗巾卷垫于颈部下方以提供足够的颈部制动。在枕颌带牵引或颅骨牵引下头部放于枕垫上。

颈部解剖

肌肉和解剖标志

舌骨大致位于 C3 水平，在颈部前方起到划分肌肉区域的作用（图 1.1）。舌骨上区由外层封套筋膜覆盖，肌肉包括二腹肌。二腹肌位于下颌骨下方，起于乳突止于颏联合，二腹肌中间腱纤维袢将其分为前腹和后腹，它将二腹肌的中间部固定于舌骨大角。二腹肌协助形成了颈动脉三角，其上界为二腹肌后腹，下界为肩胛舌骨肌，后界为胸锁乳突肌（参见图 5.1、5.4）。手术入路基本上都是从该三角区域进入的。

茎突舌骨肌位于二腹肌后腹的前上方，起于茎突止于舌骨。茎突舌骨韧带是一个韧带束，与茎突舌骨肌并行起于茎突止于舌骨。下颌舌骨肌起于下颌骨止于舌骨。所有起于乳突止于舌骨和起于下颌骨止于舌骨的结构需要向头侧牵开或者切断。颈外动脉的分支从尾侧到头侧的分别是甲状腺上动脉、舌动脉和面动脉。颈外动脉继续向上走行穿过腮腺，一个终末支为颞浅动脉（参见图 6.5），其搏动可在耳前触及；另一终末支为上颌动脉，向前走行穿过腮腺。枕动脉在面动脉水平由颈动脉后方发出。它于二腹肌后腹和茎突舌骨肌的下方走行，穿过舌下神经袢，在 C1 横突和乳突之间的间隙上行。

神经

除了舌下神经，喉上神经也是由迷走神经下神经节发出并向下内侧走行，从颈内动脉下方到达甲状软骨上缘，在那里和甲状腺上动脉毗邻。喉上神经包含外支和内支，外支走行更低。右侧喉返神经在锁骨下动脉下方绕行，从其后内侧到达气管食管旁（图 1.3）。走行于锁骨下动脉和右侧气管食管沟之间的右喉返神经非常容易受到损伤。

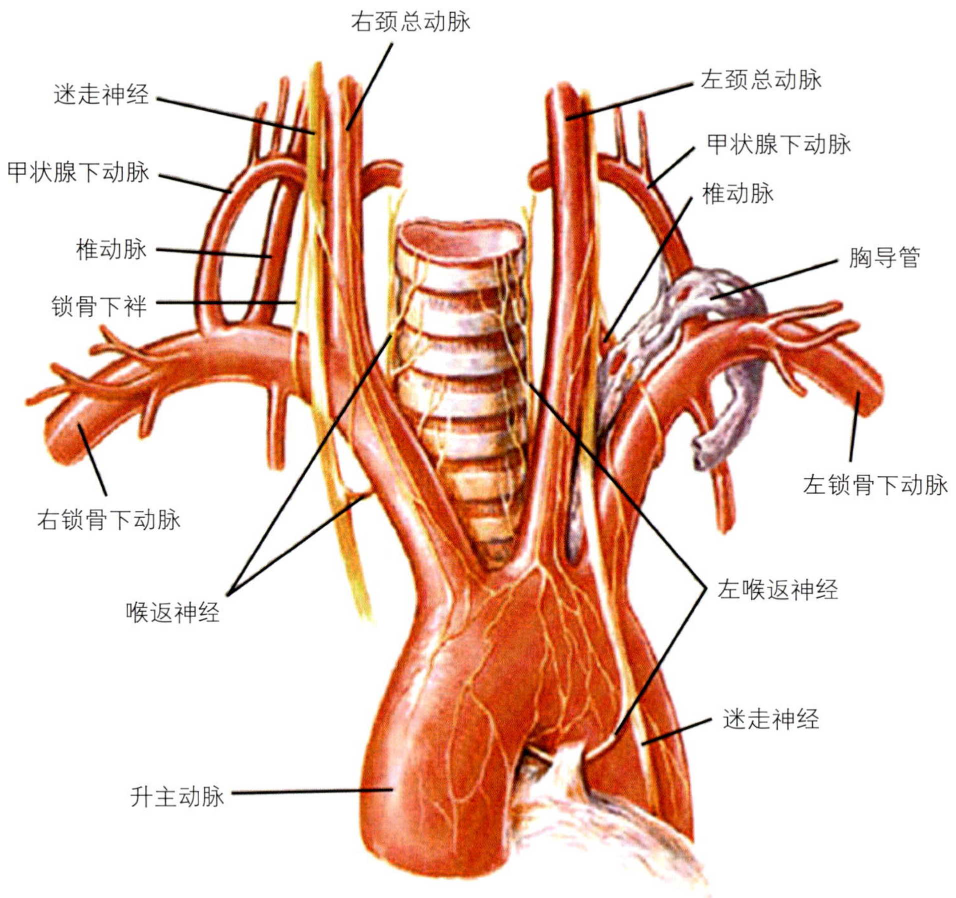

图 1.3 颈基底部的血管神经结构。从右侧入路显露颈椎过程中喉返神经必须要在外侧的颈动脉鞘和内侧的肌肉内脏柱之间辨认出来。从左侧入路显露颈椎过程中，胸导管可能会在其汇入锁骨下静脉处被损伤。术前一天高脂饮食可以帮助术中对胸导管的辨认。图中显示的双侧迷走神经均位于颈动脉鞘内

在左侧，喉返神经在主动脉弓下方绕行，更多地受到左侧气管食管沟的保护。双侧的喉返神经均是与甲状腺下动脉一起经环甲膜进入喉部，因此在更近端的显露中是看不到喉返神经的。第Ⅶ对颅神经（面神经）从茎乳孔发出，向前走行穿入腮腺跨过颈外动脉（参见图 6.5）。尽管这部分的解剖位置很高，但术中仍要很小心避免向头侧牵拉面神经。重要的骨性标志是乳突和茎突，茎突更小、更尖，从颞骨发出位于乳突的内侧。茎突是茎突舌骨肌以及茎突舌骨韧带的起点。茎乳孔位于茎突的内侧，是面神经的出口。颈静脉孔位于枕骨和颞骨之间，是舌咽神经、迷走神经和副神经的出口（参见图 6.5）。舌下神经管位于枕骨，是舌下神经的出口。

（阎　凯 译）

参考文献

1. Hodgson AR; Approach to the cervical spine C3–C7. Clin Orthop 39:129–134, 1965.
2. Verbest H: Anterolateral operations for fractures and dislocations in the middle and lower parts of the cervical spine. J Bone Joint Surg 51A(8):1489–1530, 1969.
3. Verbest H: A lateral approach to the cervical spine: Technique and indications. J Neurosurg 28:191–203, 1968.
4. Nanson EM: The anterior approach to upper dorsal sympathectomy. Surg Gynecol Obstet 104:118–120, 1957.
5. Whitesides T Jr, McDonald AP: Lateral retropharyngeal approach to the upper cervical spine. Orthop Clin N Am 9(4):1115–1127, 1978.
6. Riley LH: Surgical approaches to the anterior structures of the cervical spine. Clin Orthop 91(16):10–20,1973.
7. Robinson RA, Southwick WO: Surgical approaches to the cervical spine. In: American Academy of Orthopaedic Surgery: Instructional Course Lectures, Vol. XVII. St. Louis, Mosby, 1960, pp 299–330.
8. Robinson RA: Approaches to the cervical spine Cl–Tl. Chapter 22 in Schmidek HH, Sweet WH (eds): Current Techniques in Operative Neurosurgery. New York, Grune & Stratton, 1978, pp 205–302.
9. Cloward R: Ruptured Cervical Intervertebral Discs. Codman Signature Series 4. Codman and Shurtleff, 1974.
10. Henry AK: Extensive Exposure. Baltimore, Williams & Wilkins, 1959, pp 53–72.

C1-C2 经口入路 2

Robert G. Watkins, III

1. 患者的术前准备应该包括口腔和鼻腔的细菌培养。过去的习惯是用抗菌漱口水和四环素[1]，现在已不需要。对于口腔正常菌群不需要特殊的抗生素覆盖[2]。使用常规标准的预防性抗生素。

2. 在插管麻醉后，行气管切开[1]。置入短气囊袖套插管。患者平卧位，头部放于枕垫轻度屈曲。有特殊病情的患者可以坐位。

3. 置入 Boyle-Davis 或 McIver ENT 拉钩以下压舌头，置入自动拉钩张开口部。应注意口唇和牙齿要有足够的衬垫（图 2.1）。将凝胶海绵填入鼻咽部以控制分泌物。为了获得对咽后壁更好的视野，软腭通常需要先牵开。使用由鼻腔置入口腔引出的软橡胶管牵开软腭，橡胶管打结并在口唇处放置足够的衬垫（图 2.2）。

4. 如果不能很好地牵开软腭，软腭就需要在腭垂（悬雍垂）周围弧形切开，切缘牵开挂线悬吊在口咽外侧壁上[1,3]。

5. 口咽部使用碘附溶液消毒，并再次留标本培养[2]。

6. 在咽后壁组织内注射利多卡因和肾上腺素，减少出血。

7. 通过触摸以及 X 线透视确认 C1 前弓后，做垂直切口，齿突尖上方大约 1cm 处切到齿突尖再切到 C1 前弓前结节以远 2cm 处。切开四层结构（咽后黏膜、咽上缩肌、椎前筋膜和前纵韧带）后直达骨质（图 2.3）。

8. 钝性剥离 C2 椎体和 C1 前结节周围的软组织（图 2.4）。

注意：齿突基底外侧隐窝可能会出现静脉出血。颈长肌止于 C1 前结节，可能需要锐性分离其止点。

9. 需要时，可以在骨表面向两侧和上下钝性分离显露出 C1-C2 侧块（图 2.5）。使用钝缘直拉钩牵开伤口，切缘通过挂线悬吊或者银夹固定到咽外壁。也可以使用自动拉钩[2]。

注意：拉钩避免插入到关节突关节的外缘（图 2.6）。避免椎动脉损伤，切勿将悬吊线缝入咽外壁过深。

10. 关闭伤口：当所有骨性手术完成并充分止血后，使用可吸收缝线全层缝合咽后壁。

谨 记

1. 保护头部，拉钩衬垫，要做气管切开。
2. 口腔鼻腔留分泌物培养以及消毒后再次留分泌物培养。
3. 用手触摸 C1 前结节可能有欺骗性，要用 X 线透视确认。
4. 所有操作都要在骨上。出血可能发生的部位包括 C1 头侧、关节突外侧和齿突基底外侧隐窝。
5. 要小心拉钩的尖端和悬吊线的位置。

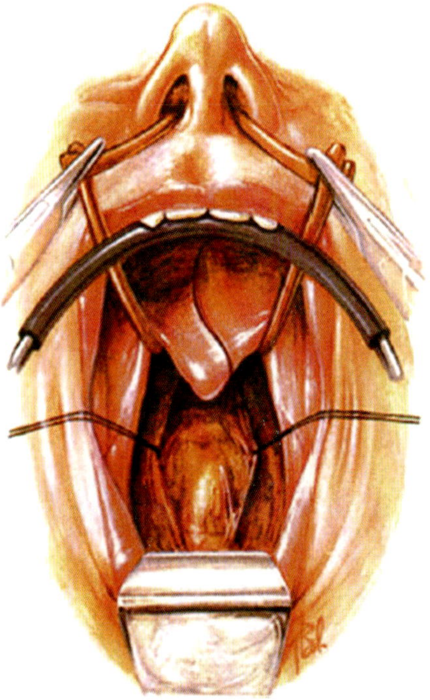

图 2.1 置入 Boyle-Davis 或 McIver ENT 拉钩以下压舌头，软腭可以切开并挂线悬吊牵开或者使用口鼻软橡胶管牵开。咽后壁纵行切开，横向钝性分离显露 C1 前结节

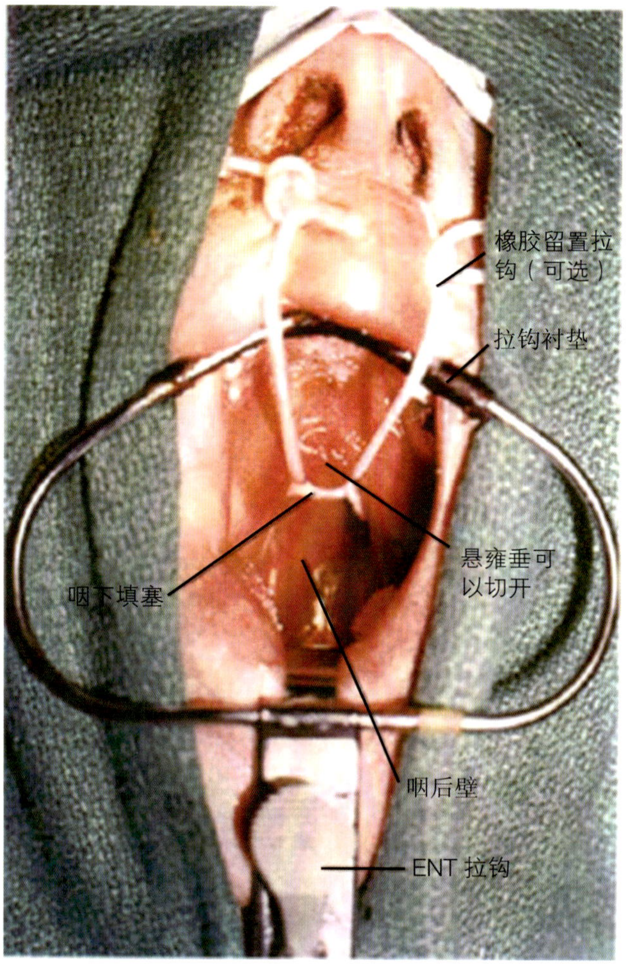

图 2.2　术野可见咽下填塞和显露的咽后壁

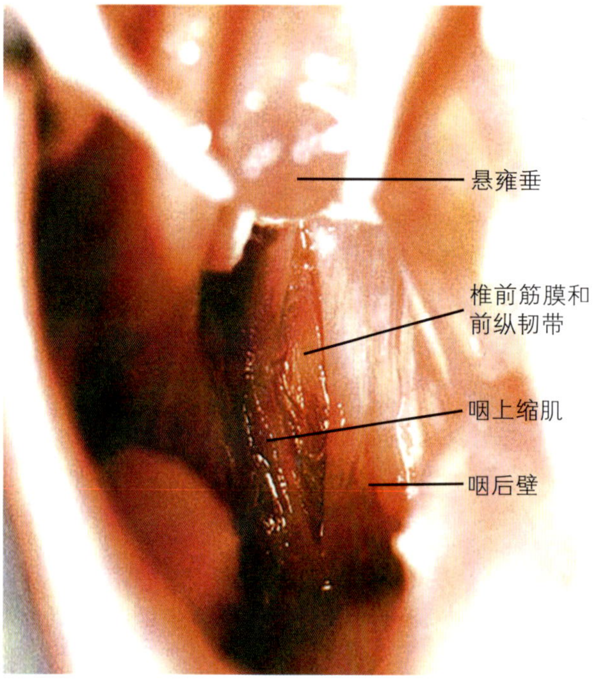

图 2.3　经咽后壁直接切开，咽缩肌和椎前韧带就在 C1 前结节的前方

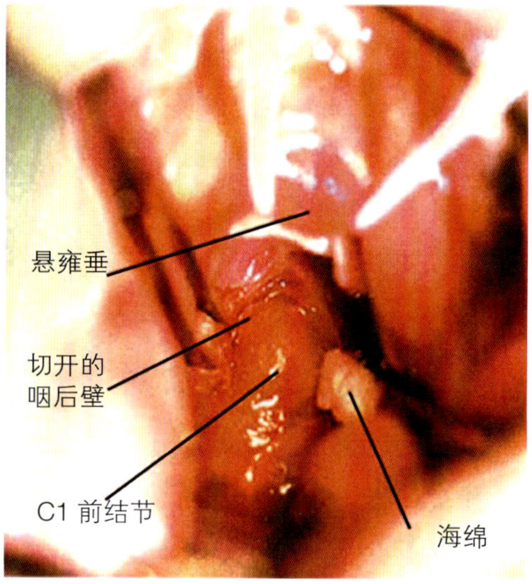

图 2.4　向外侧钝性分离切口显露 C1 前结节。咽后壁组织可以通过弧形的 Homan 拉钩牵开或者通过挂线悬吊

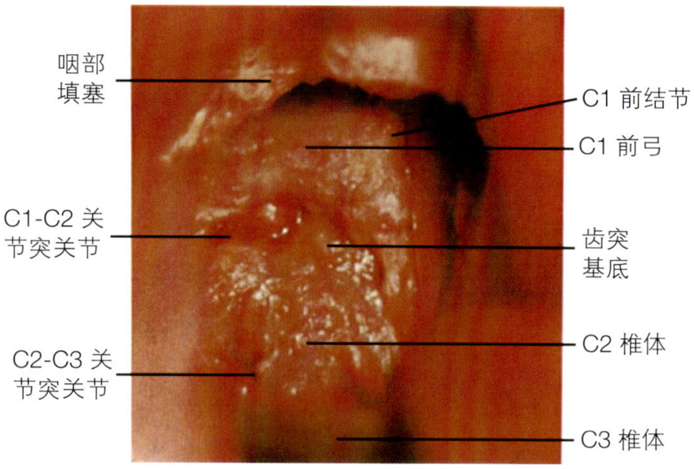

图 2.5　齿突基底和 C1 前结节可以在充分的软组织剥离后在切口的深部看到

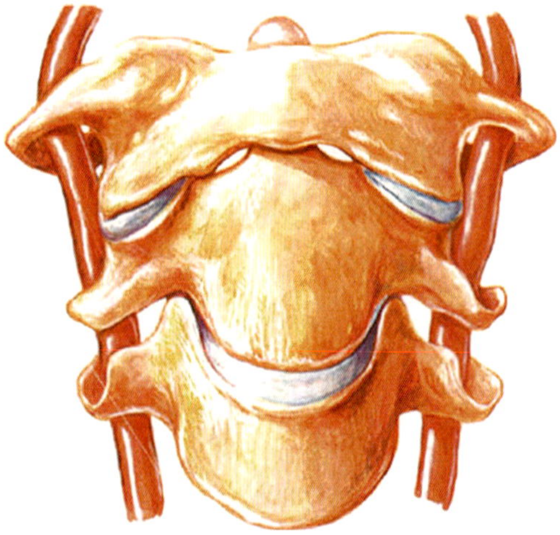

图 2.6　椎动脉在关节突关节的外侧

（阎　凯 译）

颈椎经口-经咽入路 3

Uttam K. Sinha, Srinath Samudrala

1. 术前需要耳鼻喉科对上呼吸道的解剖结构进行评估，通过软鼻咽镜对腭咽的通畅情况进行评估。行颅颈交界区的 MRI 和 CT 检查来明确病变的部位和范围以及延脊髓交界区的压迫情况（图 3.1）。行颈椎动态过屈过伸位平片检查来判断术前是否存在不稳定。椎动脉造影不需要常规做[1-3]。

2. 患者平卧于手术床上，头部使用 Mayfield 头架固定并轻度屈曲。贴上感觉诱发电位监测电极片。使用 RAE 经口气管插管。很少需要气管切开，只有无法经口插管时才会考虑。经鼻气管插管要尽量避免，因为它会影响手术显露[4,5]。

3. 面部和颈部进行常规消毒。铺无菌单时不要使用巾钳，因为术中需要透视确定椎间隙，金属物会影响术中透视。口腔和口咽使用无菌牙刷蘸氯己定消毒。该入路使用一款特殊设计的拉钩（Spetzler/Sonntag Transoral System; Aesculap, San Francisco, CA）（图 3.2）。球窝型关节组件固定在手术床旁滑轨上，在颈肩交界的水平。固定杆上的两片垂直杆组件通过球窝型关节组装在一起。水平杆插入垂直杆。带有棘齿的开口器小心地插入口中，避免损伤到口腔黏膜、牙齿、嘴唇或牙龈（图 3.3）。将大小合适的舌牵开器插入到开口器中，舌牵开器的棘齿与开口器的棘齿相扣。将气管插管置入舌牵开器的沟内。手术中舌牵开器需要每半个小时放松一次，避免出现舌的缺血和水肿。围手术期间给予患者抗生素和地塞米松，以减少口咽部的水肿。如果没有经口系统，为了获得充足的显露可以使用 Dingman 开口器。

4. 在软腭、硬腭后部和咽后壁注射 1% 利多卡因加 1: 100 000 肾上腺素。手术刀在软腭的中线切开，从硬腭切到悬雍垂基底处，再沿悬雍垂的一边切开（图 3.4a）。使用双极电凝止血。此外，还可以使用双极电凝剪刀打开软腭（Ethicon; Johnson & Johnson, Somerville, NJ）[6]。打开软腭的过程一定不要使用单极电刀，因为单极电刀会影响软腭功能的恢复，而且还会增加伤口裂开的风险。打开的软腭使用 2-0 丝线向两侧悬吊，充分显露咽后壁。

5. 辨认位于咽外侧壁的双侧咽鼓管开口。使用长柄 15 号刀在咽后壁上做“H”形切口（图 3.4b）。要小心避免损伤到咽鼓管。“H”形切口的垂直部分要尽量靠外侧，二者并不平行，因为在咽鼓管开口水平的咽后壁上部较窄。“H”形切口的水平部分位于软腭水平。之后切口将咽后壁全层切开。两个宽基底的咽黏膜肌瓣分别向上向下翻开（图 3.4c）。上方的黏膜肌瓣向上翻开到斜坡中部的咽结节。下方的黏膜肌瓣向下翻开到 C3 椎体下缘。使用双极电凝仔细止血。为了更好地显

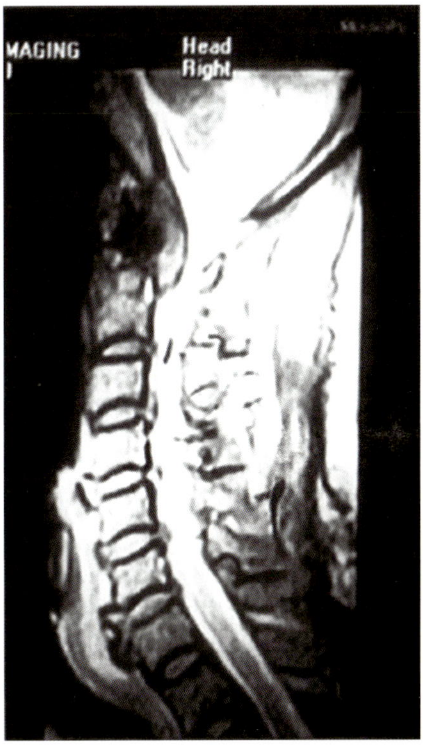

图 3.1 颈椎 MRI 显示颅颈交界区的转移瘤病灶，脊髓受压迫

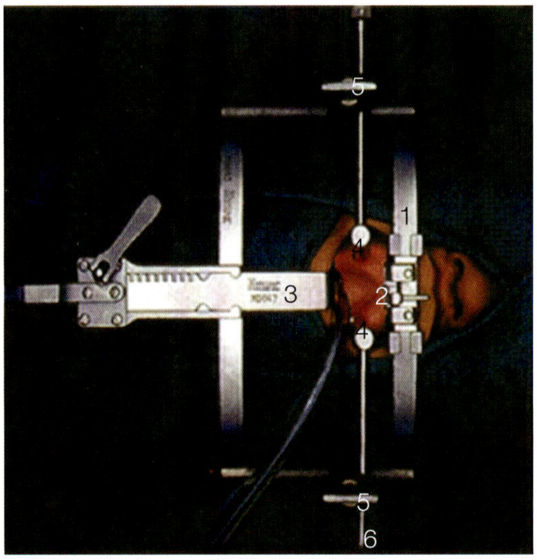

图 3.2 Spetzler/Sonntag 经口系统。1= 有棘齿的开口器（2）；3= 舌牵开器；4= 一对可调节、低切迹的咽部牵开器；5= 开口器上固定咽部牵开器的夹钳；6= 开口器的一部分，利用快接连在固定杆（未显示）上

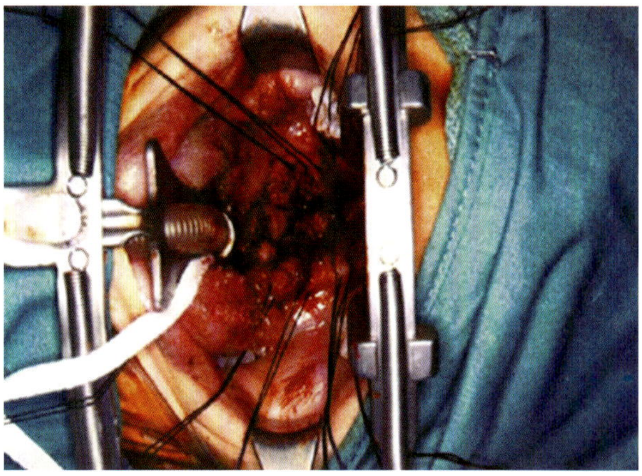

图 3.3 带有棘齿的开口器小心地插入口中，避免损伤到口腔黏膜、牙齿、嘴唇或牙龈

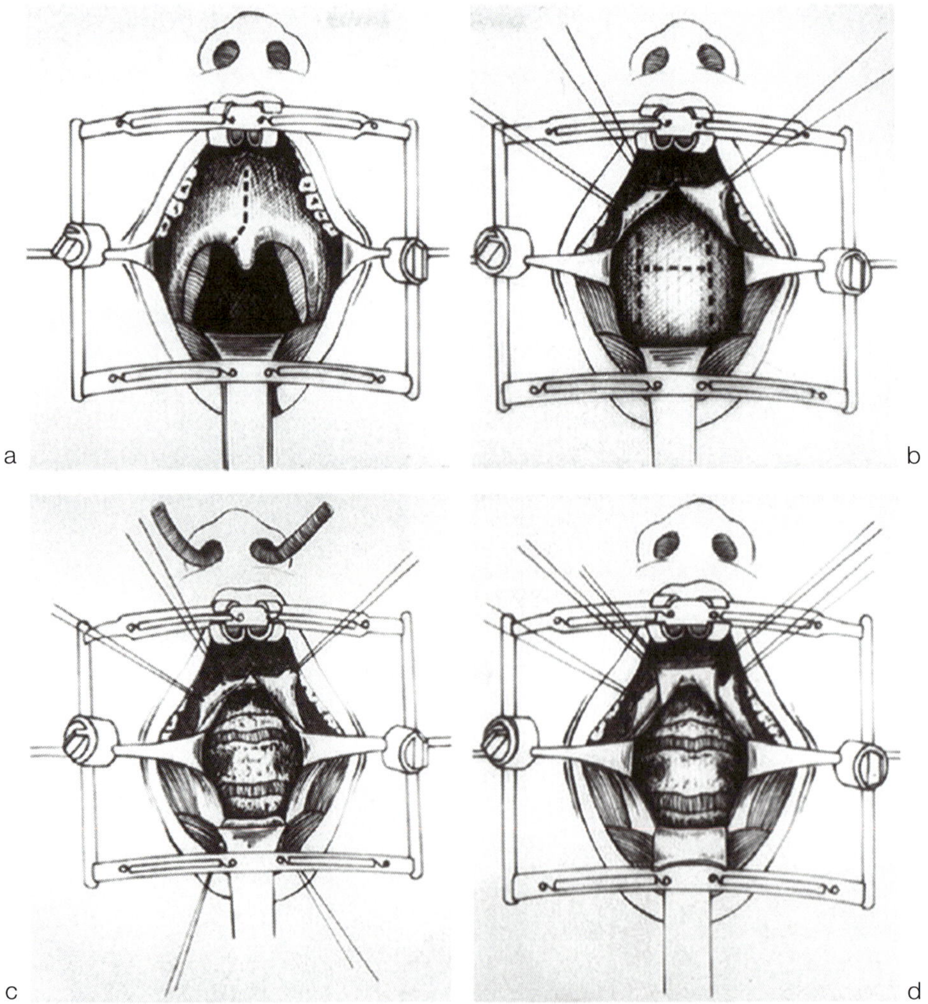

图 3.4 示意图显示颅颈交界区的改良经口 – 经咽入路的手术步骤。**a**= 软腭中线弧形切开；**b**= 咽后壁的“H”形切口，切口的水平部分在软腭水平；**c**= 将上方和下方的黏膜肌瓣翻开，显露颅颈交界区；**d**= 上方黏膜肌瓣翻到鼻咽部，下方黏膜肌瓣压在舌牵开器下方

露术野，上方的黏膜肌瓣要翻到鼻咽部，上方的黏膜肌瓣两侧挂线悬吊，悬吊线通过红橡胶管从鼻孔引出并在鼻中隔前方轻轻打结。下方的黏膜肌瓣保护在舌牵开器的下方（图 3.4d）。

6. 拧松经口系统的固定杆关节，重新调整开口器的位置，调整好后利用快接重新将开口器组装在固定杆上（图 3.3）。要注意避免开口器压迫患者的胸部。固定杆关节拧紧以固定好头部。将可调节、低切迹的咽部牵开器置入口中，通过旋转其近端的调节螺母来调整牵开器的长度。咽部牵开器用来牵开面颊和咽外侧壁[7,8]。

7. 椎间隙节段要通过插入针头后透视来确定（图 3.5）。在术中显微镜下，将颈长肌和前纵韧带从骨面剥离，钝性剥离和锐性剥离相结合。剥离显露的范围包括斜坡下部、C1-C2 侧块、C3 椎体和横突。

8. 经口系统的咽部牵开器要重新调整位置以牵开椎前软组织。所有的出血点（尤其是齿突基底外侧隐窝的静脉出血）都要通过双极电凝仔细止血。对寰椎前弓和齿突的钻孔操作都要使用高速钻石磨钻并持续冲洗。对软组织或肿瘤的操作，根据情况使用锐性分离或钝性分离切除，直到颅颈交界区充分减压。如果硬膜破了，一期直接缝合硬膜，然后覆盖筋膜瓣和纤维蛋白胶，最后缝合黏膜肌层。

9. 上、下黏膜肌瓣分别从鼻咽部和牵开器中释放。“H”形切口的水平部分先缝合，使用可吸收缝线间断严密缝合，然后缝合“H”形切口的垂直部分。

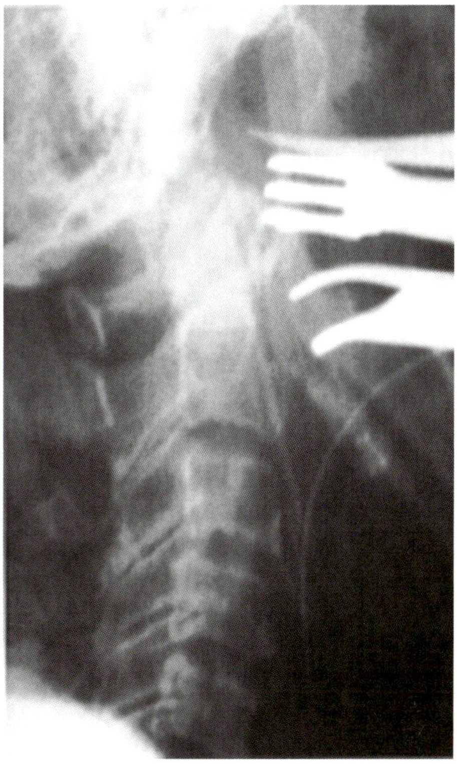

图 3.5 椎间隙节段要通过插入针头后透视来确定

10. 切开的软腭要分三层缝合。鼻咽表面的黏膜、口咽表面的黏膜和肌层，分别用可吸收缝线间断缝合（图 3.6）。咽部缝合伤口的表面涂抹纤维蛋白胶。直视下插入鼻饲管。

11. 基于患者呼吸道的水肿情况，患者可以在

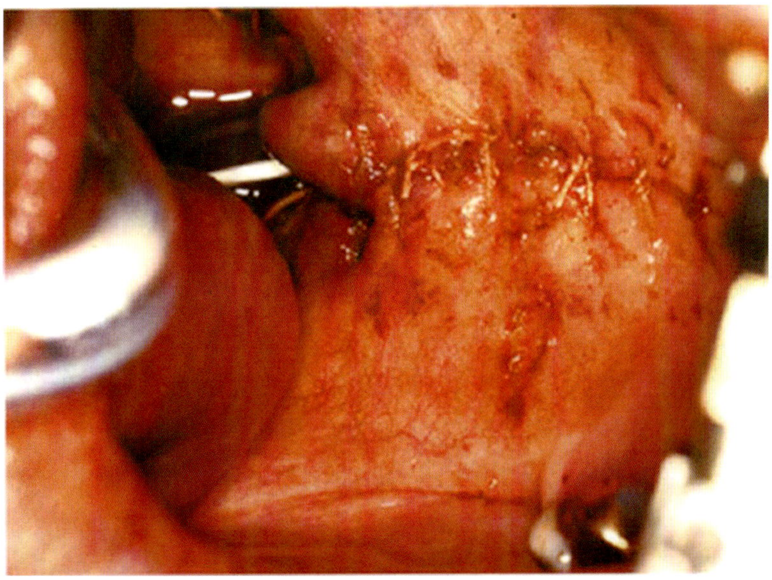

图 3.6 软腭要分三层缝合。仔细插入鼻饲管

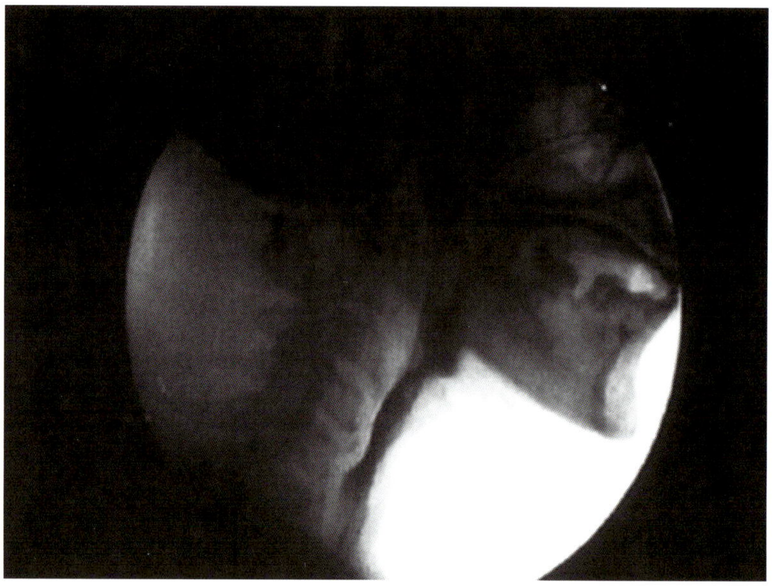

图 3.7 术后改良吞钡试验显示没有腭咽不通或误吸

手术室里拔管，也可以带管收入重症监护室，在条件允许的情况下再拔管。神经功能和气道情况要在重症监护室里观察。术后 24 小时内要通过静脉给予抗生素，术后第一天早晨即可开始通过鼻饲管的营养支持。

12. 根据需要术后可以选择软颈托或硬颈托或 Halo 外固定架来制动头部。术后稳定性要通过过屈过伸位平片评估。如果必要，可以二期行后路固定手术。如果术后出现不稳定的可能性很大，可以在同次麻醉下前路手术完成后一期行后路固定手术。

13. 术后 1 周可以通过评价患者的说话功能和改良吞钡试验来评估患者的腭咽通畅情况（图 3.7）。如果以上试验均未提示腭咽不通或误吸，即可开始经口进食。

（阎　凯 译）

参考文献

1. Fang HSY, Ong BG: Direct anterior approach to the upper cervical spine. J Bone Joint Surg 44A(8): 1588–1606, 1962.
2. Apuzzo MLJ, Weiss MH, Hyden JS: Transoral exposure of the atlantoaxial joint. J Neurosurg 3(2):201–207, 1978.
3. Hodgson AR, Rau ACM: Anterior approach to the spinal column. Rec Adv Orthop IX:289–326, 1969.
4. Di Lorenzo N. Transoral approach to extradural lesions of the lower clivus and upper cervical spine: an experience of 19 cases. Neurosurgeiy 24:37–42, 1989.
5. Merwin GE, Post JC, Sypert GW: Transoral approach to the upper cervical spine. Laryngoscope 101:780–784, 1991.
6. Kingdom TT, Nockels RP, Kaplan MJ: Transoral–transpharyngeal approach to the craniocervical junction. Otolaryngol Head Neck Surg 113:393–400, 1995.
7. Bennett E, Sinha UK, Samudrala S, Kempler D: Modified transoral-transpharyngeal approach to the craniocervical junction. Presented at the 1999 Western Triological Section Meeting, January 8–10, 1999, Denver, CO.
8. Bennett E, Sinha UK, Kempler D, Samudrala S: Transoral transpharyngeal approach to craniocervical junction. Presented at the Second Annual Southern California Resident Research Symposium, April 25, 1998, San Diego, CA

斜坡、C1、C2 前侧入路　4

Ranjeev Singh Bhangoo, H. Alan Crockard

位于神经轴前方的病变最好行前侧入路手术，这样可以减少对组织的牵拉，降低对已经受损的组织结构的创伤。尽管这一概念已广泛应用于脊柱外科的大部分病变，但是对于斜坡、颅颈交界区和寰枢椎的病变，这一概念的推行还是有很大的阻力。得益于微创技术的进步、经口入路器械的改进、重症监护和麻醉水平的提高，还有最重要的一点，现代影像技术的发展，前侧入路变得不再那么困难。

本章节将简要讨论前侧入路的相关解剖、检查方法和一般入路。讨论的重点是经口入路的手术技术，该入路最常应用于腹侧中线部的病变。

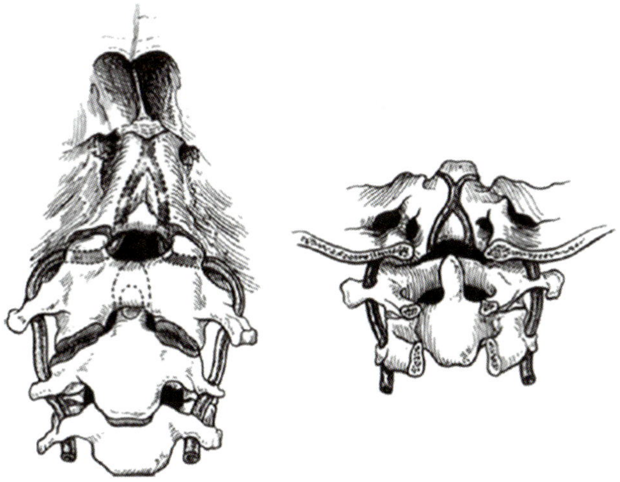

图 4.1　颅颈交界区的手术解剖。在没有旋转及侧块明显破坏的情况下，正中线入路不会碰到重要的危险结构

手术解剖

全面地了解颅颈交界区的解剖学知识以及相关解剖变异对于开展该部位的手术至关重要，鼓励读者们继续学习一些文献中最新的关于解剖细节的研究和综述[1-4]。

颅颈交界区的构成：枕骨大孔腹侧缘，枕骨髁，C1 前弓，齿突，C2 椎体基底（图 4.1）。在 C1 前弓内椎动脉距离正中线 24mm，然而在 C2-C3 间盘水平和在枕骨大孔腹侧缘处，椎动脉距离正中线 11mm。枕骨大孔距离 C2 椎体基底大约 40mm，C1 两边侧块间的距离约 27mm。楔形的斜坡，长 38~42mm，宽 22mm，在枕骨大孔处厚 4mm，在垂体窝后方厚 20mm（图 4.2）。颈动脉穿过颞骨岩管进入海绵窦形成的颈动脉节，距离 C1 前弓正中线 11mm，直接显露在术野的头侧（图 4.3）。颈长肌和前纵韧带附着于 C1 前结节。可以看到中缝延伸到 C1 前结节。在其上方附着有头长肌和头前直肌；在它们背侧覆盖有咽颅底筋膜。椎动脉走行于 C1 前结节外侧 14mm。骨性结构的深面是覆膜、后纵韧带和硬膜，这些结构通常附

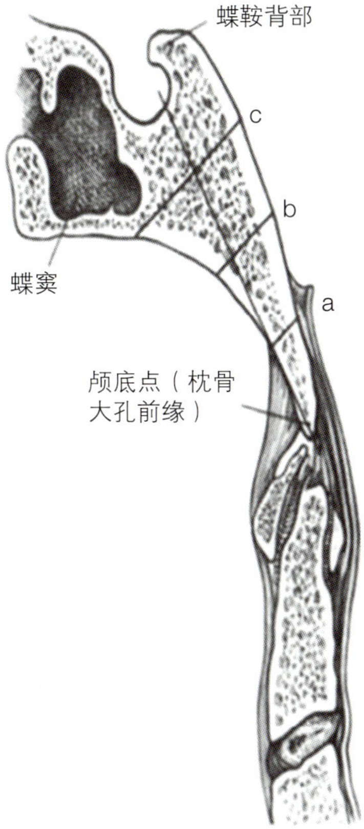

图 4.2　正常的颅颈交界区：斜坡枢椎角大约 130°

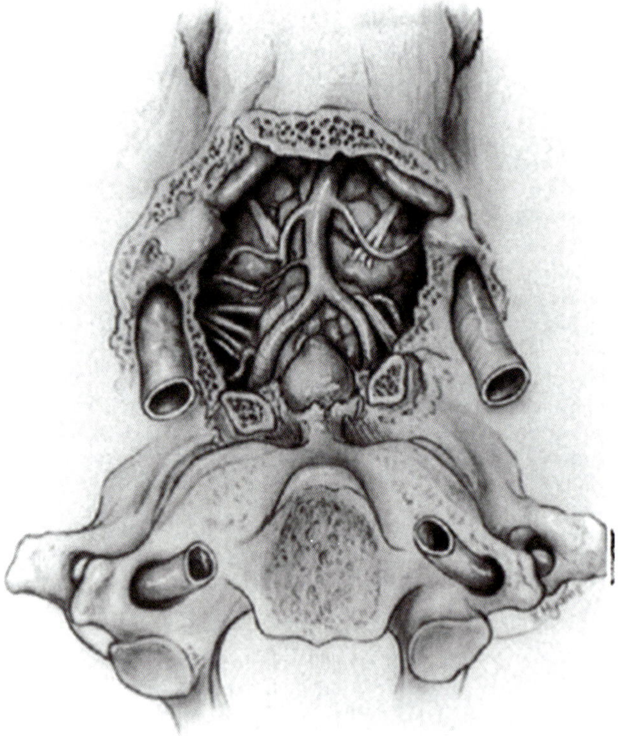

图 4.3 颅颈交界区的剥离。寰椎的前弓和斜坡大部分及硬膜已经被去除。可以清楚地看到椎基底动脉系统、下位颅神经和颈动脉之间的密切毗邻关节

着于枕骨大孔的腹侧缘。在如此显露下，**只要 C1 没有旋转**，术野中就不会遇到大的血管神经结构（然而需要注意的是静脉出血并不少见，出血来源于硬膜周边血窦和斜坡板障血管导管）。

手术指征

各种手术过程的细节会在后面讨论。在没有颅骨凹陷的情况下，经口入路上抬软腭可以显露出 C1 前弓和齿突。沿中线切开软腭可以显露出枕骨大孔的前缘。分开软硬腭可以显露斜坡的下半部，但由于上牙的遮挡很难向两侧延伸。扩大的“开门”(open door) 上颌骨劈开入路（Le Fort 1 截骨与正中线劈腭骨的组合）可以显露出从蝶骨到 C3 的范围；这一手术入路常用于存在颅骨凹陷的病例。经下颌经舌入路与后入路联合可用于上颈椎肿瘤的 360° 根治性切除手术。

影像学检查

颅颈交界区的过屈过伸位侧位平片（图 4.4）以及正位平片（开口位，能够很好地看到齿突），可以用来评估术野的骨性结构，并且可以为未来的门诊随访提供基线情况。MRI 可以清晰显示软组织的情况（图 4.5）。CT，特别是脊髓造影后的 CT[5]，可以最为准确地显示骨性异常，并且可以对相关结构进行准确的测量。这些影像学检查可以辅助评估颅颈角度以及神经轴的角度。新的一些软件可以生成三维影像，图像可以在任意角度下显示。椎动脉血管造影可以用来显示肿瘤的血液循环，也可以作为椎动脉栓塞术的一个步骤。

经口入路手术的术前评估

口腔

对于经口入路手术至关重要的一点就是对口腔及其内容物的术前评估。众多因素中最重要的一点就是口腔能开大的程度；如果患者将口开到最大，上下齿间距离仍小于 25mm，那传统的经口入路手术是不可能成功的。对于这样的病例，经口入路手术必须附加正中线劈开下颌骨，并将劈开的下颌骨向两侧牵拉，将舌向下牵拉。一个替代的方法是切断双侧的下颌支，术后再用钛板固定重建。患者的牙齿是感染的潜在来源。类似于心脏瓣膜手术，术前要请口腔科会诊进行相关的诊疗，尤其是对于类风湿关节炎的患者。

术前要进行鼻腔及口咽部的咽拭子细菌培养。如果发现有少见的细菌或者发生术后感染，术前咽拭子细菌培养的结果将指导初期的治疗。如果没有上述情况，原则上应该使用头孢呋辛和甲硝唑预防感染，使用时间为诱导麻醉时和术后 48 小时内。术前术后抗生素的长期使用会增加真菌感染和双重细菌感染的风险，因此应该避免过长时间使用抗生素。对于无齿患者的问题将在后面讨论。

一般状况评估

很多需要手术治疗的患者都有多系统的疾病

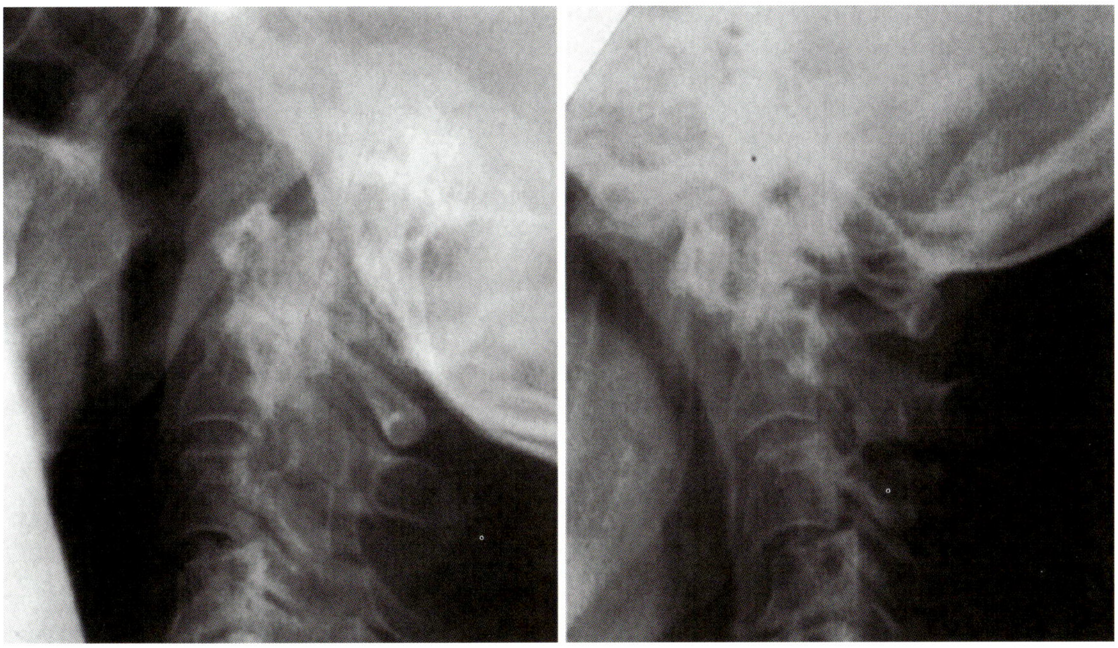

图 4.4 一个类风湿关节炎患者的颈椎侧位平片，图像显示寰枢椎半脱位以及 C2-C3 椎体间台阶

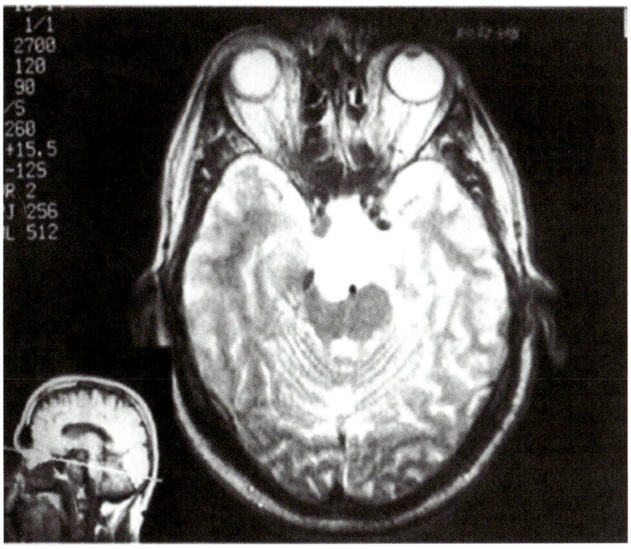

图 4.5 轴位 T2 加权像 MRI 显示颅底部脊索瘤压迫脑干

(尤其是类风湿关节炎的患者)，因此对患者一般状况的详细评估是非常重要的。肺功能受损可能来源于脑干的直接受压或是疾病的直接结果或是对疾病的治疗直接导致的肺实质受损。基于这个原因，我们要常规评估患者的肺活量、动脉血气和氧饱和度。睡眠监测也经常使用。总的来说，肺活量小于 1.2L 的患者，可能会出现术后辅助通气相关的问题。心功能和肾功能也需要详细评估，再次强调患者使用的药物对各脏器功能的影响，例如类风湿关节炎患者使用的激素和细胞毒性药物。

电生理检查

体感诱发电位（SSEP）和运动诱发电位（MEP）在一些患者中使用，但是其中枢传导时间通常并没有很大的变化，尽管术前影像学检查显示有很明显的压迫而术后有很显著的功能恢复。用其进行围术期评估仍然很困难，其在后路上颈椎手术中似乎更有意义。

麻 醉

气道

经口入路手术术中和术后气道管理成功的关键是制订一套反映当地经验和最佳操作的策略。尽管本治疗中心早年的经口入路病例几乎 100% 都进行气管切开，然而现在只有 15%。Phoenix 组一直坚持使用经口气管插管[6]，但我们更偏爱经鼻气管插管[7]。经口气管插管最大的不便，并不是阻挡术野，而是在于术后的拔除，因为对于清醒患者这个操作会产生极度的不适，我们也不愿意在手术刚结束时将一种气管插管更换为另一种。对于颅颈交界区存在不稳定的患者，可以在清醒时使用光导纤维可视经鼻气管插管。而气管切开仅仅用于那些预计术后需要长时间辅助机械通气的患者或者计划进行扩大的上颌骨劈开的患者。

通气

潮气量、呼吸频率、氧饱和度和呼气末二氧化碳分压是最直接反映脑干受压的指标。因此，无论是前入路还是后入路，在进行关键操作时需要将肌松消除，让患者自主呼吸。

胃内容物排空

术前需插入鼻胃管，原因首先是对于咽部手术这个操作简单易行，其次插入鼻胃管可以在术后期间保持胃的排空，防止胃内容物反流污染伤口。在扩大的“开门”上颌骨劈开术中，需要用咽胃管替代鼻胃管；它插入胃的方式没有特殊，需要在咽门的一侧切小口并将胃管引出。近来，我们在手术前 2~3 天行经皮胃造瘘术（PEG）。

手术过程

体位与器械

患者侧卧位 Mayfield 架固定头部[8]，这样有若干优点。出血和冲洗可自动引流到术野以外，术者可以坐着手术（对于如此困难的手术，术者可以舒服一些），可以在患者不变换体位的情况下进行前入路减压和后入路固定从而减小神经损伤的风险。这一体位确实需要术者“重新学习”相关解剖，当术中遇到任何有关解剖的疑问时，最好在平卧位时再评估并借助标记针的帮助。如果头部可以放在一个轻度后伸的位置，对于复杂先天畸形或者肿瘤的患者，这将会使颅颈交界区更容易显露。

在很多治疗中心，经口入路手术已经成为一个常规手术，这得益于一整套完善的经口操作系统，包括开口器、牵开器（Codman and Shurtleff, Randolph, MA）和各种长度合适的刺刀形状的器械。术中显微镜的优势（共轴光源和立体视野）对于经口入路手术同样非常关键。

经口入路齿突切除术

口腔需要用氯己定溶液清洁。氢化可的松软膏（1%）涂于口腔和唇部以预防术后肿胀；随后插入长度适宜的经口牵开器、舌牵开器。如果患者上牙有缺如（或者上牙松动），可以使用补牙水泥制成的牙龈保护装置套在牙齿上。下颌骨有吸收的无齿患者是个难题，牵开器插入口中后总是会滑动；在这种情况下，在舌牵开器的手柄下填塞纱布可以有所帮助。很重要的一点是要确保舌头没有卡在下牙和牵开器之间，口腔要尽可能的开大。使用弧形的软腭牵开器将软腭向上方“钩起”（患者是侧卧位），软腭牵开器再通过锁定螺母固定在经口牵开器上。另一个软腭牵开器（改良成为直角）用来将经鼻气管插管和鼻胃管从术野中牵开到下方的扁桃体窝里。

在这个区域里手术成功的关键是找到 **C1 前结节**。如果在通过表面标志确定这一解剖结构遇到困难时，术者应该毫不犹豫地进行术中透视。切口处浸润注射利多卡因和 1:200 000 肾上腺素的混合溶液，用来减少黏膜的出血并使得软组织分层。以 C1 前结节为中点行正中切口，切缘用咽部牵开器向两侧拉开，使得裂隙状的切口变成六边形（图 4.6）。如图 4.6 所示咽部牵开器、舌牵开器、软腭牵开器共同形成了“金属环”，以保护咽部黏膜，防止术中的意外损伤；未损伤的咽部黏膜是术后良好愈合的关键。使用单极电刀或激光将颈长肌和前纵韧带在 C1 前弓上的止点剥离。使用成角的高速气动磨钻进行操作，去除松质骨可以使用直径 3~4mm 的切割磨头，当磨到皮质骨后要换成钻石磨头。为了显露齿突，需要去除掉 12~15mm 的 C1 前弓；如果病变的位置低于 C1 或齿突发育不良，C1 前弓可以不被去除，这是为了预防 C1 侧块向外侧移位继而导致的颅颈不稳定。即使 C1 前弓去除了，横韧带仍然可以保留充当“水平拉杆”的作用将寰椎拉在一起，以免出现侧块的外侧移位。

去除 C1 前弓后即可显露出齿突，切除齿突的方法是先将其掏空，直到皮质磨成像纸一样薄近乎“透明”，再使用 1mm 和 2mm 的 Kerrison 椎板咬骨钳去除剩余的薄层骨壳（图 4.7）。如果后方韧带结构过早地显露，软组织可能会经硬膜疝出，

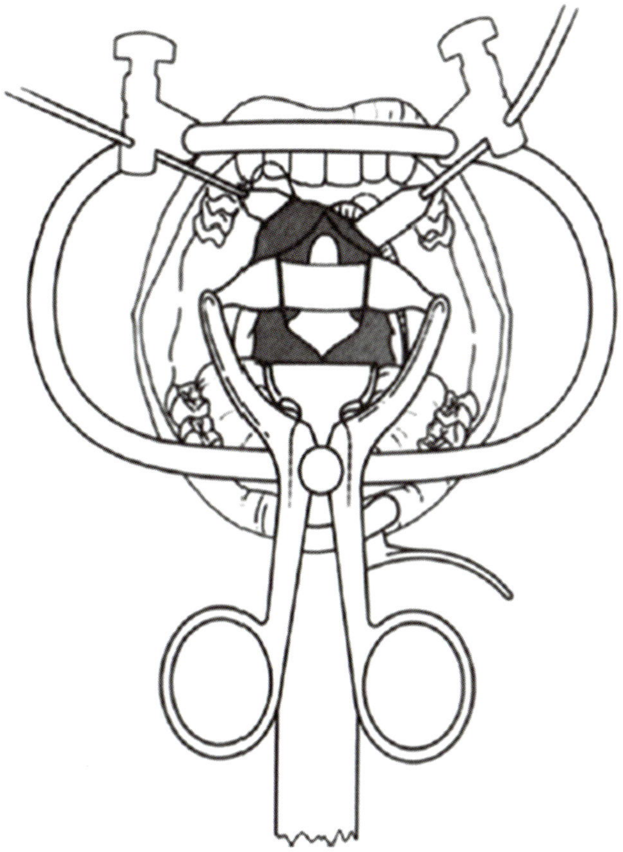

图 4.6 经口切开显示的结构，可以看到牵开器形成的保护“金属环”

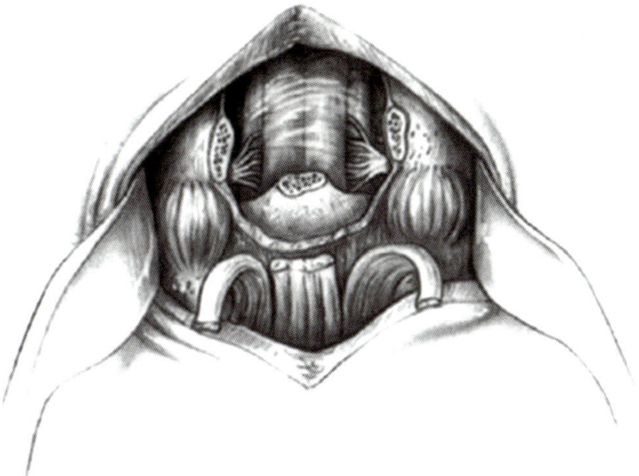

图 4.7 在切断 C1 前结节附着的颈长肌和前纵韧带后切除齿突

扩张的硬膜外静脉可能会出血，并且有硬膜撕裂的风险。如果齿突仅有轻度的移位，那切除枕骨大孔缘可能并不必要；后伸头部即可显露出齿突尖。另一种方法，可以在齿突基底处将其切断，使用特殊设计的钳子夹住齿突并向下牵拉，即可将齿突从枕骨大孔中拉到术野中；这种特殊设计的钳子还可以在进行磨削操作时固定住不稳定的齿突。齿突尖韧带和翼状韧带需要牵拉并切断，因为它们都附着在齿突的尖部。骨性减压可以一直延续到 C2-C3 椎间盘间隙；如果进入到该间隙，椎间盘必须切掉并显露出 C3 上终板的皮质骨。需要注意的是在这一水平进行解剖分离时，椎动脉有被损伤的风险。

总的来说，当术者可以同时看到硬膜囊两侧的“赤道”时，神经减压就比较充分了。如果覆膜和后纵韧带增厚并压迫硬膜囊，即使在骨性减压完成后硬膜囊的搏动已经很好了，但覆膜和后纵韧带仍然需要切除。硬膜外肿瘤的切除是分块进行的，使用的器械包括吸引器、刺刀样的刮匙（Carlin）和成角的剥离器（Crockard）。激光可以用于切除和止血，但目前超声骨刀仍然由于体积太大无法应用于该区域的手术。在枕骨大孔以下的缝合，要分两层使用可吸收缝线间断缝合，肌肉缝一层（咽上缩肌和咽颅底筋膜），黏膜缝一层。软腭正中线切开一直切到悬雍垂的一侧，可以很好地显露枕骨大孔的前缘。这一切口需要仔细地分两层缝合。

扩大的“开门”上颌骨劈开

扩大的“开门”上颌骨劈开术用于最严重的颅骨凹陷的病例和斜坡及上颈椎肿瘤根治性切除的病例（图 4.8）。在上牙龈边缘做 Le Fort 1 水平黏膜骨膜切口显露上颌支柱和牙齿上方骨质；两侧各延长到第一磨牙。术前行全口牙位曲面体层片可以准确地确定牙根的位置。使用微型钛合金接骨板及螺钉（Leibinger, Muhlheim-Stetten, Germany），螺钉打入上颌支柱和上牙槽边缘，避开牙根。另外两块接骨板可以向后插入固定在第三磨牙的支柱骨上。随后将接骨板和螺钉取出，使用电锯沿中线锯开。在上牙槽边缘和上颚向口内方向劈开，犁骨分开，下鼻甲切开并向两侧翻开，如果下鼻甲特别大，可以切除。上颚的左右两片依靠黏膜的血供和两侧上颌动脉的牙槽支；因此上颚瓣上的牵开器要不时地松开以保证血液灌注。尽可能多地保留黏膜，保证术后有足够的软组织覆盖。使用摆锯沿正中线劈开硬腭。将硬腭牵开器插入并固定到经口系统的上方牙龈保护

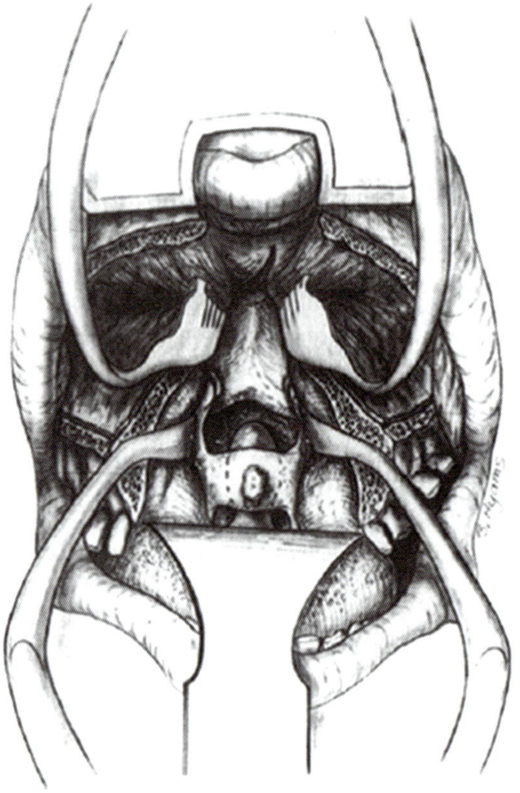

图 4.8 扩大的上颌骨劈开后显露出的颅颈交界区

装置上，起到将已切开的上颌骨牵开的作用，同时舌牵开器向下牵开舌头和下颌部。插入咽部牵开器将软腭和咽部切口牵开。斜坡上方的黏膜切开并向两侧分离，保护在硬腭牵开器和咽部牵开器后边，保证关闭伤口时有足够的软组织。使用成角的高速气动磨钻和 Kerrison 椎板咬骨钳切除齿突和下方斜坡，显露出硬膜囊。术中可能会遇到板障血管导管，导致比较汹涌的出血，可以使用骨蜡止血。

枕骨大孔上方的黏膜使用可吸收缝线间断全层缝合，而枕骨大孔下方的黏膜需要分两层缝合。将劈开的上颚复位使用微型钛合金接骨板固定。硬腭后部的两部分使用钢丝固定，可以通过钢丝固定上方内侧切牙以获得进一步的加压。软腭分两层缝合，硬腭表面的黏膜全层缝合。

经下颌经舌入路

有些情况下切除 C1 或 C2 的肿瘤时需要经下颌入路（在颏联合劈开下颌骨）联合经舌入路（图 4.9）。使用电刀沿舌的正中线切开，这样可以减少出血，否则大量的出血会影响术者对术野的观察。与后入路联合，该手术技术可以用于上颈椎肿瘤的全椎体切除。

技术问题

出血

硬膜外出血、静脉窦出血和切开的骨面出血都可能很棘手。快速充分地显露该区域可以使静脉压力解除，并可以使用电刀或激光止血。止血的方法还包括使用骨蜡、钻石头磨钻和止血纱布。无意中损伤到椎动脉导致的出血可能会是一个大问题，可以尝试往椎动脉孔内填骨蜡或止血纱布来止血。最后可能需要血管内球囊阻断来止血。硬膜内出血处理起来非常困难，要尽可能避免其发生。

硬膜内手术

脑脊液漏可能会发生，尤其是齿突严重移位的病例，齿突可能已经侵犯到了硬膜，或者是肿瘤的病例，肿瘤可能已经浸润到了硬膜内。如果

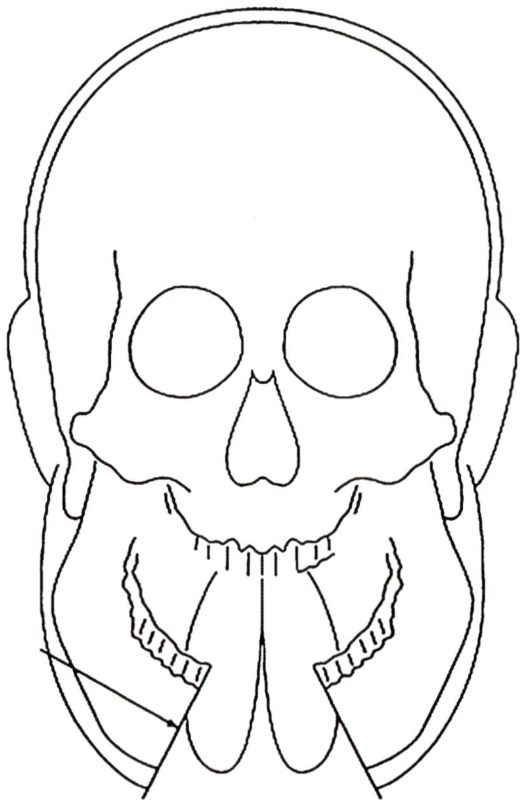

图 4.9 经下颌经舌入路

术前考虑到硬膜可能已经受累，推荐在诱导麻醉后首先进行腰大池穿刺置管（在脑脊液漏发生以后再进行腰大池穿刺会非常困难）。如果脑脊液漏发生了，腰大池引流（10~20ml/h）要持续5天，这样做首先可以降低伤口处的静水压，其次可以引流出血液和手术残留的组织碎片[10,11]。如果硬膜上有一个很大的缺损，在术后1周时应将脑脊液引流换成脑脊液分流。持续脑脊液低压大于1个月通常会产生永久性的脑脊液循环关闭。关闭硬膜囊对于预防脑膜炎的发生非常重要，但有时非常困难，因为在斜坡区的硬膜质量很差，尤其是在被肿瘤侵蚀或牵拉之后。我们尝试过了多种方法[12]，目前的处理策略如下：使用凝血酶纤维蛋白胶（Tisseal; Immuno, Austria）、皮下脂肪和筋膜多层覆盖。在多层覆盖的上方，将从鼻中隔剥离下来的黏膜瓣仔细地覆盖在裸露的蝶窦上和斜坡区的上1/3~1/2；黏膜瓣使用可吸收缝线缝合，并在鼻内填塞打包将黏膜压在原位。在其余的部位，有条件较好的黏膜，可以在硬膜补片上将咽部软组织缝合1~2层。

上颌的精确复位

为了使术后的患者免于出现由于牙齿对合不好而产生的不适和困窘，将上颌精确地复位非常关键。实现精确复位的方法是在对上颌骨进行劈开之前，先将微型钛合金接骨板固定到上颌骨上。

颅颈稳定性

术后稳定性是一个很重要的问题。在一些病例中，例如类风湿关节炎导致的齿突移位，非常明显在手术过程中这一区域是不稳定的；对于这样的病例我们的经验是在前方减压的同时进行后路的固定[8]。在稳定性完好的其他情况下，例如一些先天畸形的病例，进行前侧入路手术，在术后2~3周时查动力位平片来评估颅颈交界区的稳定性。这些检查要每3~6个月重复一次，以免出现迟发性获得性不稳定。

究竟是单纯固定还是固定加融合仍然还有争议；一些学者建议行前方植骨融合术[13,14]。而我们的经验是术后1年复查CT时几乎看不到前方植入的骨块。因此，我们现在的策略是做一些后路手术。如果是类风湿关节炎终末期的患者伴有寰枢椎半脱位，我们会将枕骨也纳入到固定范围内，使用Ransford环（Surgicraft, Stoke on Trent, UK）或钛质框架（Codman）（图4.10、4.11），附加C1、C2或C3椎板下钛缆穿过枕骨上打的孔（这样比在枕骨大孔周围穿行钛缆更安全）。考虑到这些患者中植骨后发生不融合的比率很高（即使做的是后路植骨），那在供区取骨而造成的附加创伤看上去似乎就不那么合理了，而固定不融合这一治疗策略在这些患者中成功地实施了超过10年[8]。对于预后超过1年的患者，植骨是常规实行的。

对于后方骨质良好的患者，通常使用C1-C2侧块螺钉固定或经关节固定（联合Gallie融合术）或者选择钛质框架固定。少数情况下，可以选择单纯植骨而不行内固定，患者术后使用Halo头环背心制动3个月。使用Ransfod环术后颈部僵硬仍然是一个主要的问题，此外，术后MRI干扰的问题也许可以通过采用钛质内置物的方式来解决。

下颌骨脱位

手术过程中下颌骨可能会脱位，在手术即将

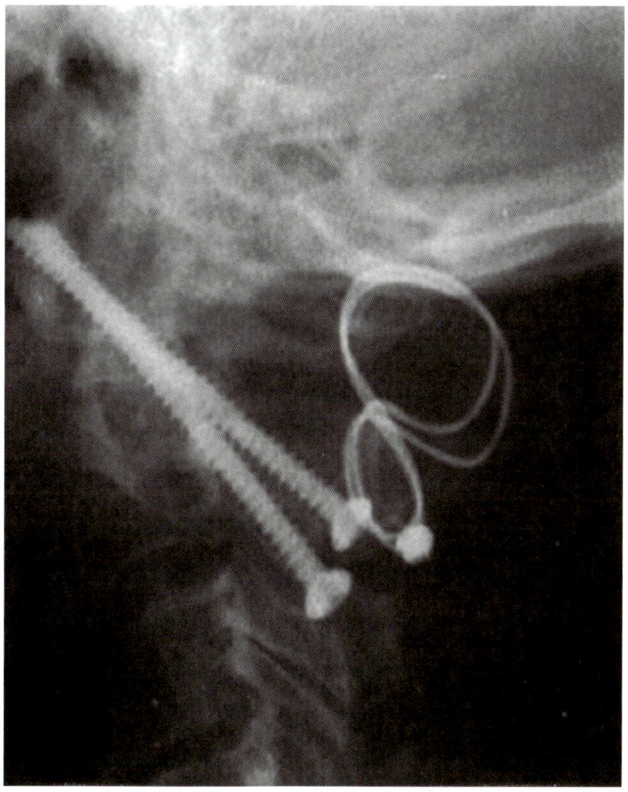

图4.10 经关节螺钉固定和棘突间钛缆固定

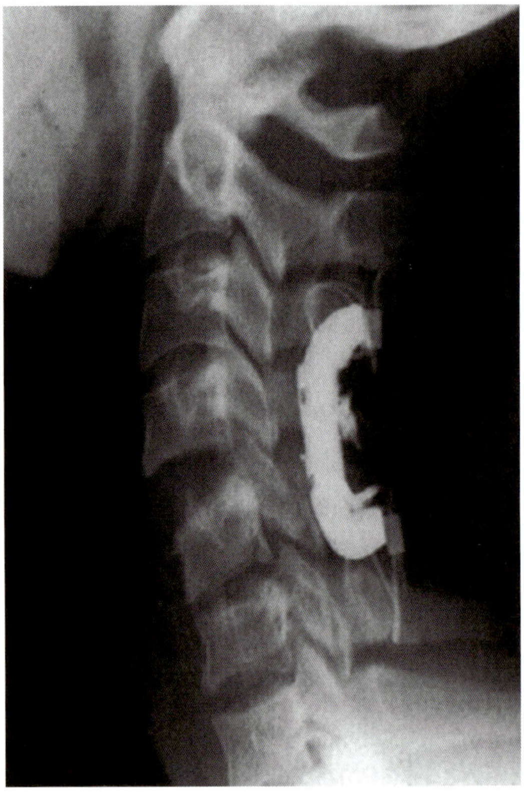

图 4.11　为了颈椎术后稳定性而使用的钛质框架

结束前应该检查一下这个问题，当时的处理非常简单，这样可以避免患者术后的不适以及再接受一次全身麻醉的需要。

咽部功能

腭咽功能障碍表现为鼻音重、鼻反流以及吞咽困难，其中吞咽困难会是一个严重的问题。尽管还没有完全搞清楚，这一后遗症至少与肿瘤切除后咽部死腔增大以及软腭部和咽部瘢痕形成有关[12,15]。很多患者是由于其本身内在的疾病导致的不同程度的球麻痹症状；因此术前应该通过吞咽试验将其检查出来，因为这些内在疾病可能会在术后加重并需要持续数月的气管切开 / 胃造瘘。有腭咽功能障碍的患者应该早发现、早治疗，通过腭咽部手术或假体置入的方式减少其长期的功能不全。

术后管理

口和鼻的护理

口和鼻需要精心的护理。在手术即将结束时和术后 2 天内每 6 小时都要涂抹氢化可的松软膏。每 4 小时要进行一次口腔护理；术后 5 天之内不允许经口进食，胃和气道的分泌物要转流。口鼻瘘可能会发生，尤其是在硬腭和软腭交界的区域，但在规律使用 Whitehead 液体敷料后口鼻瘘通常都能够愈合良好。鼻内填塞要留置 5 天。

气道

当呼吸或气道分泌物存在任何问题时都不要拔除气管插管。通常在 24~48 小时后经颈椎侧位平片确认没有咽后壁肿胀后再拔除气管插管。

鼻胃管 / 咽胃管

胃管要至少留置 5 天，用来喂食和转流胃内容物；当肠鸣音恢复后即可开始喂食。

抗菌药物

头孢呋辛和甲硝唑使用 2 天。

止吐剂

术后 2 天内每 6 小时注射一次甲氧氯普胺（胃复安）、H_2 受体拮抗剂用来降低胃液酸度。

镇痛剂

使用静脉镇痛泵给予持续低剂量吗啡，要密切关注呼吸频率。

理疗

胸部理疗和活动非常重要，患者通常在术后 48 小时内在床边坐起。

总　结

经口入路手术，尽管少见，但对于颅颈交界区病变的治疗非常重要。这种手术最好由一个团队共同完成，手术医生和麻醉师都要对这种复杂并且技术要求很高的颅底手术非常熟悉。

（阎　凯　译）

参考文献

1. Olivera E, Rhoton AL, Peace D: Microsurgical anatomy of the region of the foramen magnum. Surg Neurol 24:293–352, 1985.
2. Lang J: Craniocervical region, surgical anatomy. Neuroorthopaedics 3:1–26, 1987.
3. Koksel T, Crockard HA: "Clivus" through the eyes of the transoral surgeon. Turk Neurosurg 1:146–150, 1990.
4. Crockard HA, Johnston F: Development of transoral approaches to lesions of the skull base and craniocervical junction. Neurosurg Q 3(2):61–82, 1993.
5. Hunter JV, Stevens J, Kendall BE, et al.: Radiological assessment for transoral surgery in rheumatoid arthritis, using dynamic CT myelography. Neuroradiology 33(suppl):413–415, 1991.
6. Hadley MN, Spetzler RF, Sonntag VK: The transoral approach to the superior cervical spine: a review of 53 cases of extradural cervicomedullary compression. Neurosurgery 71:16–23, 1989.
7. Calder I: Anesthesia for transoral surgery and craniocervical surgery. In Jewkes D (ed): Balliere's Clinical Anesthesiology. London, Saunders, 1987, pp 441–457.
8. Crockard HA, Calder I, Ransford AO: One stage transoral decompression and posterior fixation in rheumatoid atlantoaxial subluxation: a technical note. J Bone Joint Surg [Br] 72:682–685, 1990.
9. James D, Crockard HA: Surgical access to the base of the skull and upper cervical spine by extended maxillotomy. Neurosurgery 29: 411–416, 1991.
10. Spetzler RF, Selman WR, Nash CL: Transoral microsurgical removal, odontoid resection and spinal cord monitoring. Spine 4:506–510, 1979.
11. Crockard HA: The transoral approach to the base of the brain and upper cervical cord. Ann R Coll Surg Engl 67:321–325, 1985.
12. Crockard HA: Transoral surgery: some lessons learned. Br J Neurosurg 9:283–293, 1995.
13. Louis R: Chirugia anteriore del rachide cervicale superiore. Chir Organi Mov 77:75–80,1992.
14. Von Grumppenburg S, Harms J: Aketue Technische Konzepte in der Wirbelsaulenchirugie Indikation und Technik der Osteosynthese bei Halswirbelsaulenverletzungen. Chirurg 63:849–855, 1992.
15. Menzes AH: The anterior midline approach to the craniocervical junction in children. Pediatr Neurosurg 18:272–281, 1992.

5 C1、C2 和 C3 前内侧入路

Robert G. Watkins, III

1. 标准的手术入路是从左侧进入以避免损伤喉返神经。将头部向右侧旋转，充气枕支撑头部和颈部。根据病变的性质决定术中是否牵引。如果需要牵引，推荐使用 Gardner Wells 颅骨牵引而不是枕颌带牵引。

2. 在下颌骨正中线下方一横指处向外侧做皮肤横切口，在下颌角向后方弧形通过乳突（图 5.1）。如果病变侵犯到 C3 或更偏下，皮肤切口要沿胸锁乳突肌前缘，向头侧延伸以相同的方式弧形通过乳突。

3. 切开颈阔肌，在皮下组织中插入小的弹簧牵开器。沿着切口的方向打开颈阔肌并沿相同的方向牵开。耳大神经和颈前神经均是颈袢的分支，它们均绕行于胸锁乳突肌的后缘，支配耳部及下颌部的区域。术中尽量保留这些神经[1]。

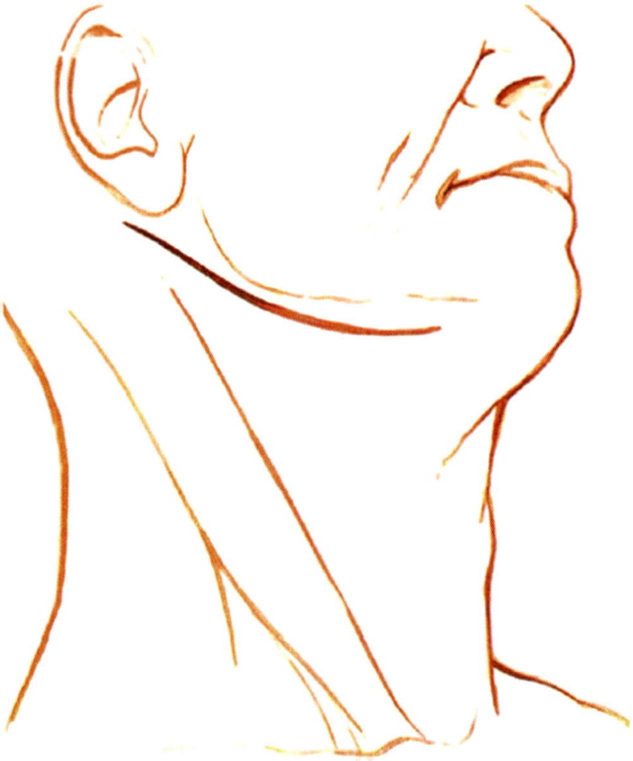

图 5.1 下颌骨下方的皮肤切口从胸锁乳突肌后方到正中线

4. 确认胸锁乳突肌的内侧缘。可以使用剪刀剪开封套筋膜以帮助确认。为了定位颈动脉鞘，可用手触摸颈动脉的搏动。使用手指分离以及使用钝性的直角牵开器，在胸锁乳突肌和颈动脉鞘的内侧，在肌肉内脏柱（带状肌群、食管和气管）的外侧，分离出入路的间隙。

5. 如果需要更大的显露，可以在乳突上将胸锁乳突肌的前三分之一止点切断。切断的止点处要留出足够的筋膜组织以便在关闭伤口时将肌肉止点重新缝合[2]。

6. 触摸颈动脉的搏动，在颈动脉鞘和胸锁乳突肌内侧突破颈部中层筋膜向深层纵向用手指或剪刀钝性分离。

7. 从外侧向内侧穿行的血管神经结构均在这一层次内。

8. 确认甲状腺上动静脉。甲状腺上动脉大约是在舌骨水平由颈外动脉发出。它穿过颈动脉三角，在带状肌群深层跨过，进入甲状腺的外上部。要向下牵开甲状腺动静脉（图 5.2）。

9. 确认并牵开舌下神经（图 5.3）。舌下神经从外侧向内侧走行，位于颈外动脉、舌动脉和面动脉的浅层。舌下神经穿出颅骨的位置与迷走神经邻近，在颈内动脉和颈内静脉之间走行，在下颌角处浅出。在通常的辨认点即跨过上述几个动脉之后，舌下神经走行到二腹肌和茎突舌骨肌肌腱的深层支配舌的肌肉。要将舌下神经向头侧牵开，而甲状腺上动静脉向尾侧牵开。

注意：在结扎任何结构之前一定要先解剖出舌下神经。它是一个比较浅在的结构，先是平行于颈动脉鞘垂直走行，之后变成水平走行，向内侧跨过颈动脉及其分支（图 5.4）。

10. 确认舌动脉。舌动脉是从颈外动脉发出。

在舌骨水平它走行在二腹肌和茎突舌骨肌的下方并向上进入口咽。术中要结扎舌动脉（图 5.4）。

11. 确认并结扎面动脉。面动脉从颈外动脉发出后在颈动脉三角内走行在下颌支的下方，之后跨过二腹肌的深层并跨过下颌下腺后在咬肌的前缘进入面部。

12. 确认二腹肌（图 5.5、5.6）。这块肌肉可以很容易地同舌下神经一起向头侧牵开。必要时，可切断茎突筋膜束，它起于茎突止于咽后部。

13. 在喉上神经的处理上可能会遇到困难，包括外支、内支和迷走神经咽支；这些结构都要辨认出来并牵开，但经常会因牵拉而出现症状（图 5.4）。要持续用手指触摸来确定脊柱和颈动脉。

14. 使用深的手持直角钝性拉钩，向外侧牵开颈动脉鞘及舌动脉、面动脉结扎的断端，向内侧牵开肌肉内脏结构。

15. 在这一点使用 Kitner 剥离器慢慢地钝性分离，确认椎前筋膜。要确保食管和咽部结构被充分牵开到了内侧。触摸并通过术中透视确定 C2 的正中线。在正中线确认椎前筋膜以避免不必要的出血。插入长而深的前端光滑的 Cloward 牵开器，向外牵开颈动脉鞘，向内牵开食管及咽部。再纵向插入另一个 Cloward 牵开器，向上牵开舌下神经和二腹肌，向下牵开甲状腺上动静脉。

16. 在椎体表面向外上方掀起颈长肌纤维及筋膜。将横向 Cloward 牵开器的光滑刃片换成前端是尖齿状的刃片，并插在颈长肌深面。如果在颈长肌下无法获得牢靠的固定，可以使用前端光滑的牵开器刃片[3]。手持的深拉钩也同样有效（图 5.7、5.8）。

17. 头侧的齿突尖的显露需要在咽后间隙内脊柱表面仔细的钝性分离。牵拉咽部的上限是枕骨的咽结节，此处是咽部的附着点[4]。在正中线切开椎前软组织并将其向两侧牵开（图 5.8）。

18. 关闭伤口：深层软组织会自动贴到一起而

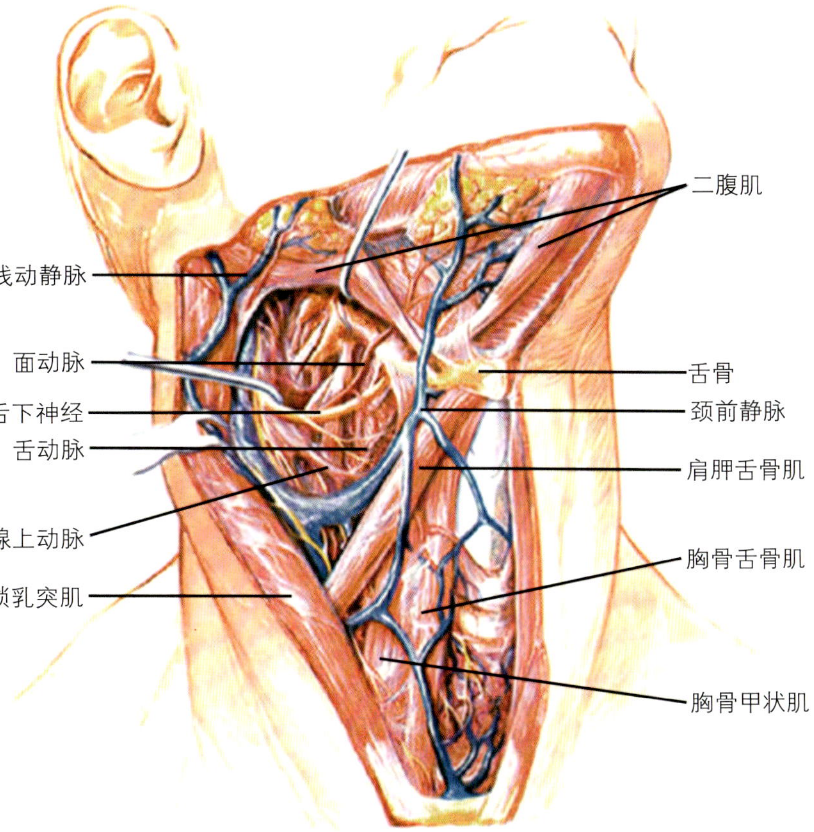

图 5.2 分离颈前部头侧区域显示出颈动脉三角区，其上界是二腹肌后腹，下界是肩胛舌骨肌，后界是胸锁乳突肌。二腹肌位于下颌骨下方，起于乳突止于颏联合。二腹肌中间腱纤维袢将其分为前腹和后腹，它将二腹肌的中间部固定于舌骨大角。茎突舌骨肌（被拉钩牵开）位于二腹肌后腹的前上方，起于茎突止于舌骨。在颈动脉三角内有从外侧向内侧走行的舌动脉、面动脉和舌下神经。对 C1-C2 的头侧入路通常要向头侧牵开舌下神经，结扎舌动脉和面动脉。**注意**：在该区域结扎任何结构之前一定要先解剖出舌下神经

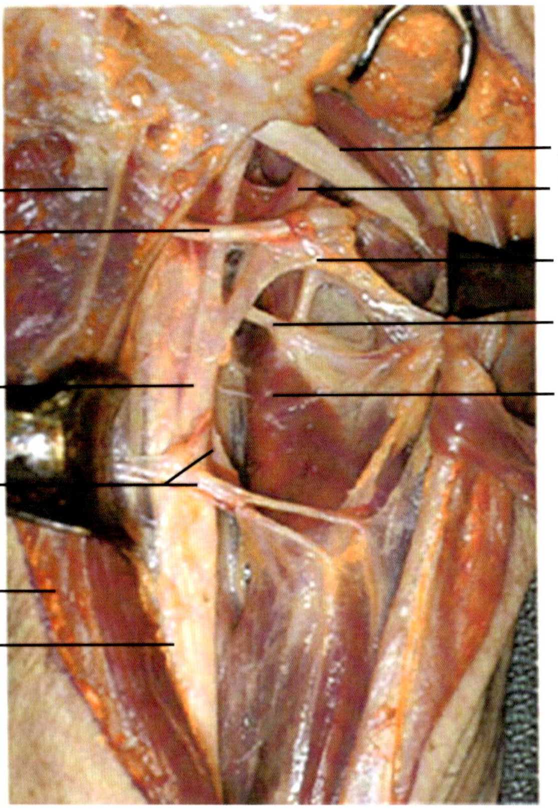

图 5.3 颈动脉三角区域的解剖，强调在这一区域结扎任何结构之前一定要先解剖出舌下神经的重要性。最常见的手术入路是在甲状腺上动脉的头侧、二腹肌的尾侧以及胸锁乳突肌的内侧

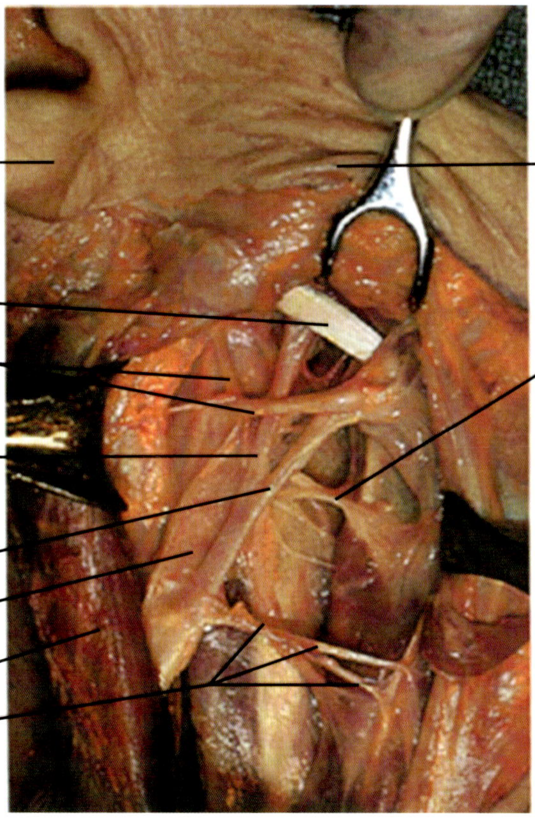

图 5.4 进一步牵开显露出胸锁乳突肌内侧的解剖平面。交感神经丛的咽部分支经常会因牵拉而损伤，然而通常并不会有严重的后果。避免损伤喉上神经，将它与甲状腺上动脉一同牵开。可以将舌下神经周围的纤维袢切断以增加舌下神经的牵拉活动度

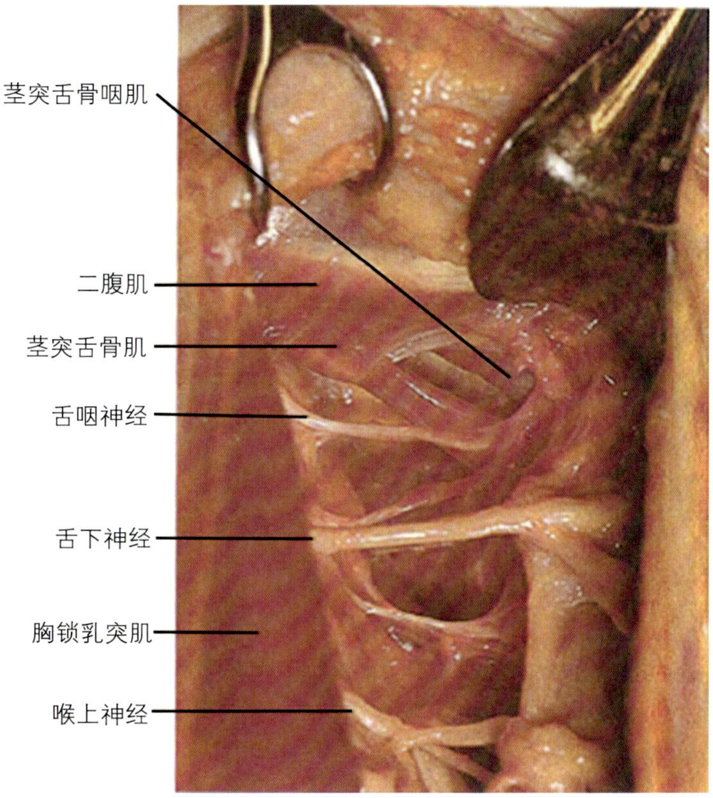

图 5.5 颈动脉三角的解剖细节，从外向内可以看到二腹肌、茎突舌骨咽肌和茎突舌骨肌之间的密切关系。本图将舌咽神经解剖游离出来了，通常在该手术入路中是看不到这根神经的。再次强调舌下神经是该区域最重要的神经结构，一定要保护好

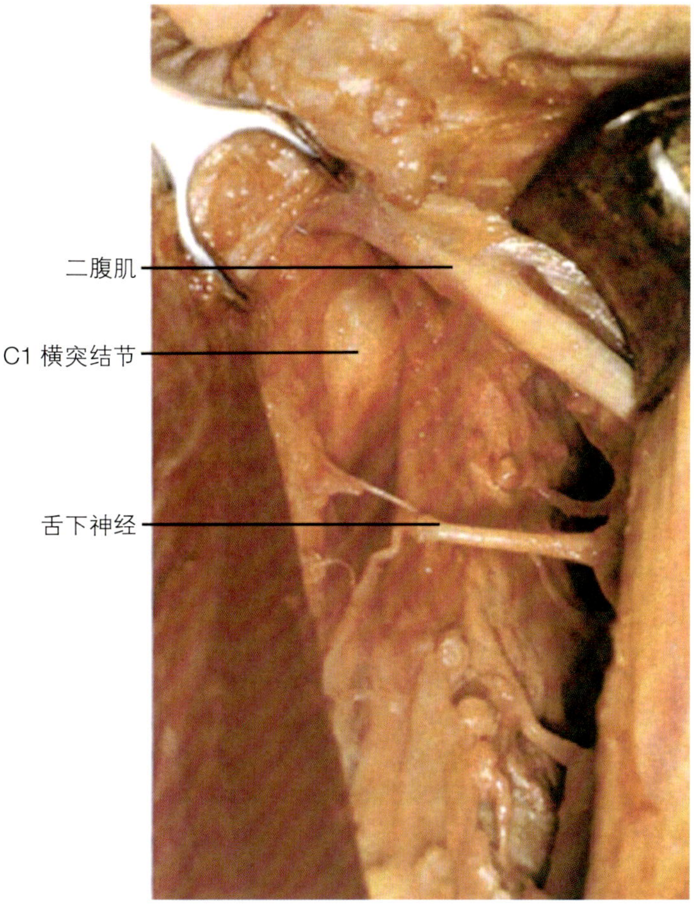

图 5.6 该区域的软组织分离，手术入路的进入点是在二腹肌和舌下神经的尾侧和 C1 横突结节的内侧。在该区域前侧入路的外侧通常可以摸到 C1 横突结节

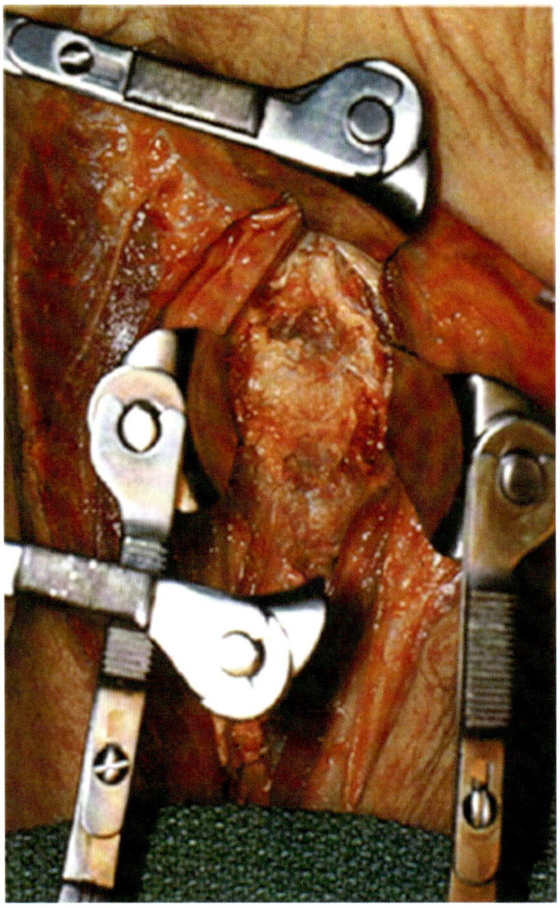

图 5.7 在椎体表面向外上方掀起颈长肌纤维及筋膜。插入前端为尖齿状的横向牵开器刃片。在颈长肌下 Cloward 牵开器可以牢靠地固定。前端光滑的牵开器刃片也可以使用。使用纵向的 Cloward 牵开器可以更好地显露头侧的术野

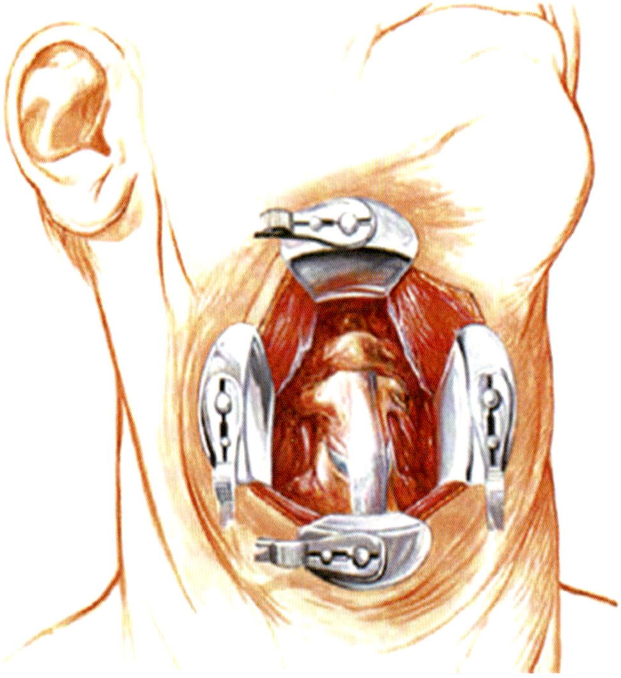

图 5.8 使用深的牵开器显露出脊柱

不需要缝合。单独缝合颈阔肌，要常规留置伤口负压引流。

谨 记

1. 避免损伤胸锁乳突肌表面的皮神经。
2. 要确认胸锁乳突肌的内侧缘。
3. 在任何时候都要知道颈动脉搏动在哪里。
4. 在结扎任何血管之前一定要先分离出舌下神经。
5. 要确认喉上神经以及它的内支和外支。
6. 要仔细地将食管从脊柱表面牵开。
7. 要在正中线切开椎前筋膜。
8. 在这个区域内要向外上方分离并牵开颈长肌。

（阎 凯 译）

参考文献

1. Perry J: Surgical approaches to the spine. In Pierce D, Nichol V (eds): The Total Care of Spinal Cord Injuries. Boston, Little, Brown, 1977, pp. 53–79.
2. Henry AK: Extensive Exposure. Baltimore, Williams & Wilkins, 1959, pp. 53–72.
3. Cloward R: Ruptured Cervical Intervertebral Discs. Codman Signatures Series 4. Codman and Shurtlessf, 1974.
4. DeAndrade JR, MacNab I: Anterior occipito-cervical fusion using an extrapharyngeal exposure. J Bone Joint Surg 51A: 1621–1626, 1969.

上颈椎前外侧入路 6

Robert G. Watkins, III

前外侧入路是从胸锁乳突肌的内侧和颈动脉鞘的外侧之间进入。对于 C1、C2 和 C3 的手术，头部不要旋转，当术者对颈动脉鞘内侧的血管神经结构有所忌惮的话，前外侧入路可以提供一个相对无血管的区域。

1. 患者平卧位。为了更好的显露和稳定性，使用神经外科的头部固定架固定颅骨。

2. 在甲状软骨上缘处沿着胸锁乳突肌的内侧缘向头侧切开皮肤及皮下组织，一直切到乳突并向后弧形绕过乳突[1]（图 6.1）。

3. 沿着切口方向打开外层的封套筋膜。放置浅层弹簧牵开器并止血。避免损伤绕过胸锁乳突肌的感觉皮神经。

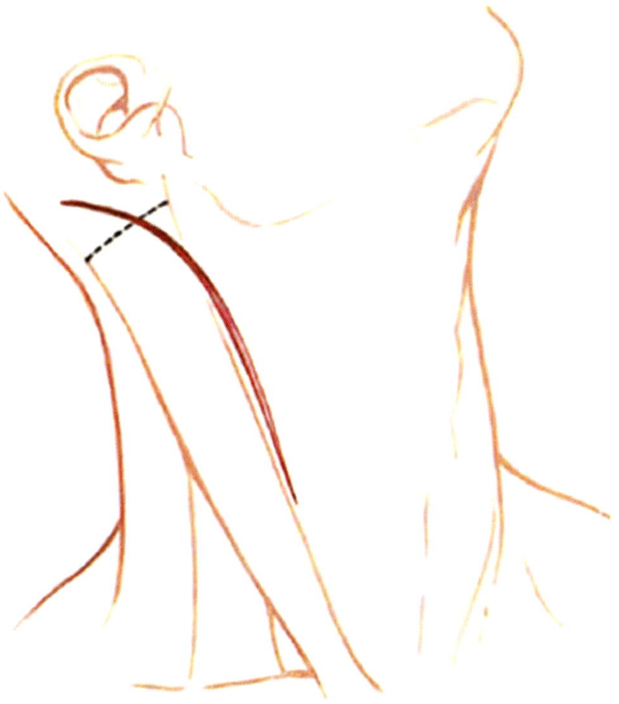

图 6.1 用悬吊线将耳垂向内侧牵开，沿着胸锁乳突肌内侧缘行纵切口，在后方弧形绕过乳突。图中虚线所示在胸锁乳突肌止点处切开

4. 触摸确认 C1 横突和乳突。使用剪刀将胸锁乳突肌的内侧缘分离清楚（图 6.2）。在止点处即乳突表面切开胸锁乳突肌及其筋膜和头夹肌的乳突部。要留出一定的筋膜边缘以便缝合重建。头夹肌在伤口的深层。切开浅内侧部。要记住乳突就位于茎突的后方（图 6.3）。二者之间就是茎乳孔，面神经从此处发出（图 6.4）。颈静脉球进入颅内的位置在乳突和茎突的前内侧。颈静脉孔在颈静脉球的内侧，从颈静脉孔穿出的颅神经有副神经（Ⅺ）、迷走神经（Ⅹ）、舌咽神经（Ⅸ）和舌下神经（Ⅻ）（图 6.3）。副神经在颈内静脉上方向外侧走行到达胸锁乳突肌（图 6.5）。

5. 确认副神经，它在乳突尖下方 2~3 横指的部位进入胸锁乳突肌[1]。在确认分离副神经的时候要非常小心，避免损伤到位于其内上方的颈静脉。向头侧分离副神经是为了能够尽可能向外侧牵开胸锁乳突肌（图 6.6）。对于只需显露 C1-C2 的手术，副神经可以同颈内静脉、颈动脉一起向内侧牵开[2,3]。

6. 确认 C1 横突，它是一个较大的在伤口里可触及的骨性凸起。通过触摸仔细地分辨 C1 横突、C2 横突和 C1 前结节（图 6.7）。

7. 使用钝缘的成角牵开器将颈动脉鞘和肌肉内脏柱向内侧牵开（图 6.8）。在向内侧牵拉颈内静脉和颈动脉时，要记住迷走神经和舌下神经的发出点和位置。尽管迷走神经是在 C2 上方进入颈动脉鞘的，通常情况下应该同颈动脉鞘一起被牵开，但如果在向内侧牵拉时迷走神经并不跟随着颈动脉鞘一起被牵开而是成为其向内侧牵开的栓系，那就需要将迷走神经从颈动脉鞘内分离出来。舌下神经可能会显露出来，不过它可以很轻松地被牵开到内侧。在向前内侧牵开颈动脉鞘时，颈内静脉处于一个非常容易被损伤的位置，该入路过程中应该注意保护颈内静脉。

8. 进入椎体前方的咽后间隙，分离内脏筋膜

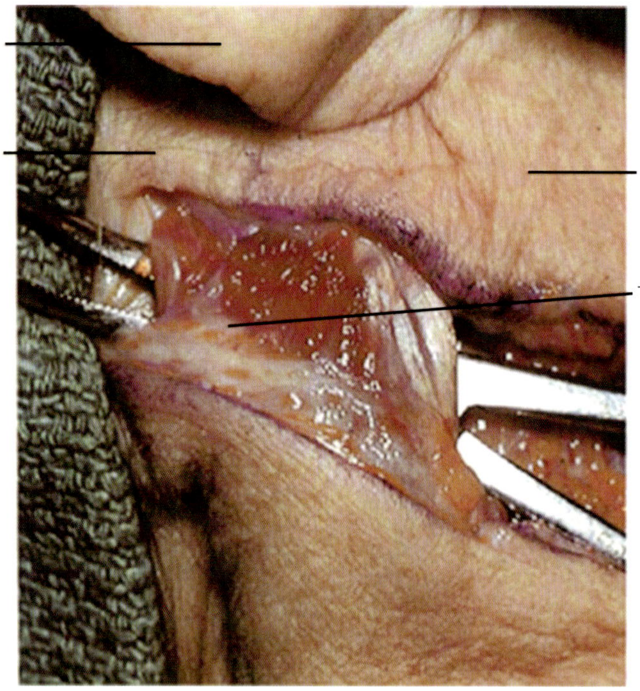

图 6.2 触摸确认 C1 横突和乳突之后使用剪刀将胸锁乳突肌的内侧缘分离清楚。在止点处即乳突表面切开胸锁乳突肌及其筋膜和头夹肌的乳突部。要留出一定的筋膜边缘以便缝合重建

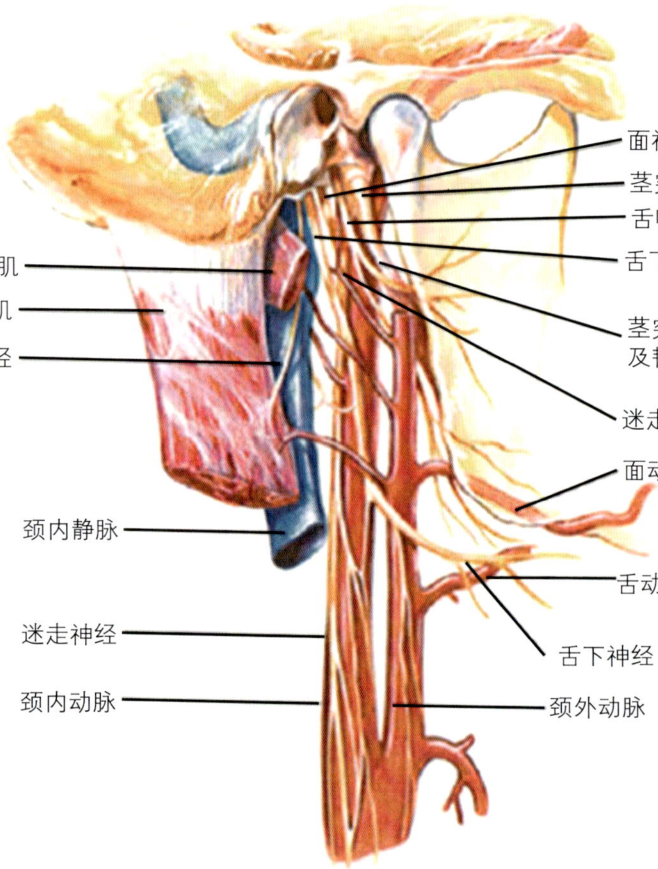

图 6.3 从颈静脉孔穿出的结构有舌下神经、迷走神经、副神经和舌咽神经。颈静脉孔是颈静脉和颈动脉的入颅点。第Ⅶ对颅神经即面神经从茎乳孔穿出

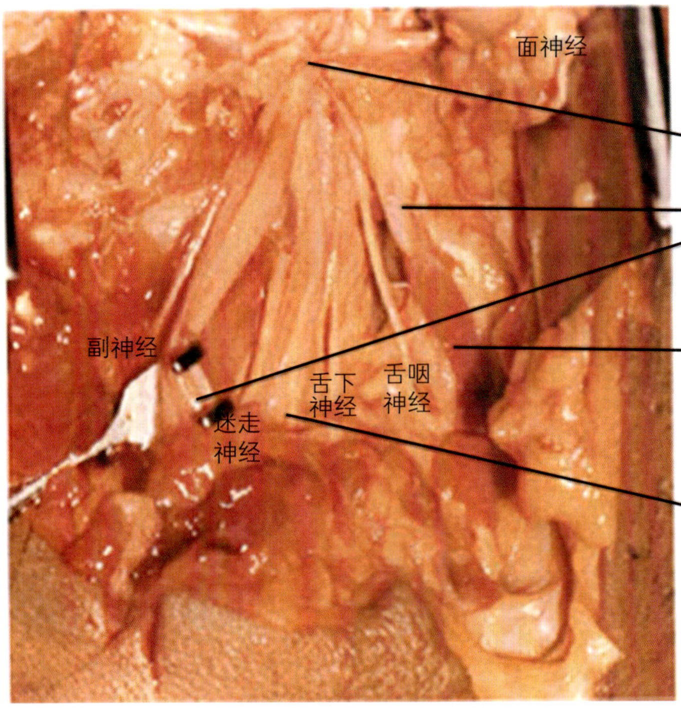

图 6.4　确认乳突之后要记住茎突就在乳突的内侧。二者之间是茎乳孔，面神经从这里穿出。不必要的向头侧分离或者过度的牵拉都有可能在此处伤及面神经。颈静脉球进入颅内的位置在乳突和茎突的前内侧。颈静脉孔在颈静脉球的内侧，从颈静脉孔穿出的颅神经有副神经（Ⅺ）、迷走神经（Ⅹ）、舌下神经（Ⅻ）和舌咽神经（Ⅸ）。副神经在颈内静脉上方向外侧走行到达胸锁乳突肌。其余的颅神经向内侧走行到达内侧肌肉内脏柱

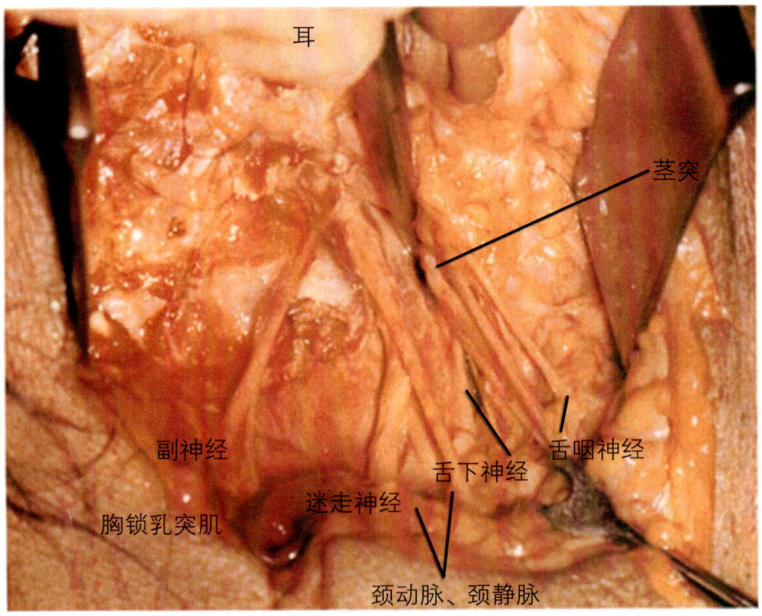

图 6.5　为了使牵开的胸锁乳突肌获得更大的活动度，副神经需要向内侧分离直到颈静脉孔。茎突在伤口中非常突出，茎突舌骨肌韧带附着于它的尖部。位置更偏内侧的舌咽神经、迷走神经和舌下神经应该向内侧牵开，在它们的后方进行解剖分离。迷走神经会进入颈动脉鞘，舌下神经和舌咽神经走行在颈部的更远端

与椎前筋膜之间的纵向纤维[1]。避免在颈长肌内进行分离，而是应在正中线上分离直到椎间盘和椎体。触摸确认 C1 前结节。

9. 尽管该入路是从很偏外侧的部位进入的，但要在正中线切开椎前筋膜和前纵韧带。依靠从脊柱右侧插入的双弧面 Hodgson 牵开器帮助显露椎体。

10. 关闭伤口：留置引流管；缝合重建胸锁乳突肌的止点；缝合颈阔肌、皮下组织和皮肤。

谨　记

1. 在乳突表面切断胸锁乳突肌和一部分头夹肌，但要为缝合重建留有足够的筋膜。
2. 在伤口的头侧注意面神经。
3. 确认副神经，它是在胸锁乳突肌止点下方 2 横指处入肌的。
4. 茎突位于颈静脉孔的浅部，从颈静脉孔穿出的结构有迷走神经、副神经、舌下神经和舌咽神经。要小心避免损伤到这些神经。

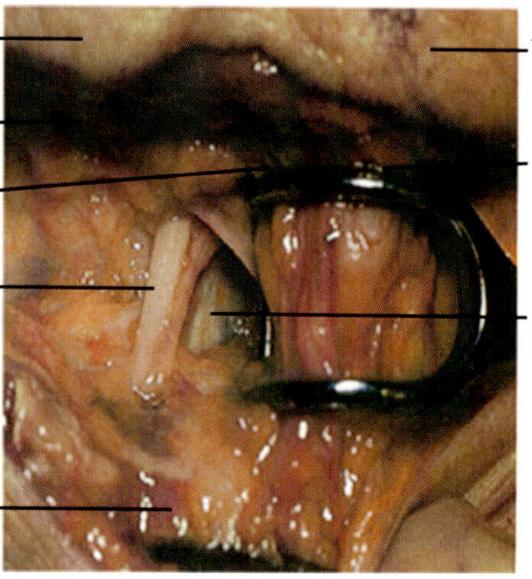

图 6.6 在切断乳突上的胸锁乳突肌止点之后，向尾侧牵开胸锁乳突肌，确认副神经脊髓支，它在乳突下方 2 横指处入肌。确认副神经时要非常小心避免损伤其上内方的颈内静脉

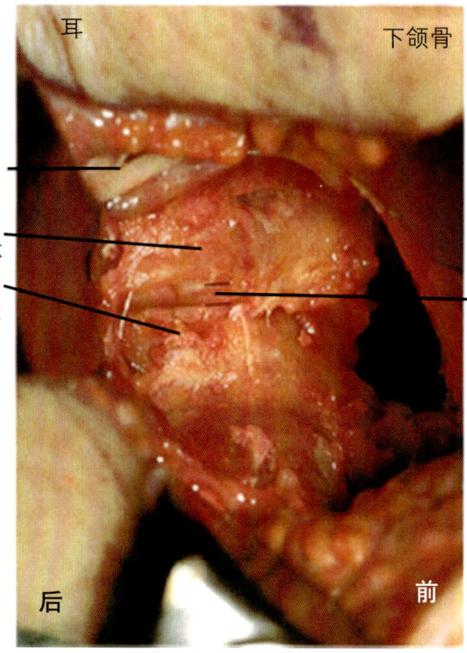

图 6.7 牵开软组织后，确认 C1 横突，即一个较大的在伤口里可触及的骨性凸起。通过触摸仔细地分辨 C1 横突、C2 横突和 C1 前结节。在确认这些结构之后，向更内侧的中线触摸可以辨认出椎间盘和椎体。横突有可能会被误认为是椎体的前表面

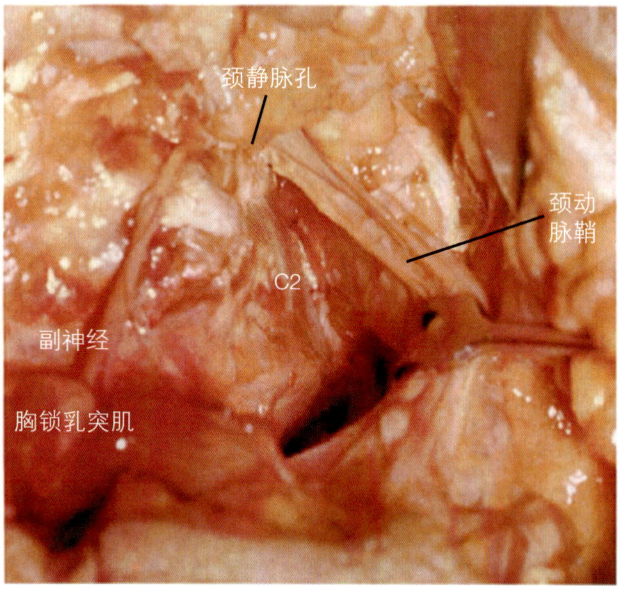

图 6.8 牵开从颈静脉孔穿出的结构，副神经牵开到外侧，舌咽神经、迷走神经和舌下神经同颈动脉鞘一起牵开到内侧。进入椎体前方的咽后间隙，分离内脏筋膜与椎前筋膜之间的纵向纤维，在正中线打开颈长肌后显露出椎间盘及椎体的正前方。触摸确认 C1 前结节。在正中线切开椎前筋膜和前纵韧带，将椎体表面的软组织充分剥离开

5. 要将副神经牵开到外侧，或者沿着副神经向头侧分离直到颈静脉孔之后将其牵开到内侧。
6. 要向前内侧牵开咽部、颈内静脉、颈动脉、舌咽神经、迷走神经和舌下神经。
7. 尽可能在正中线打开椎前筋膜。

（阎　凯 译）

参考文献

1. Henry AK: Extensive Exposure, 2nd edn. Edinburgh, Livingstone, 1957, pp 53–80.
2. Whitesides TE Jr, McDonald AP: Lateral retropharyngeal approach to the upper cervical spine. Orthop Clin N Am 9(4):1115–1127, 1978.
3. Whitesides TE Jr, Kelly RP: Lateral approach to the upper cervical spine for anterior fusion. South Med J 59:879–883, 1966.

中段颈椎前内侧入路 7

Robert G. Watkins, III

1. 患者平卧于手术台上，头转向右侧。

2. 通常，切口是在适当的水平从正中线到胸锁乳突肌内侧缘的横切口（图 7.1），分离皮下组织后到达颈阔肌。尽可能沿着肌纤维的方向打开颈阔肌。使用 Adson 镊子将颈阔肌掀起并小心打开。要避免损伤静脉和胸锁乳突肌[1,2]。插入弹簧牵开器。

3. 打开颈部浅层筋膜并确认胸锁乳突肌的内侧缘[3]。手术显露成功的关键是要充分游离胸锁乳突肌的内侧缘以便将其向外侧牵开[4]。在确认胸锁乳突肌内侧缘后，钝性分离胸锁乳突肌与胸骨舌骨肌及胸骨甲状肌之间的间隙（图 7.2、7.3）。牵开后侧皮神经。在这个间隙内在垂直方向上钝性分离软组织。

4. 使用成角拉钩将胸锁乳突肌向外侧牵开，将带状肌群向内侧牵开。确认颈部中层筋膜。肩胛舌骨肌从上内侧走行到下外侧，在 C6-C7 水平穿过中层筋膜（图 7.3、7.4、7.5）。（肩胛舌骨肌起于肩胛骨。它的下肌腹向前内侧穿行通过一个深层筋膜悬韧带，该悬韧带附着在锁骨上。这块肌肉从胸锁乳突肌深层穿过，紧贴胸骨舌骨肌外缘，止于舌骨体上。）牵开肩胛舌骨肌；必要时可以将其切断后向外侧牵开。

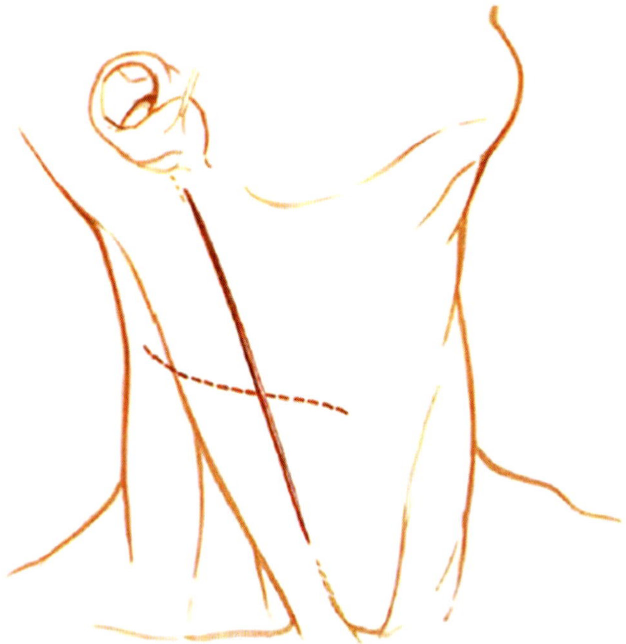

图 7.1 横切口更加美观，切在合适的水平上可以显露出 2 个间盘和 3 个椎体。当需要更大范围的显露时，可以选择垂直切口

5. 使用拉钩维持牵开，在颈动脉鞘内侧纵向切开中层筋膜[4]。使用手指做纵向和横向的分离[5]。大概在 C5 水平解剖出并不恒定存在的甲状腺中静脉，并将其结扎切断。将直角拉钩直接插到颈椎，要避免插入到气管食管沟内（这样拉钩会损伤喉返神经）[6]。

6. 在 C6-C7 水平向下牵开甲状腺下动静脉，在 C3-C4 水平向上牵开甲状腺上动静脉（图 7.4、7.6）。

7. 用手指确认颈椎，触摸椎体的前表面。

注意：不要将横突误认为是椎体前表面，假如这样的话，在此区域内切到深层会损伤颈长肌、交感神经丛甚至可能损伤到椎动脉。切到颈长肌后会有明显的出血。

8. 在脊柱的正中线上触摸椎间盘，使用小的剥离子纵向打开椎前筋膜直到椎间盘可以辨认清楚。空虚的食管仅是一个软的、扁的带状结构，类似椎体前的肌肉组织。通常要使用食管听诊器或经鼻插管来辅助确认食管。

9. 插入针头后侧位透视来确定节段。

10. 向内侧牵开食管、气管、前方带状肌群，向外侧牵开颈动脉鞘和胸锁乳突肌。

11. 在椎间盘表面正中线上切开椎前筋膜，并使用骨膜剥离器向外侧分离。使用深的 Cloward 自动牵开器，将尖齿状的牵开器刃片插入到双侧的颈长肌深层。垂直方向上使用光滑刃片的 Cloward 自动牵开器以显露出目标椎间盘[5]（图 7.7）。

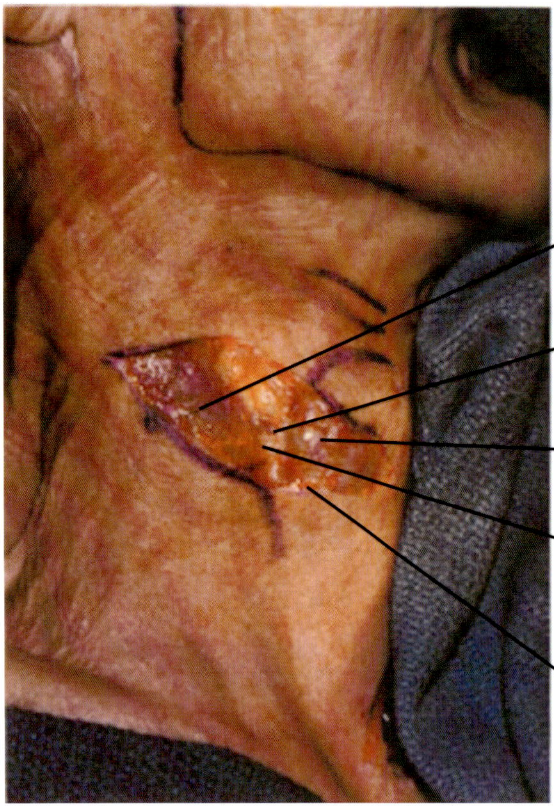

图 7.2 切开皮肤后分离皮下组织到颈阔肌，本例标本颈阔肌非常薄。仔细沿着肌纤维的方向打开颈阔肌。要避免损伤静脉和胸锁乳突肌。插入弹簧牵开器

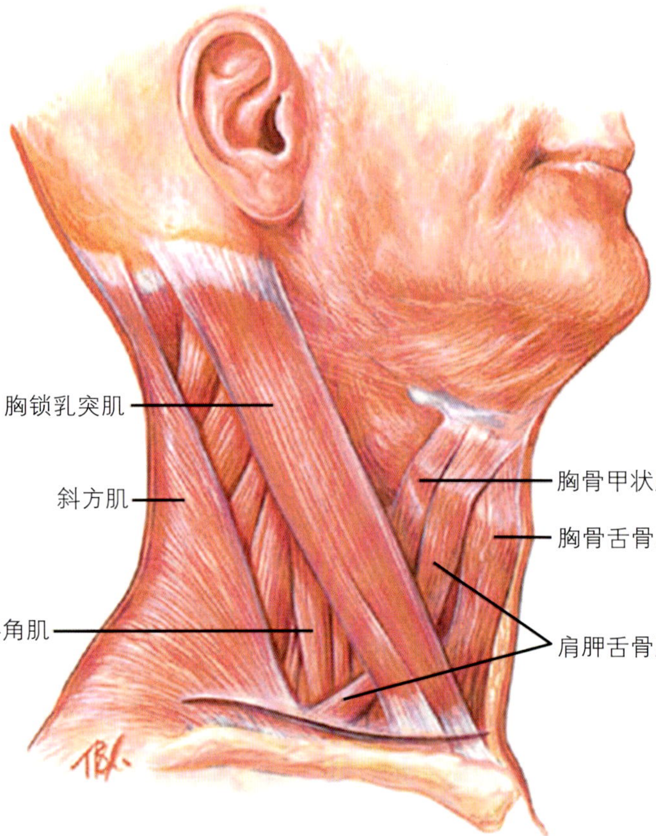

图 7.3 手术显露的关键是要确认胸锁乳突肌的内侧缘。将胸锁乳突肌向外牵开后，它与内侧的带状肌群之间的间隙就很清楚了

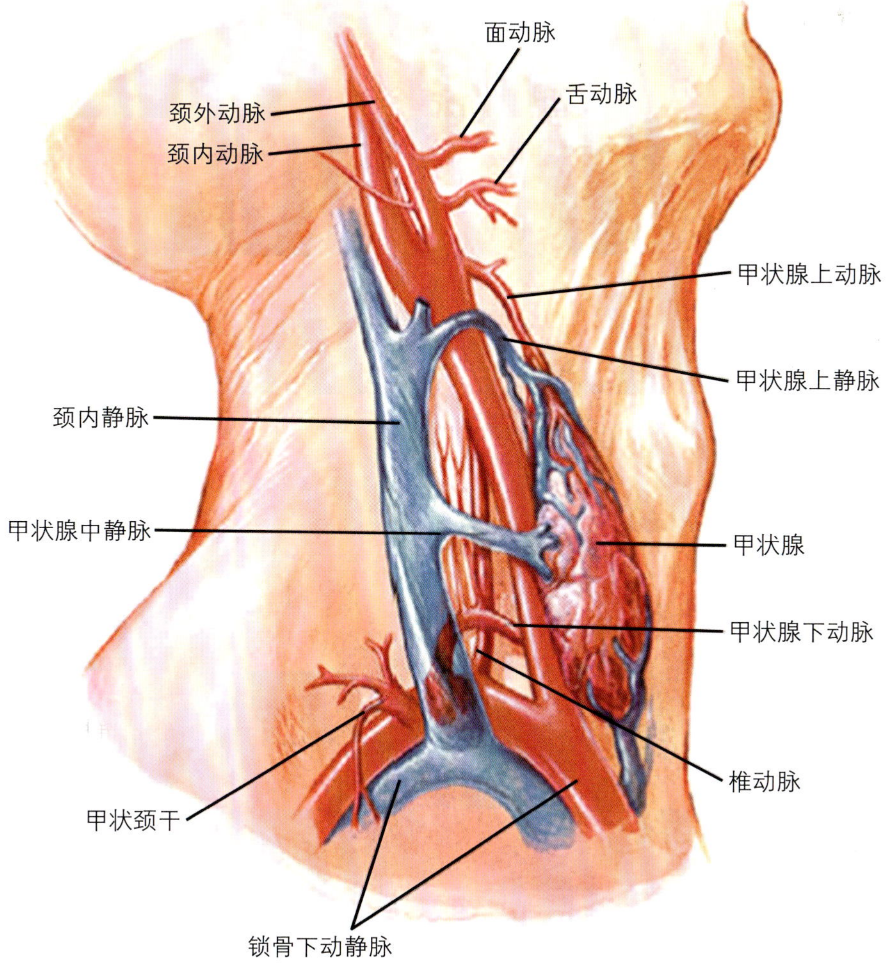

图 7.4　向外侧牵开胸锁乳突肌、向内侧牵开带状肌群后，中层筋膜内的动静脉结构必须要辨认清楚。触摸颈动脉的搏动。在颈动脉的内侧打开中层筋膜。结扎甲状腺中静脉。向头侧牵开甲状腺上动脉、向尾侧牵开甲状腺下动脉以显露中段颈椎

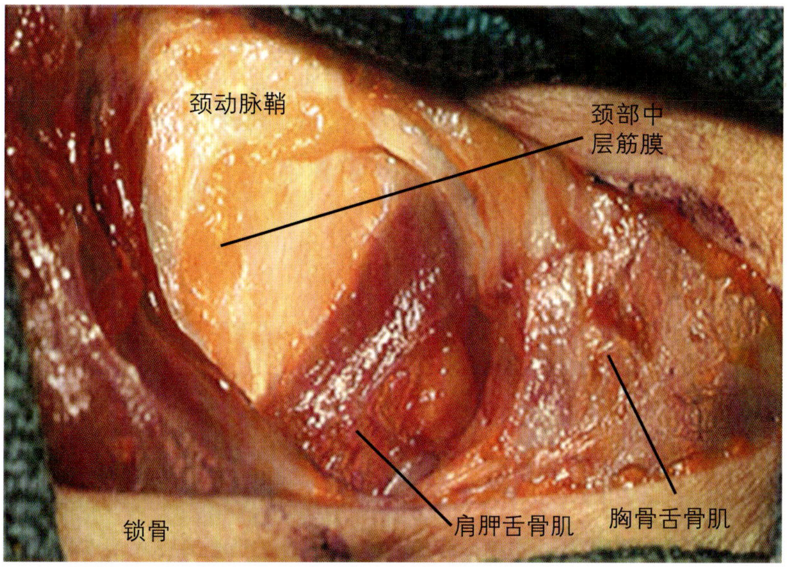

图 7.5　颈部中层筋膜。肩胛舌骨肌从上内侧走行到下外侧，在 C6-C7 水平穿过中层筋膜

12. 关闭伤口：在充分止血后，取出牵开器即可关闭深层伤口。仔细缝合颈阔肌以避免形成皮下及皮肤的瘢痕。使用皮内缝合的方法缝皮，一定要留置负压引流装置。

谨　记

1. 根据手术节段设计皮肤切口。
2. 沿着肌纤维的方向打开颈阔肌并仔细缝合以减小瘢痕。

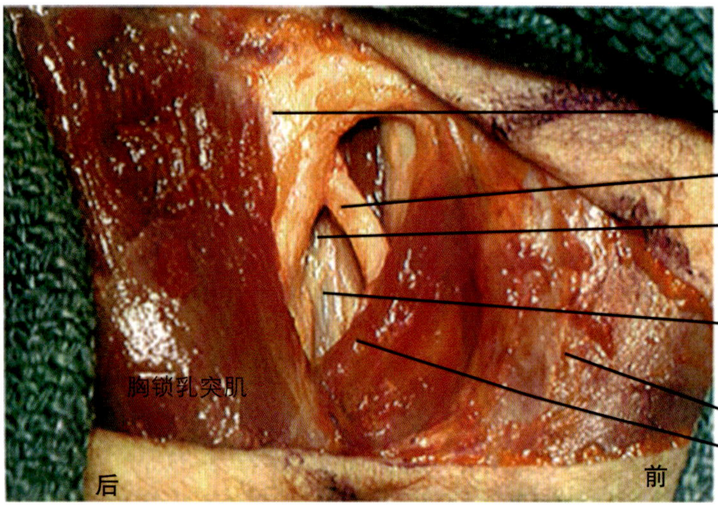

图 7.6 对于 C5-C6 的手术入路，在肩胛舌骨肌的头侧进入咽后间隙。向头侧牵开甲状腺上动脉。将胸锁乳突肌及颈动脉鞘向外侧牵开，将内侧肌肉内脏柱向内侧牵开，通过手指触摸定位颈椎。触摸椎体的前表面。使用小的剥离子纵向打开椎前筋膜，直到可以看到椎间盘。通过钝性分离以及手指的触摸可以很轻松地将食管同内侧肌肉内脏柱一起移动。把牵开器插到底以后再将内侧结构充分牵开

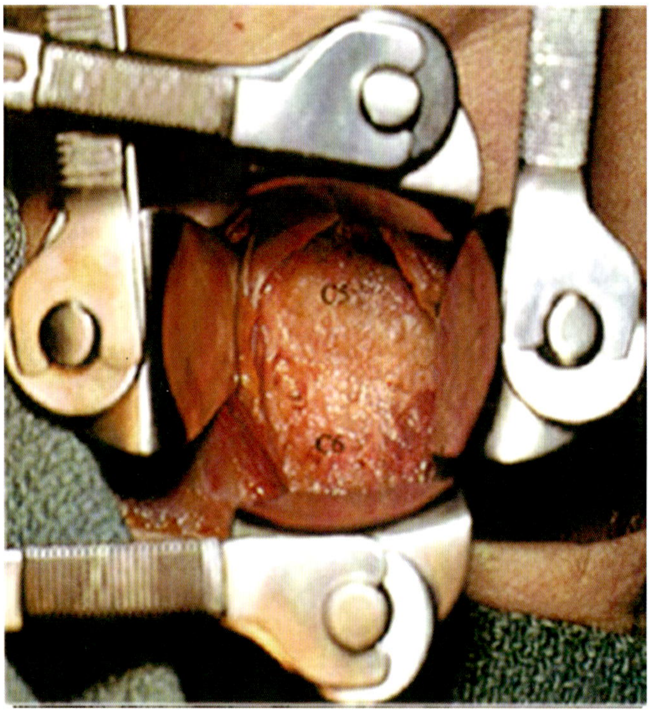

图 7.7 在椎间盘表面正中线上切开椎前筋膜，并使用骨膜剥离器向外侧分离。使用深的 Cloward 自动牵开器，将尖齿状的牵开器刃片插入到双侧的颈长肌深层。垂直方向上使用光滑刃片的 Cloward 自动牵开器以显露出目标椎间盘。记住椎间盘间隙更加隆起而椎体则是相对凹陷。要注意分辨椎体和椎间盘，在显露清楚后，通过插入针头可以辅助确认椎间盘的范围

3. 确认胸锁乳突肌的内侧缘。
4. 结扎甲状腺中静脉。
5. 向头侧牵开甲状腺上动静脉，向尾侧牵开甲状腺下动静脉，避免损伤之。
6. 触摸颈动脉搏动和脊柱。
7. 钝性分离直到脊柱。
8. 在正中线打开椎前筋膜。

（阎　凯 译）

参考文献

1. Bailey RW, Bagley CD: Stabilization of the cervical spine by anterior fusion. Am J Bone Joint Surg 42:565, 1960.
2. Riley L: Surgical approaches to the cervical spine. Clin Orthop 91:16, 1973.
3. Robinson RA, Southwick WO: AAOS Instructional Course Lectures. Surgical Approaches to the Cervical Spine, Vol XVII. St. Louis, Mosby, 1960, pp 299–330.
4. Robinson RA: The Craft of Surgery, 2nd edn. Boston, Little, Brown, 1873, 1971.
5. Cloward R: Ruptured Cervical Intervertebral Discs. Codman Signature Series 4. Codman and Shurtleff, 1974.
6. Perry J: Surgical approaches to the spine. In Pierce D, Nichol V (eds): The Total Care of Spinal Cord Injuries. Boston, Little, Brown, 1977, pp 53–79.

颈椎外侧入路（Verbiest） 8

Robert G. Watkins, III

外侧入路可以直接显露位于椎间孔的脊神经和椎动脉[1]。

1. 患者平卧位，肩膀稍垫起，头部不旋转。

2. 对于1~2个节段可以选择颈部横切口，对于多节段的患者应该选择沿着胸锁乳突肌内侧缘的纵向切口。牵开皮肤和皮下组织，纵向沿着肌纤维的方向打开颈阔肌。打开浅层封套筋膜以确认胸锁乳突肌的内侧缘以及胸锁乳突肌与带状肌群之间的间隙。使用成角的牵开器辅助打开这一间隙。

3. 确认耳大神经和前侧皮神经。这些颈丛的皮神经分支是在胸锁乳突肌后缘的中点处穿出深筋膜。耳大神经在胸锁乳突肌表面朝着耳部向头侧走行。耳大神经的前支支配腮腺区域的面部皮肤感觉。前侧皮神经的走行则是横向绕过胸锁乳突肌，随后分成升支和降支。前侧皮神经升支穿过颈阔肌分布在下颌骨表面的皮肤上。该神经受损会出现下颌部皮肤感觉缺失[2]。

4. 向外侧牵开胸锁乳突肌，如果牵开困难，可以分离胸锁乳突肌在乳突上的止点。在乳突近端任何的分离操作，都一定要辨认出副神经，它是在乳突尖下方2~3横指处进入胸锁乳突肌。副神经在胸锁乳突肌的中上三分之一处向尾端斜行穿出，跨过颈后三角进入斜方肌的腹侧缘。

5. 向外侧牵开胸锁乳突肌后，用手指触摸辨认颈动脉鞘。使用Metzenbaum剪刀打开中层筋膜，并用手指纵向钝性分离打开间隙，间隙的外侧是胸锁乳突肌和颈动脉鞘，内侧是肌肉内脏柱。使用钝缘的成角拉钩将内侧结构牵开，触摸颈动脉和横突前结节。结扎切断栓系的血管。必要时切断肩胛舌骨肌。

6. 确认横突的前结节（图8.1、8.2），这个凸起的结构是颈长肌、头长肌和前斜角肌的止点，是手术分离的关键[1,3,4]。在椎前筋膜下方摸到脊柱结构，辨认椎间盘、横突前结节、横突前结节内侧的肋横突板（图8.1、8.2）。它同手指甲大小相似，连接横突前结节和椎体，是横突孔的被盖结构，覆盖椎动脉[3]。突出的C6横突前结节，又称Chassaignac结节，是一个相对恒定的解剖标志，然而节段的确认一定要在横突前结节显露之后通过X线透视确认。

7. 使用剪刀打开椎前筋膜并纵向延伸。看到脊柱表面的颈长肌和头长肌。颈长肌是一块三腹肌，中间宽而止点处窄，起于C2止于T3，包括垂直部和斜部。垂直部起止在椎体的前表面。斜部与头长肌一起主要止于横突前结节。交感神经丛位于横突的前方；它可能嵌入颈动脉鞘的后部，也可能位于颈动脉鞘与颈长肌之间的结缔组织内。位于C1的颈长神经节和位于C6的颈中神经节要与交感神经链和颈长肌一起由外向内侧牵开。

8. 将横突前结节上的肌肉止点锐性分离，要小心避免伤及外侧的脊神经和内侧的椎动脉。椎动脉位于每个椎体肋横突板之间露出的部位（图8.1、8.3、8.4）。在此处从骨面剥离颈长肌会导致出血。使用电凝和止血纱布来止血。在C4-C5节段以下操作时要向上方剥离颈长肌，而在C4-C5节段以上操作时则是向下方剥离颈长肌[3]。用尖头咬骨钳去除横突前结节的骨质，用椎板咬骨钳或剥离子显露清楚肋横突板的上下缘（图8.5）。不必显露肋横突板上下的椎动脉（图8.6）。如果椎动脉周围的静脉丛损伤或者椎动脉本身受到损伤，直接手指尖压迫即可获得充分的止血。当椎动脉被切断时，在损伤节段上下分别压迫结扎可以有效控制出血。

9. 去除肋横突板和横突孔前壁的骨质。在横突孔和椎间孔水平神经根位于椎动脉的后方（图8.7）。在肋横突板的内上部是Luschka关节和最外侧的椎间盘。要记住引流椎体和脊髓主要的椎静

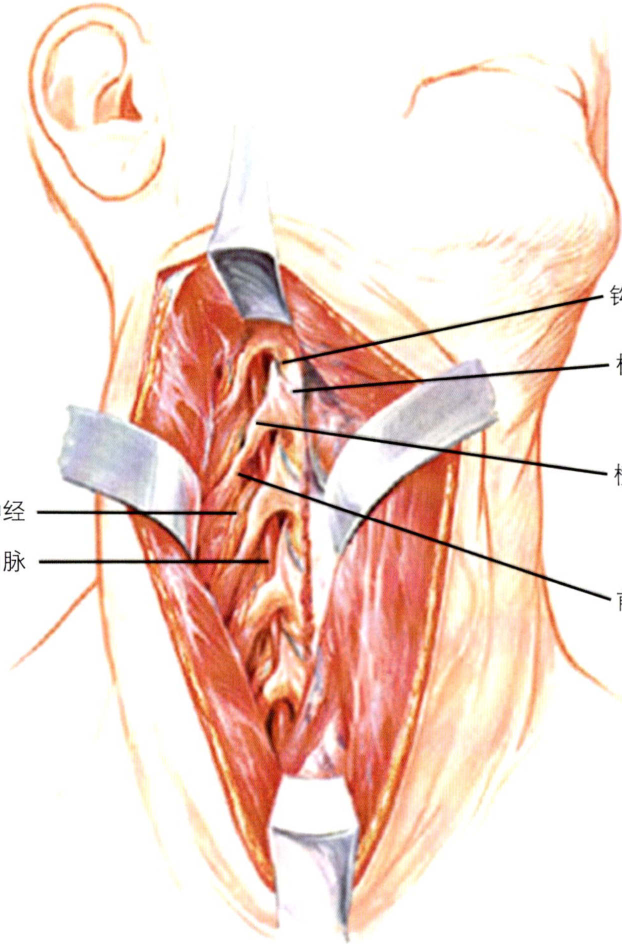

图 8.1 颈椎前外侧结构的广泛显露，去除软组织后可以看到横突孔内走行的椎动脉。横突前结节及其附着的肌肉和肋横突板是覆盖在椎动脉脊神经上的保护结构。注意在每一节段都是椎动脉位于脊神经的前方

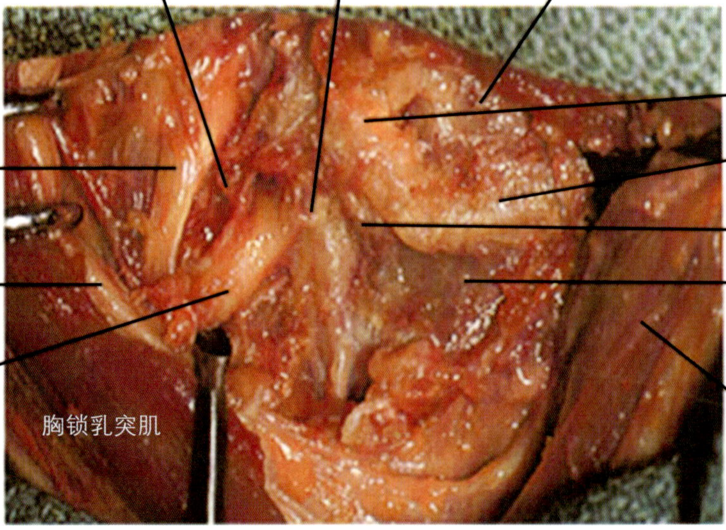

图 8.2 在目标节段显露出横突前结节后，向内侧触摸确认隆起的椎间盘和邻近凹陷的椎体。在横突和椎体之间的骨性覆盖结构是肋横突板。这个骨性弯曲凹陷的结构同手指甲大小相似

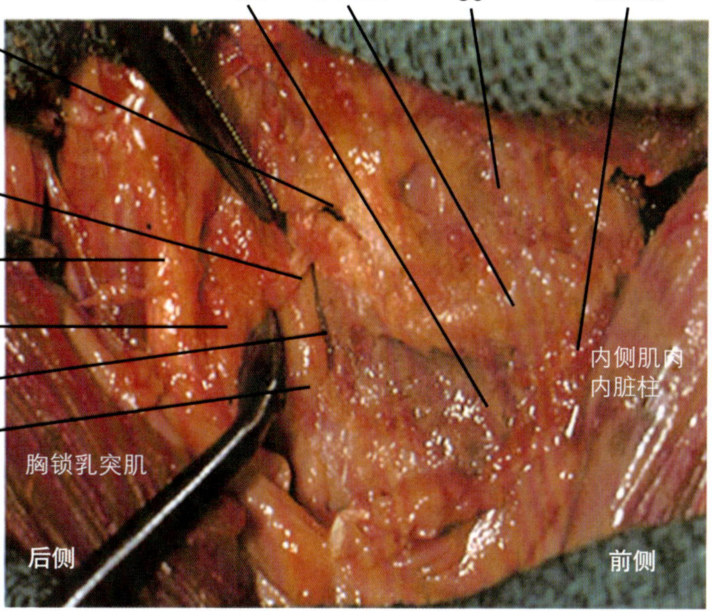

图 8.3 去除横突前结节和肋横突板后可以显露出椎动脉。用尖头咬骨钳去除横突前结节的骨质，用椎板咬骨钳或剥离子显露清楚肋横突板的上下缘。如果椎动脉周围的静脉丛损伤或者椎动脉本身受到损伤，直接手指尖压迫即可获得充分的止血。不必常规显露肋横突板上下的椎动脉，但当椎动脉被切断时，在损伤节段上下分别压迫结扎可以有效控制出血。去除横突前结节和肋横突板的大部分骨质。在横突孔和椎间孔水平，神经根位于椎动脉的后方。要记住引流椎体和脊髓主要的椎静脉都紧紧附着在横突孔上。去除横突孔的骨壁而不损伤这些椎静脉几乎是不可能的。将椎动脉轻轻向外移动几毫米后可以看到椎间孔内脊神经紧贴椎间盘。大力牵拉移动椎动脉是很危险的

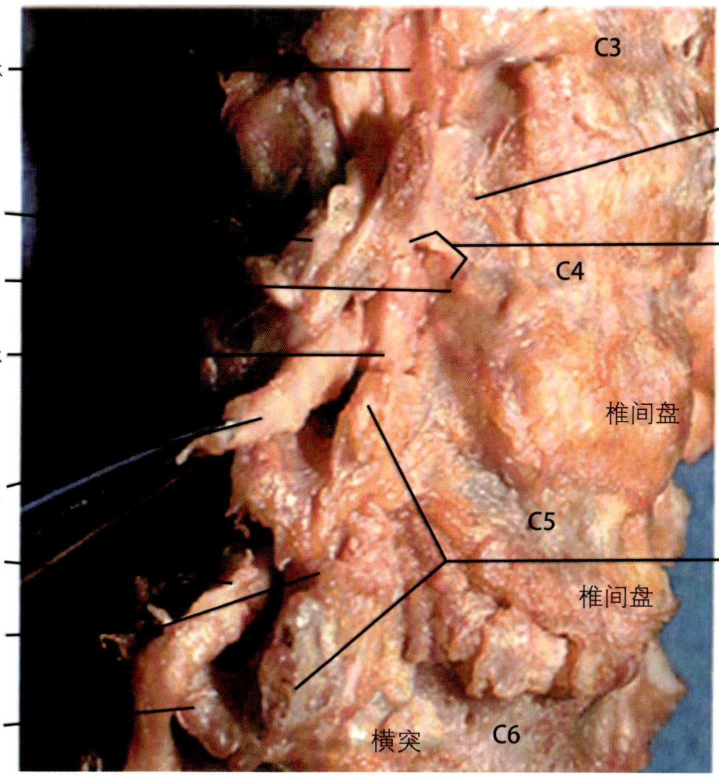

图 8.4 标本显示 C4 横突孔水平上下的椎动脉、肋横突板、横突前后结节和每一节段发出的神经根

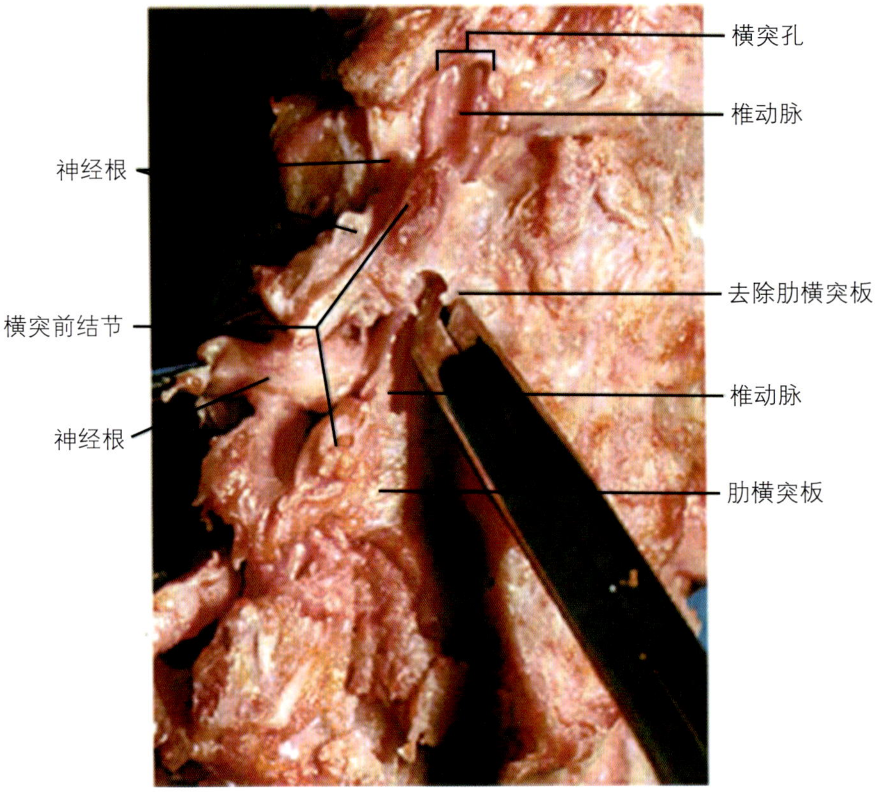

图 8.5 去除肋横突板和横突孔前壁

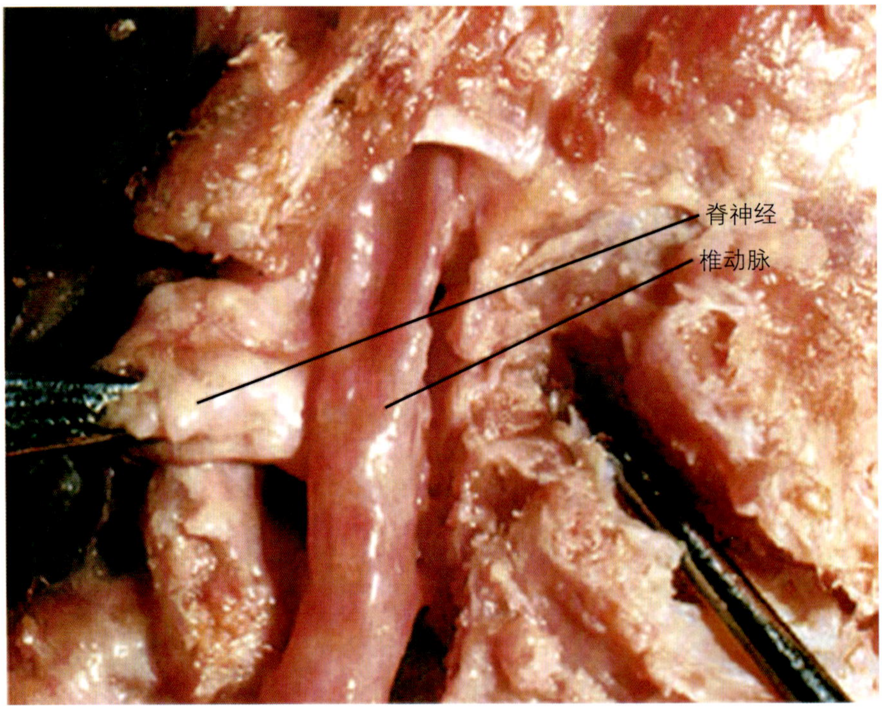

图 8.6 椎动脉已被显露出来。该标本并未显示静脉丛，但在去除横突孔骨壁后会出现静脉出血。脊神经位于椎动脉的后方，在每一节段脊神经和椎动脉之间通常都有一些致密的纤维粘连

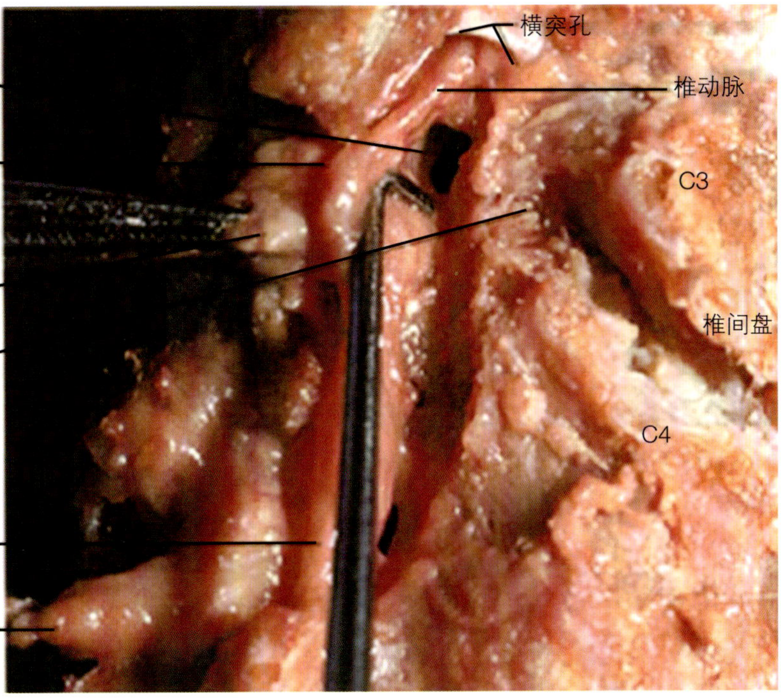

图 8.7 将椎动脉轻轻地向外牵开几毫米后可以显露出位于椎间孔的脊神经，钩椎关节压在脊神经上

脉都紧紧附着在横突孔上。去除横突孔的骨壁而不损伤这些椎静脉几乎是不可能的。通过止血纱布和直接填塞压迫来止血。在这一间隙将椎动脉轻轻地向外移动几毫米后可以看到内侧的神经根以及椎间盘的最外侧。

注意：完全游离并牵拉椎动脉会导致出血。要保护由椎动脉发出走行在神经根下方的根动脉[4]。

10. 关闭伤口：移除牵开器，留置引流，缝合皮下组织和皮肤。

谨 记

1. 由胸锁乳突肌和颈动脉鞘的内侧进入。
2. 确认并显露出横突前结节和肋横突板。
3. 去除横突前结节显露出椎动脉及静脉丛。
4. 显露位于椎动脉后内侧的脊神经。
5. 通过压迫、止血纱布和轻微的牵拉椎动脉来避免静脉出血。

（阎 凯 译）

参考文献

1. Verbiest H (1969) Anterolateral operations for fractures and dislocations in the middle and lower parts of the cervical spine. J Bone J Surg 51A(8):1489–1530
2. Louis E, Ruge D (1977) Lateral approach to the cervical spine. In: Wiltse LL, Ruge D (eds) Spinal Disorders. Henry Kimpton, London, pp 132–136
3. Henry AK (1959) Extensive Exposure. Williams & Wilkins, Baltimore, pp 53–72
4. Verbiest H (1968) A lateral approach to the cervical spine: technique and indications. J Neurosurg 28:191–203

9 颈椎外侧入路（Hodgson）

Robert G. Watkins, III

颈椎外侧入路，附加如 C1-C3 前外侧入路一样的在近端分离胸锁乳突肌止点，再附加如 Nanson 锁骨上入路一样的在远端分离胸锁乳突肌止点，可以将从 C1 到 T2 都很好地显露出来。标准的中段颈椎 C3-C7 的外侧入路是由 Hodgson 提出的，从胸锁乳突肌和颈动脉鞘的外侧进入。这一入路通过的是一个相对无血管的平面，避免了损伤内侧的神经血管结构，但显露则相对更加局限。

1. 将患者的头部转向左侧。在对应的节段水平沿着皮纹做横切口。从右侧胸锁乳突肌的后缘进入，距中线大约 4 英寸[1]（图 9.1）。

2. 分离皮下组织和颈阔肌。结扎颈外静脉的一些大的属支，尽可能地牵开皮神经。

3. 确认胸锁乳突肌的内外侧缘，将它的外侧缘向内侧牵开（图 9.2）。如果牵开有困难，可以将胸锁乳突肌部分或完全切断。

4. 确认颈后三角的脂肪垫[1]（图 9.3）。钝性分离并用手指通过脂肪垫从颈后三角一直摸到脊柱。

5. 要小心锁骨上神经，它在术野的下方是看不到的。臂丛神经也是看不到的，因为是在前斜角肌的前方分离（图 9.3）。

6. 要确认并避免损伤椎前肌肉外侧的交感神经丛[1]。通过直接触摸可以确认横突。在脊柱的前方要进行钝性软组织分离。

注意：椎动脉是从 C6 开始进入横突孔。Chassaignac 结节是 C6 横突的前结节。前斜角肌和颈长肌止于横突。要在上述肌肉止点和横突前结节的浅层进行操作，避免损伤椎动脉或神经根。

7. 从这一点来说，该入路仍然有些偏外侧。使用花生米剥离子钝性分离直到脊柱的左侧（图 9.4）。小心地在脊柱左边内侧插入弧形的 Hodgson 牵开器或者 Cobra 弧形牵开器，牵开颈动脉鞘。向内侧牵开胸锁乳突肌剩余部分和肌肉内脏柱。

8. 使用标记针透视确定节段。

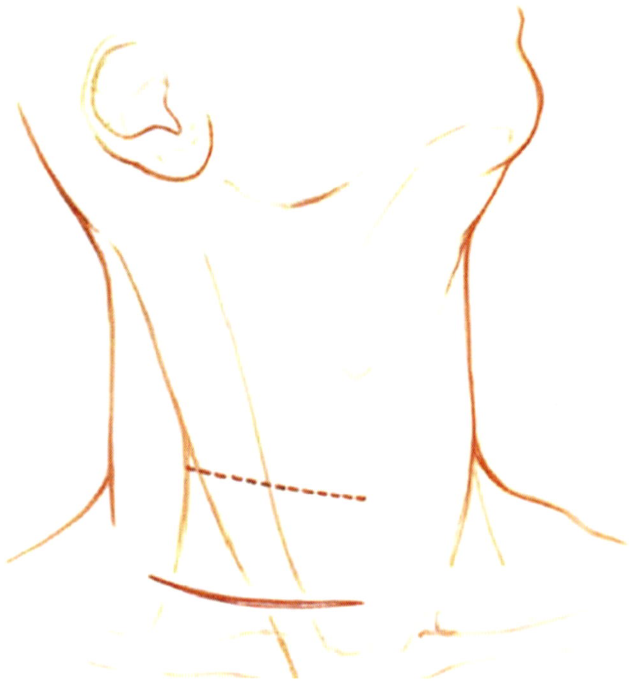

图 9.1 颈椎外侧入路可应用于 C3-C7 节段。在合适的节段水平做横切口，同其他标准入路一样分离皮下组织和颈阔肌

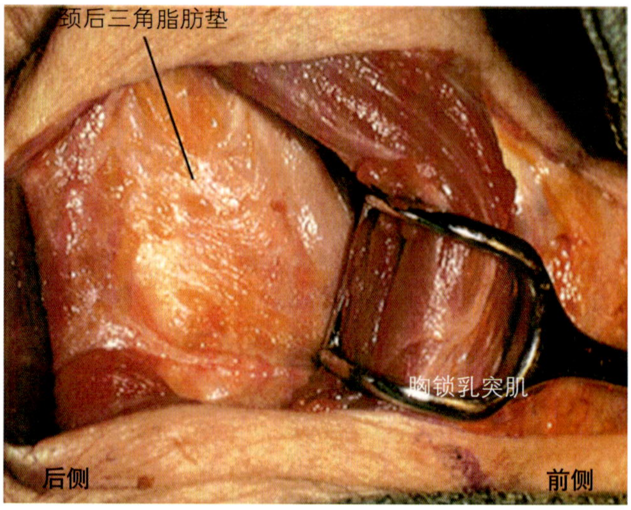

图 9.2 确认胸锁乳突肌的内外侧缘，将它的外侧缘向内侧牵开。如果牵开有困难，可以将胸锁乳突肌部分或完全切断。确认颈后三角的脂肪垫

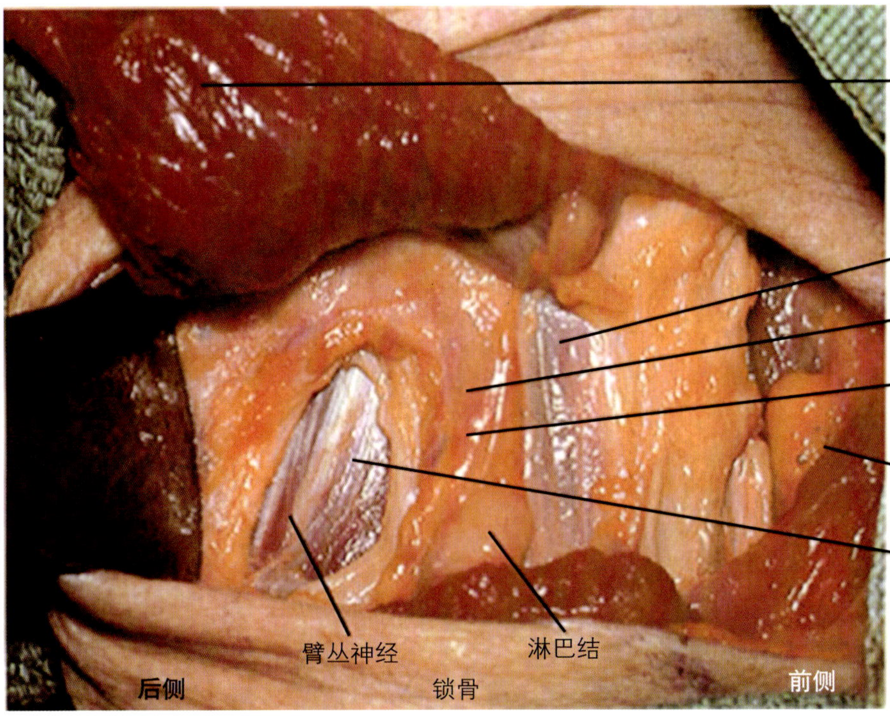

图 9.3 伤口的外侧是斜角肌和臂丛神经、颈后三角脂肪垫，内侧是颈动脉鞘和内侧肌肉内脏柱

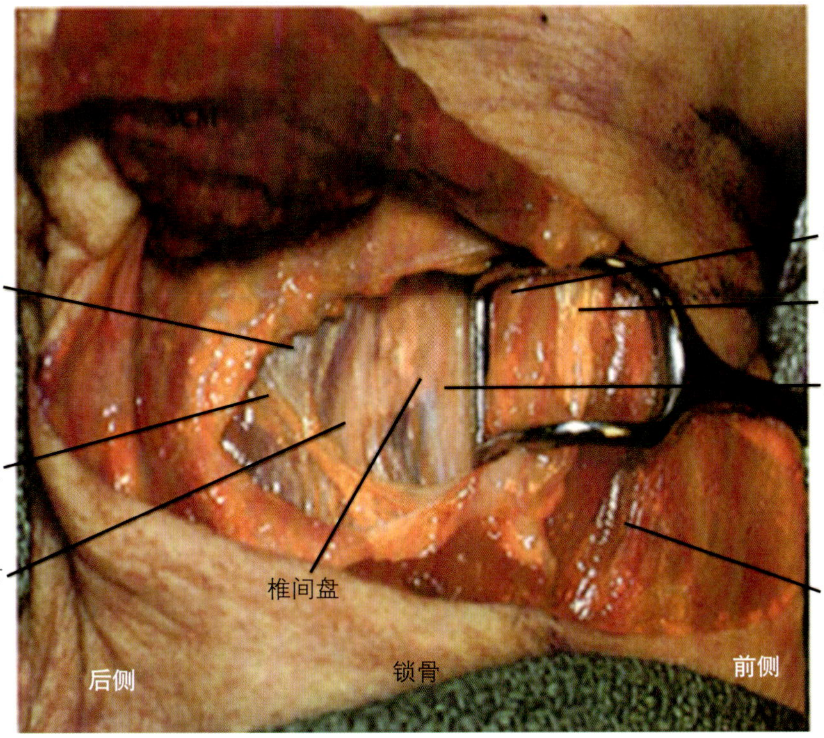

图 9.4 钝性分离，向内侧牵开脂肪垫和颈动脉鞘后用手指通过颈后三角脂肪垫可以触摸到包裹脊柱的椎前筋膜和颈长肌。避免损伤椎前肌肉外侧的交感神经丛。首先要摸到横突。C6 横突前结节很突出，又称 Chassaignac 结节。它是前斜角肌和颈长肌的止点，也是椎动脉进入脊柱的入点。要在其浅层操作并向内侧钝性分离。触摸到椎间盘的正中线

9. 在椎间盘正中线上切开。从中间向两侧钝性分离脊柱表面的椎前筋膜和颈长肌（图 9.5）。

10. 该入路向内侧牵开颈动脉鞘和肌肉内脏柱，不需要解剖确认喉返神经，但在右侧喉返神经进入气管食管沟的部位是一个易于被损伤的位置。

11. 关闭伤口：留置引流，缝合皮下组织和皮肤。

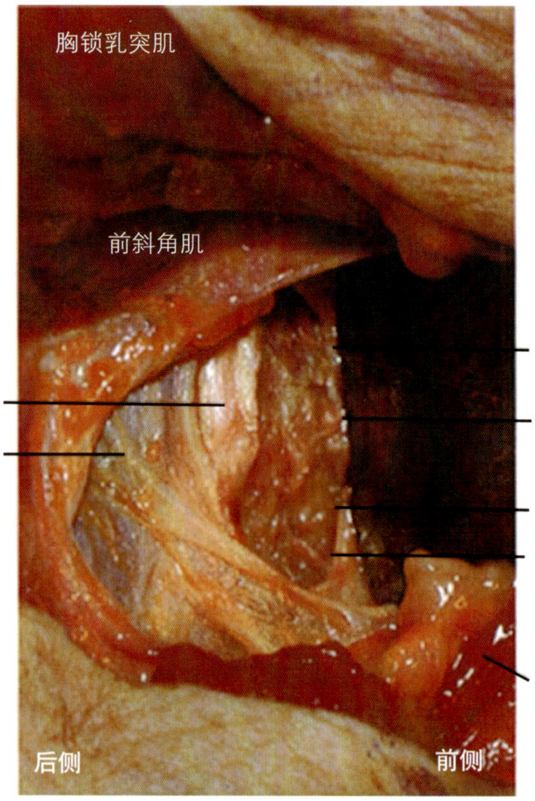

图 9.5 在内侧使用弧形的 Hodgson 牵开器或者 Cobra 弧形牵开器，充分牵开椎前组织和内侧肌肉内脏柱，充分显露出目标椎间盘和椎体

谨 记

1. 确认胸锁乳突肌的外侧缘。
2. 确认颈后三角的脂肪垫。
3. 要在横突前结节的前方浅层进行操作。
4. 确认交感神经丛。
5. 要在椎前正中线切开，从内侧向外侧分离颈长肌。

（阎 凯 译）

参考文献

1. Hodgson AR: Approach to the cervical spine C3–C7. Clin Orthop 39:129–134, 1965

锁骨上入路　　10

Robert G. Watkins, III

1. 患者平卧位。轻度过伸颈部并向对侧旋转。使用充气颈椎枕支撑；肩膀下方垫高可以帮助后伸颈部。胸导管和喉返神经的位置在这一水平显得更加重要。C6 到 T2 左侧的入路直接与胸导管毗邻。辨认胸导管并尽可能保护。术前一天高脂饮食会有所帮助。如果胸导管无法避免地要被切断，断端要双重结扎。右侧入路需要明确辨认喉返神经并加以保护。我们推荐右侧锁骨上入路，术中要辨认喉返神经。

2. 在锁骨上一横指处做横切口，从中线切到胸锁乳突肌的后缘（见图 9.1）。切开皮肤和皮下组织后放置小的皮肤自动牵开器，沿切口方向切开颈阔肌。如其他更高位置的手术入路一样，确认胸锁乳突肌的内侧缘是必需的。

3. 此外，要确认胸锁乳突肌的前后缘。尽管颈外静脉位置变异很大，它通常都会直接暴露在术野中，颈前静脉位置更偏内侧，必要时结扎切断。

4. 切开封套筋膜。在胸锁乳突肌内侧缘向外用探钩或者手指分离胸锁乳突肌锁骨头深层的静脉结构。

5. 由外向内切断胸锁乳突肌，小心颈内静脉[1]。如果需要更大的视野，可以用相同的方式切断胸锁乳突肌的胸骨头。最后的缝合重建要靠筋膜层的缝合。

6. 使用钝缘自动牵开器沿头尾的方向牵开切断的胸锁乳突肌。此时，切口的底部就是颈部中层筋膜，包含肩胛舌骨肌和胸骨舌骨肌（见图 7.3）。

7. 在颈动脉鞘的外侧进入颈部中层筋膜（图 10.1）。前斜角肌的浅层是由外层椎前筋膜构成，椎前筋膜是该入路中遇到的第三层筋膜，也是最深的筋膜层。膈神经位于前斜角肌的表面，它的走行是从外向内、从上向下（图 10.2、10.3）。游离膈神经后将其向内侧牵开。在内侧辨认出粗大的颈内静脉，并触摸颈动脉搏动（图 10.4）。尽管标准的手术入路都是向外牵开颈动脉鞘[2]（图 10.5），我们推荐向内牵开颈内静脉和颈动脉鞘（图 10.1、10.6）。牵开膈神经是为了更好地显露前斜角肌。臂丛神经位于前斜角肌的深层，在前斜角肌和中斜角肌之间。臂丛神经和肩胛上神经在前斜角肌的外侧缘处位置更浅（图 10.3）。

8. 分离出前斜角肌的内外侧缘。前斜角肌深面的筋膜是 Sibson 筋膜，它是椎前筋膜的延续，包裹前斜角肌。肺尖及壁层胸膜位于 Sibson 筋膜的下方。

9. 向外侧牵开前斜角肌（图 10.1）。向内侧钝性分离颈动脉鞘的深层。到达脊柱的椎前筋膜。

10. 如果显露不够，可以小心地分离前斜角肌的深层，避免损伤 Sibson 筋膜的主体，然后切断前斜角肌（图 10.5）。使用钝缘的自动牵开器沿头尾方向牵开。此时伤口的底部为 Sibson 筋膜，内侧为粗大的颈内静脉和颈动脉鞘，肺尖位于伤口底部 Sibson 筋膜的下方，外侧为臂丛神经，它从中斜角肌的浅层跨过。前斜角肌的近端部分可以从横突前结节上剥离下来以更好地显露脊柱或者臂丛神经[3]。

11. 在横突部位切开 Sibson 筋膜并将其向下钝性牵开；这里牵开的是肺的胸膜，它通常是在 T1 水平。喉返神经连同颈动脉鞘和内侧肌肉内脏柱向内侧牵开。在椎体正中线打开椎前筋膜显露出脊柱。向尾侧可继续显露横突和肋骨头[4]。

12. 分离到第 2 和第 3 肋骨头，通过肋骨头可以在更外侧的部位显露脊柱，然后向内侧进入脊柱前方的咽后筋膜裂隙，不必分离颈长肌[4]。椎动脉是在 C6 水平进入脊柱的，这一结构可以在术中看到（图 10.7）。锁骨下静脉走行在伤口的底部。

13. 如果手术从左侧进入，在颈内静脉和锁骨下静脉交界处会遇到胸导管（见图 1.3）。要解剖

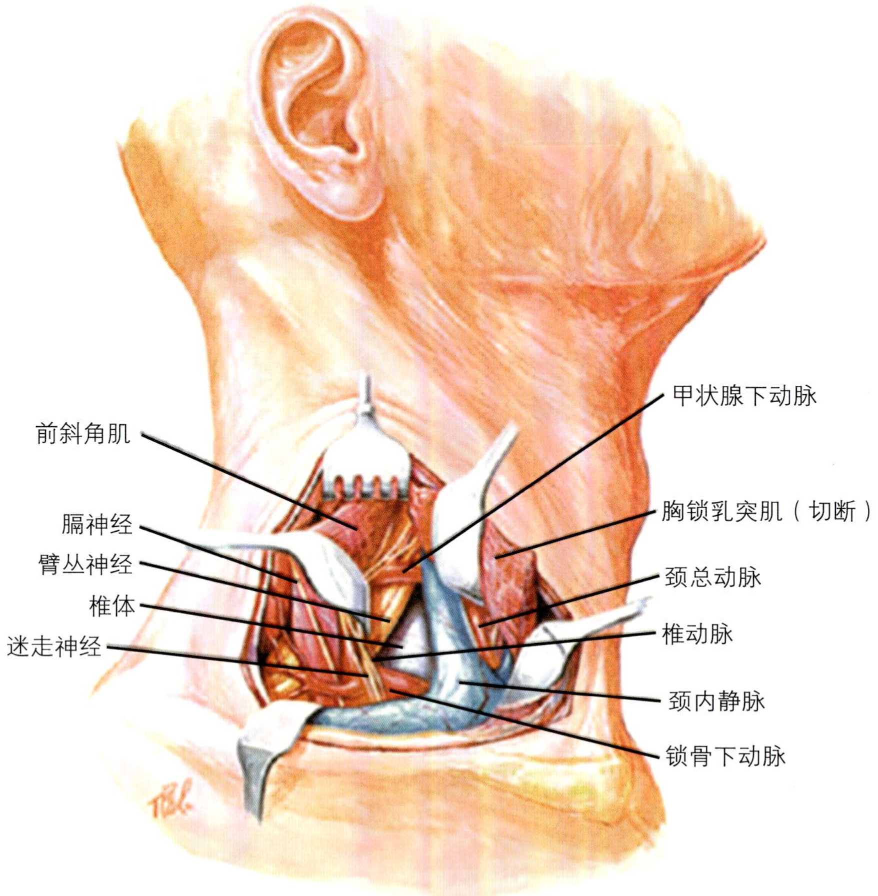

图 10.1 在锁骨上一横指处做横切口，从中线切到胸锁乳突肌的后缘，分离出胸锁乳突肌的内外侧缘。切断胸锁乳突肌，用电刀切之前用直角拉钩从内向外垫在胸锁乳突肌的下方，避免损伤胸锁乳突肌深层的颈内静脉以及肌肉的静脉属支。该示意图显示出了切断并被牵开的胸锁乳突肌、向外侧牵开的前斜角肌和膈神经、向内侧牵开的颈内静脉

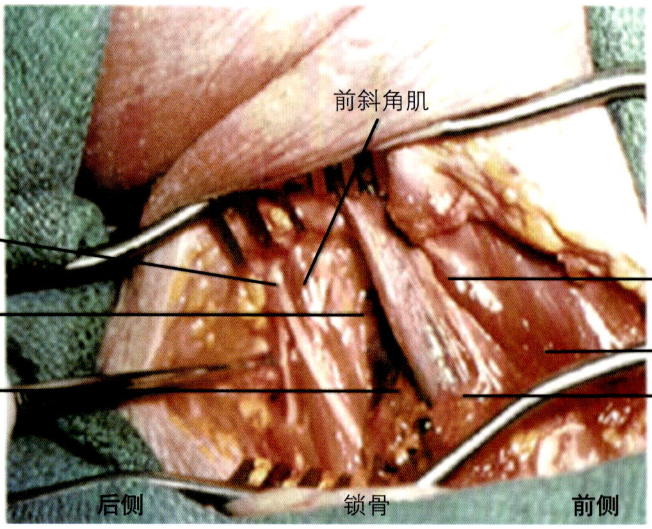

图 10.2 切断并牵开胸锁乳突肌后，可以看到三个基本区域。（1）牵开膈神经切断前斜角肌，由最外侧向内侧进入，这是交感神经切除术的标准入路。（2）从颈动脉鞘的外侧和前斜角肌的内侧进入，该入路允许向内侧牵开颈内静脉和颈动脉鞘。（3）更传统的入路是从颈动脉鞘和颈内静脉的内侧进入，这样可能需要切断结扎甲状腺下动脉，见第 6 章和第 10 章所述

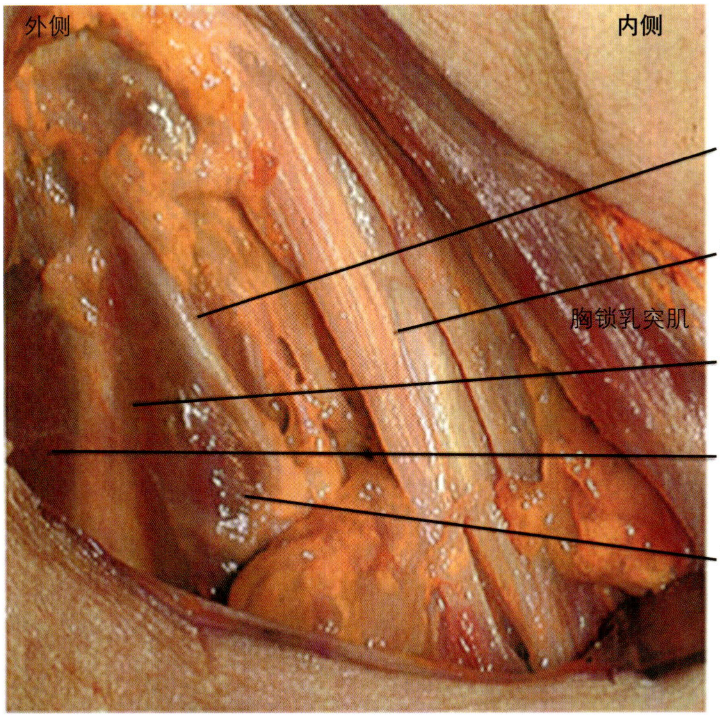

图 10.3　入路通过颈动脉鞘的外侧，另见图 10.1

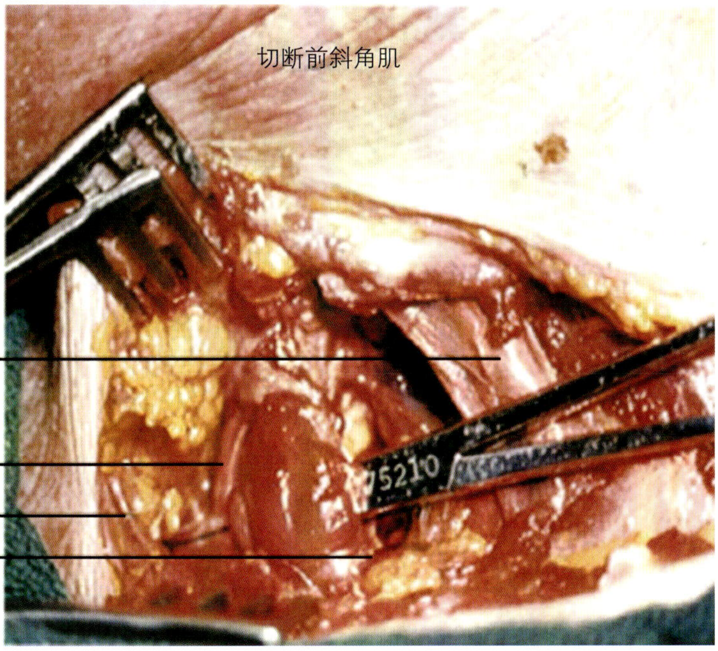

图 10.4　在牵开膈神经后切断前斜角肌。前斜角肌起于横突前结节止于第 1 肋。膈神经是在前斜角肌表面从上外侧向下内侧走行。臂丛神经位于前斜角肌后方，在前斜角肌和中斜角肌之间。臂丛神经和肩胛上神经在前斜角肌外侧缘位置很浅。在前斜角肌深面的筋膜是 Sibson 筋膜。Sibson 筋膜下方就是肺尖。保护前斜角肌的深面，并在伤口水平将其横行切断，也可以在多个节段的横突上将其切断

确认胸导管。如果损伤到胸导管要双重结扎。结扎操作得当可以预防乳糜胸的发生。通常情况下更明智的方法是从头侧向尾侧钝性分离，从 C5、C6、C7 横突向下分离到第 1 肋骨头；这样可以避开大部分的重要结构。手术的危险在于分离术野剩余的结构。交感神经丛（星状神经节在 C7 水平）走行在肋骨头表面，在向内侧分离时要避免损伤。

14. 关闭伤口：放置引流，缝合胸锁乳突肌筋膜、皮下组织和皮肤。

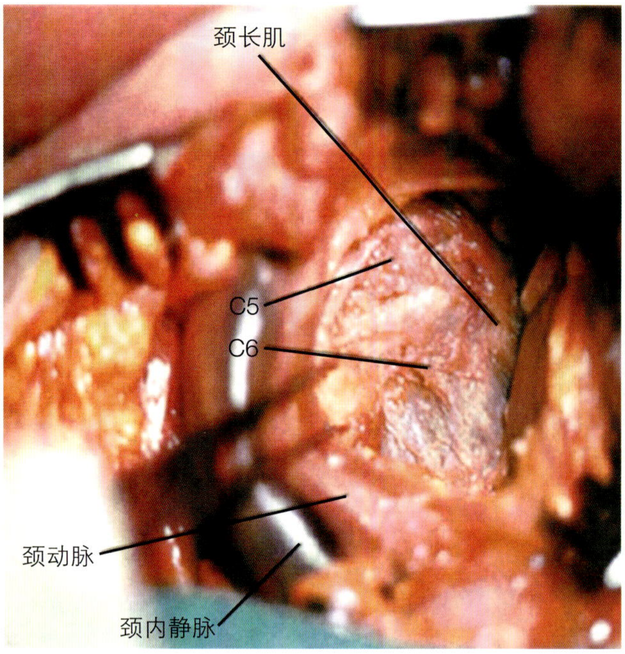

图 10.5 极内侧锁骨上入路，向外牵开颈动脉鞘和颈内静脉，入路位于上述这些结构的内侧。在此区域内喉返神经必须要辨认出来。颈长肌要从中线打开，从内侧向外侧分离

附加解剖 [5]

1. 外层的封套筋膜形成了覆盖胸锁乳突肌的前后鞘，覆盖了颈部的内部结构。

封套筋膜外层向下附着于肩峰、锁骨和胸骨柄，内层向上附着于舌骨，向后附着于下颌骨、乳突，上达项线。封套筋膜内外层之间的间隙称为胸骨上间隙或 Burns 间隙 [5]。这一间隙包含颈前静脉和胸锁乳突肌胸骨头。该间隙向外延伸在胸锁乳突肌锁骨头和胸骨头的深层，称为 Bruger 盲腔。颈前静脉和颈外静脉的交通支穿过该区域的封套筋膜内板。

2. 颈部中层筋膜连接颈动脉鞘，在胸锁乳突肌后缘与外层封套筋膜相交。中层筋膜向下附着于胸骨的后表面以及覆盖的肌肉。中层筋膜附着于锁骨并形成包裹肩胛舌骨肌下腹的袢。

3. 椎前筋膜向下与胸内筋膜相延续，向外覆盖肩胛提肌和夹肌，向后延伸附着于脊柱棘突。椎前筋膜在整个颈部都覆盖颈长肌和头肌，并在横突尖处封闭。

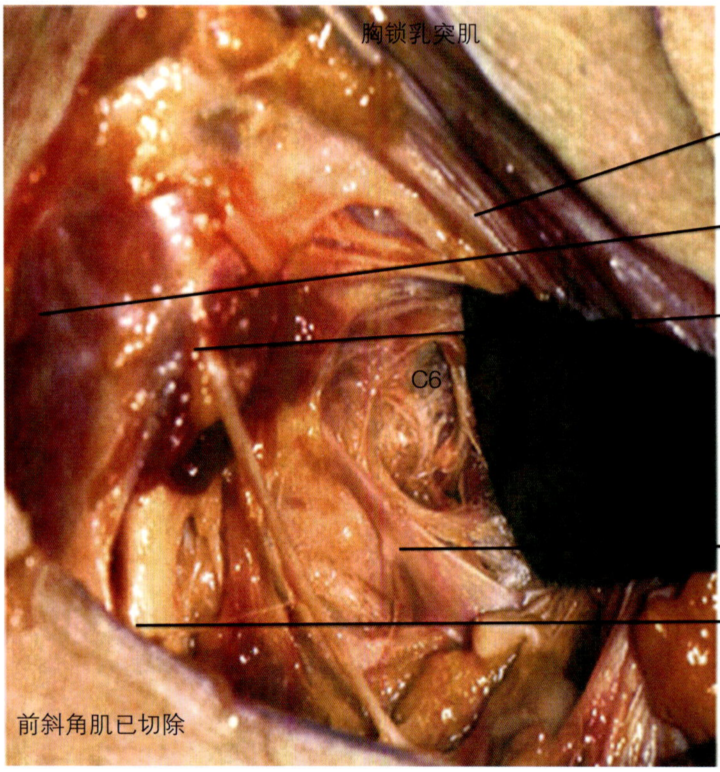

图 10.6 前斜角肌已切除，膈神经位于外侧，颈动脉鞘和颈内静脉向内侧牵开

4. 前斜角肌起于C3-C6横突前结节，止于第1肋内侧缘的斜角肌结节和第1肋上表面的锁骨下动脉沟前侧嵴。中斜角肌起于C2-C7横突后结节，止于第1肋。

5. 中斜角肌是Sibson筋膜的肌性增强结构。这些筋膜结构以及后斜角肌连接颈椎和第1肋。Sibson筋膜是椎前筋膜的一部分，在第1肋内表面与胸内筋膜相延续。向内侧扩展在前斜角肌与脊柱之间是咽后筋膜裂隙。这一空间位于内脏结构的深层，在椎前筋膜的浅层，脊柱前方的牵拉、操作都是在这一间隙内进行。

6. 要确认甲状颈干，它是从锁骨下动脉发出，在前斜角肌深面的外侧部（图10.7）。甲状颈干包括椎动脉、颈前动脉、颈横动脉，椎动脉向内侧走行进入C6横突孔，颈前动脉在椎动脉的上外侧走行，颈横动脉向后走行跨过颈后三角。甲状腺下动脉通常是在C7-T1水平由颈动脉发出，在某些病例中是从甲状颈干发出。尽管甲状腺下动脉在术野中跨过，通常情况下不需要结扎。

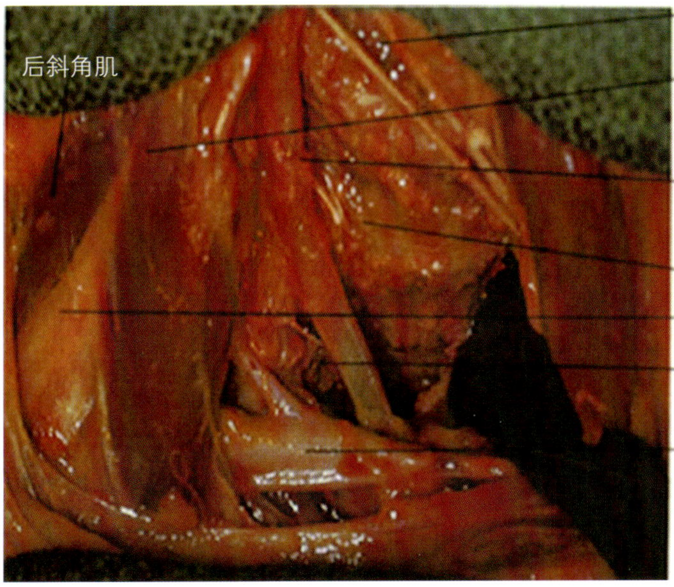

图 10.7 游离出来的椎动脉

谨 记

1. 确认胸锁乳突肌的内外侧缘。
2. 注意保护胸锁乳突肌后方的静脉结构，以及内侧的颈内静脉。
3. 确认甲状腺下动脉和椎动脉。
4. 确认位于前斜角肌表面的膈神经。
5. 向内侧牵开颈内静脉、膈神经和颈动脉鞘。
6. 如果前斜角肌切断，要从头侧向尾侧分离Sibson筋膜和肺尖。
7. 手术操作要从中线进入并且保持在脊柱的内侧和交感神经丛及颈长肌的浅层。

（阎 凯 译）

参考文献

1. Henry AJ: Extensive Exposure. Baltimore, Williams & Wilkins, 1959, pp 53–72.
2. Robinson RA: Approaches to the cervical spine Cl–Tl. Chapter 22 in Schmidek HH, Sweet WH (eds): Current Techniques in Operative Neurosurgery. New York, Grune & Stratton, 1978, pp 205–302.
3. Riley L: Surgical approaches to the anterior structures of the cervical spine. Clin Orthop 91 (16): 10–20, 1973.
4. Nanson EM: The anterior approach to upper dorsal sympathectomy. Surg Gynecol Obstet 104:118–120, 1957.
5. Goss CM (ed): Gray's Anatomy of the Human Body, 29th edn. Philadelphia, Lea & Febiger, 1973.

11 颈椎“Lincoln Highway”入路

Robert G. Watkins, III

我们偶尔需要最大范围地显露颈椎，例如对于从 C1 到 T2 的多节段颈椎疾患的手术显露[1]；Riley 扩展了基本的 Robinson 前内侧入路。该入路是一个综合的扩展入路，它的不同方面内容请参见第 4、6、9 章。

1. 皮肤切口为 Riley 首先提出的改良 Shoebringer 切口[1]。切口从下颌骨正下方向后绕过下颌角到达枕骨尖，随后沿着胸锁乳突肌后缘向下，再向前进入改良半甲状腺入路切口直达胸骨上切迹（图 11.1）。

2. 切开皮肤和皮下组织，沿切口方向切断颈阔肌。经过浅层筋膜将皮瓣从外侧掀到内侧，从而打开整个伤口。

3. 确认胸锁乳突肌的前缘（图 11.2）。如同所有的前内侧手术入路，这一步是在这一层次手术定位的关键。分离胸锁乳突肌内侧与带状肌群之间的间隙（图 11.3）。沿着胸锁乳突肌前缘全长纵向分离。在最头侧的显露中要注意面神经的下颌支。

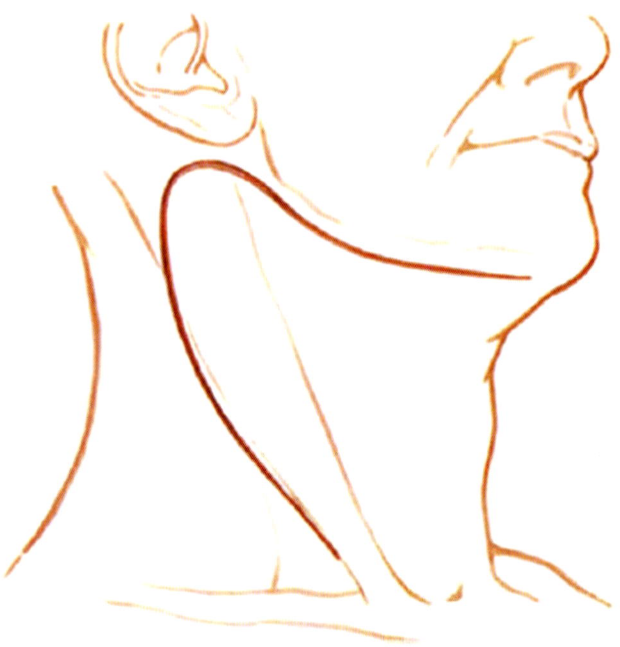

图 11.1 完全显露从 C1 到 T2 的颈椎。弧形切口在颈部前外侧形成皮瓣。切口经过皮肤和皮下组织，沿切口方向切断颈阔肌，小心牵开皮缘，切断并结扎明显的颈外静脉

4. 在胸锁乳突肌和带状肌群的边缘都分离清楚后，触摸颈动脉搏动。在颈部中部颈动脉搏动的内侧切开中层筋膜（图 11.4）。向外侧轻柔地牵开颈动脉，打开颈动脉与内侧肌肉内脏柱之间的间隙。甲状腺中静脉需要辨认并结扎切断。进一步打开这一间隙，用手指触摸钝性分离直达脊柱。很重要的一点就是在分离到脊柱以后再使用成角度的牵开器，否则的话牵开器可能会滑到气管食管沟从而损伤喉返神经。钝性纵向分离要在甲状腺上动脉的下方和甲状腺下动脉的上方，这一范围是一个相对无血管的平面。食管就像是一个扁平的带子位于脊柱的表面；需要将食管从椎前筋膜钝性分离开并同内侧肌肉内脏柱一起牵开（图 11.5）。

5. 使用成角的钝缘牵开器辅助确认颈长肌和椎前筋膜。触摸确认间盘间隙以帮助正中线的显露，间盘间隙在脊柱表面是隆起的并且更软。不要将横突前结节误认为是颈椎中线结构。使用 Kitner 剥离子可以帮助钝性分离确认椎间盘。

6. 在颈椎中段分离到椎前筋膜后，向上打开更浅的中层筋膜（图 11.6）。甲状腺上动静脉是第一个遇到的重要血管结构。充分辨认并解剖游离甲状腺上动静脉。继续向上方分离会遇到 5 个重要的结构：(1) 喉上神经；(2) 舌下神经；(3) 面动脉；(4) 舌动脉；(5) 二腹肌。喉上神经要保留，更偏下方的喉上神经外支在穿入内侧肌肉内脏柱时与甲状腺上动脉邻近。分离并保留该神经。继续向上分离会遇到舌下神经，如在第 4 章中所描述，其在颈外动脉的浅层由外向内穿行。一定要在确认并游离舌下神经之后再结扎切断舌

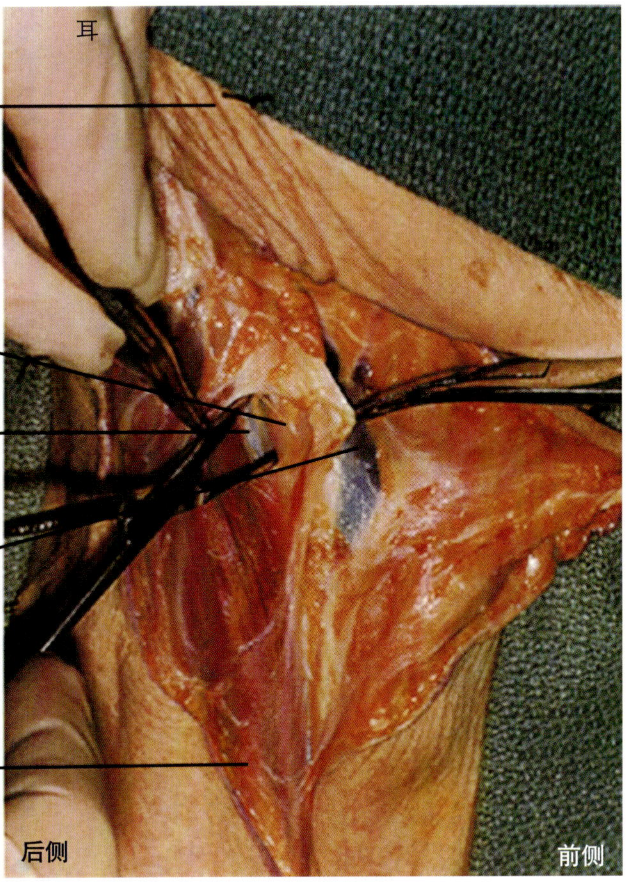

图 11.2 如同颈椎标准的前内侧入路（第 6 章），要确认胸锁乳突肌的内侧缘，它的全长都要分离清楚

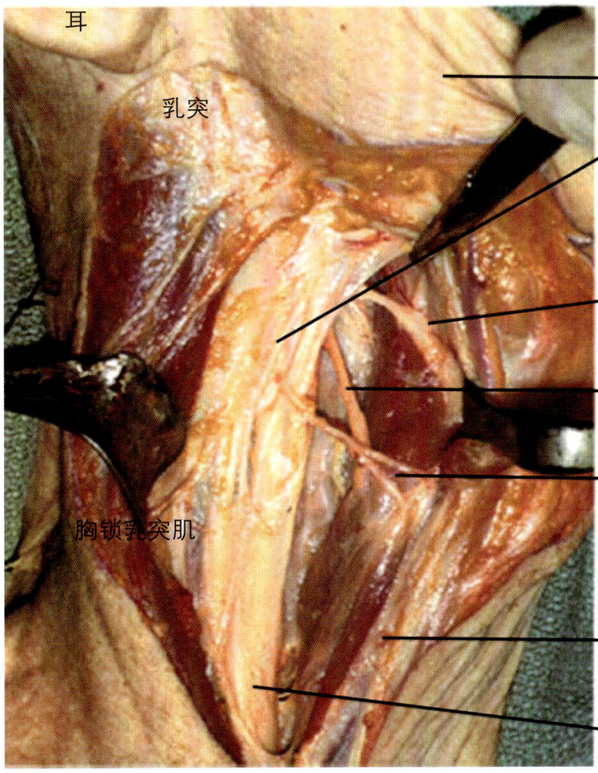

图 11.3 向外侧牵开胸锁乳突肌，分离出颈动脉鞘和内侧肌肉内脏柱之间的间隙平面

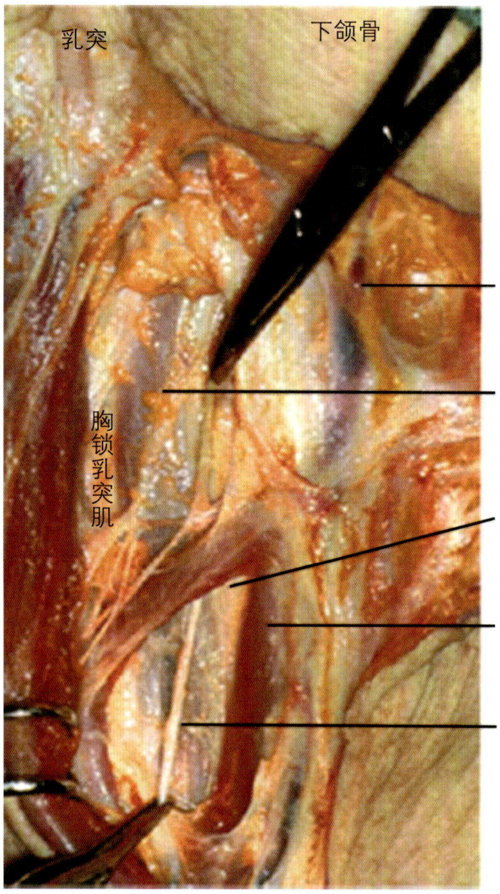

图 11.4 肩胛舌骨肌在 C6-C7 水平跨过中层筋膜。颈袢的神经纤维可能会绕过肩胛舌骨肌。肩胛舌骨肌可以切断

动脉和面动脉；这样可以避免无意中切断舌下神经。确认结扎切断舌动脉和面动脉，这样颈动脉可以更轻松地向外侧牵开。

7. 在伤口的上半部使用成角的牵开器将颈动脉鞘和内侧肌肉内脏柱分开。舌下神经和喉上神经要保留。保持在椎前区域分离。向头侧分离过程中要确认每一节段的椎间盘（图 11.7）。

8. 插入标记针并透视以确定节段。头侧的肌肉肌腱结构从外侧向内侧走行，包括二腹肌、茎突舌骨韧带和茎突舌骨肌。这些结构都可以切断。舌咽神经在头侧，在二腹肌和茎突舌骨肌的深层，术中要小心避免损伤该神经。通过触摸茎突尖以确认茎突舌骨韧带。要记住面神经是从茎乳孔穿出的。分离要在颈静脉孔和颈静脉球内侧的椎前间隙进行。

9. 必要时可能需要闭合脱位颞下颌关节以扩大显露。如有必要，下颌下腺也可能需要切除，这样可以显露出斜坡和齿突尖。标准的 C1-C2 齿突基底的手术入路是不需要脱位颞下颌关节的。

10. 对于伤口的下半部分，在椎前间隙持续向下分离，直到遇到甲状腺下动静脉，确认并结扎切断。

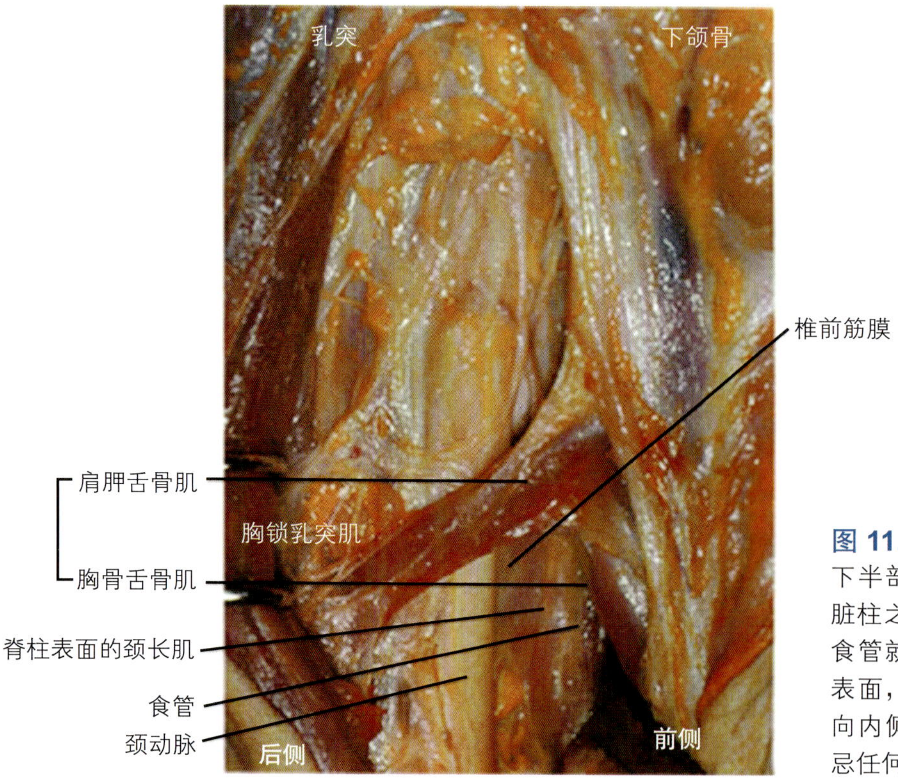

图 11.5 肩胛舌骨肌在原位，在伤口的下半部钝性分离颈动脉鞘与内侧肌肉内脏柱之间的间隙直达脊柱表面的颈长肌。食管就像是一个扁平的带子位于脊柱的表面，需要将其同内侧肌肉内脏柱一起向内侧牵开。在明确确认颈长肌之前切忌任何锐性操作

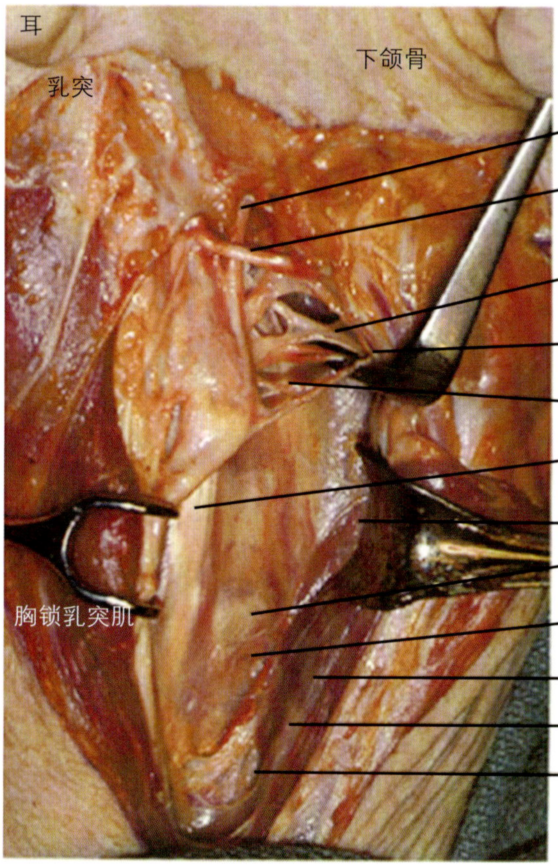

图 11.6 观察中段颈椎，在正中线打开颈长肌，从内向外分离。该伤口内更偏头侧的入路已于第 2 章中描述。第 2、6、8 章描述的入路都会综合在本章全颈椎的“Lincoln Highway”入路中。该入路是对最有用的标准 Robinson 前内侧入路的扩展

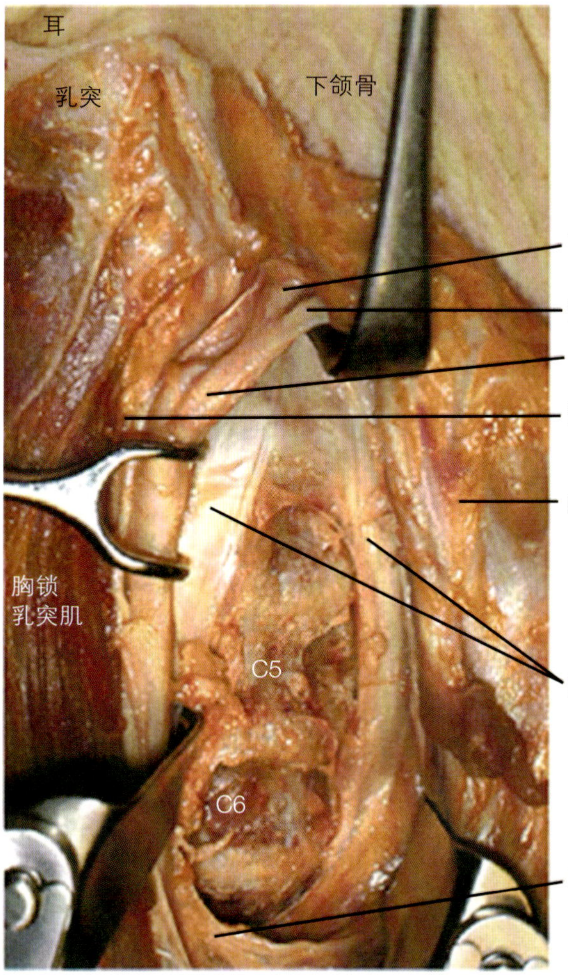

图 11.7 很好地显露中段颈椎，向内外侧牵开软组织后显露出隆起的椎间盘间隙

11. 标准的手术入路是从左侧进入。如果由于特殊的病理情况需要从右侧进入，一定要确认喉返神经，它在 C7-T1 水平从外侧向内侧走行。

12. 经肌腹切断肩胛舌骨肌并牵开断端。在此处进一步显露需要切断胸锁乳突肌的胸骨头和（或）锁骨头，确认膈神经和前斜角肌。可能需要完全切除前斜角肌（参见第 9 章）。要记住，肺尖在内侧，位于 Sibson 筋膜的下方，前斜角肌的下方。

13. 椎动脉从 C6 进入颈椎。手术操作要保持在椎前间隙的椎体和间盘的正中线处进行。不需要显露椎动脉进入颈椎的部位，但如果需要在 C7-T1 水平向外侧分离并切除前斜角肌时，一定要确认椎动脉。可能需要胸锁关节截骨，从而可以将伤口向远端进一步延伸以显露到 T3。

14. 关闭伤口：移除牵开器之后肌肉间隙会自动闭合。如此大的伤口，需要留置引流管。颈阔肌要作为单独的一层进行缝合。

谨 记

1. 延伸切口向外要到胸锁乳突肌的后缘，向下要到胸骨上切迹的内侧。
2. 在伤口的上半部要避免损伤面神经的下颌支。
3. 要在相对安全的颈椎中段显露脊柱。
4. 要确认喉上神经和舌下神经，在辨认并游离保护这些结构之后再切断动静脉。
5. 任何切断二腹肌和茎突舌骨肌的操作都要避免累及舌咽神经。
6. 仅在显露需要时才要脱位颞下颌关节和切除下颌下腺。
7. 要确认甲状腺下动静脉，以及当从右侧进入时要确认喉返神经。
8. 确认并保护在 C6 进入脊柱的椎动脉。
9. 避免损伤 Sibson 筋膜下方的肺尖。
10. 任何切断前斜角肌的操作都要确认并保护膈神经和 Sibson 筋膜。
11. 仅在需要更远端的显露时，才需要在充分清除软组织后进行胸锁关节截骨。

（阎　凯 译）

参考文献

1. Riley L: Surgical approaches to anterior structures of the cervical spine. Clin Orthop 91:16–20, 1973

颈胸交界区 12

Robert G. Watkins, III

前内侧入路是扩展的 Smith-Robinson 入路，它是在胸锁乳突肌和颈动脉鞘的内侧。这一方法可以显露从 C1 到 T2 的脊柱[1]，结合胸锁关节截骨可以进一步显露到 T2。从左侧进入时一定要避免损伤胸导管。而从右侧进入时一定要确认喉返神经。甲状腺下动静脉可能需要结扎切断，而肺尖则一定要避免损伤。

颈胸交界区的前外侧入路是扩展的 Hodgson 入路[2]结合 Nanson 锁骨上入路[3]，胸锁乳突肌要从锁骨上断下。从右侧进入，在颈动脉鞘和血管结构的外侧。为了更充分的显露，需要将颈动脉鞘和颈内静脉向内侧牵开，切断前斜角肌并牵开膈神经。

切除第 3 肋可以很好地显露 T1-T3。当存在胸椎后凸畸形时，显露 C6-T3 是可能的[4]。切断肌肉在肩胛骨的附着可能会导致显著的不良后果。同时切除第 2 肋和第 3 肋可以增大手术操作空间。

向头侧延长第 3 肋后侧的切口，切断菱形肌和斜方肌在肩胛骨的止点，向外侧拉开肩胛骨，为了最大的显露可以切除第 1、2、3、4 肋。需要留下一根肋骨，通常是第 3 肋，用来支撑肩胛骨[5]。

尽管经腋入路的显露非常局限，但对于 T1-T3 的活检操作是足够的。切断胸大肌所造成的不良后果要远小于切断肌肉在肩胛骨的附着所造成的后果。

（阎　凯 译）

参考文献

1. Riley L: Surgical approaches to the anterior structures of the cervical spine. Clin Orthop 91(16):10–20, 1973.
2. Hodgson AR, Yau ACMC: Anterior surgical approach to the spinal column. In Apley AG (ed): Recent Advances in Orthopaedics. Baltimore, Williams & Wilkins, 1964, pp 289–323.
3. Nanson EM: The anterior approach to upper dorsal sympathectomy. Surg Gynecol Obstet 104:118–120, 1957.
4. Perry J: Surgical approaches to the spine. In Pierce D, Nichol V (eds): The Total Care of Spinal Cord Injuries. Boston, Little, Brown, 1977, pp 53–79.
5. Dawson E: Personal communication.

13 颈胸椎前侧入路

Salvador A. Brau

颈胸椎 (CT-T2) 的前侧入路显露，考虑到解剖学进入的局限性，是非常具有挑战性的。颈椎与胸椎的交界区，不仅仅是两个生理弯曲交汇的顶点，空间狭小的胸廓出口还包括了很多重要的血管神经结构、气管与食管。有一些旧的方法比如正中劈胸骨、胸骨柄部分切除、锁骨部分切除等，但随着手术器械与技术的进步，为了充分显露可以不必采取上述的方法。此外，随着外科医生对于该区域的解剖越来越熟悉，损伤范围相对小的手术入路更受推崇。我们将展示该区域阶梯性的手术入路，可以避免切除锁骨或胸骨柄，这取决于手术所需要显露的范围，需要显露的范围越大，损伤范围就越大。

1. 气管插管全身麻醉，患者平卧位，肩胛骨下方加垫枕，头部转向右侧并轻度过伸。轻度的反 Trendelenburg 体位可以减少静脉扩张。麻醉师插管时要评估患者的声带，确认其完整性。插入鼻胃管用来帮助定位食管。

2. 切口为倒 L 形，切口的横行部分位于左侧锁骨上方 1~2cm，从胸锁乳突肌外缘一直到胸骨上切迹上方的正中线。切口的垂直部分在正中线上，一直延伸到胸骨柄基底（图 13.1）。皮肤切口开始仅切横行部分，如果显露必须要切除锁骨或者部分胸骨柄时，才要切垂直部分的切口。之后掀起颈阔肌皮瓣。皮瓣要足够宽，向上要充分显露胸锁乳突肌和带状肌群的下三分之一，向下要显露出锁骨下方 3~4cm 的区域（图 13.2）。

3. 在胸锁乳突肌与带状肌群之间的间隙分离，向上分离到皮瓣所能显露出部分，向下分离到锁骨。使用钝性分离在胸锁关节后方的间隙内显露出上纵隔脂肪垫。通过分离将胸锁乳突肌和颈静脉向外侧游离，将带状肌群向内侧游离，从而显露出一个相对无血管的间隙，该间隙外侧是颈动脉鞘，内侧是气管和食管（图 13.3）。这一间隙一

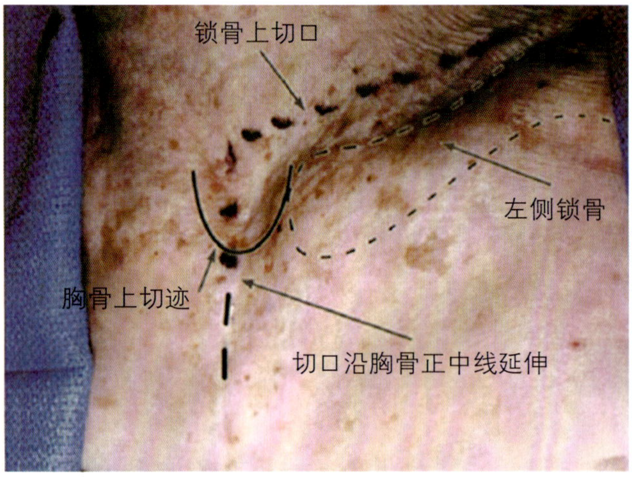

图 13.1 图中标识出了皮肤切口及相关解剖标志。切口在锁骨上方 1~2cm，从胸锁乳突肌外缘一直切到正中线

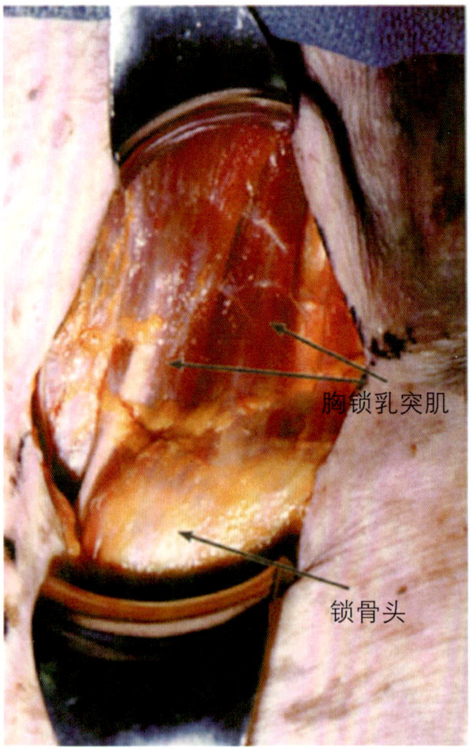

图 13.2 向上和向下掀开皮瓣，显露出胸锁乳突肌下三分之一和锁骨的远端

直分离到椎前筋膜。分离过程中要非常小心，有可能会遇到位于气管食管沟的喉返神经。

4. 分离出食管与椎前筋膜之间的间隙，将气管和食管向右侧游离（图 13.4）；这是一个清晰的间隙，用手指小心分离，尽可能地向下分离。使用脊柱针头插入可视范围内至少两个椎间盘间隙，并通过 X 线透视确认节段位置。这一步骤帮助我们判断显露是否充分，是否有必要切除锁骨的远端三分之一或者胸骨柄（图 13.5）。

5. 进一步分离显露脊柱的前表面需要使用电凝和钝性分离，向上向下尽可能地分离。最后使用自动牵开器置于椎前肌肉下方以完成显露。根据病理情况，该入路通常可以为手术提供足够的显露（图 13.6）。

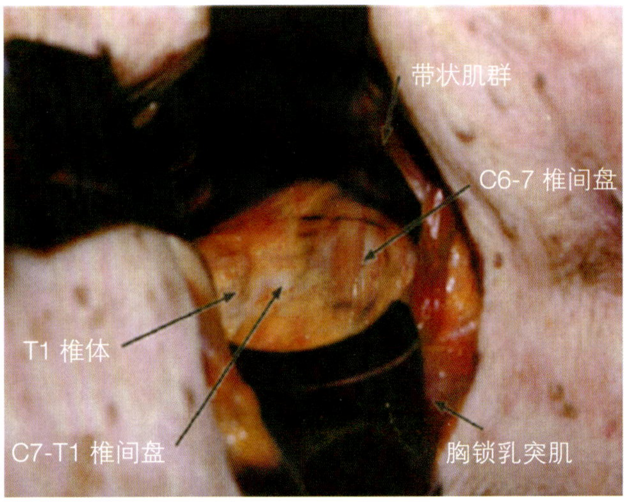

图 13.5　在使用 X 线透视确认节段之前的显露

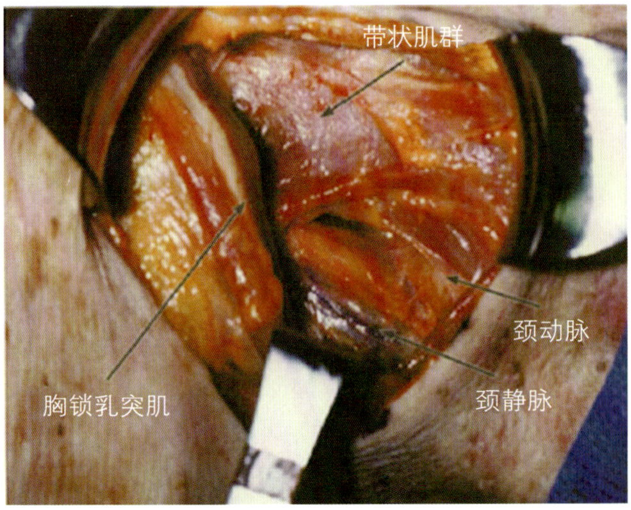

图 13.3　胸锁乳突肌向外侧游离，带状肌群向内侧游离。颈动脉鞘显露出来并与颈内静脉一同向外侧游离

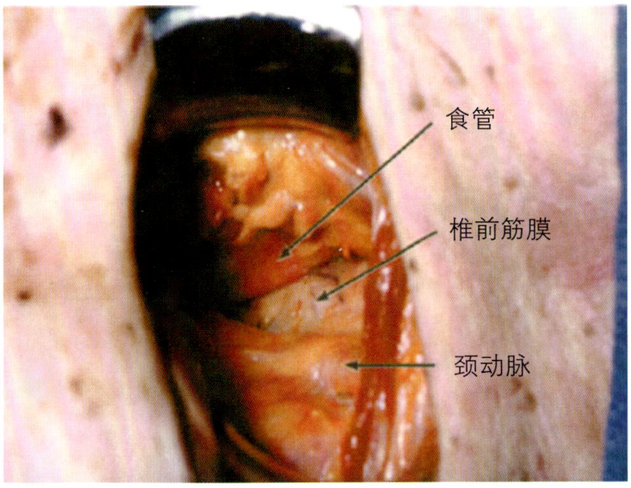

图 13.4　清楚地显示出椎前筋膜前方与食管之间无血管的间隙。在此处用手指向上向下钝性分离非常容易，可以显露出脊柱的前表面

6. 如果显露不够充分，下一步就是向下垂直延长切口，切除锁骨内侧三分之一。胸锁乳突肌的胸骨头和锁骨头都要通过电刀从止点切断并向外上方牵开。带状肌群（胸骨甲状肌和胸骨舌骨肌）要在锁骨和胸骨上切迹上方切断并向内上方牵开。胸大肌的起点要从胸骨外侧和锁骨下缘内三分之一处剥离下来。要骨膜下游离锁骨并使用线锯将其切断（图 13.7）。切下的这段锁骨要与胸骨柄做关节离断，胸锁关节要使用咬骨钳切除。在此处的操作要格外小心避免损伤无名静脉。如此之后，可以更充分地显露术野，可以更大范围地向外侧游离大血管，向内侧游离食管和气管（图 13.8）。

7. 如果需要更大的空间，可以根据需要使用电锯或电钻在胸骨柄上开窗。甲状腺下静脉结扎，无名静脉向下游离。胸骨柄后方的胸腺以及周围脂肪组织可以分离并向右侧游离，或者如果需要的话直接切除。

8. 我们已经能够在不切除锁骨或胸骨柄的情况下做到 T2-T3 节段的部分椎体切除、肿瘤切除以及植骨融合。这样的手术相比于切除骨性结构的手术，患者恢复更快，并发症更少。

9. 关闭伤口：所有的解剖层次包括颈阔肌都要缝合，可使用可吸收缝线缝合。如果锁骨被切除且没被用于植骨，可以将其置于原位。带状肌群要使

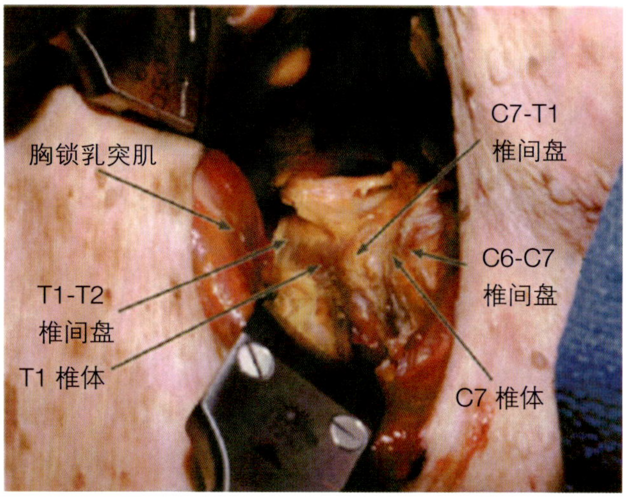

图 13.6 在 X 线透视确认节段之后，掀起椎前肌肉，尽可能向远端进一步分离显露。要注意 T1-T2 椎间盘通过该入路无需切除锁骨或胸骨柄即可显露出来

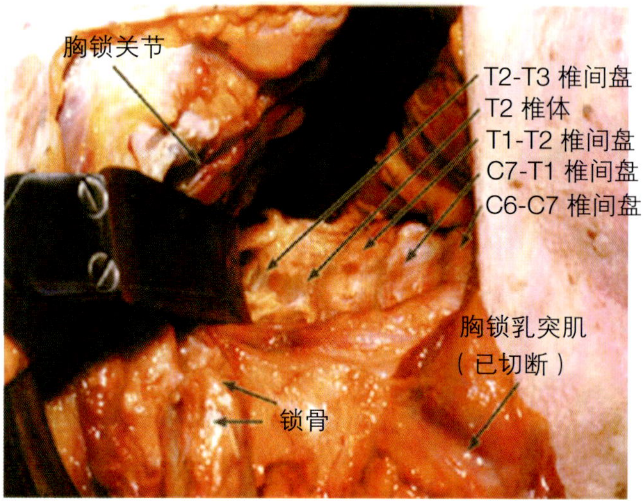

图 13.8 切除锁骨之后，可以显露到 T2-T3 节段

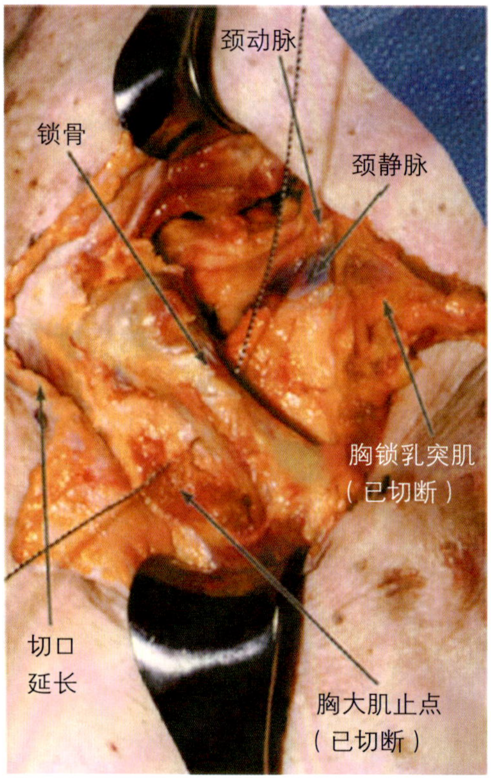

图 13.7 皮肤切口已延长，切除锁骨的准备已完成

用可吸收缝线缝合，胸锁乳突肌以类似的方式缝到骨膜上。皮瓣下方放置引流管，缝合皮肤。

谨 记

1. 仅通过锁骨上方的横切口就有可能获得足够的显露，但如果需要，要有做垂直切口延长的计划。
2. 要尝试在气管食管沟内辨认喉返神经。
3. 要警惕位于胸骨深层的无名静脉。
4. 要尽可能地在椎前筋膜与食管之间这一无血管的间隙内操作。

（阎 凯 译）

颈胸交界区经胸骨入路 14

Narayan Sundaresan, Alfred A. Steinberger, Frank Moore

颈胸交界区是脊柱结构非常复杂的区域之一，邻近胸廓入口中重要的内脏和血管结构。随着MRI技术的引进，该区域内的很多疾病都可以诊断出来，如肿瘤、感染以及退行性疾病，这些疾病都可以导致脊髓的腹侧受压。因此，从逻辑上讲，直接前侧入路对于脊髓减压来说可以提供最好的显露。对于绝大多数病例，在切除脊柱结构之后重建恢复脊柱的稳定性是同样重要的手术目标。而重建稳定性需要使用内固定器械以获得即刻坚强的固定。

在1957年，Cauchoix和Binet报道了通过正中劈胸骨的颈胸交界区的直接前侧入路[1]。在他们描述的经典入路中，皮肤切口包括两部分：颈部切口沿着胸锁乳突肌的前缘，胸部切口沿着正中线直到剑突。胸骨被完全劈开并向两侧牵开。尽管正中劈胸骨可以完整显露出从C4到T4的颈胸交界区，但正中完全劈开胸骨并不总是需要。在过去的10年里，我们和其他一些医生报道了很多种对于这种原始手术入路的改良[2-8]。

这一手术入路的临床适应证包括：病变不仅累及脊柱还同时累及上纵隔的肿瘤（胸腺瘤），以及对于无名动脉损伤的处理[7-9]。对于脊柱病变，这一入路的适应证包括：肿瘤、累及颈胸交界区的结核、上胸椎创伤以及对于颈胸交界区后凸畸形的矫正。

手术解剖

胸廓入口形状为肾形，前后径平均5cm，横径平均10cm。它的边界后侧是第1胸椎，前侧是胸骨柄上缘，两侧是第1肋。胸廓入口平面向前下方倾斜，它的大小、形状以及入口平面的倾斜度都有很大的变异。胸锁乳突肌的两个头分别起于胸骨和锁骨（图14.1）。胸骨头是一个圆柱形的纤维束，以腱性结构为主，起于胸骨柄前表面的上部。锁骨头肌性结构更多，起于内侧三分之一锁骨前表面的上缘。舌骨下带状肌群的位置更偏后。胸骨舌骨肌起于锁骨内侧端的后表面、胸锁关节后韧带、胸骨柄后表面和第1肋的内侧端。上纵隔中重要的血管结构包括：无名动脉、颈总动脉、从主动脉弓发出的左锁骨下动脉。无名动脉起于主动脉弓的凸侧，斜向上、后、右侧走行。如果选择右侧入路，对于高跨的血管弓以及发出更偏远端的无名动脉，术中需要很大的牵拉。

迷走神经及其分支是颈部手术需要辨认的最

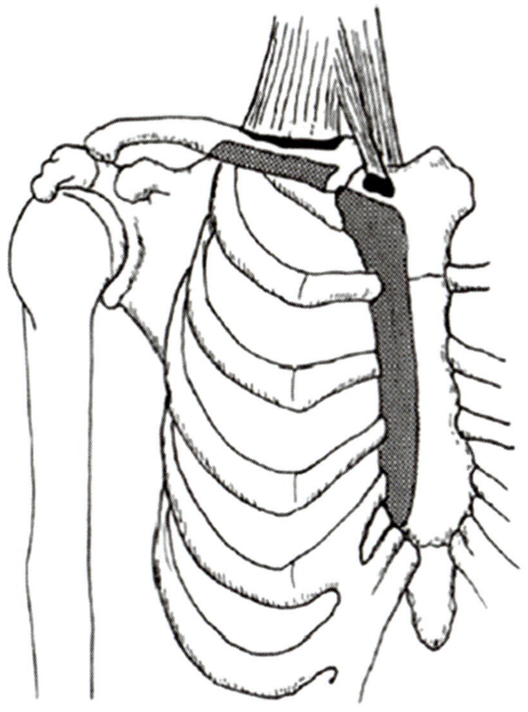

图 14.1 胸锁乳突肌的肌性和腱性的起点如图显示在胸骨和锁骨上。胸骨头是腱性的，起于胸骨柄的前上部 (From O'Shea J, Sun-daresan N, Stein Berger A, Moore F. In Menezes A, Sonntag VKH (eds): Principles of Spinal Surgery. New York, McGraw-Hill, 1996, p 1254, with permission.)

重要的神经（图 14.2）。迷走神经是（1）所有平滑肌的运动神经；（2）支配所有腺体分泌的神经；（3）以下黏膜表面的感觉传入神经：咽部（最低部分）、喉部、气管、支气管和肺；食管（全部）、胃和直到结肠左曲的肠道；肝、胆囊和胆管；胰腺和胰导管；还可能有脾和肾；（4）喉部所有肌肉的运动神经，咽部所有肌肉（除了茎突咽肌）的运动神经，腭部所有肌肉（除了腭帆张肌）的运动神经；（5）会厌部少数味蕾的味觉传入神经；（6）心肌的抑制神经；（7）鼓膜外表面、外耳道和耳廓后部的感觉神经。在颈部迷走神经发出的分支有：（1）咽支，支配咽上缩肌、咽中缩肌和软腭肌肉的运动；（2）喉上神经，又分为内支和外支，内支支配声带以上喉部以及咽部最下部分的感觉，外支支配咽下缩肌和环甲肌的运动；（3）支配颈动脉窦的细小分支；（4）两个心脏分支。

喉返神经发自于迷走神经，在右侧走行绕过锁骨下动脉，在左侧走行绕过主动脉弓。在右侧喉返神经斜行横跨术野的位置相对更高，而在左侧喉返神经进入气管食管沟的位置更低，因此手术从左侧显露损伤喉返神经的概率更低。此外，右侧喉返神经的走行有可能偶尔并不返回绕行而是直接走行。而在左侧，并没有发现类似的解剖变异。因此，颈胸交界区的手术入路我们推荐由左侧进入。

另外一个术中容易被损伤的重要解剖结构是胸导管（图 14.3）。在这一水平胸导管通常位于中线的左侧，从后方汇入颈内静脉和锁骨下静脉的交界区。胸导管偶尔可能会分成两支，一支汇入左侧，另一支同右侧淋巴导管一起汇入右锁骨下静脉。右侧淋巴导管非常不明显，在该入路中不会遇到。

手术入路

患者平卧位，气管插管全麻。如果患者脊柱存在不稳定，根据术者的判断可以选择清醒状态下经鼻气管插管。要有动脉通路和大口径的静脉通路，患者下肢要穿弹力袜。患者肩下要垫起以轻度后伸颈部，头部要垫枕圈。在术前患者清醒时要检

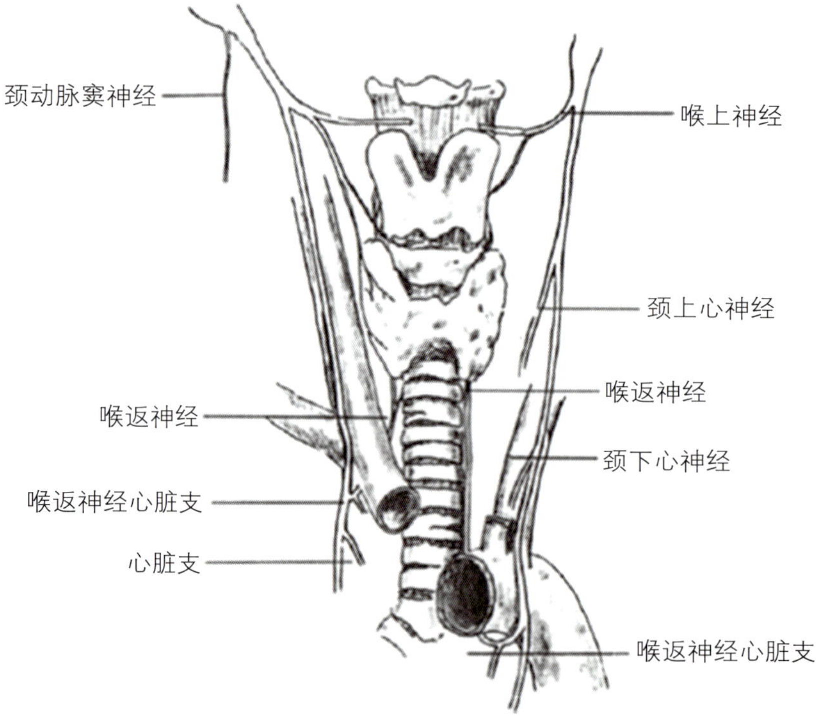

图 14.2 迷走神经在颈部的分支，包括喉返神经、喉上神经、颈上心神经、颈下心神经和喉返神经心脏支 (From O'Shea J, Sundaresan N, Stein Berger A, Moore F. In Menezes A, Sonntag VKH (eds): Principles of Spinal Surgery. New York, McGraw- Hill, 1996, p 1255, with permission.)

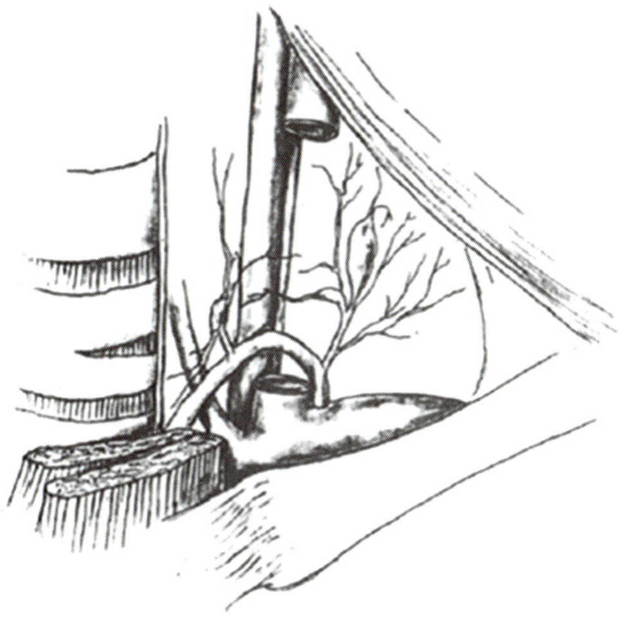

图 14.3 胸导管位于中线的左侧，从后方汇入颈内静脉和锁骨下静脉的交界区 (From O'Shea J, Sundaresan N, Stein Berger A, Moore F. In Menezes A, Sonntag VKH (eds): Principles of Spinal Surgery. New York, McGraw-Hill, 1996, p 1255, with permission.)

查患者颈部屈伸的活动度。如果患者存在明显的脊柱不稳定，需要在术中应用头环牵引架维持牵引。我们现在常规使用体感诱发电位进行术中监测。双上肢放于身体两侧，双腕放置牵引带以向下牵引上肢，以便术中进行脊柱侧位的透视。

1. 可以选择两种皮肤切口：沿着胸锁乳突肌内侧缘和胸骨正中线的垂直切口一直切到剑突，或者是在锁骨上 1cm 处横行切口再沿着胸骨正中线延长形成 T 形切口（图 14.4a，14.4b）。

2. 皮肤切开之后，使用电刀切开颈阔肌，将颈阔肌皮瓣掀开并用缝线悬吊（图 14.5a~14.5c）。皮瓣也可以使用鱼钩牵开。一些静脉（颈前静脉和颈静脉弓）和内侧锁骨上神经可能会横跨术野，需要切断并用丝线结扎。

3. 胸锁乳突肌的胸骨头和锁骨头要从其骨性起点处用电刀切断，如图 14.6a 所示。图 14.6b 和图 14.6c 显示的是在胸骨柄和左侧锁骨处用电刀切断胸锁乳突肌。将这块肌肉向上外侧牵开。同侧的带状肌群（胸骨舌骨肌和胸骨甲状肌）要在锁骨上缘水平横断并向上内侧牵开（图 14.7）。清理胸骨上间隙内所有的脂肪组织和疏松结缔组织。

4. 切除锁骨前要将其所有的肌肉附着全部剥离开；这些肌肉包括下方的胸大肌，后方的锁骨下肌和外侧的斜方肌。胸大肌的胸骨起点要骨膜下剥离，尽可能地向外侧。要注意保护锁骨的下表面，避免损伤锁骨下静脉（图 14.8）。然后切除内侧半个锁骨。可以使用线锯或微型摆锯（图 14.9a, 14.9b）。为了游离内侧半个锁骨，要用咬骨钳去除胸锁关节的软骨（图 14.9c）。切除的锁骨（图 14.9d）可以在修剪后作为非常好的植骨材料代替支撑切掉的椎体。切除锁骨可以更好地显露术野，并且有助于对同侧无名动脉的处理。

5. 手术进行至此，需要做出决定是否切除胸骨：可以部分切除胸骨（仅切除胸骨柄），或者完全劈开胸骨。对于体型瘦脖子长以及不存在局部后凸的患者，胸骨柄切除并不一定是必要的，仅通过经颈入路即可显露到第 2 胸椎。切除胸骨柄时，要将手指插入到胸骨柄的内表面，将内表面后方所有的软组织都钝性分离开。如图 14.10 所示，使用 Midas Rex（开颅钻）的 B1 钻头切除部分胸骨柄。此外，也可以使用圆头磨钻切除小部分的胸骨柄。这个操作可能会伴随明显的出血，所有的骨面都要使用骨蜡封闭。横跨上纵隔最重要的血管结构是无名静脉，在婴幼儿患者中它的位置更高。胸腺及其周围脂肪组织可能会遮挡术野，需要切除。

6. 确认外侧的颈动脉鞘与内侧的气管食管之间的无血管间隙，在该间隙内分离直到椎前筋膜（图 14.11）。一旦确认分离到椎前筋膜和颈长肌之后，就可以插入 Cloward 牵开器，并可以沿头尾方向扩展该间隙。在左侧的显露，必须要确认位于左侧气管食管沟内的喉返神经。在右侧，喉返神经通常会横跨椎前区域，更容易被损伤。手术节段要通过术中透视来确定。节段有时很难通过直接的侧位透视来判断，我们通常会在更高的节段椎间隙插入标记针，然后向下数出正确的节段。

7. 在确认正确的脊柱节段后，要使用电刀将颈长肌从脊柱的前方剥离开。椎体表面的韧带和骨膜要尽可能地向外侧剥离。将刃片前端为尖齿状的自动牵开器插入到颈长肌深层（图 14.12）。将病变节段上下方的椎间盘间隙都显露清楚，使用骨刀和咬骨钳切除病变。如果病变椎体硬化严重，可能需要使用高速磨钻。所有病变骨质包括

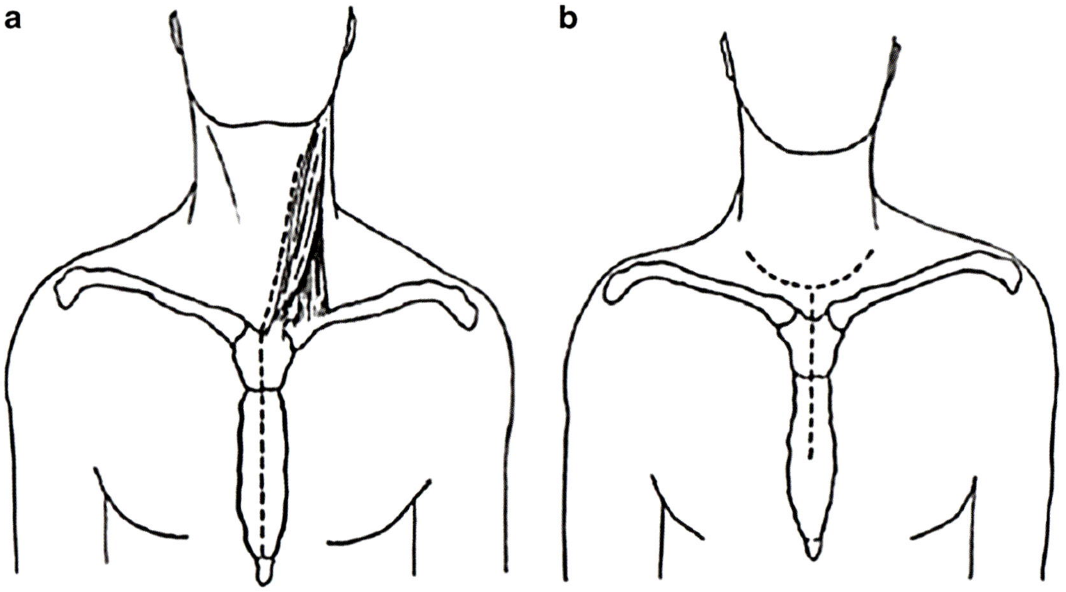

图 14.4 （a）沿着胸锁乳突肌内侧缘和胸骨正中线的垂直切口一直切到剑突。（b）在锁骨上 1cm 处横行切口再沿着胸骨正中线延长形成 T 形切口 (From O'Shea J, Sundaresan N, Stein Berger A, Moore F. In Menezes A, Sonntag VKH (eds): Principles of Spinal Surgery. New York, McGraw-Hill, 1996, p 1256, with permission.)

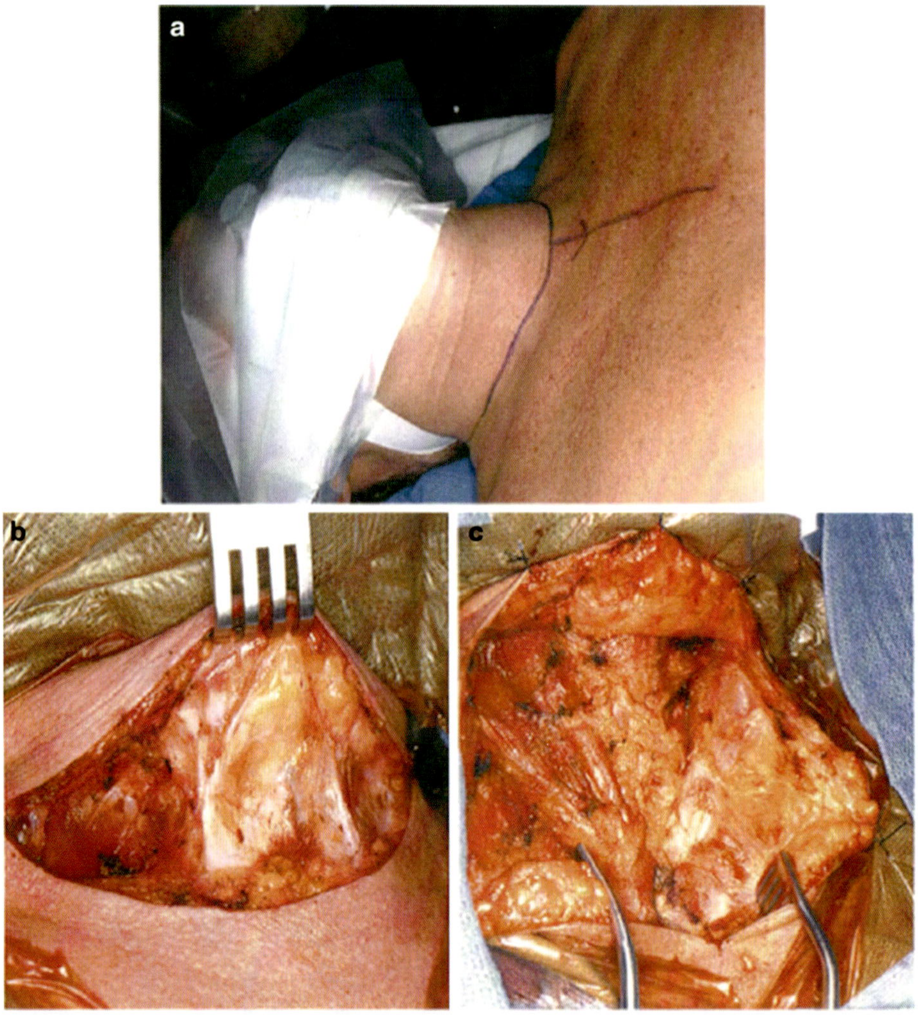

图 14.5 （a）图中显示皮肤的 T 形切口。（b）掀起颈阔肌皮瓣，伤口中可见锁骨。（c）带状肌群及其在锁骨和胸骨上的止点

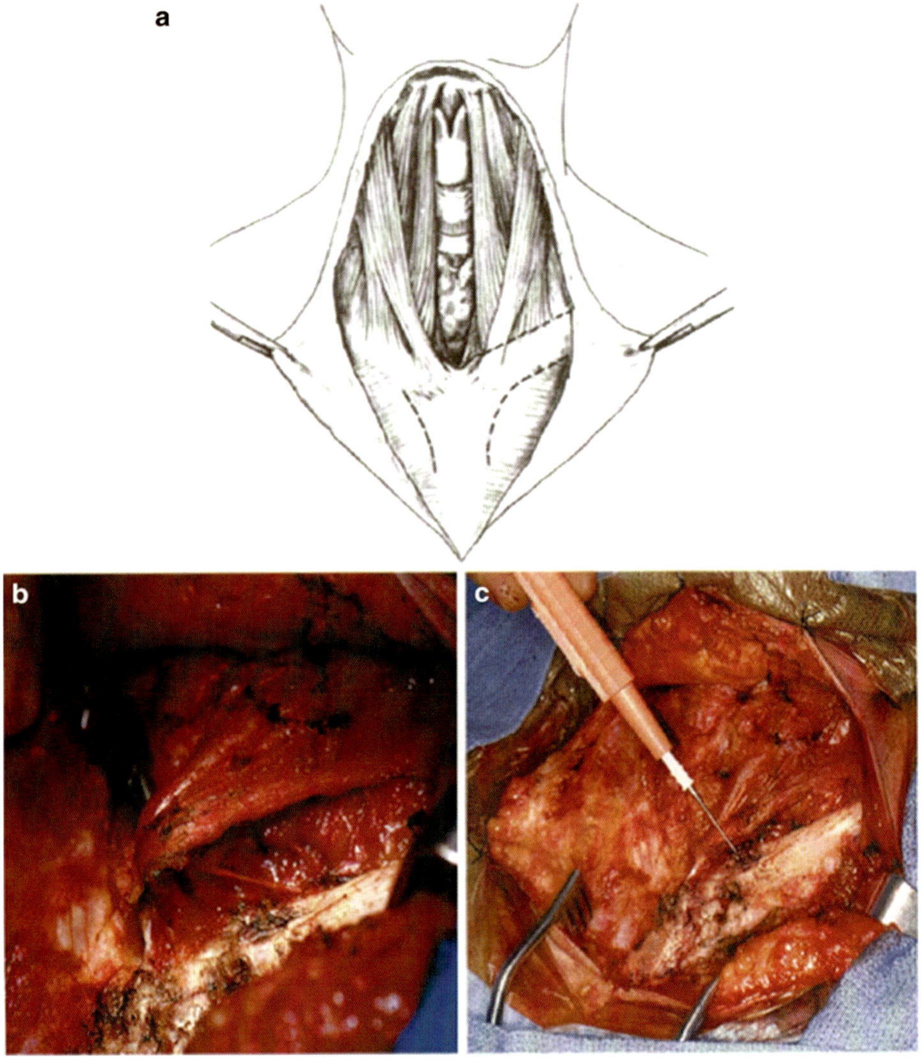

图 14.6 （**a**）喉部前方带状肌群以及它们在锁骨和胸骨上的附着。可以看到伤口深层的甲状软骨和甲状腺 (From O'Shea J, Sun-daresan N, Stein Berger A, Moore F. In Menezes A, Sonntag VKH (eds): Principles of Spinal Surgery. New York, McGraw-Hill, 1996, p 1257, with permission.)。（**b**）切断锁骨和胸骨柄上的肌肉止点，显露出深层的骨性结构。（**c**）标记出将要切除的部分锁骨

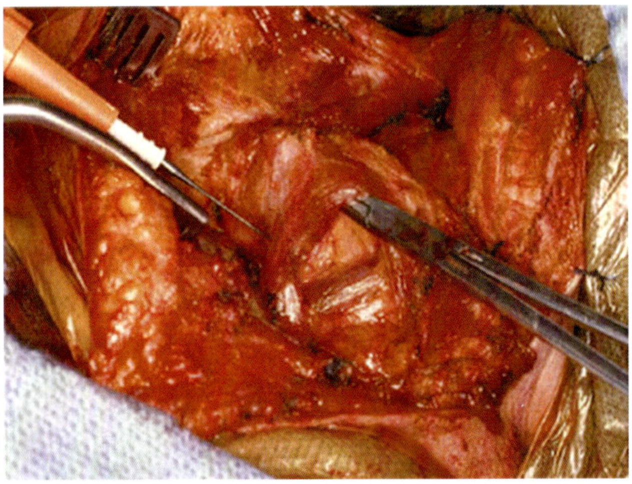

图 14.7 在胸骨柄和左侧锁骨处用电刀切断胸锁乳突肌并将它向上外侧牵开，同侧的带状肌群要在锁骨上缘水平横断并向上内侧牵开

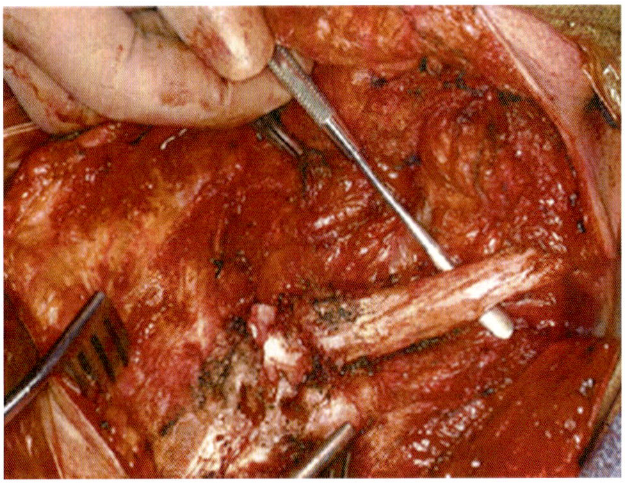

图 14.8 内侧半个锁骨用线锯切下，保护其下方的组织

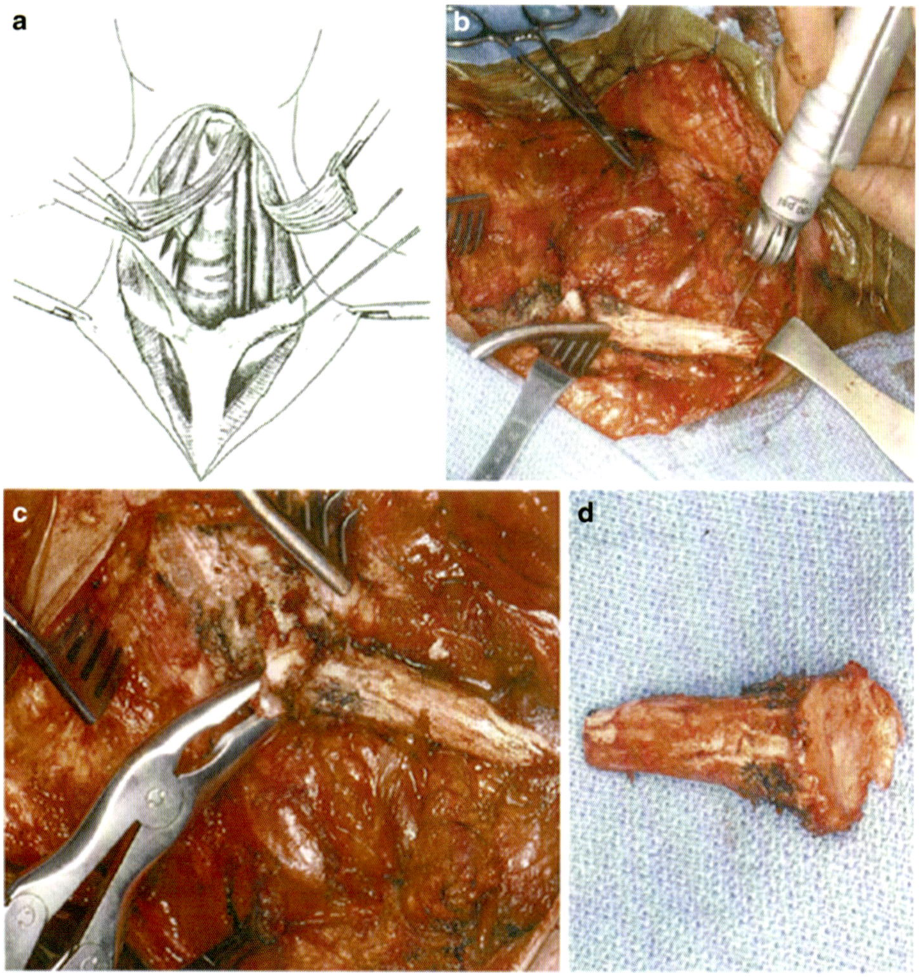

图 14.9 （**a**）带状肌群从锁骨上剥离下来，使用线锯切断锁骨 (From O'Shea J, Sundaresan N, Stein Berger A, Moore F. In Menezes A, Sonntag VKH (eds): Principles of Spinal Surgery. New York, McGraw-Hill, 1996, p 1257, with permission.)。（**b**）切断锁骨并显露胸锁关节的软骨。（**c**）切除胸锁关节的软骨并将锁骨游离。（**d**）锁骨及其关节软骨。要去除关节软骨，从而可以将锁骨用于植骨

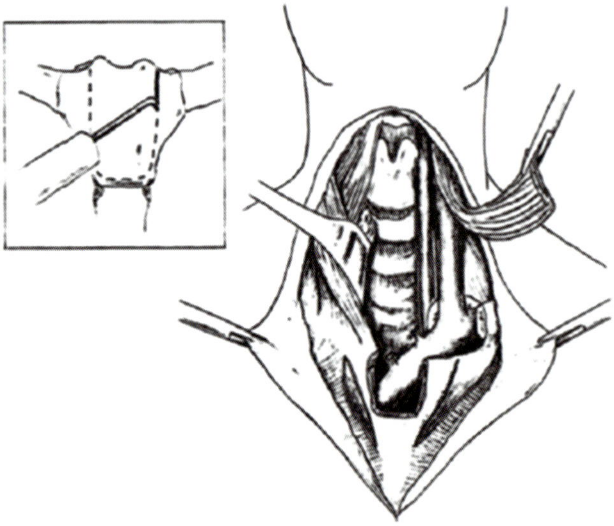

图 14.10 锁骨、胸骨舌骨肌和胸骨柄已被切断切除 (From O'Shea J, Sundaresan N, Stein Berger A, Moore F. In Menezes A, Sonntag VKH (eds): Principles of Spinal Surgery. New York, McGraw- Hill, 1996, p 1258, with permission.)

后纵韧带都需要使用 Kerrison 咬骨钳切除。对于肿瘤患者，后纵韧带通常都会被肿瘤侵及，需要切除。要游离可能被骨块压迫的神经，需要向外侧进一步的分离显露。在持续生理盐水冲洗下，使用双极电凝仔细止血。

8. 在减压完成后，有多种方法固定脊柱。对于肿瘤患者，单节段椎体切除后，可以通过 Steinman 针原位固定骨水泥以获得即刻稳定性。对于其他患者，融合术是必要的。之前切除的锁骨是非常理想的植骨材料；使用摆锯将锁骨切成合适的长度，并将其植于骨缺损处。我们现在几乎对所有患者都使用钛板固定以辅助植骨融合（图 14.13)。通过术中透视确认内固定物位置良好。

9. 按照解剖层次关闭伤口。我们推荐留置伤口负压引流，使用钉皮器缝合皮肤（图 14.14)。

10. 对于三柱受累的患者，需要行一期或者二期的后方内固定；固定的方式可以是椎板钩或者椎板下钢丝固定。对于椎板切除的患者，需要使用

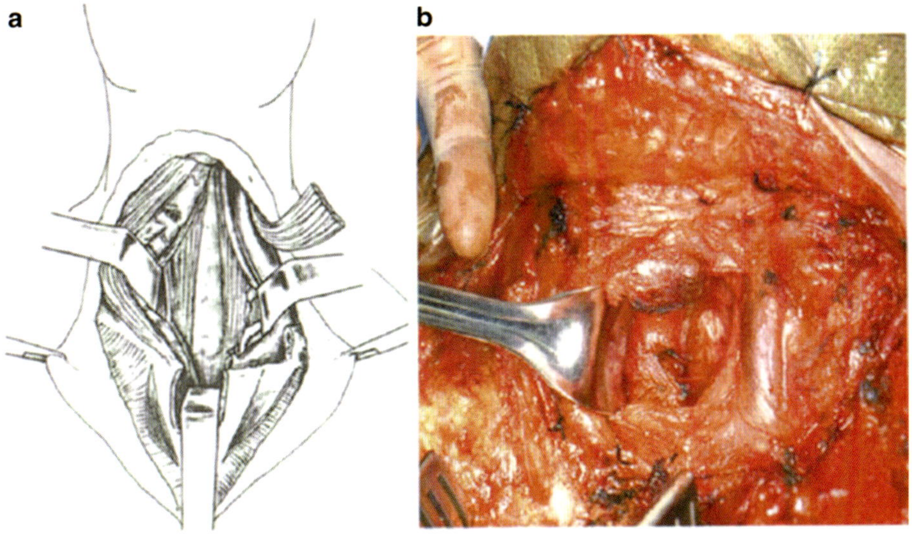

图 14.11 （a）显露出椎前筋膜和颈长肌 (From O' Shea J, Sundaresan N, Stein Berger A, Moore F. In Menezes A, Sonntag VKH (eds): Principles of Spinal Surgery. New York, McGraw Hill, 1996, p 1258, with permission.)。（b）确认外侧的颈动脉鞘与内侧的气管食管之间的无血管间隙，在该间隙内分离直到椎前筋膜

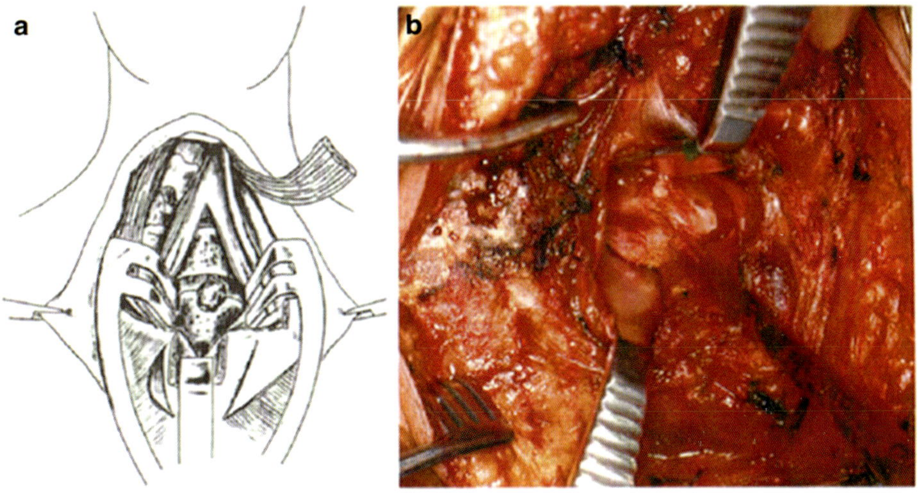

图 14.12 （a）自动牵开器放于颈长肌的深层 (From O' Shea J, Sundaresan N, Stein Berger A, Moore F. In Menezes A, Sonntag VKH (eds): Principles of Spinal Surgery. New York, McGraw-Hill, 1996, with permission.)。（b）颈静脉可以清晰地看到

椎弓根螺钉（直径 3.5mm）内固定。在颈胸交界区使用椎弓根螺钉内固定技术要求更高，我们推荐使用三维导航系统（Stealth）以辅助螺钉置入。

术后处理

手术时长和复杂程度决定了术后插管的时间。对于手术时间长、复杂程度高的病例，尤其是老年患者，可能需要术后维持气管插管 12~24 小时，从而使术后喉部水肿能够消除。对于手术时间短的患者，可以更早地拔除气管插管。很多患者在术后会出现短暂的声音嘶哑，这是因为术中对喉返神经的牵拉。手术时间长的老年患者，可能会发生喉上神经麻痹（无法清除气道分泌物，可能有误吸的危险）。术后患者下地活动需要佩戴费城颈托，颈托需要佩戴 8~12 周。

谨　记

1. 手术要尽可能从左侧进入，降低喉返神经损伤

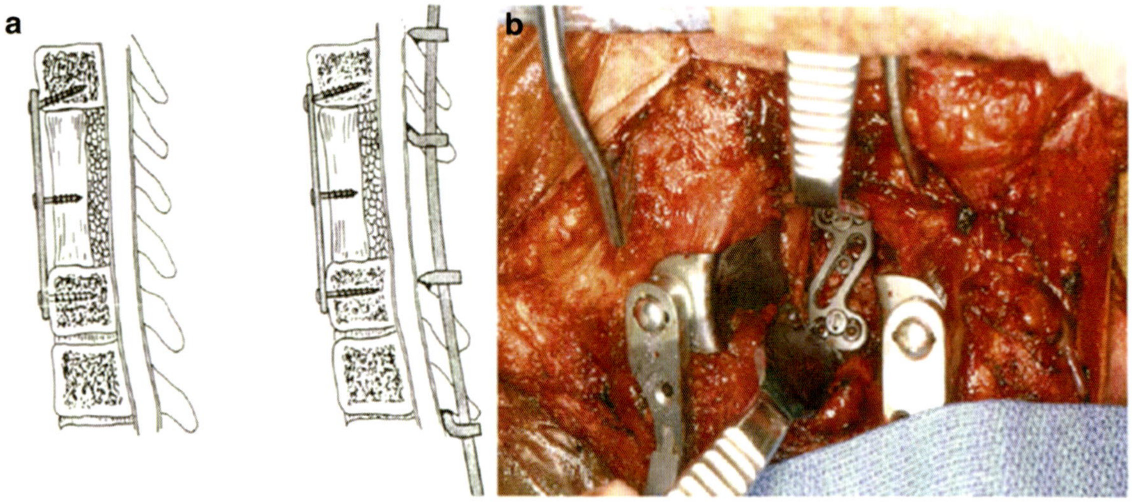

图 14.13 （a）病变切除后，使用锁骨植骨和前方钛板 (Orion or Morscher) 固定。如果三柱均受累，需要一期或二期进行后方内固定 (From O' Shea J, Sundaresan N, Stein Berger A, Moore F. In Menezes A, Sonntag VKH (eds): Principles of Spinal Surgery. New York, McGraw-Hill, 1996, with permission.)。（b）在显露出的区域内置入脊柱钛板，自动牵开器可以使脊柱显露得非常清楚

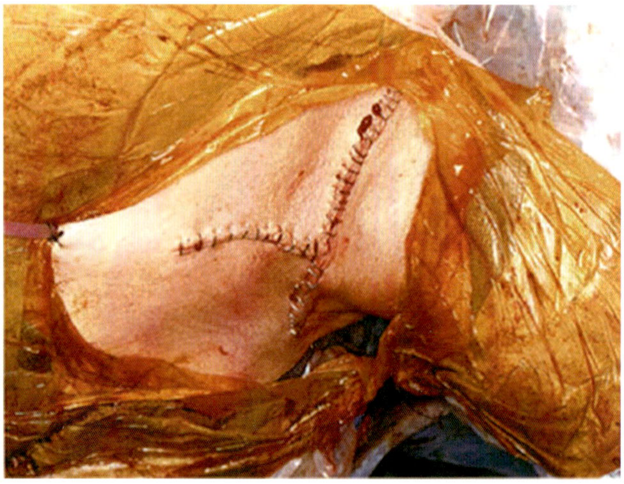

图 14.14 T 形切口的最终缝合关闭

的可能性。

2. 要记住无名静脉就位于锁骨深层，很容易被损伤。
3. 该手术入路能够显露出的范围与正中劈胸骨入路完全相同。很多医生提出了对该入路的改良，最主要的特点就是保留锁骨，完全正中劈开胸骨。Kurtz 等提出了对该入路的一些改良，这些改良是合理的[10]。与 T 形皮肤切口不同，切口的水平部分仅在手术入路的一侧。他们保留完整的胸骨柄，同时使用骨水泥和植骨。Nazzaro 等提出了该手术的一种扩展，联合内侧部分劈胸骨和前外侧开胸，需要胸外科医生共同完成[11]。他们的手术入路更适合于广泛累及前外侧软组织的肿瘤患者。
4. 如果患者存在椎体塌陷以及显著后凸，那可能就需要切除塌陷椎体上方的正常椎体，从而可以纠正后凸和脊髓减压。

（阎　凯 译）

参考文献

1. Cauchoix J, Binet J: Anterior surgical approaches to the spine. Ann R Coll Surg Engl 27:237–243, 1957.
2. Micheli LJ, Hood RW: Anterior exposure of the cervicothoracic spine using a combined cervical and thoracic approach. J Bone Joint Surg 65A:992–997, 1983.
3. Sundaresan N, Shah J, Foley KM, Rosen G: An anterior surgical approach to the upper thoracic vertebra. J Neurosurg 61:686–690, 1984.
4. Sundaresan N, Shah J, Feghali JG: Transsternal approach to the upper thoracic vertebra. Am J Surg 198:473–477,1984.
5. Charles R, Grovender S: Anterior approach to the upper thoracic vertebra. J Bone Joint Surg 71B:81–84, 1989.
6. Krespi YP, Har-El G, Nash M: The transcervical approach to the superior mediastinum. Otolaryngol Head Neck Surg 107(1):7–13, 1992.
7. Johnson RH Jr, Wall MJ Jr, Matto KL: Innominate artery trauma: a thirty-year experience. J Vasc Surg 17(1): 134–140, 1993.
8. Clark GC, Lim RC, Rosenberg JM: Cervico-thoracic vascular injuries: presentation, management and outcome. Am Surg 57(9): 582–586, 1991.
9. Sundaresan N, Schmidek H, Schiller A, Rosenthal D: Tumors of the Spine: Diagnosis and Management. Philadelphia, Saunders, 1993.
10. Kurtz LT, Pursel SE, Herkowitz HN: Modified anterior approach to the cervicothoracic junction. Spine 16:542–547, 1991.
11. Nazzaro JM, Arbit E, Burt M: Trapdoor exposure of the cervicothoracic junction. J Neurosurg 80:338–341, 1994.

上胸椎经腋入路　　15

Roger C. Breslau

上胸椎背侧的手术入路，除了经肩胛周围的后方入路，对于女性患者或者身材修长的男性患者，可以选择经腋窝-胸腔入路。在胸廓出口的最顶点可触及C7/T1椎间隙，经腋窝-胸腔入路可以显露到T1的椎体背侧。这个入路的最大优势在于避免切断重要的肌肉结构，术后肩关节活动功能恢复迅速。此入路的缺点在于同完全推动肩胛骨的入路相比，术野的显露比较局限。经腋窝-胸腔入路不适用于肥胖或胸大肌和背阔肌肥厚增生的患者。下面详细阐述经腋窝-胸腔右侧入路（左侧入路也很常用）。

1. 患者右侧躯干抬高大于60°。也可以采用完全左侧卧位。用环绕肘关节的辅料小心保护腕关节和前臂。上肢处于屈肘外展位，前臂用辅料垫好固定于麻醉师工作台末端“L”形横杆上。不要用无菌布袋包裹手臂，术野使用标准骨科技术准备和遮盖，前臂远端至二头肌中部放置在外面（图15.1）

2. 横行的手术切口位于腋窝毛发线的基底，用电刀向深部切开组织至胸壁。分离胸壁肌肉组织（图15.2）。

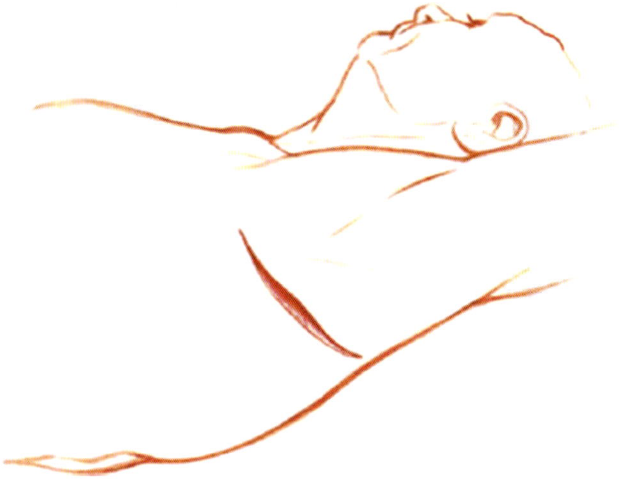

图 15.1　上胸椎经腋窝入路。患者左侧卧位，躯干抬高60°以上，用环绕肢体的辅料保护腕关节、前臂和肘关节。上肢位于屈肘外展体位，包裹二头肌中部到上肢远端。横行的手术切口位于腋窝毛发线的基底

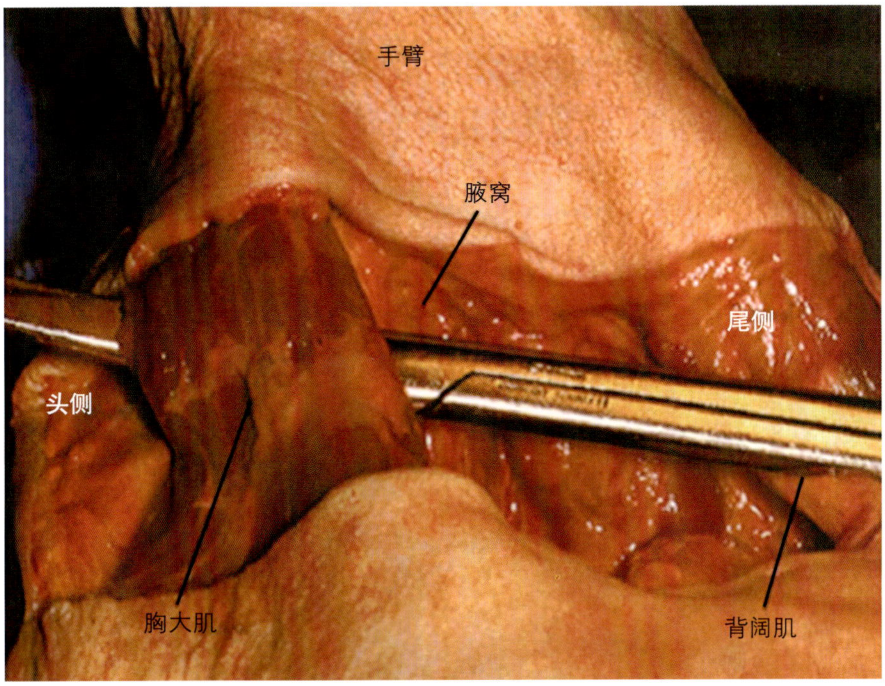

图 15.2　分离胸部肌肉组织不会影响肌肉力量和术后功能恢复。避免沿切线进入腋窝，直接切到胸壁组织

注意：该手术入路的要点是，斜向解剖分离时避免进入腋窝疏松软组织的深层。

3. 抵达胸壁后，向上方解剖分离至胸廓顶点的无血管平面。在环形的第 2 肋骨中可以触及小环形的第 1 肋骨。第 3 肋骨是上胸椎入路的重要标志。

4. 相对粗大的肋间臂感觉神经位于第 2 肋间隙并支配上肢内侧皮肤感觉，细小的感觉神经末梢穿过胸大肌支配一部分胸壁前方皮肤（图 15.3、15.4）。在肋间区域把感觉神经的起点抽出，切除神经周边 4~5cm 的组织。术前需要和患者说明这个手术步骤以及术后患者会出现相应区域麻木感。术后感觉区域改变不会影响患者术后康复。几个月之后，邻近神经节段的感觉神经长入该区域会使感觉逐步恢复。

常规抽离感觉神经有利于避免神经残留。如果保留感觉神经，2%~3% 经腋窝入路的患者会出现迟发的肋间神经痛。这种疼痛令人难以忍受，通常需要反复的肋间神经阻滞和晚期神经切除术治疗。

5. 确认第 3 肋骨后，用电刀沿着肋骨外侧切开骨膜，向两端尽量延伸至最远处。使用标准骨膜剥离器（如 Alexander，Matson 和 Doyen 器械）在骨膜下剥离并显露肋骨。用手持型 Deaver 拉钩牵开两个主要的肌肉（见第 16 章）。

6. 用 Bethune 肋骨剪切除游离好的肋骨，然后用 Sauerbruch 方头咬骨钳将肋骨断端打磨光滑。然后从第 3 肋骨床进入胸腔，避免损伤深层的肺

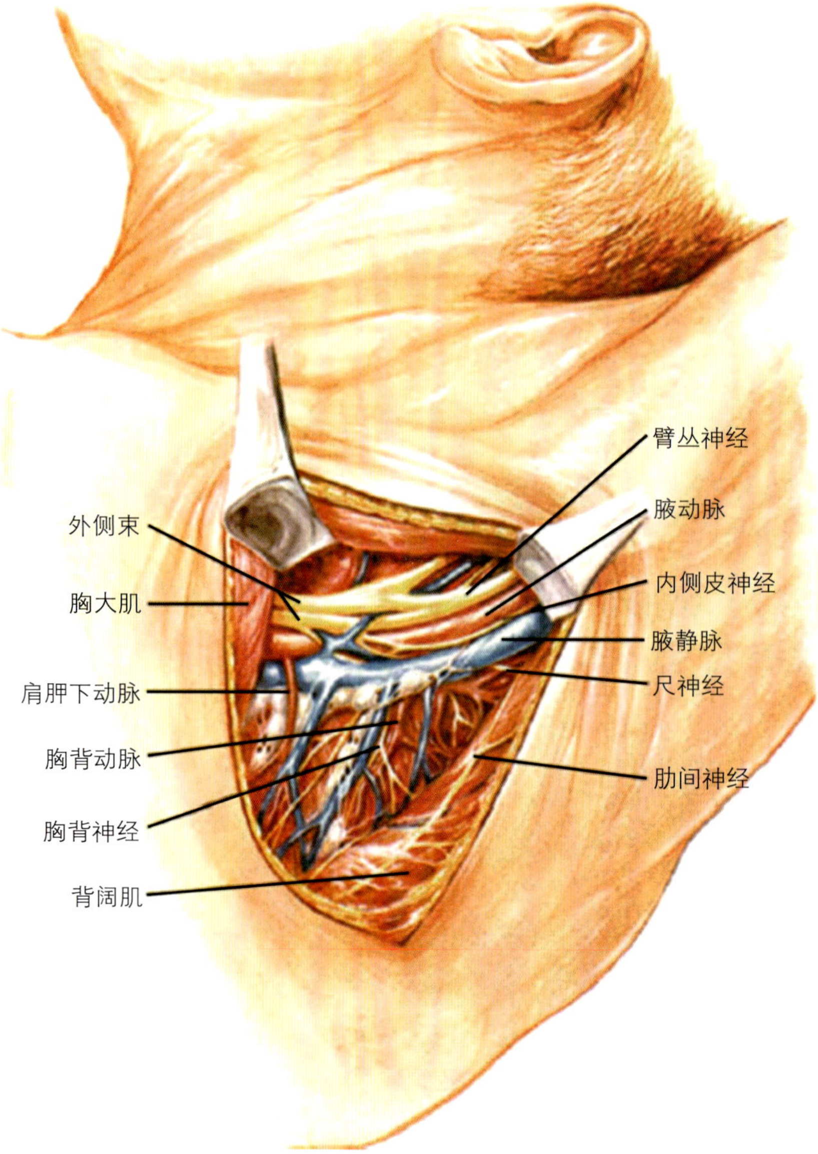

图 15.3 主要的动静脉结构向内侧和头侧牵拉。直接触摸可以找到肋骨并进入胸壁浅层平面

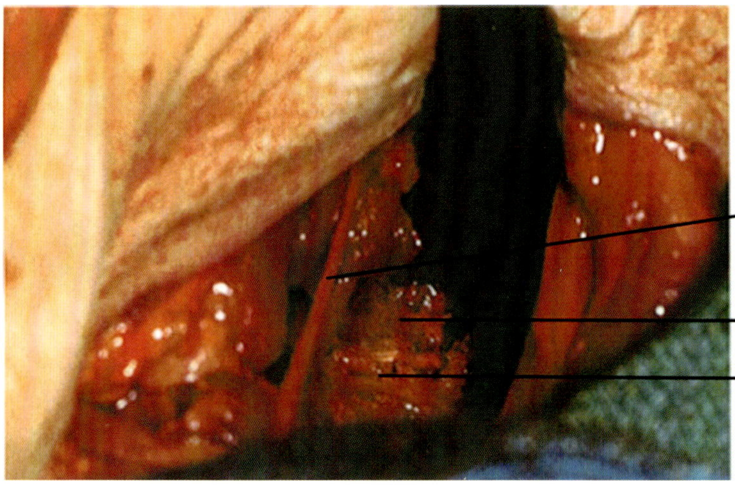

图 15.4　相对粗大的肋间臂感觉神经从第 2 肋间隙发出，支配整个上臂的内侧皮肤感觉。细小的神经末梢穿过胸大肌支配胸壁前方皮肤感觉。从起始部位抽出神经，并切除 4~5cm 节段。切除神经是为了避免迟发的肋间臂神经痛，这种并发症令人疼痛难忍。移除壁层胸膜和肋间血管后，在深部可以找到胸椎椎体

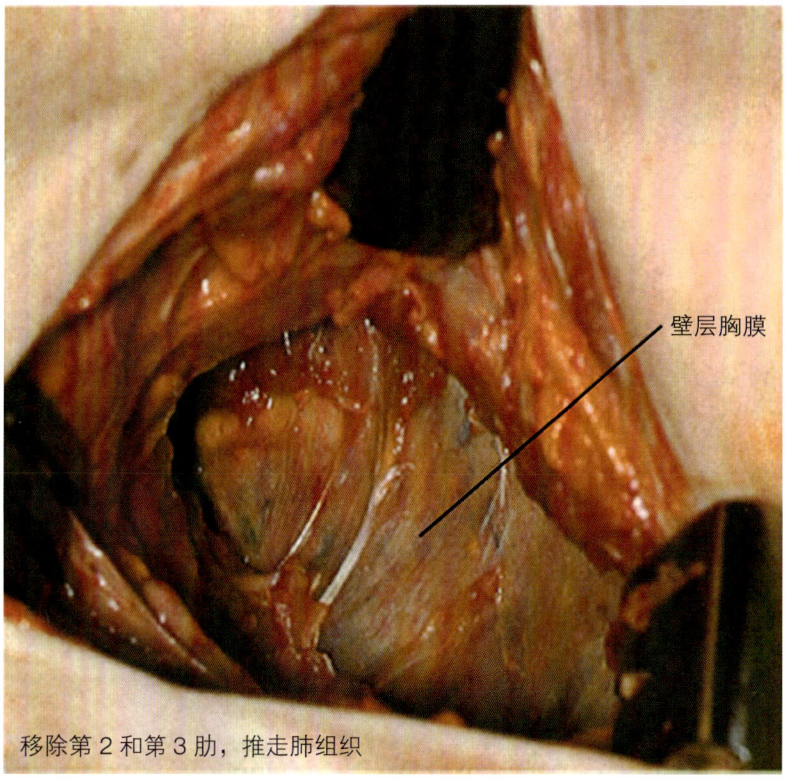

图 15.5　抵达胸壁后，确认第 2 和第 3 肋骨，采用标准开胸技术移除第 3 肋骨中段（见第 15、16 章）。肋骨取出后，可见肋骨床由骨膜、筋膜、壁层胸膜组成，有时会黏附部分肺组织

组织。当抵达壁层胸膜时（图 15.5），肺的上叶会下降，然后用剪刀完全剪开胸膜骨膜（图 15.6）。

7. 用儿科肋骨牵开器或胸骨牵开器向两侧拉开第 2 和第 4 肋骨。请麻醉医生暂时终止正压通气，以便用湿润的开腹棉垫保护肺的上叶并将其向下推。

8. 小心切开覆盖在 T1-T5 外侧面的胸膜组织。拉开壁层胸膜并用 Kitner 钝性分离，可见隆起、柔软、白色的椎间盘结构。肋间动脉和静脉经过椎体中部。需要在每个节段分别游离并结扎肋间动静脉。游离牵开或者缝扎奇静脉（图 15.4；另见 16 章）。

9. 闭合伤口：尝试在椎体表面缝合脏层胸膜。通过气管插管正压通气使右肺扩张。用手指温柔

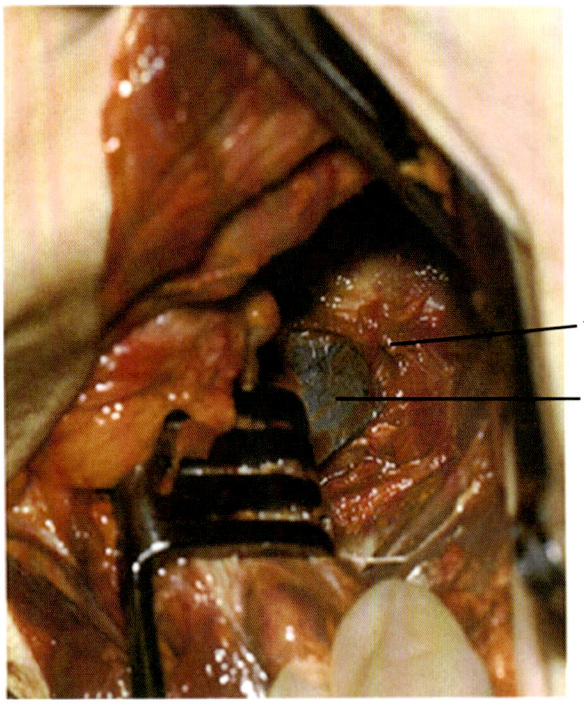

图 15.6 从第 3 肋骨床进入胸腔。在打开壁层胸膜时注意避免损伤深层的肺组织。确认肺组织，钝性分离肺尖并沿手术切口充分切开壁层胸膜。用湿润的开腹棉垫保护肺的上叶并将其向下推。然后可见需要显露的脊柱结构和其表面的脏层胸膜组织（同第 15 和 16 章）

地按摩胸膜下组织，减少“岛状”的局灶性肺不张。从第 9 肋间隙插入胸腔引流管直达肺尖。

在罕见情况下，第 3 肋骨切除术后可能形成“胸膜疝”，导致患者术后腋窝出现囊肿样改变。为了避免这种并发症，术者可以用 Marlex 或 Mersilene 补片修补第 3 肋骨残端和第 2、第 4 肋骨之间的四边形缺损。用永久型 Dacron 编织线间断缝合肋骨床。不推荐使用单股缝线。因为经腋窝入路无需切断肌肉，所以不用常规缝合肌肉组织，除非为了增加前方显露时切开部分胸大肌。用聚乙醇酸缝线间断或连续缝合腋窝的疏松软组织。在腋窝深层放置引流管十分重要，术后 48~72 小时内会有明显的淋巴液引流出来。引流管从手术切口下方穿出，连接 Jackson-Pratt 可排空型引流瓶，然后用 3-0 Prolene 线缝合皮下组织。

附加解剖

骨科医生关注的重要解剖结构包括：上方的右无名静脉；内侧的食管、气管和上腔静脉；右主支气管起始点上方可见奇静脉汇入上腔静脉。颈长肌覆盖椎体背侧，在其止点外侧可见最高肋间静脉走行。显露颈长肌时可以牺牲最高肋间静脉（见图 16.3）。确认背侧交感神经丛。透过半透明的后侧胸膜，可以看到交感神经丛跨过上部肋骨颈走行。触摸到神经节，避免手术损伤该结构。神经丛的内侧支可以切断，以便显示脊柱椎体结构。

谨 记

1. 避免腋窝斜形切口。
2. 需要时可以切断胸肌。
3. 在胸壁上确认第 3 肋骨。
4. 识别并抽出肋间臂神经。
5. 去除第 3 肋骨。
6. 切开脊柱表面覆盖的壁层胸膜，结扎椎体表面的血管。

（韦　祎 译）

参考文献

1. Hodgson AR, Yau ACMC: Anterior surgical approaches to the spine. In Apley AG (ed): Recent Advances in Orthopaedics. Baltimore, Williams & Wilkins, 1964, pp 289–323.

第 3 肋切除经胸入路　16

Robert G. Watkins, III

切除第 3 肋骨，经胸腔可以显露 T1-T4 椎体。与切除第 2 肋相比，第 3 肋骨切除更容易牵开肋间隙[1]。颈胸段后凸畸形可以增加术野向头侧显露的范围。切除第 3 肋后如果显露范围仍然不足，可以继续切除第 2 肋。

1. 患者左侧向上卧位，左上肢消毒后用无菌敷料包裹固定在手术台一侧。

2. 皮肤切口起自 T1 椎体旁，沿着肩胛骨内侧缘向下延伸，经过腋窝下方到达第 3 肋的肋软骨处。

3. 仔细分离肌肉组织直达肋骨，需要时可以切开部分斜方肌、背阔肌、大菱形肌和后锯肌（图 16.1、16.2）。用电刀小心分离，仔细止血。通过最少量出血暴露第 3 肋骨的骨膜。将肩胛骨向头侧和内侧牵拉，以便切开其上附着的肌肉组织。向头侧触摸胸壁以确定第 3 肋骨（图 16.2）。注意第 1 肋位于第 2 肋骨环内侧，这一点是正确计数肋骨的关键。

4. 在肿瘤手术中（如颈胸交界处的肿瘤）可以切除部分肋骨，包括第 1 肋，以扩大操作空间达到 C6 椎体。限制因素是术中需要保留支撑肩胛骨的稳定肋骨[2]。

5. 用骨膜剥离器分离第 3 肋骨的骨膜组织（见第 16 章）。在肋骨角和肋软骨之间切除第 3 肋骨（图 16.3）。

6. 标准开胸入路打开肋骨床，注意保护肺组织。

7. 用 Feochetti 肋骨牵开器拉开肋间隙，用压舌板样拉钩牵拉肺组织。

8. 在术野中辨识主动脉、脊柱、肋骨、壁层胸膜以及胸膜下方的静脉。通常可以看到最高肋间静脉（图 16.4）。

9. 在肋 - 椎体关节表面，用 Adson 抓持器和

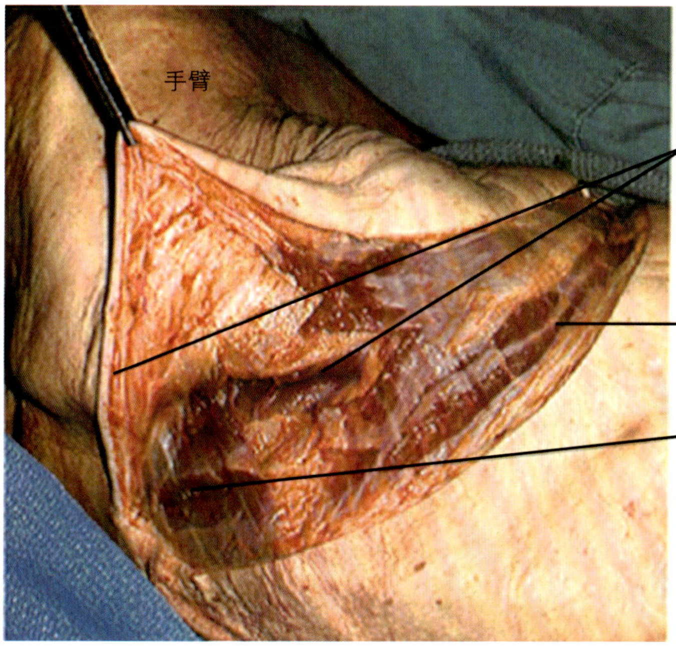

图 16.1 用电刀仔细分离肌肉组织直达第 3 肋骨。需要时可以切开部分斜方肌、背阔肌、大菱形肌和后锯肌。注意肌肉间出血点的止血

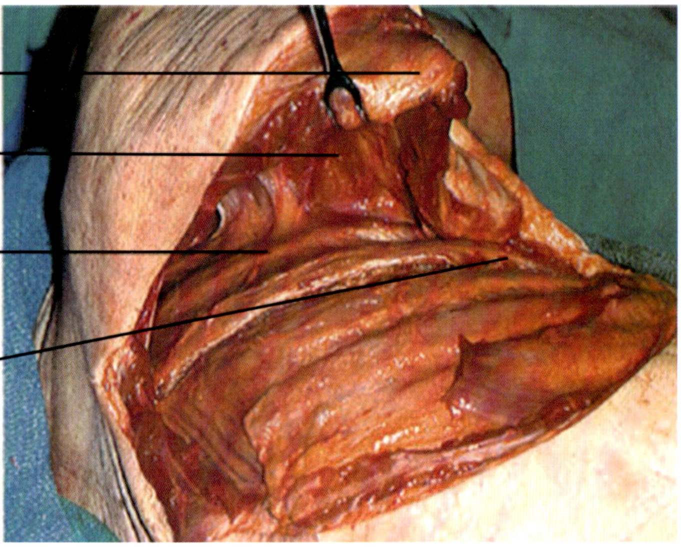

图 16.2 掀起肩胛骨有助于分离其上附着的肌肉组织，直视下可见第 3 肋骨。向头侧触摸胸壁辨识第 3 肋骨，注意第 1 肋骨通常位于第 2 肋骨环内，有时不能直接触及

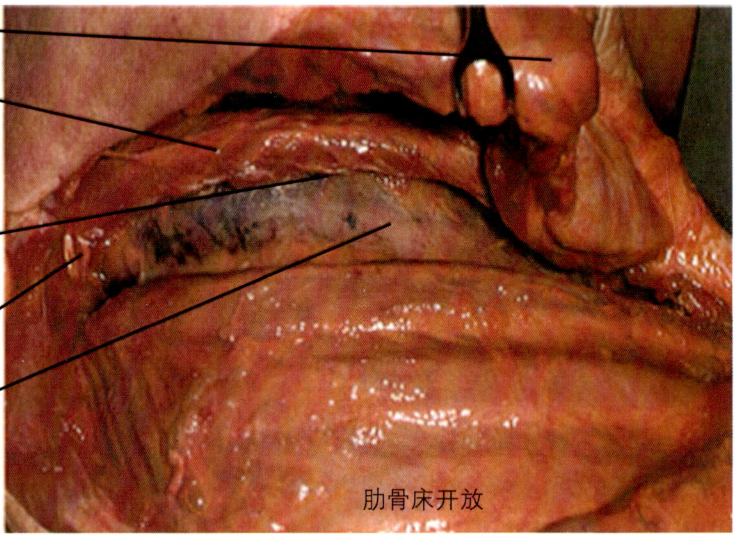

图 16.3 在肋骨角和肋软骨之间切除第 3 肋骨。肋骨床由骨膜、胸内筋膜和壁层胸膜组成。切开壁层胸膜，避免损伤深层的肺组织。用小镊子夹持肋骨床并用刀小心切开。需要时可以分离肺和胸膜，然后用剪刀直接扩大切口。放置肋骨牵开器，用压舌板样拉钩牵拉肺组织

Metazenbaum 剪刀打开壁层胸膜（图 16.5）

10. 辨识隆起而柔软的白色椎间盘，与椎体表面相比，椎间盘表面血管稀少，适合安全的解剖分离。

11. 在每个椎体表面分离、结扎肋间血管。

12. 在椎体表面钝性掀起软组织。

13. 关闭伤口：看到肺组织充分膨胀。尽可能在脊柱表面缝合壁层胸膜。另行钻孔放置胸腔引流管（通常在第 9 肋间）。闭合切口时注意保护肺组织。闭合胸腔并将两侧肋骨拉近。用不可吸收的 Dacron 编织缝线间断缝合肋骨床。胸腔引流管连接到液封容器。引流管放置时间主要决定于引流量和肺扩张情况，肺复张后 48~72 小时内可以拔除胸腔引流管。

附加解剖 [3]

胸腔上部的静脉回流主要经过最高肋间静脉。该静脉在左侧负责第 1 肋间至第 5 或第 6 肋间的静脉回流。它的大小与尾侧的副半奇静脉成反比。最高肋间静脉跨过主动脉弓和左侧锁骨下静脉，流入左侧头臂静脉。静脉变异可能形成巨大的最高肋间静脉，需要仔细结扎。胸壁后方的血供主要来源于主动脉的肋间动脉分支；胸壁前方的血供主要来源于胸内动脉的肋间动脉分支。最高肋间动脉走行于胸膜深层，途经第 1 肋和第 2 肋基

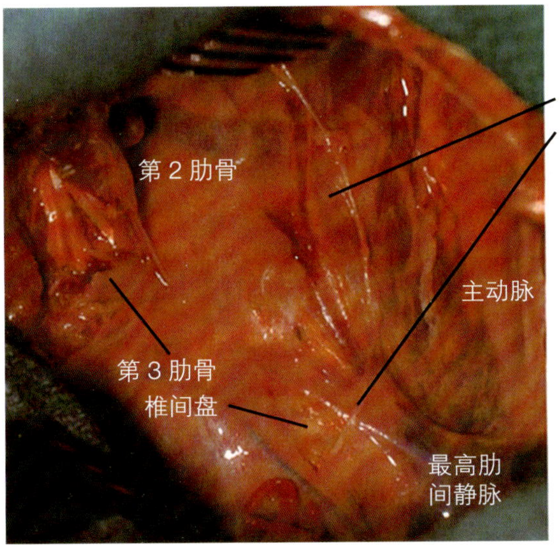

图 16.4 放置肋骨牵开器，拉开肺组织，确认壁层胸膜。可以触摸到增大、隆起的白色椎间盘。椎间盘之间凹陷区域为椎体，表面走行肋间血管。椎体右侧的静脉回流与左侧不同，术中应避免损伤右侧静脉。用小镊子夹持壁层胸膜，用小刀切开胸膜，沿着椎体纵轴延长切口。仔细分离胸膜下组织，在打开壁层胸膜时，保留其深层的静脉和动脉结构

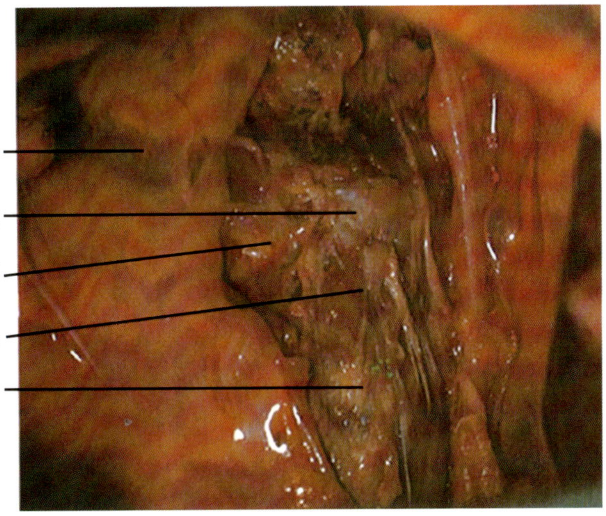

图 16.5 从椎间盘水平开始分离，这个层面血管少，更加安全。显露必须的椎间盘后，在每个椎体表面分离肋间动脉结构。必要时可以结扎较大的静脉，如最高肋间静脉。继续显露直至必要的椎体全部暴露出来。关闭伤口时，壁层胸膜也需要缝合

底部，与主动脉的第 1 肋间动脉会合。胸交感神经丛和神经节包括第 1 胸神经节和第 2~12 颈神经节，其中前者位于第 1 肋颈部，和下颈部神经节一起组成星状神经节；后者邻近椎间盘区域。

谨 记

1. 切断连接肩胛骨和胸壁的肌肉，将肩胛骨向头侧牵拉。
2. 仔细辨认第 3 肋骨。
3. 切开胸膜并在椎体表面结扎静脉。

（韦 祎 译）

参考文献

1. Hodgson AR, Yau ACMC: Anterior surgical approaches to the spinal column. In Apley AG (ed): Recent Advances in Orthopaedics. Baltimore, Williams & Wilkins, 1964, pp 289–323.
2. Dawson E: Personal communication.
3. Goss CM (ed): Gray's Anatomy of the Human Body, 29th edn. Philadelphia, Lea & Febiger, 1973.

17 开胸入路

Robert G. Watkins, III

标准的开胸入路可以安全地显露 T2 至 L2 椎体。在大多数患者中，是否需要切除肋骨主要取决于病变的类型，特别是需要做结构性植骨的患者。肋骨切除节段的选择有以下两种方法。

1. 病变治疗必须采用椎体前方入路，例如脊柱结核脓肿伴后凸改变，在前后位胸部 X 线片中，可以选择在腋中线位置与椎体处于同一水平的肋骨。肋骨切除必须在病变的头侧，以便在近端暴露足够术野，并向尾侧显露病变[1]。

2. 如果需要从椎间隙水平抵达椎管，例如胸椎间盘切除，需要切除椎间盘对应的肋骨，例如第 9 肋对应 T8-T9 椎间盘。

在颈胸段和胸腰段会出现解剖变异，影响肋骨选择。如果患者存在右侧大量脓胸或者其他情况需要右侧开胸入路，需要做好游离腔静脉及其相关静脉的准备。

1. 患者右侧卧位，左侧开胸入路更加容易掌握，主动脉和节段血管都从左侧发出。

患者先处于仰卧位，插入双腔气管插管至左右主支气管，以便选择性排空左肺。标准的气管插管也可能使用。如果选择左侧开胸入路，患者置于右侧卧位，将中胸部放置在手术床折角的中央。在腋窝处垫好软垫，同时用软垫保护左臂。用条带将骨盆固定在手术台上，双腿之间放置枕头，所有的骨性隆起都需要增加软垫保护。

2. 皮肤切口从椎旁肌的外侧缘延伸到需要切除的肋骨与胸骨连接处。开胸入路的手术切口与需要切除的肋骨走行大致平行，以便于需要时切除多根肋骨（图 17.1）。

放置牵引拉钩，用电刀继续切开肌肉组织到达胸腔。如果完全显露术野，需要切开背阔肌、斜方肌和大小菱形肌。

3. 显露胸壁之后（图 17.2），从第 12 肋向头侧计数肋骨或者从第 1 肋向尾侧计数。触摸肋骨角时，第 1 肋通常位于第 2 肋环之内，不容易分辨。每根肋骨，与相应椎体上端相关节，位于椎体头侧间盘水平。所以第 12 肋起点的位置临近 T11-T12 椎间隙水平。必要时可以通过 X 线协助确认。

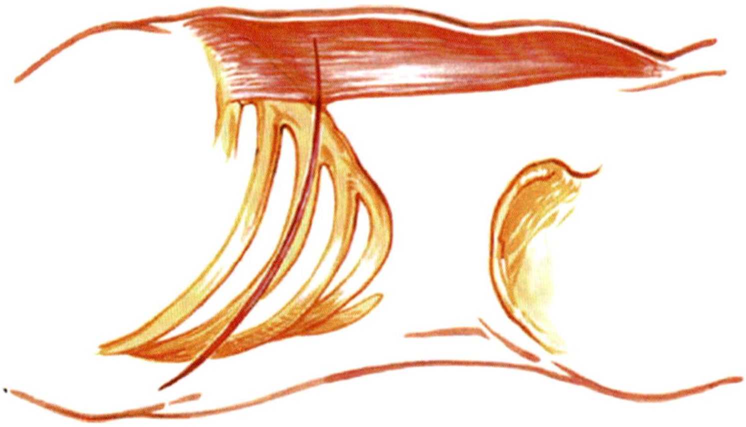

图 17.1 患者侧卧位，标准开胸切口沿着需要切除的肋骨延伸。切除肋骨时，通过前后位胸部 X 线片，选择在腋中线与目标椎体平行的肋骨。这种方法选择切口在病变的头侧，切除肋骨后可以向尾侧显露病变，这样比在尾侧切除肋骨后向头侧显露病变更好。在脊柱侧凸患者中，可以选择凸侧入路；在没有侧凸的患者中，最好选择左侧入路。皮肤切口从椎旁肌的外侧缘延伸到需要切除的肋骨与胸骨连接处。开胸入路的手术切口与需要切除的肋骨走行大致平行，以便于需要时切除多根肋骨

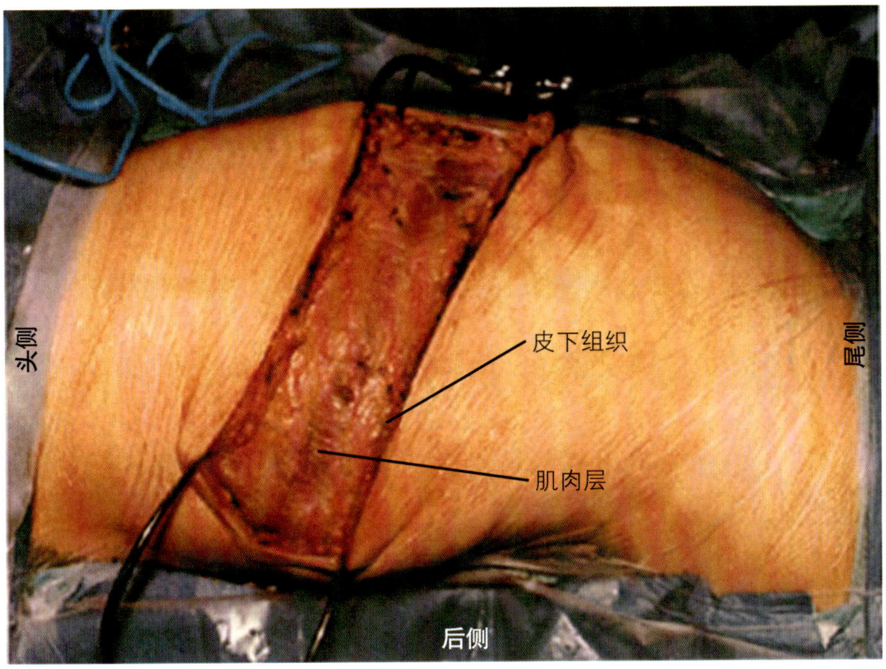

图 17.2 用电刀切开皮下组织和肌肉，达到肋骨的骨膜。仔细止血

4. 用电刀分离显露肋骨的外骨膜，从肋骨角开始切开骨膜至肋软骨（图 17.3）。从肋骨上掀起骨膜组织（图 17.4）。用弧形尖端的肋骨剥离器剥离肋骨的上下边缘，注意保持骨膜的连续性。用 Doyen 工具掀起肋骨下面的内层骨膜（图 17.5）。

注意：避免损伤位于肋骨下面的肋间血管。沿着骨表面掀起骨膜组织。操作时避免器械下陷进入胸膜腔。

5. 将骨膜完整地从肋骨上剥离，切除肋骨时尽量向后方在肋横突关节和肋骨角处切断肋骨，前方在肋软骨连接处切断肋骨（图 17.6）。移除并保存好肋骨做植骨用。用锉刀将肋骨断端打磨平滑后涂抹骨蜡。在肋骨残端表面捆绑医用海绵避免医生操作时受伤。

6. 用 Adson 镊子小心提起肋骨内层骨膜，用剪刀打开肋骨床（图 17.7）。为了避免肋骨深层肺和胸膜粘连，用手指分离深层肺组织，然后用半钝头剪刀完全切开肋骨床。如果出现胸膜组织粘连，首先尝试用手指或者海绵棒钝性分离。必要时可以锐性分离粘连紧密的组织并结扎血管结构。

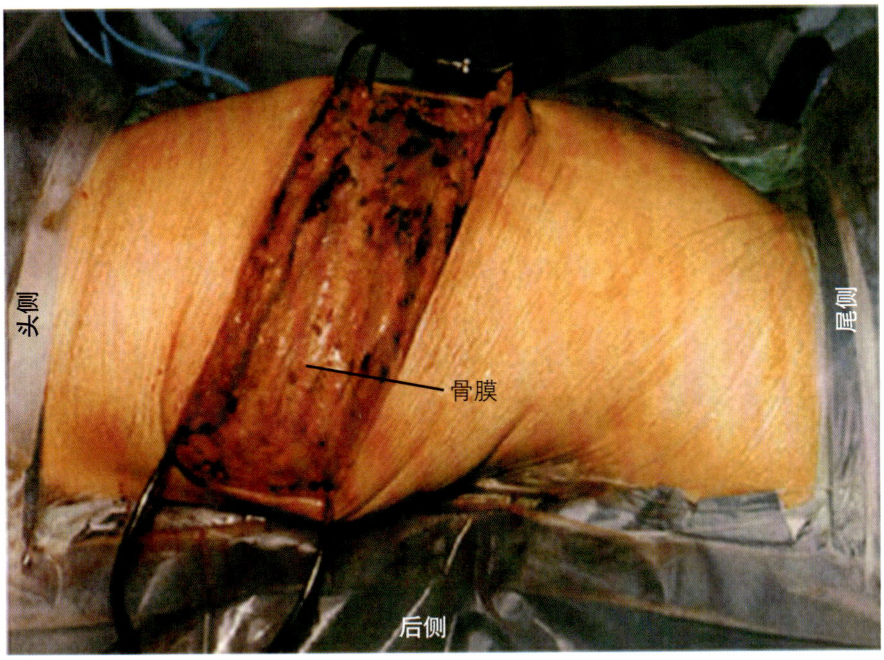

图 17.3 用电刀切开肋骨的外侧骨膜直达骨组织

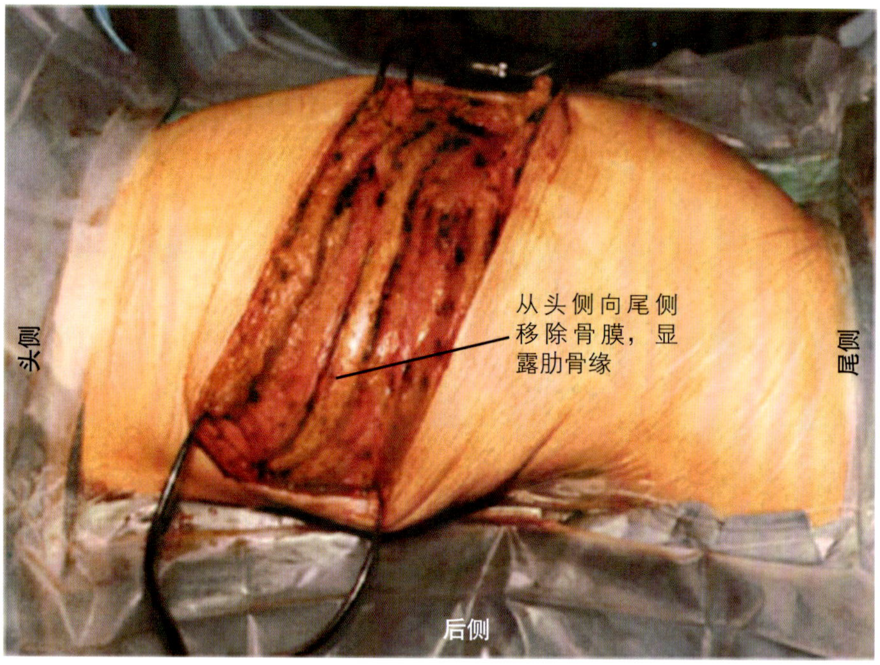

图 17.4　用骨膜剥离器，先从肋骨外侧开始剥离骨膜，然后剥离上面，最后剥离下面

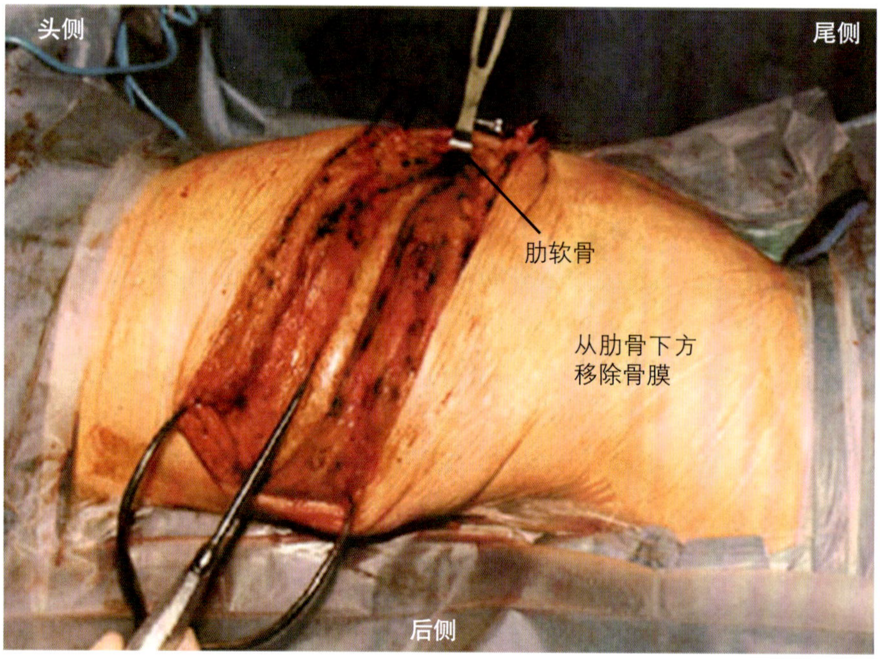

图 17.5　用 Doyen 骨膜剥离器从肋骨下方剥离骨膜

7. 用压舌板向内侧拉开肺组织。最少每 20 分钟放松一次压舌板，令肺组织充分扩张，避免术后肺不张。用湿润的腹部垫保护切口边缘，放置 Feochetti 肋骨牵开器。逐步牵开 Feochetti 组件，在胸腔内获得足够的术野。增加手术床折角可能有利于术野显露。

8. 壁层胸膜反折并覆盖脊柱表面的软组织（图 17.8、17.9、17.10）。用 Adsons 镊子提起壁层胸膜，然后用 Metzenbaum 剪刀切开胸膜。在脊柱表面向头侧和尾侧延长切口。如果显露时遇到椎旁的大脓肿，入路方法和常规脊柱入路一致。可以纵向切开脓肿外壁，穿过脓腔达到脊柱。

9. 辨识椎间盘，可以在脊柱上找到隆起、相对质软、白色的结构（图 17.11）。椎间盘表面血管相对较少，是适合解剖分离的安全区域。肋间动脉和静脉走行于每节椎体的中部。

10. 在脊柱表面用“Kitner”或者海绵棒钝性分离壁层胸膜边缘（图 17.12）。在椎间盘表面提起胸膜，使之远离椎体表面的血管结构。从椎间盘表面开始分离组织有利于减少出血。壁层胸膜切开后，

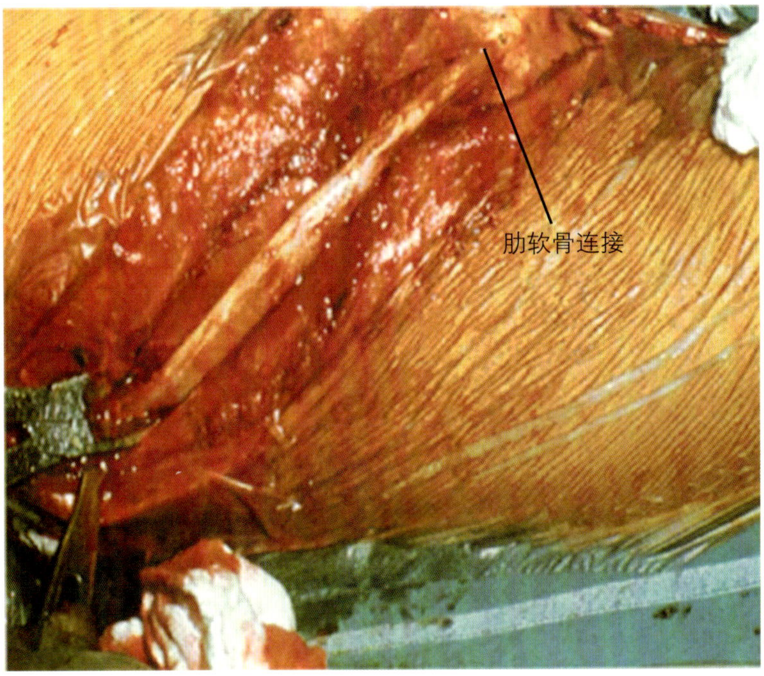

图 17.6 切除肋骨时，尽量向后方在肋横突关节和肋骨角处切断肋骨，前方在肋软骨连接处切断肋骨。移除肋骨，用锉刀将肋骨断端打磨平滑后涂抹骨蜡。需要时可以在肋骨残端表面捆绑医用海绵避免医生操作时受伤

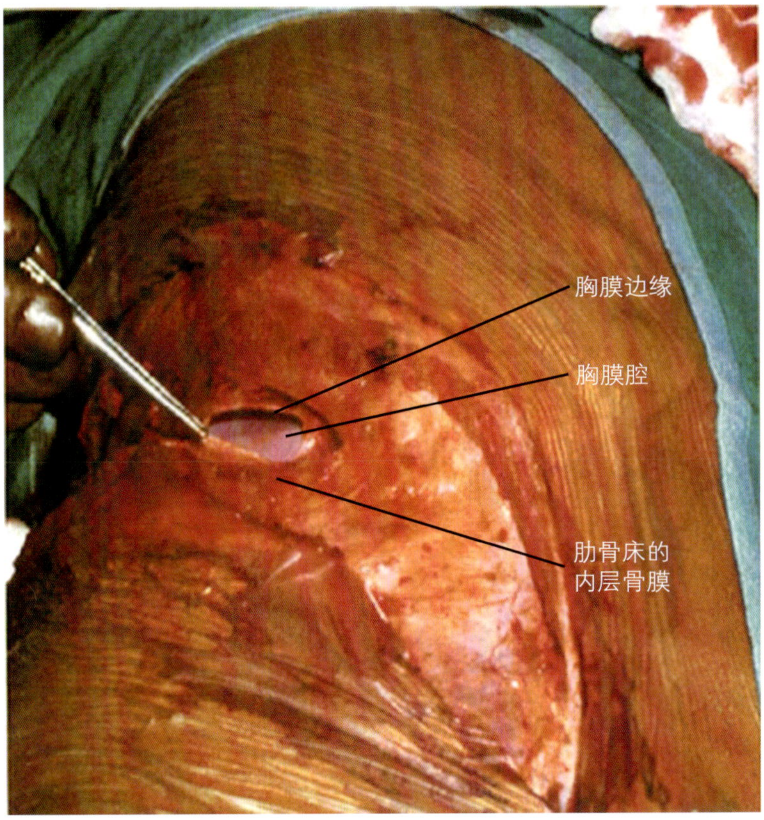

图 17.7 用 Adson 镊子小心提起肋骨内层骨膜，用剪刀或刀片小心打开肋骨床。为了避免肋骨深层肺和胸膜粘连，用手指分离深层肺组织，然后用半钝头剪刀完全切开肋骨床，放置 Feochetti 肋骨牵开器，用压舌板拉开肺组织

可以将其边缘缝合在外侧组织上，便于牵拉。

11. 在椎体表面分离、切断并结扎肋间血管。椎旁大脓肿动脉可进入脓腔。注意结扎节段血管时避免离主动脉过近，以免结扎线松开。同时避免离椎间孔过近。根据血管的大小，动脉和静脉可以一起结扎，也可以分别结扎。用直角钳在血管组织深层穿过，使用 2-0 编织线从内侧向外侧结扎血管，或者使用血管夹按照同样顺序结扎血管。

注意：在血管深层充分解剖分离，常见的错误是两端的结扎线距离过近，没有足够的空间切开。同样方法处理所有的节段血管。在椎体表面结扎节段动脉不会造成神经缺血性麻痹[1]。

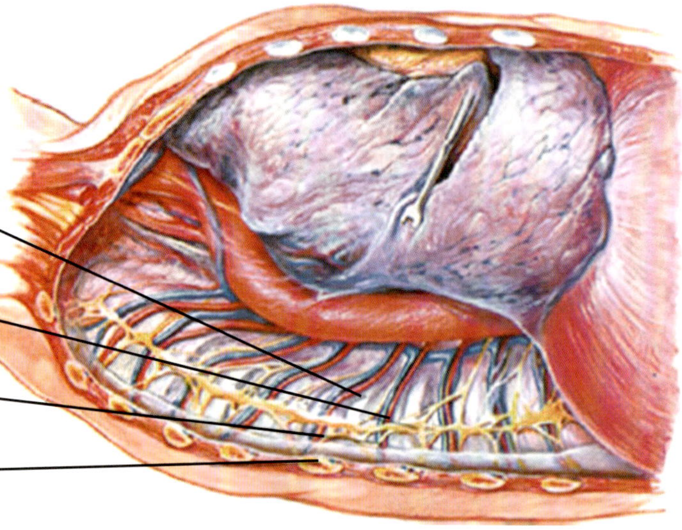

图 17.8 脊柱、主动脉、肋间血管和壁层胸膜。壁层胸膜深层，可见肋间动脉和静脉走行于每节椎体水平。隆起、白色、质韧的结构是椎间盘，代表无血管边界，用于分辨走行于椎体中部的肋间血管结构。胸导管可能在 T4-T5 水平从右向左穿过椎体表面。术中尽量保留交感神经丛，虽然损伤交感神经也不会导致严重后果

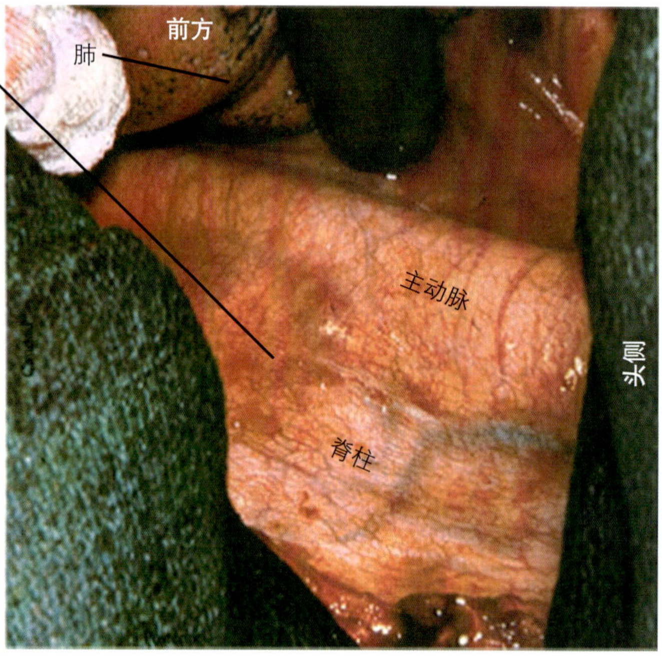

图 17.9 壁层胸膜覆盖在主动脉和脊柱表面。用 Adson 镊子提起壁层胸膜，然后用 Metzenbaum 剪刀切开胸膜。仔细分离胸膜下软组织，用剪刀小心沿着脊柱头侧和尾侧剪开壁层胸膜。如果遇到椎旁的大脓肿，需要切开脓肿，步骤和非脓肿的患者一样。从脓腔表面移动壁层胸膜有时会十分困难，可以选择同时切开

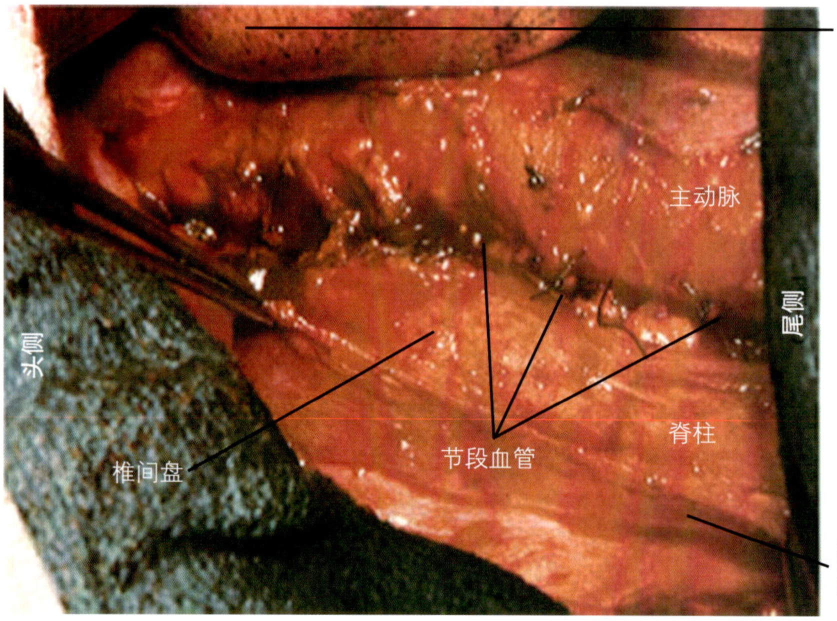

图 17.10 切开壁层胸膜后，在脊柱表面用“花生米”或海绵棒钝性分离壁层胸膜边缘。如果需要持续牵拉胸膜，可以将壁层胸膜缝合在侧后方的组织上

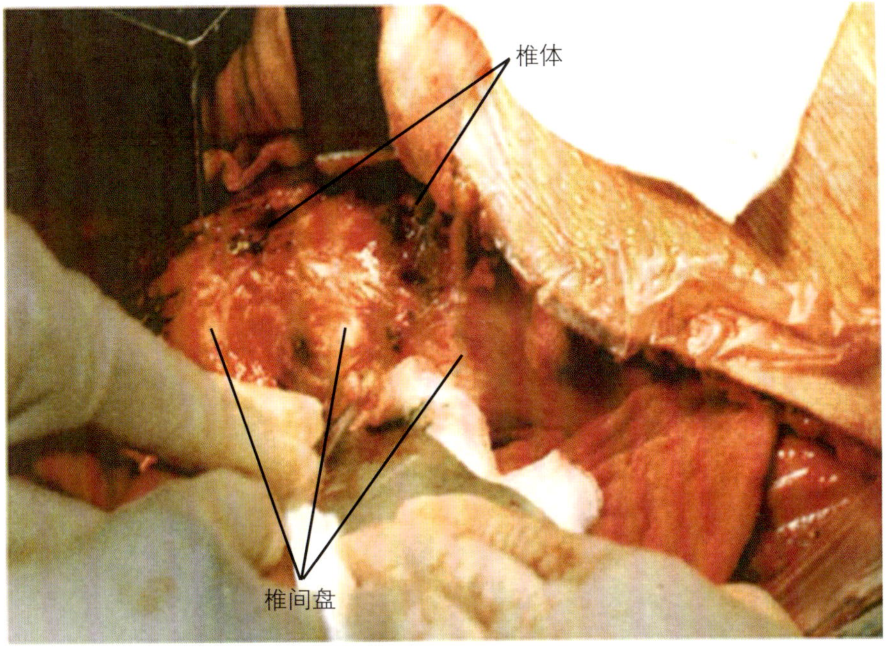

图 17.11 解剖分离组织之前首先找到脊柱上隆起、相对质软、白色的椎间盘组织

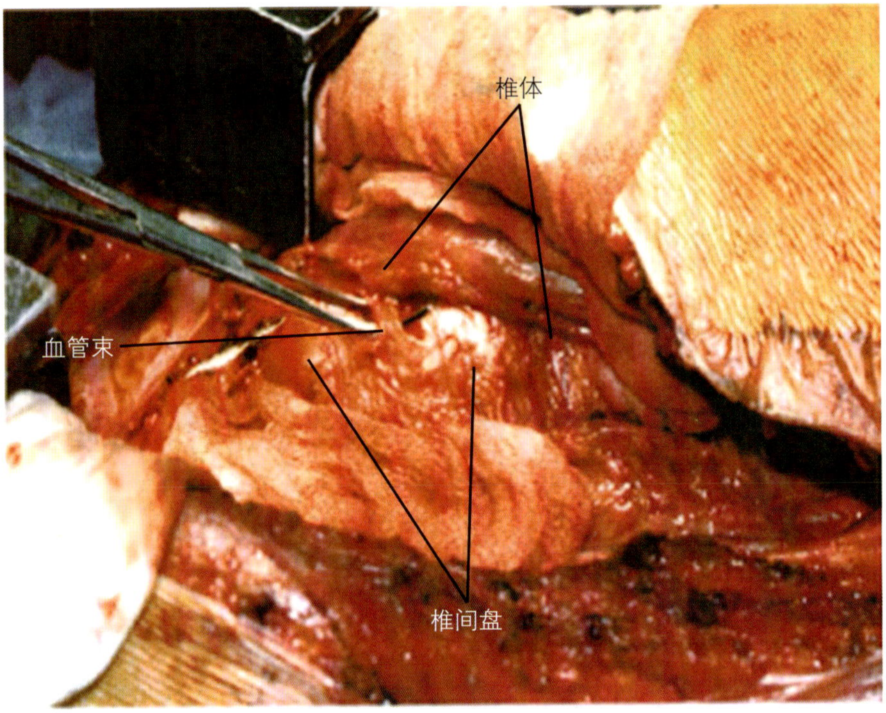

图 17.12 在椎体表面分离、切断、结扎椎间血管。注意结扎节段血管时避免离主动脉过近，以免结扎线松开。根据血管的大小，动脉和静脉可以一起结扎，也可以分别结扎。用直角钳在血管组织深层穿过，使用 2-0 编织线从内侧向外侧结扎血管。分离血管时避免进入椎间孔。如果遇到椎旁脓肿，直接切开脓腔壁层，钳夹并结扎壁层中的肋间血管。根据术中需要，从正中向外侧钝性分离软组织，显露脊柱结构并去除椎体和椎间盘表面的软组织

注意：解剖分离组织时不要进入椎间孔。

12. 处理完节段血管后，钝性显露脊柱表面（图 17.13）。如果需要显露骨骼和椎间盘，直接用电刀切至骨骼。用骨膜起子分别向内外侧分离纤维环和椎体表面的骨膜。术中常常向外侧分离软组织不够（图 17.14、17.15、17.16）。肋骨头在相应椎体的上半部和上方的椎间盘水平形成关节（图 17.13）。切除肋骨头可以得到通向后方椎间盘和椎管的通道。左侧入路时，辨识左侧椎弓根有助于确认椎管的位置和方向。切除头侧和尾侧的椎间盘可以确认椎体后壁和椎管的位置，向侧方解剖可以确认椎弓根和椎管，以便于显露整个椎体。

13. 闭合伤口：直视下观察肺组织在所有区域复张。尽可能在脊柱表面缝合壁层胸膜。通常经过第 9 肋间放置引流管。缝合切口时注意保护肺组织。拉近切口两侧的肋骨并闭合胸壁。用不可吸收的 Dacron 编织缝线缝合肋骨床。胸腔引流管

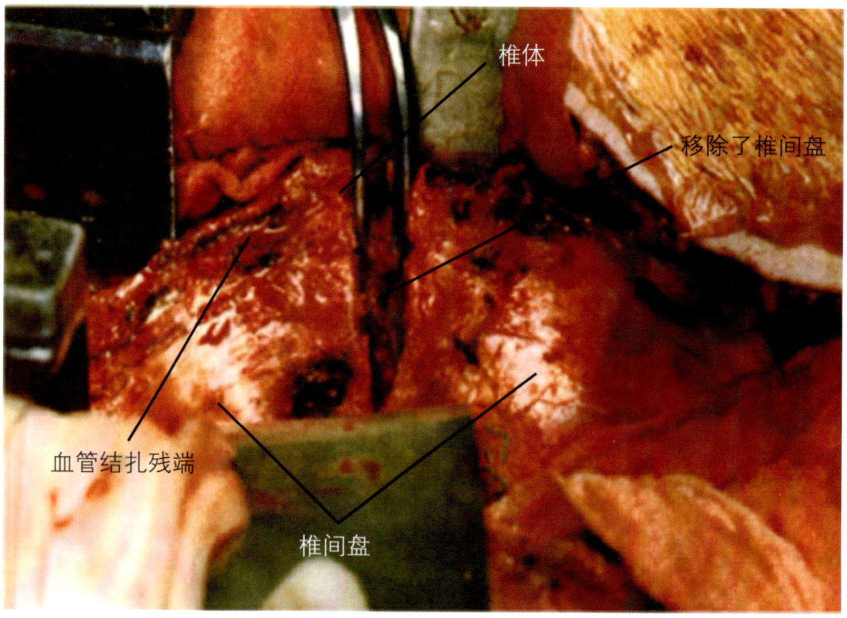

图 17.13 切除肋骨头以便于显露椎间盘后部

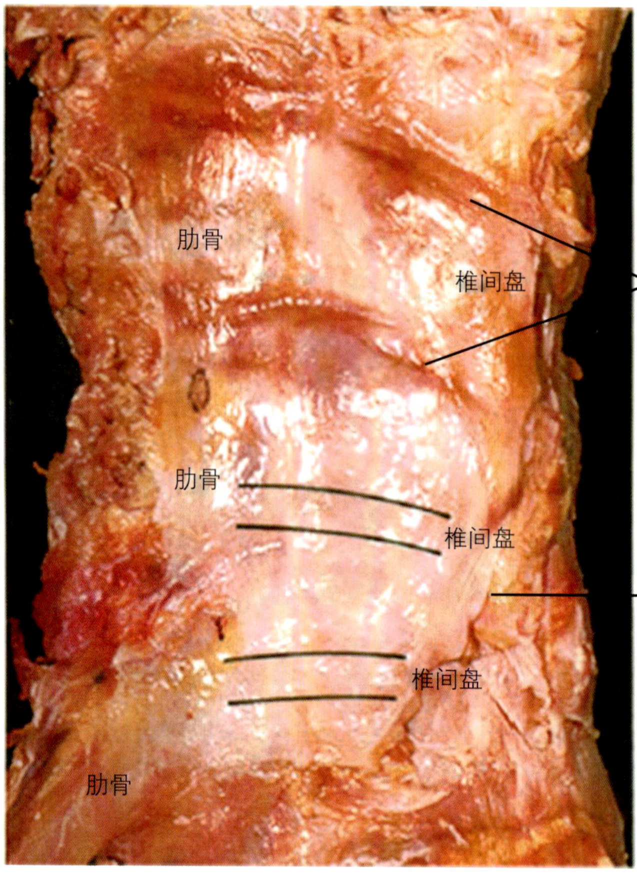

图 17.14 壁层胸膜覆盖了脊柱结构：椎间盘、椎体、肋间血管和肋骨关节

连接水封容器。根据引流量和肺复张情况，引流管通常在肺复张后 48~72 小时拔除。

谨 记

1. 去除肋骨骨膜时，注意肋间动静脉位于肋骨下表面的深层。
2. 打开肋骨床时注意保护肺组织。
3. 在肋骨头旁开 1.5 英寸处切开壁层胸膜。
4. 确认椎间盘和无血管区域。
5. 结扎节段血管，留下充足的近侧残端。
6. 确认肋横突关节、肋骨头和椎弓根的位置。
7. 在脊柱表面缝合壁层胸膜。
8. 拉近切口两侧的肋骨并用 Dacron 编织缝线缝合。

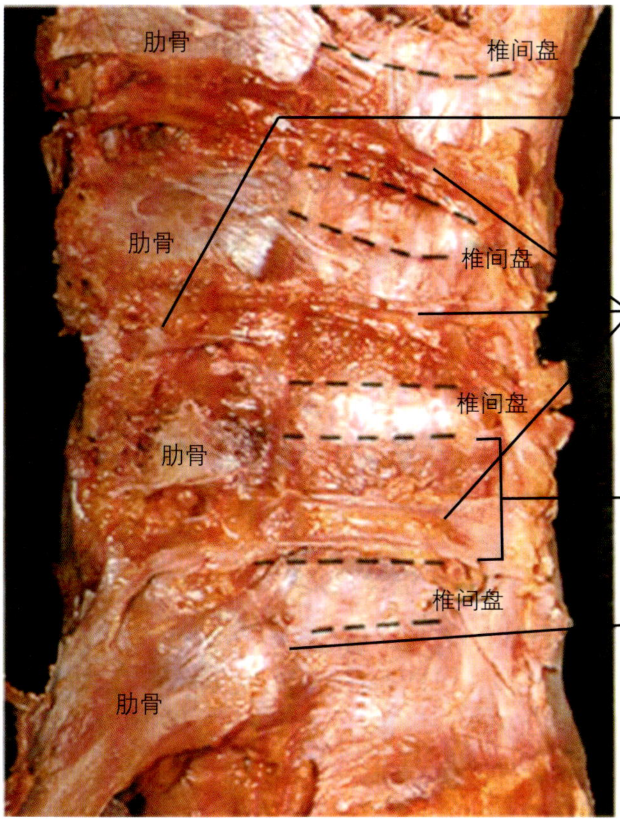

图 17.15 移除壁层胸膜后，很容易找到平行于肋间血管的椎间隙

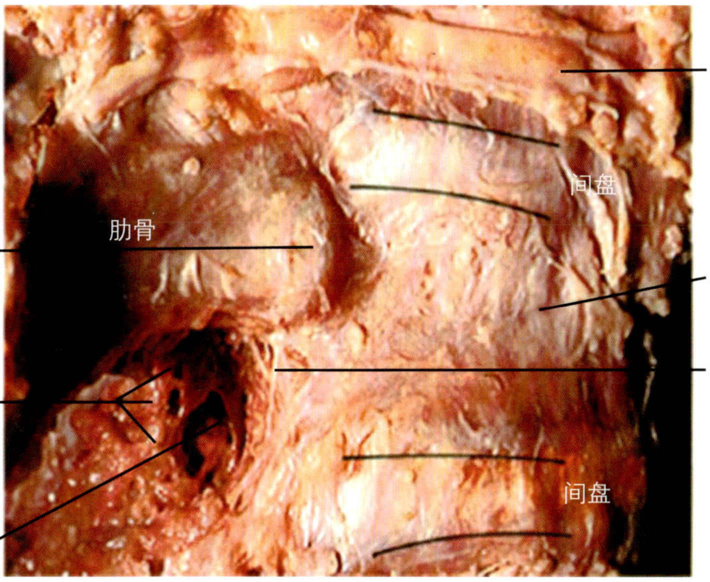

图 17.16 肋骨头在相应椎体的上半部和椎体上方的椎间盘水平形成关节。因此第 10 肋形成的关节位于 T9-T10 水平。移除肋骨头和相应关节有利于显露椎间盘后外侧结构。去除肋骨头和椎间盘，可以辨识肋间神经、硬膜囊、椎体后壁和椎管。肋骨 - 椎体关节是维持胸椎稳定的重要结构。

从前方显露椎管，术者可以从椎间盘正中或前外侧进入，切除目标椎体上下位置的椎间盘。术中确认后侧纤维环和椎体后壁，确保手术操作在无血管区域完成。找到椎体后壁之后，可以用磨钻切除椎体

（韦　祎 译）

参考文献

1. Hodgson AR, Yau ACMC: Anterior surgical approaches to the spinal column. In Apley AG (ed): Recent Advances in Orthopaedics. Baltimore, Williams & Wilkins, 1964, pp 289–323.

18 胸腰椎交界区

Robert G. Watkins, III

对于胸腰椎交界区（T10-L1）的手术入路，Hodgson推荐切除第9肋骨[1]。Dwyer推荐采用切除第10肋骨的标准胸腰椎入路[2]。对于T12-L1，Perry推荐切除第10肋骨[3]。手术显露时选择切除肋骨的原则与胸椎其他部位一致。理想情况下，选择在腋中线上平行病变位置的肋骨，或者在弧形切口的顶点能显露病变的近端，然后向远端和尾侧显露整个病变部位。

为了最大程度显露T11-T12，切除第9肋骨是最佳选择；在T12-L1位置，更多选择切除第10肋骨的胸腹部入路，术中需要切开膈肌的边缘。一些患者不能损伤膈肌或者只需要很少的显露，如单一间盘切除加植骨融合，可以选择经第12肋骨的入路。对于L1-L2显露，推荐经第12肋骨，胸膜外腹膜后入路。

在一些特定情况，还有三个额外的手术入路：经第11肋骨和胸膜外、腹膜后可显露T10-L2椎体前方。适用于显露范围要求小的患者，避免打开胸膜腔和切开膈肌而引发并发症。

经肋横突关节的后侧入路并发症少，可作为局部胸膜外显露手术的选择之一。术中沿着第12肋下神经显露T12-L1的椎体和椎管结构。与前方入路相比，该入路需要最少切除两个节段的肋横突关节，来完成全间盘切除、椎体切除和结构性植骨操作。

经第10肋骨胸腰椎入路可以显露长节段胸椎和腰椎椎体，这个入路可以显露近端和远端多个节段，适合进行骨性手术操作。

注意：术中要在整体术区的头侧进行足够的显露。

附加解剖

在胸腰椎入路中，膈肌的解剖是最重要的。膈肌为穹窿形，顶端接近T7水平。低端连接于胸骨剑突、T6-T12肋软骨的内侧面、腰肋弓、膈脚和腰椎椎体。腰肋弓可以分为内外两部分（图18.1）。内侧腰肋弓从膈脚和椎体开始延伸，拱形跨过腰大肌的头侧部分，连接到L1横突的上表面。外侧腰肋弓从L1横突开始延伸，拱形跨过腰方肌至第12肋骨尖端。膈脚结构分为较大的右侧膈脚，从L1、L2和L3椎体右侧面向下延伸，和较小的左侧膈脚，连接L1和L2椎体左侧面（见图19.7）。膈脚向头侧和前方延伸到T11-T12水平，在正中线附近形成主动脉裂隙。食管裂隙和腔静脉孔位于膈壁前方。主动脉裂隙走行主动脉、奇静脉和胸导管。食管裂隙位于第10椎体水平附近，其中走行食管和迷走神经。较小的孔隙走行膈神经和半奇静脉。交感神经干通常进入内侧腰肋弓下方。

膈肌的神经支配分布在中央区域，可以在周边切开膈肌，保留大约1英寸的残端，便于闭合伤口时缝合肌肉组织。手术中对膈肌的操作不能损伤膈肌的神经支配和功能。

膈肌下面的筋膜结构是腹横筋膜，在胸腔内对应的筋膜组织是胸内筋膜，属于封套筋膜，覆盖胸腔内侧入口。腹横筋膜覆盖肌肉组织，如腰大肌、腰方肌，和腹腔内所有血管骨骼组织。胸内筋膜覆盖肋骨的内表面、膈肌头侧位于胸腔内的上表面，其中椎旁筋膜覆盖椎体和椎间盘。在头侧胸内筋膜延续成为颈部椎旁筋膜，在尾侧与腹横筋膜相连（也有学者称之为腹内筋膜）。膈肌在肋骨上的止点与腹横肌止点交错相连。这些交错点可以用于重新锚定膈肌，特别是在第11肋和12肋骨的尖端（图18.1）。膈肌解剖时应该分离到膈脚。从L2开始在椎体表面掀起膈脚，将膈肌向头侧牵拉，以便于术中椎体的操作。用小固定缝线标记膈肌的残端，便于关闭伤口时修复膈肌。

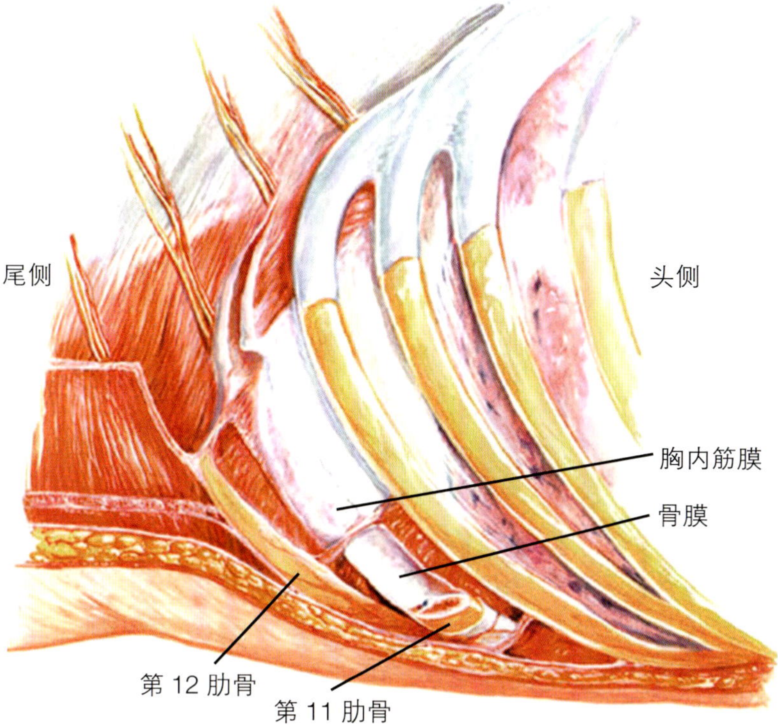

图 18.1 从肋软骨尖端或者有时从肋骨角可以进入胸膜外间隙。胸膜在第 12 肋骨上的分布取决于该肋骨的长度。在肋骨尖端有一个相对安全的区域进入胸膜外间隙，辨认胸膜后，在肋骨床深层钝性分离胸膜。肋骨床包括肋骨的骨膜、胸内筋膜和壁层胸膜

在胸腹联合入路时剥离的肋软骨组织，闭合伤口时需要重置（见图 19.4）。

胸膜腔延伸到大部分患者的第 11 肋和第 12 肋中央部分（见第 20 章和图 18.1）

（韦　祎 译）

参考文献

1. Hodgson AR, Yau ACMC: Anterior approach to the spinal column. In Apley AG (ed): Recent Advances in Orthopaedics. Baltimore, Williams & Wilkins, 1964, pp 289–326.
2. Dwyer AF, Newton NC, Sherwood AA: An anterior approach in scoliosis. Clin Orthop 62:192, 1969.
3. Perry J: Surgical approaches to the spine. In Pierce N, Nichol V (eds): The Total Care of Spinal Cord Injuries. Boston, Little, Brown, 1977, pp 53–79.

19 第 10 肋：胸腹联合入路

Robert G. Watk ins, III

1. 患者侧卧位。选择左侧入路，脊柱侧凸时可以选凸侧入路。因为主动脉比腔静脉更容易牵拉，所以左侧入路更受欢迎。另外脾比肝容易拉开。皮肤切口起自第 10 肋骨水平椎旁肌外侧缘，向外侧延伸至第 10 肋骨和肋软骨交界处[1]。弧形切口从第 10 肋骨尖端延伸到腹直肌鞘外侧，根据显露的需要可以沿着腹直肌鞘向远端延长（图 19.1）。用电刀逐层切开肌肉组织。助手积极使用 Adson 镊子钳夹出血点。

2. 切开第 10 肋骨表面的骨膜至肋软骨。用锋利弧形的骨膜剥离器掀起肋骨浅层和深层的骨膜组织。注意避免损伤位于肋骨下表面的神经血管束。在肋骨角和肋软骨边缘切断肋骨，并移除肋骨。用剪刀剪开肋骨床，打开胸腔并拉开肺组织（图 19.2）（见第 16 章）。

3. 用手术刀沿着长轴劈开肋软骨（图 19.3）。打开肋软骨下表面并向两侧拉开[1-3]（图 19.4）

4. 在劈开的肋软骨深层钝性分离，确认腹膜后间隙（图 19.5）。腹膜后脂肪组织的细小纹理，有助于确认腹膜后间隙。

5. 在膈肌下表面钝性分离腹膜组织。用海绵棒在腹膜表面分离膈肌、腹横筋膜和腹壁组织。

6. 拉开腹膜，切开腹壁肌肉（外斜肌、内斜肌和腹横肌），逐层切开仔细止血。此时胸腔和腹膜后间隙已经打开，膈肌位于切口中央（图 19.5、19.6）

7. 在腹膜后间隙观察膈肌位置，从胸腔里切开膈肌（图 19.7）。在距离胸壁 1 英寸位置切开膈肌组织[4]。在膈肌上放置标记夹子，以便手术结束时准确缝合膈肌。

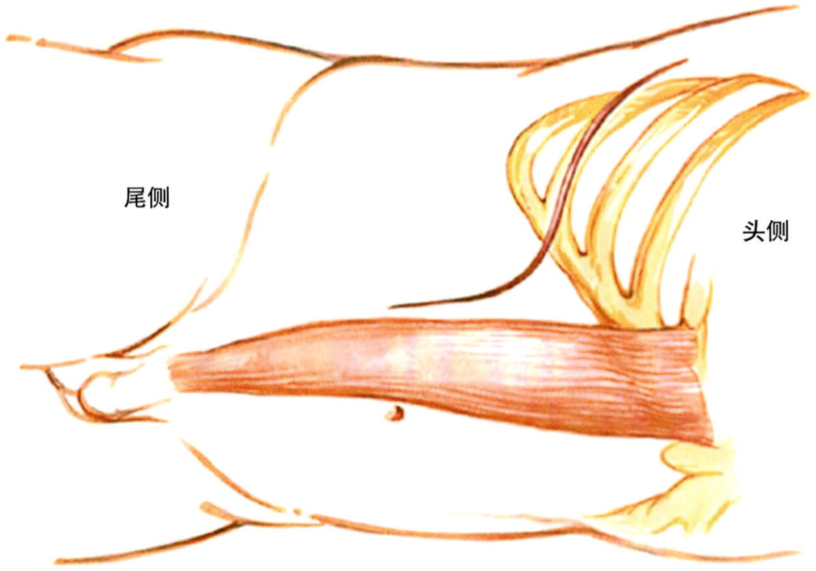

图 19.1 患者侧卧位。选择左侧入路，脊柱侧凸时可以选凸侧入路。因为主动脉比腔静脉更容易牵拉，所以左侧入路更受欢迎。皮肤切口起自第 10 肋骨水平椎旁肌外侧缘，向外侧延伸至第 10 肋骨和肋软骨交界处。弧形切口从第 10 肋骨尖端延伸到腹直肌鞘外侧，根据显露的需要可以沿着腹直肌鞘向远端延长。用电刀逐层切开肌肉组织至第 10 肋骨的骨膜，在肋骨角和肋软骨之间切除第 10 肋骨（同第 16 章）

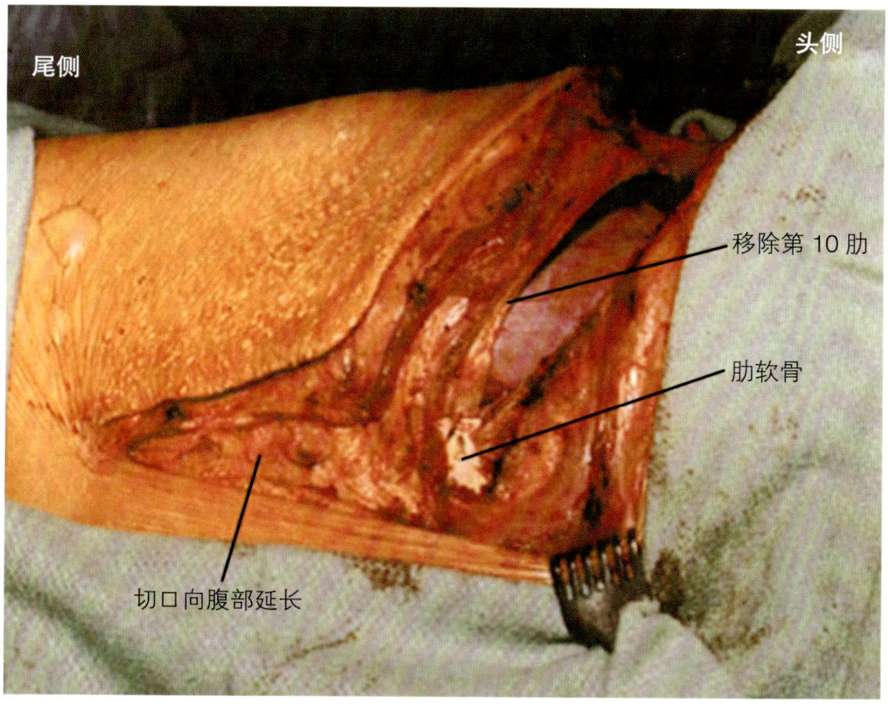

图 19.2 移除肋骨，仔细勾勒肋软骨轮廓。在此处胸膜腔已经打开，后腹膜腔依旧闭合

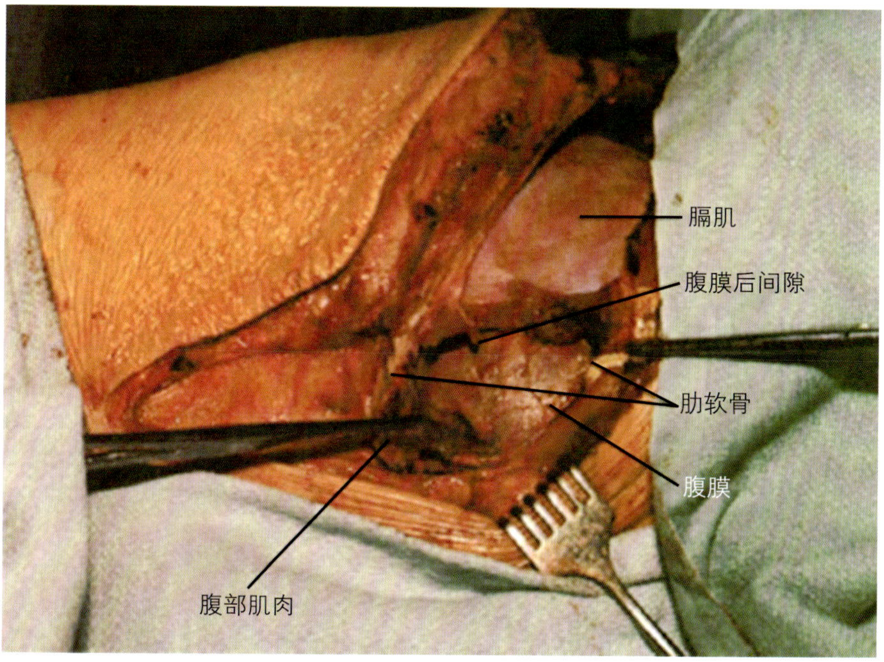

图 19.3 劈开肋软骨。仅仅切开肋软骨下方最浅表的软组织，以便于拉开肋软骨

8. T12-L1 的手术操作：从脊柱上切断膈肌。切断膈脚并掀起膈肌（图 19.8）。用保护性 Deaver 拉钩向前拉开腹膜腔。用大型肋骨牵开器，如 Feochetti 牵开器，拉开去除第 10 肋的胸壁，可以直视脊柱：近端到达 T6 椎体，远端到达腰椎。在腰椎，为了显露合适的术野，可以从脊柱上剥离膈脚和腰大肌。在胸椎按照标准开胸入路打开壁层胸膜。结扎肋间动脉和静脉，以便移动主血管干。如果条件允许，结扎胸导管，它通常从右向左跨过 T4-T5 椎体表面，注意避免损伤交感神经丛。移除肋间血管后，直接切到脊柱。在脊柱表面解剖分离，向外侧剥离软组织。

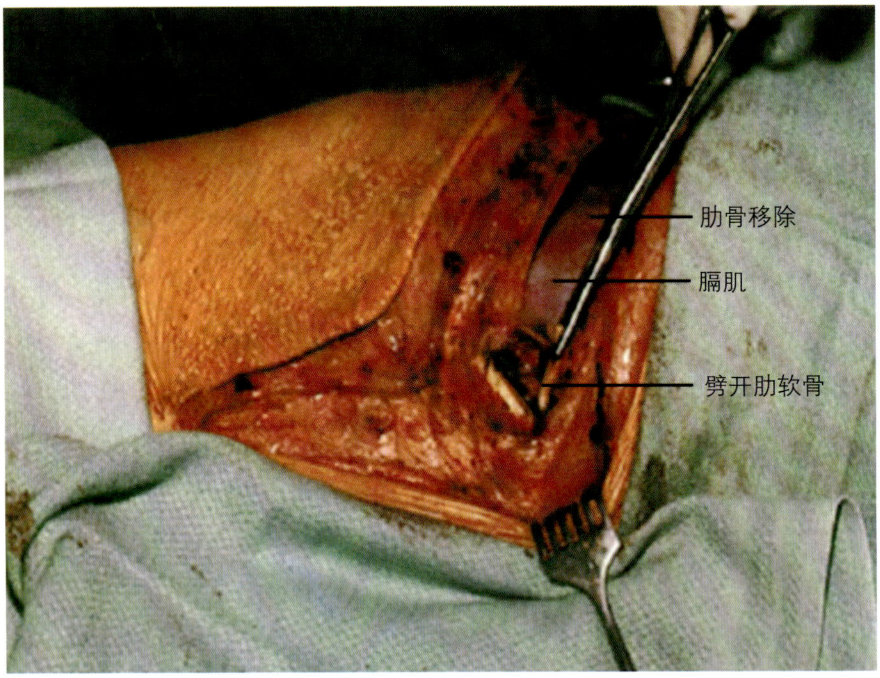

图 19.4 拉开肋软骨。辨识头侧肋软骨上的膈肌止点和尾侧肋软骨上的腹肌止点。钝性分离软骨深层的组织和其上附着的肌肉，找到腹膜和腹膜后间隙。辨识腹膜后脂肪组织的细小纹理，有助于确认腹膜后间隙

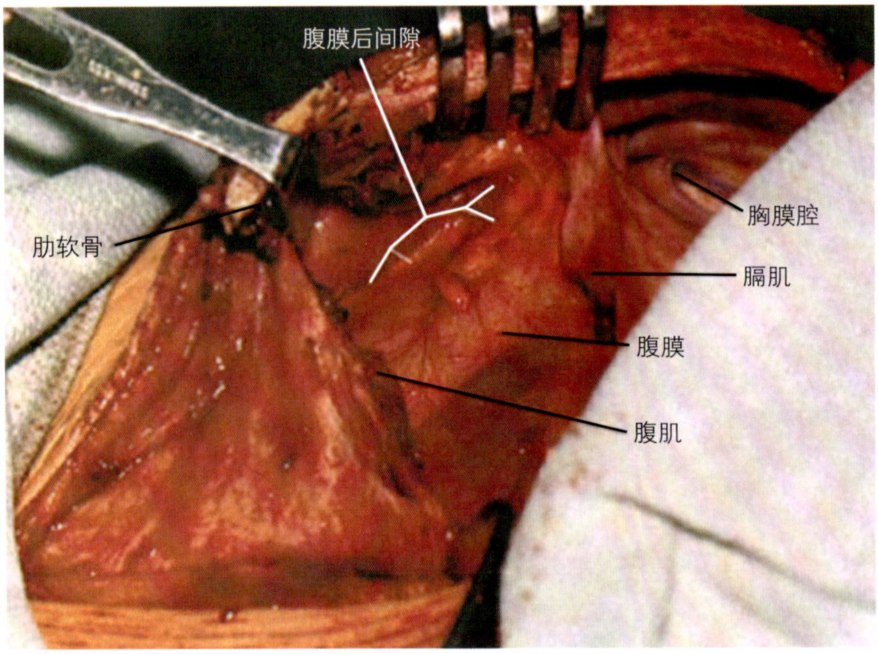

图 19.5 在膈肌下表面钝性分离腹膜。用海绵棒辅助将腹膜从膈肌上剥离。在膈肌下钝性分离足够的间隙，以便于切开膈肌时避免损伤腹膜。可以看到胸膜腔和腹膜后，以及居于中间的膈肌。在腹肌下表面剥离腹膜，沿着切口切开腹壁肌肉组织（后面观）

9. 闭合伤口：闭合伤口的关键是修肋软骨。间断缝合膈肌、修复劈开的肋软骨、在第 8 肋间置入胸腔引流管并向后上方放置。将膈肌和胸内筋膜止点固定在头侧肋软骨上，将腹横筋膜和腹肌止点固定在尾侧肋软骨上。重建肋软骨后，腹壁肌肉层更容易辨识。尽可能逐层闭合腹部肌肉组织，按照标准开胸手术闭合胸腔。

谨 记

1. 劈开肋软骨。
2. 在肋软骨深层钝性分离，向头尾侧牵拉肋软骨。
3. 确认具有起泡特征的腹膜后脂肪。

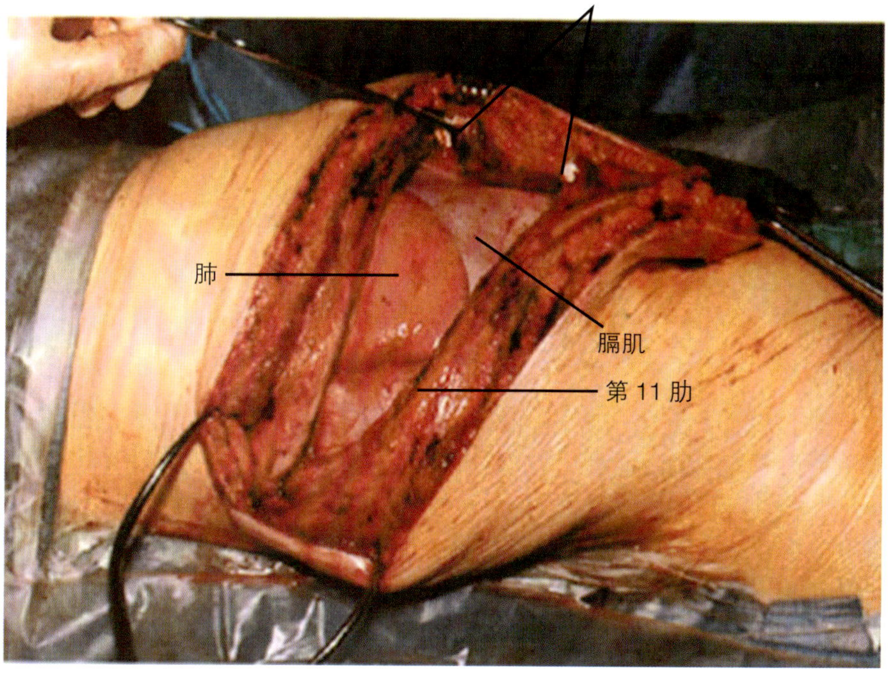

图 19.6 保护好腹膜和肺组织，以便分割膈肌

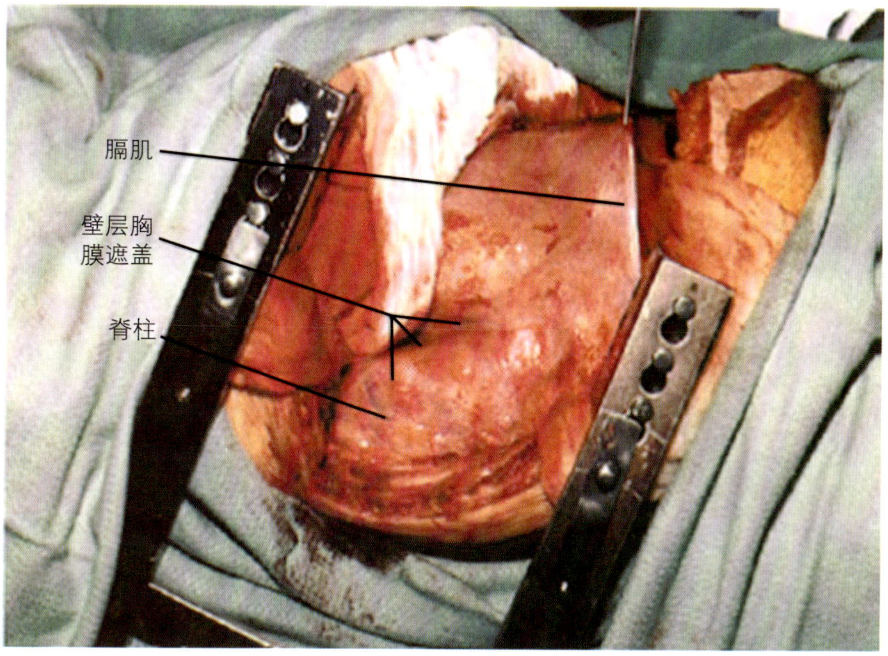

图 19.7 在腹膜后间隙观察膈肌位置，从胸腔里切开膈肌。在距离胸壁 1 英寸位置切开膈肌组织。在膈肌上放置标记夹子，以便手术结束时准确缝合膈肌。膈肌的神经支配主要在中央区域。在膈肌外周切开时避免损伤神经。切开膈肌时留有 1 英寸的残端，以便术后缝合伤口。进行 T12 至 L2 脊柱骨性手术时必须移除膈肌止点

4. 在切开膈肌和腹壁之前，在其深层剥离腹膜组织。
5. 确认腰大肌和膈脚。
6. 在每节椎体分离结扎肋间血管。注意，第 12 胸椎和第 1 腰椎的血管可能被膈脚肌肉遮盖。
7. 修复劈开的肋软骨，开始闭合伤口。
8. 闭合膈肌、肋骨床和每层肌肉组织。

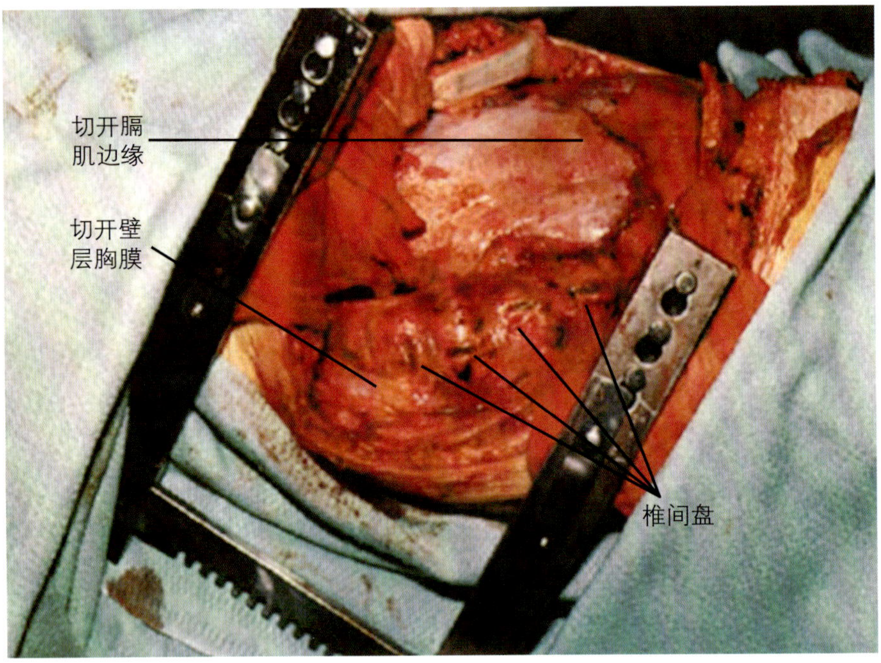

图 19.8 切断并拉开膈肌，显露脊柱结构（见第 16 章）。辨别椎间盘，清除表面的软组织，在椎体表面解剖并结扎肋间动脉

（韦　祎 译）

参考文献

1. Riceborough EJ: The anterior approach to the spine for correction of the axial skeleton. Clin Orthop 93:207–214, 1973.
2. Dwyer AF, Newton NC, Sherwood AA: An anterior approach to scoliosis. Clin Orthop 62:192, 1969.
3. Dwyer AF: Experience of anterior correction of scoliosis. Clin Orthop 93:192–201, 1973.
4. Scott R: Innervation of the diaphragm and its practical aspects in surgery. Thorax 20:357, 1965.

第 11 肋入路　20

Robert G. Watkins, III

1. 沿着左侧第 11 肋骨全长做标准皮肤切口。切口从肋骨尖端继续向内下方延伸，至腹直肌鞘的边缘（图 20.1）。切口后部可以弧形向头侧延伸，以便切除更多的肋骨；切口前部可以沿着腹壁垂直向下延伸，以便在腹膜后显露更多的腰椎。

2. 在肋骨角和肋软骨交界处切除第 11 肋骨，保留完整的肋骨床。

3. 手术最重要的步骤是在此处保证胸膜外、腹膜后操作。

4. 劈开肋软骨。膈肌的止点位于头侧肋软骨和相连的肋骨床；腹横筋膜和肌肉的止点位于尾侧肋软骨。胸膜和胸膜腔在肋骨床的深层。

5. 关键一步是劈开肋软骨，并在其深层仔细分离数英寸肋骨床，保护好壁层胸膜（图 20.2、20.3）。进入腹膜后间隙过程中避免损伤胸膜。

6. 分别向头侧和尾侧钝性分离上下两部分肋软骨（图 20.3）。注意在此处辨认腹膜和腹膜后间隙。将切口在肋软骨水平向内侧延伸 3 英寸。在第 11 肋骨尖端逐层解剖肌肉层（外斜肌、内斜肌、腹横肌）

注意：肌肉层在内侧突然变薄，解剖时容易进入腹腔，此时应立即采用荷包缝合法修复腹膜。到达腹膜后，在腹横筋膜深层钝性分离，打开筋膜组织，拉开腹膜（图 20.4）。

7. 显露腹膜后，确认并完整游离壁层胸膜。虽然胸膜组织有时会延伸到第 11 肋骨尖端，但通常它经过第 12 肋骨中段，抵达第 11 肋骨尖端的内侧（图 20.3）。肋骨床由三层组成：骨膜、胸内筋膜和壁层胸膜。只打开骨膜和肋骨床的肌肉组织。辨认壁层胸膜。关键步骤是在肋骨床的胸内筋膜表面解剖分离胸膜组织。用棉纱手套或者用纱布包绕手指，在肋骨床深层向脊柱方向钝

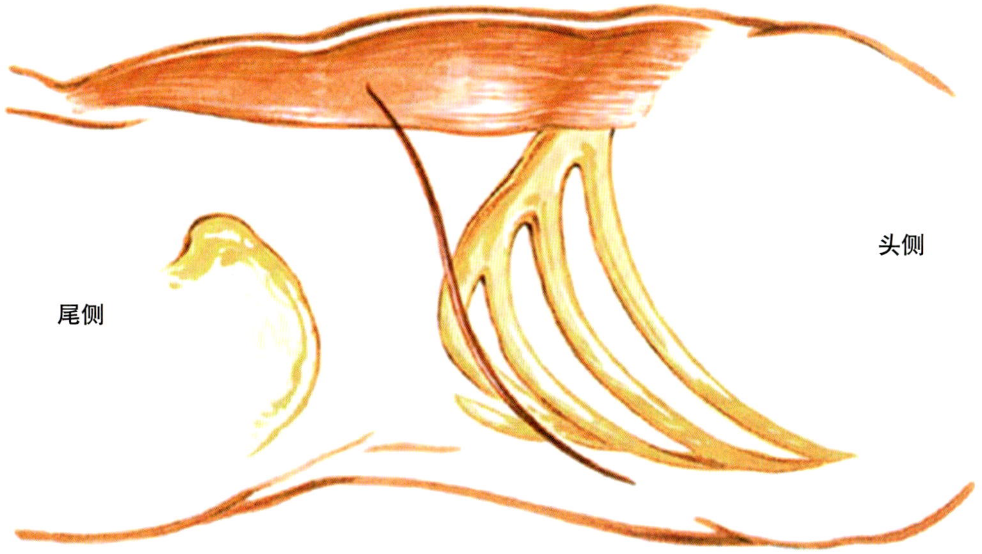

图 20.1　沿着左侧第 11 肋骨做标准皮肤切口，从第 11 肋尖端继续延伸至腹直肌鞘的外缘。移除第 11 肋骨并劈开肋软骨（如第 18 章所述）。分开肋软骨，小心钝性分离，保护软组织瓣，在肋骨床深层分离壁层胸膜

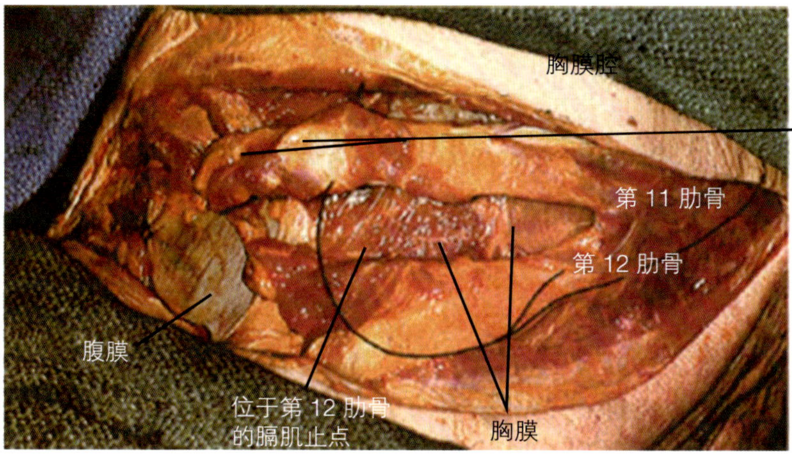

图 20.2 在标本解剖中注意胸膜、腹膜和第 11 肋软骨之间的关系。理解第 11 肋骨床深层的解剖结构是保持胸膜外 - 腹膜后操作的关键。在第 11 肋和第 12 肋深层可观察到胸膜腔与腹膜腔的解剖关系。第 11 肋软骨尖端上的腹壁肌肉组织已经去除，保留了膈肌在第 11 肋和第 12 肋上的止点。解剖分离操作需要在胸膜腔和腹膜腔之间的间隙中进行

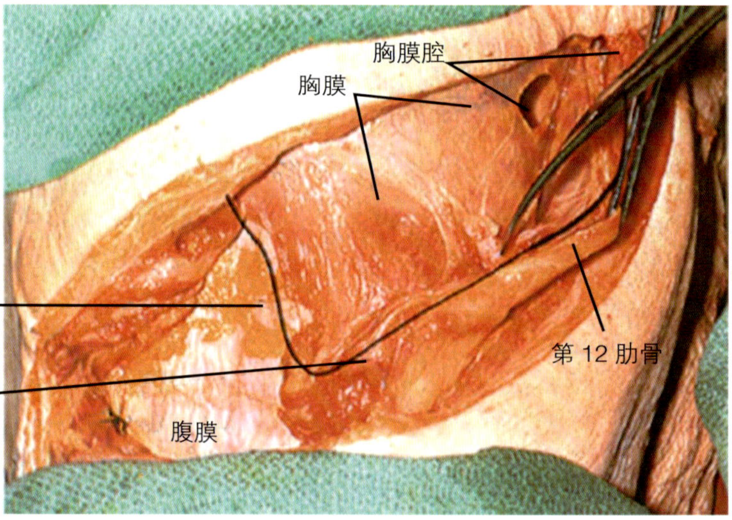

图 20.3 胸膜腔远端边界紧邻腹膜腔近端边界。在胸膜外和腹膜后解剖分离，可见向头侧反折的壁层胸膜

性分离。将软组织推开，在肋骨床深层仔细解剖分离。如果损伤胸膜，应缝合修复。分离胸膜后用剪刀剪开肋骨床。肋骨床上有一层坚韧的筋膜阻碍手术显露。打开肋骨床后，放置 Feochetti 牵开器。如果下方存在小肋骨阻碍 Feochetti 牵开，可以换成 Deavers 牵开器。膈肌止点位于第 12 肋骨尖端，经常阻碍术野的充分显露。在膈肌表面将胸膜折叠移开，在第 12 肋骨尖端切断膈肌止点。

8. 牢记：膈肌被拉向头侧，手术入路在膈肌下方完成。在膈肌下表面钝性分离腹膜组织，并向前拉腹膜囊及其内容物。进入腹膜后间隙，在横突表面辨识腰大肌。

9. 辨识腰大肌的起点，位于横突和 T12、L1 的椎体表面（图 20.4、20.5、20.6）。辨识 L1 椎体横突，位于内外侧腰肋弓交界处。在 L1 表面辨识膈脚。

10. 在 L1 横突表面切断腰肋弓的止点。

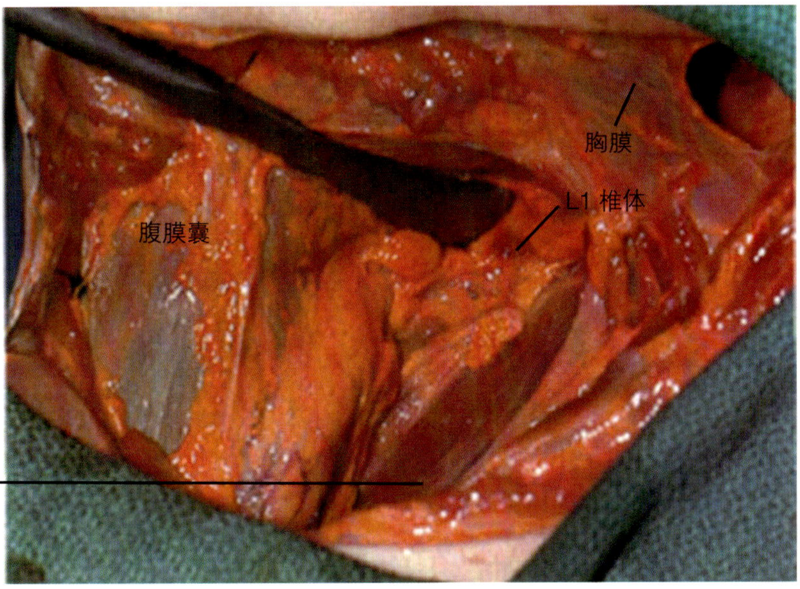

图 20.4 其他视角显示腹膜后间隙和 L1 椎体的胸膜外 - 腹膜后入路。向前推腹膜囊，分离并向头侧牵拉胸膜

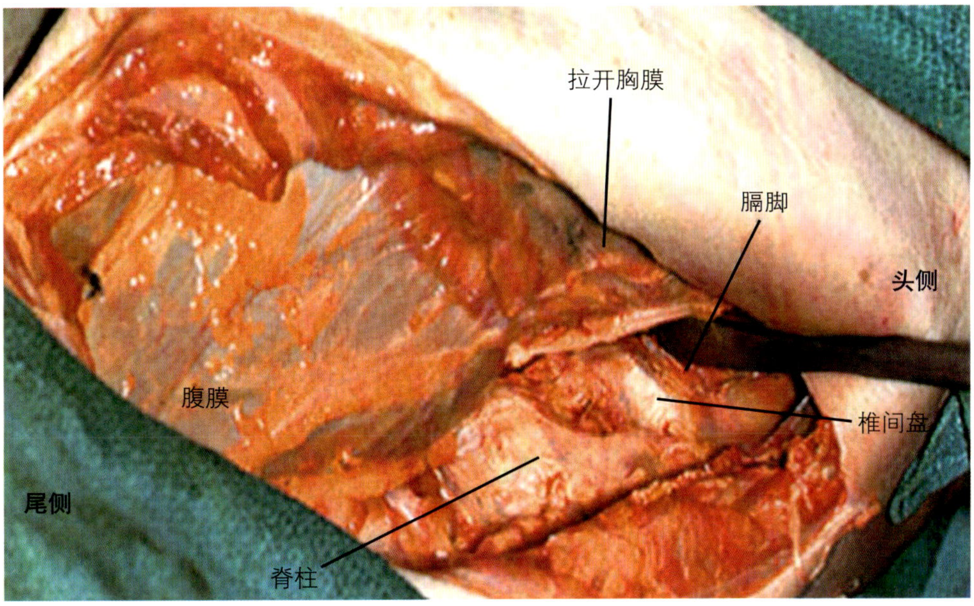

图 20.5 脊柱的显露包括：辨识椎间盘，在椎间盘表面钝性分离，游离肋间动静脉，移走膈脚的止点。注意第 12 肋的肋间动静脉在膈脚的深层

11. 在 L1 和 L2 椎体表面切断并掀起左侧膈脚（图 20.7）。在椎体水平辨识并结扎节段血管。

注意：不要忽略 L1 椎体表面的节段血管。在脊柱表面钝性分离可达 T11 水平。胸膜通常延伸到 T12 椎体水平肋膈沟内侧。即使已经在第 11 肋中部辨识胸膜，此处钝性分离依旧存在误入胸膜腔的危险。

12. 腰大肌经常遮盖内侧的脊柱和膈脚。用手指触摸区分椎体和椎间盘的外形。在 T12-L1 椎体和横突上移除腰大肌的止点。用电刀在腰大肌上止血。在胸膜外 - 腹膜后间隙中显露 T12-L1 椎体（图 20.8）

13. 关闭伤口：闭合伤口之前复张肺组织，观察有无漏气。将腰肋弓固定在 L1 横突，膈脚固定在椎体上，膈肌止点固定在第 11 和 12 肋骨尖端。

再次强调，闭合伤口的关键是对合第 11 肋软骨尖端。间断缝合肋骨床。可吸收线逐层连续缝合每一层组织。

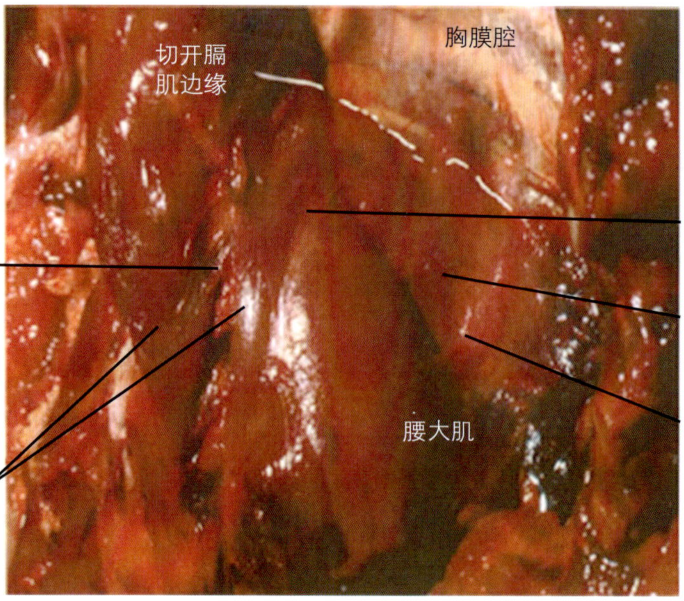

图 20.6 在图 20.4 所示入路中，在腰大肌表面向头侧继续显露，可以找到膈脚、内侧腰肋弓和腰大肌止点。脊柱通常被肌肉组织遮挡，在此区域中还隐藏了肋间血管和胸膜的外缘。应记住，任何时候在 L1 横突头侧分离解剖，都可能误入胸膜腔。第 11 肋入路向头侧延长时，注意辨认 T12-L1 椎体和横突表面的腰大肌起点。L1 横突是内外侧腰肋弓的交界处。在脊柱表面辨认左右两侧膈脚

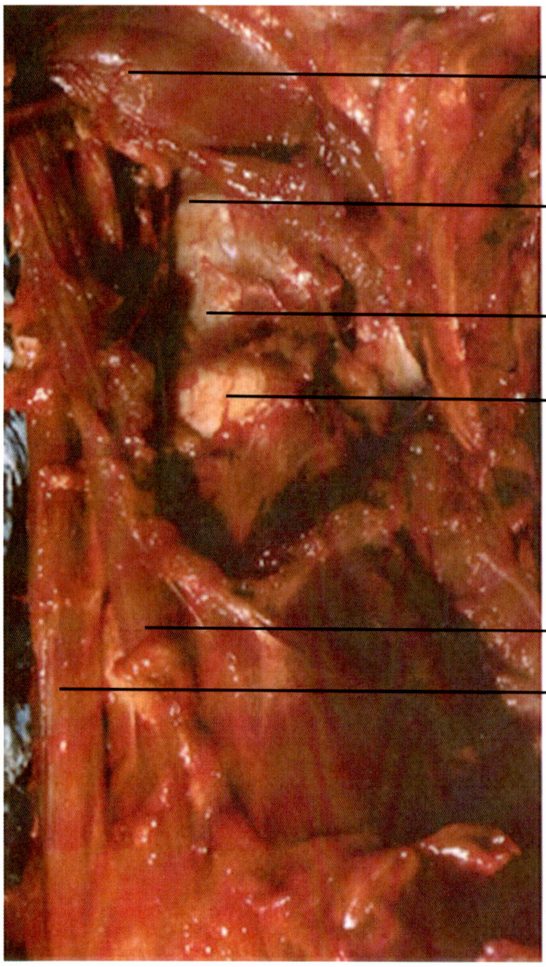

图 20.7 显露 T12-L1 椎间隙并向脊柱头侧解剖分离。膈肌和胸膜腔位于术野头侧。技术上可以向头侧显露到 T9

附加解剖

注意途经 T12 椎体中央的肋间血管被肌肉组织覆盖，在 T11-T12 椎体表面向近端钝性分离时，避免损伤胸膜。膈脚形成悬带结构，前方是主动脉裂孔。胸导管在主动脉前方穿过主动脉裂孔。在左外侧入路中，肾和肾血管反折向右前方。

交感神经丛在脊柱旁进入膈肌，在术中经常被切断，但有时可以把它分辨并保留下来。切除单侧交感神经丛不会引起引起永久性后遗症。

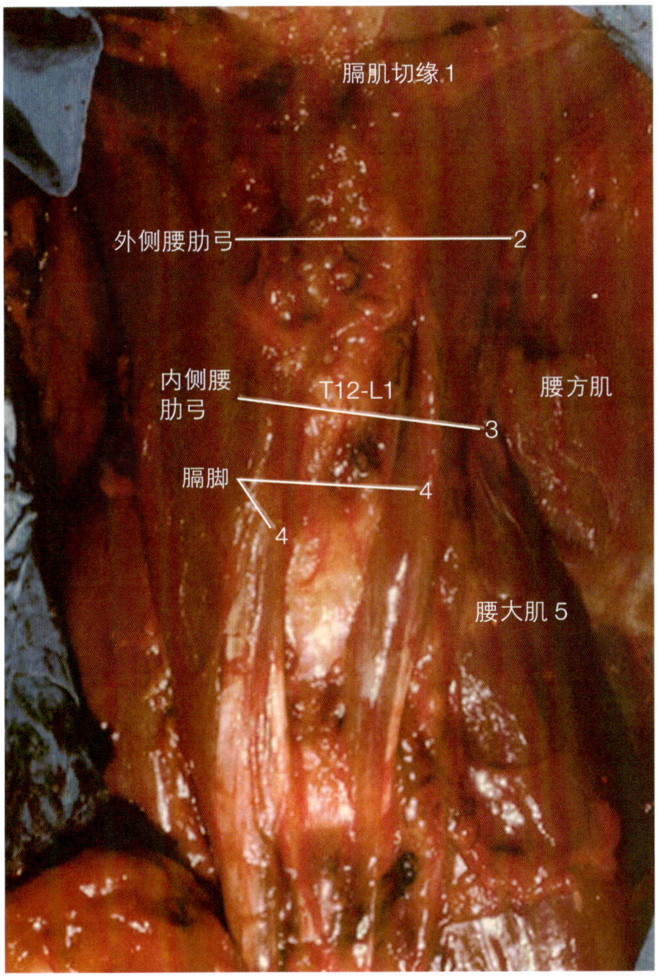

图 20.8 从椎体表面移除膈脚。右侧膈脚较大，一直延伸到 L1、L2、L3 椎体右侧面。左侧膈脚只延伸到 L2。膈脚向前方进入膈肌，形成主动脉裂孔。膈肌在 L1 横突表面的止点形成内外侧腰肋弓。内侧腰肋弓从膈脚和椎体表面开始延伸，拱形跨过腰大肌头侧部分，止于 L1 横突前表面。外侧腰肋弓从 L1 横突开始延伸，拱形跨过腰方肌，止于第 12 肋骨尖端。在移除膈脚时注意 T12-L1 和 L1-L2 节段的肋间血管

谨 记

1. 辨别第 11 肋骨尖端的肋软骨。
2. 辨别膈肌、胸内筋膜和腹横筋膜在第 11 肋骨尖端的附着点。
3. 只在肋软骨尖端劈开肋软骨并进入肋骨床深层。
4. 在第 11 肋骨床深层钝性分离胸膜。
5. 剥离第 12 肋骨尖端上的膈肌止点。
6. 从腰大肌表面掀起腰肋弓，在椎体表面剥离膈脚。注意避免损伤第 12 肋间动静脉。
7. 注意避免在椎旁沟区域损伤胸膜。
8. 肋软骨是闭合伤口的关键。

（韦 祎 译）

参考文献

1. Hodgson AR, Yau ACMC: Anterior surgical approaches to the spinal column. In Apley AG (ed): Recent Advances in Orthopaedics. Baltimore, Williams & Wilkins, 1964, pp 289–323.
2. Mouat TB: The operative approach to the kidney of Bernard Fey. Br J Urol 2, 1939.

21 经第 11 肋胸膜后入路

Yutaka Hiraizumi

经第 11 肋骨胸膜外入路对呼吸系统创伤较小[1]，因此患者不需要放置胸腔引流和术后 ICU 监护。因为术中持续通气，而且在脊柱操作过程中肺组织没有受到直接的机械压力，所以术后肺不张的发生率很低，适用于老年或者通气功能差、风险高的患者。即使出现壁层胸膜意外穿孔，修补胸膜也比常规开胸操作对术后密切监护的要求低。

（1）第 11 肋骨切除后，术野的头侧可以达到 T11 椎体和 T11/12 椎间盘；尾侧可以达到 L2 椎体。T12 或者 L1 周围的病变最适合该入路。如果向耻骨联合延长皮肤切口，该入路可以达到 L5-S1 椎间盘。

（2）适应证：病变存在于下述脊柱节段的前外侧。

- T11-T12、T12-L1、L1-L2 椎间盘突出
- T12、L1、L2 节段的爆裂骨折、肿瘤、脊柱炎或者后纵韧带骨化
- 胸腰段脊柱侧凸或后凸畸形

（3）既往开胸手术史是该入路的禁忌证。除非存在严重的粘连性胸膜炎，脊柱感染（化脓性或者结核）或者脊柱转移肿瘤都不是该入路的禁忌证，而且在这些疾病中，胸膜组织可以有效地防止病变的扩散。

根据脊柱病变的位置，患者可以采取左侧或者右侧卧位。在常规开胸手术中，手术侧的上肢前伸，腋窝下放置软垫。手术床可以轻度折弯，以便保持脊柱冠状位的生理力线。

1. 与常规经第 11 肋骨开胸手术一样，沿着第 11 肋骨表面做斜弧形的手术切口。切口的后侧缘位于椎旁肌的外侧边缘；切口前缘位于第 11 肋骨尖端前方 3~5cm 处（图 21.1）。依据腰椎显露的需要，可以向耻骨联合方向延长切口。

2. 切口下方是背阔肌，用两个 Pean 或者 Kelly 镊子夹住肌腹。在两个镊子之间用电刀切开肌腹。同样方法切开深层的前锯肌（图 21.2）。

3. 分开肌肉组织，显露第 11 肋骨，切开浅层骨膜。用 Cobb 和 Dwyer 剥离子按照上表面、下表面、底面的顺序在骨膜下仔细剥离骨膜。然后在肋骨角和肋软骨边缘之间切除第 11 肋骨，作为植骨用。第 11 肋软骨是胸膜外和腹膜后间隙的入口。用尖刀劈开软骨肋弓，第 11 肋骨近端残端用骨蜡封填止血（图 21.3）。

注意：第 11 肋的肋骨床包括三层结构：第 11 肋的内层骨膜、胸内筋膜和壁层胸膜。肋骨床需要保持完整，避免进入胸腔。

4. 因为膈肌在胸廓的外侧面止于第 11 和 12 肋软骨，所以劈开第 11 肋软骨后，膈肌会沿着肌纤维走行自动分开 2cm。两侧的肋软骨牵开后，沿

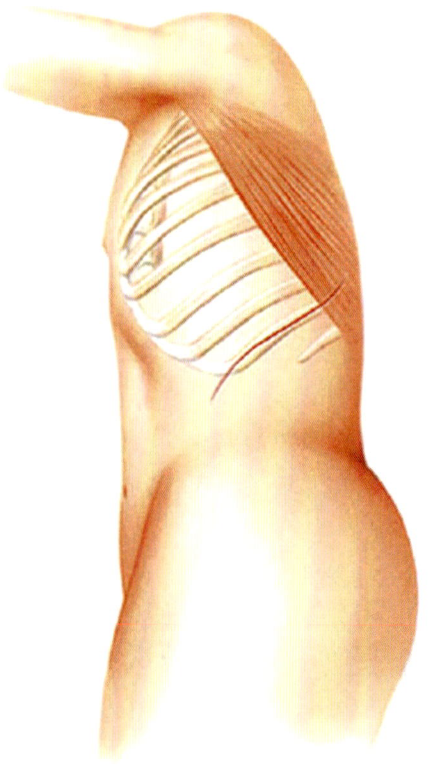

图 21.1 沿着第 11 肋骨做斜弧形手术切口

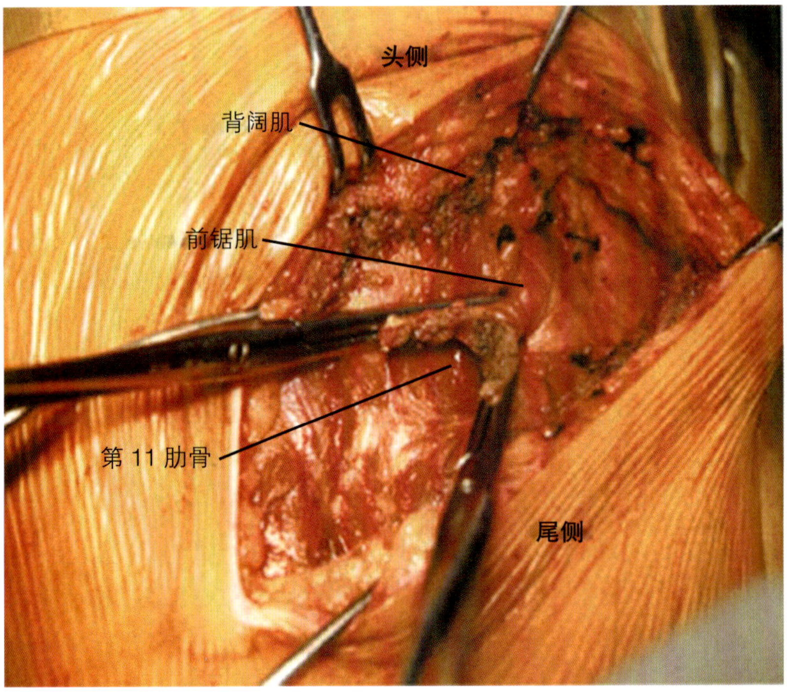

图 21.2 沿着第 11 肋骨切开背阔肌和前锯肌

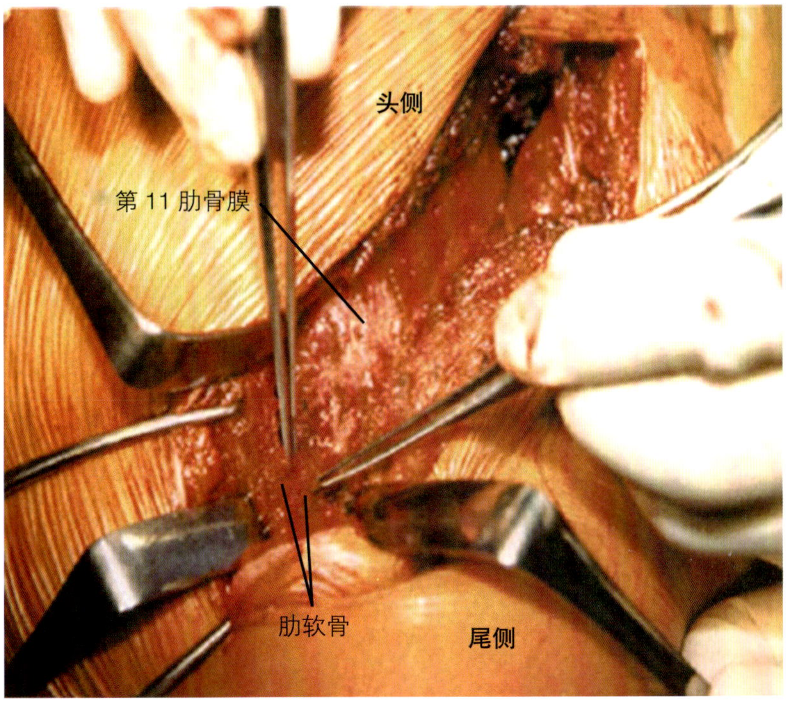

图 21.3 移除第 11 肋骨，可见肋骨床由内层骨膜、胸内筋膜和壁层胸膜组成。肋软骨劈开的位置，是胸膜后和腹膜外间隙的入口

着肌纤维走行可以轻易分开腹外斜肌及其深层的腹内斜肌和腹横肌。仔细将腹内斜肌和腹横肌层从深层的骨膜组织表面游离起来，用两个 Pean 或 Kelly 镊子提起肌肉。沿着切口方向，用电刀在两个镊子之间切开 3~5cm 长的肌腹组织，显露深层骨膜。腹横肌在肋弓的止点与膈肌止点相互交叉（图 21.4）。

注意：*在入口处不要显露太宽，避免损伤深层的腹膜和壁层胸膜。*

5. 用手指在腹横肌和腹膜之间钝性分离，直至触摸到椎体和骑跨在其表面的主动脉。手指先向后朝腰方肌和腰大肌方向分离，然后转向内侧椎体表面的方向（图 21.5）。

注意：*钝性分离腹膜需要包括分离膈肌下表*

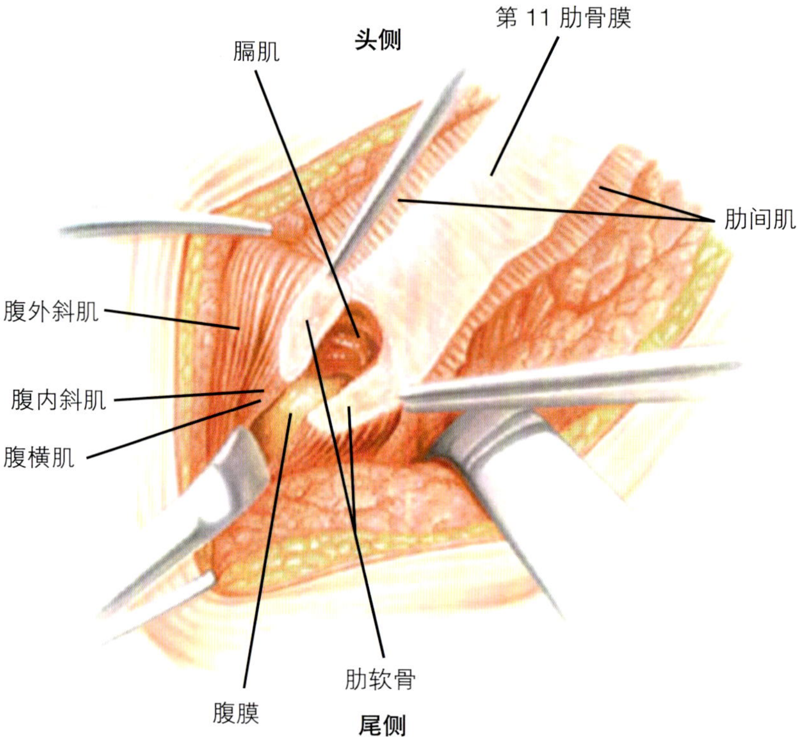

图 21.4 劈开第 11 肋软骨时，深层的膈肌会自动沿着肌纤维走行分离开数厘米。这个空隙成为腹膜后和胸膜外间隙的入口

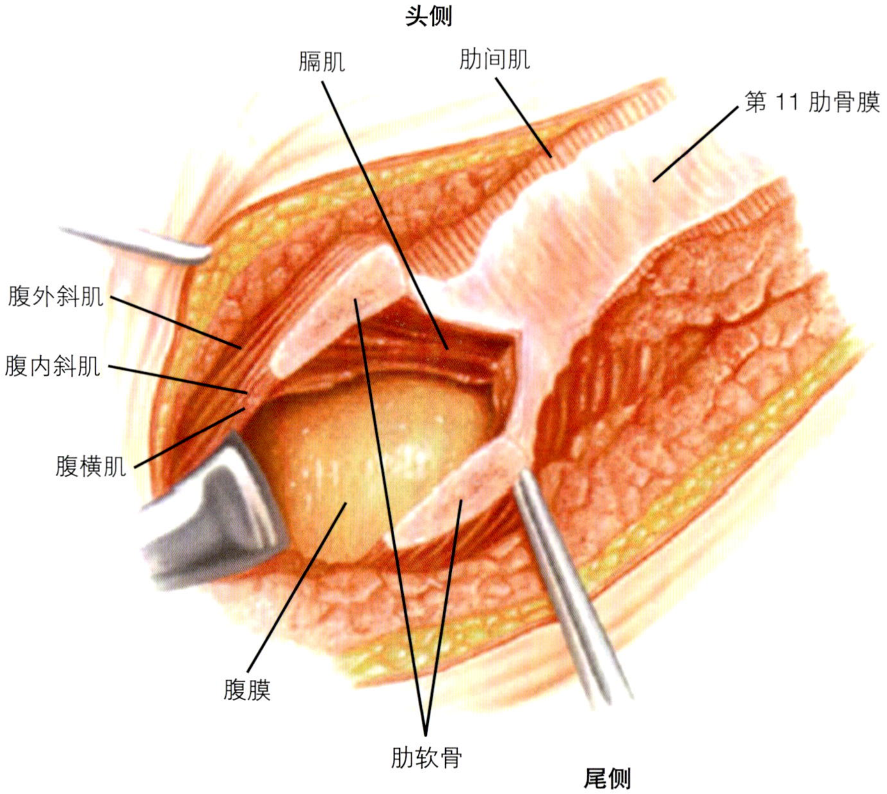

图 21.5 在腹膜和腹横肌深筋膜之间钝性分离腹膜后间隙，直到术者的手指可以触及椎体表面和跨在其表面的主动脉

面，直到膈肌在L1椎体表面的止点；否则在切开膈肌时容易造成腹膜损伤。在钝性分离过程中，手指不能指向腹膜方向，避免刺穿菲薄的腹膜组织。推开腹膜显露L1椎体，可见脂肪组织，其中有交感神经丛，位于腰大肌内侧缘。尽可能保留交感神经丛。输尿管紧邻腹膜，通常与腹膜一起被拉开。

6. 胸膜外间隙的入口，位于被劈开的第11肋软骨深层，肋骨床和膈肌止点之间。用弯的蚊式钳或Kelly钳向着第12肋软骨方向小心分离膈肌止点。每侧劈开的肋软骨上缝线标记，以便闭合伤口时修复肋弓。膈肌分开后可见起伏波动的肺组织和表面透明的胸膜。用一对弯Pean或Kelly平行钳夹住膈肌止点，仔细观察肺组织活动后切开膈肌止点，每隔一英寸用线标记膈肌断端，避免穿透壁层胸膜，同时作为修复膈肌的标志。在胸内筋膜表面钝性分离壁层胸膜，避免穿透胸膜组织。然后切开第11肋骨床以建立宽阔的术野（图21.6）。

注意：需要牢记膈肌的三维结构，避免切开时偏离方向。膈肌止点位于第11和12肋软骨外侧，L1横突和椎体的后侧。所以不能沿着第11或12肋骨的弧线切开膈肌。当膈肌切口到达第12肋软骨尖端时，应转向L1横突和椎体方向，否则变成开胸手术。这点是与传统开胸手术最重要的区别。在第11肋软骨的止点附近开始解剖分离膈肌，最初是盲操作。虽然壁层胸膜通常不会延伸到此处，而是位于更近端的位置。这一步依旧是该入路中最考验手术技术的步骤。壁层胸膜菲薄而透明。如果停止肺通气，很难直接分辨壁层胸膜的边界。因此手术中需要保持肺通气，以便观察肺表面的涨落活动。切开膈肌时，注意用成对丝线标记断端，避免意外穿透壁层胸膜。修复膈肌时，尽可能标记缝线的膈肌断端对应缝合，标记线也可以作为锚定缝合点。老年患者的膈肌通常十分菲薄，这些锚定点有助于加强胸腔闭合，确保术

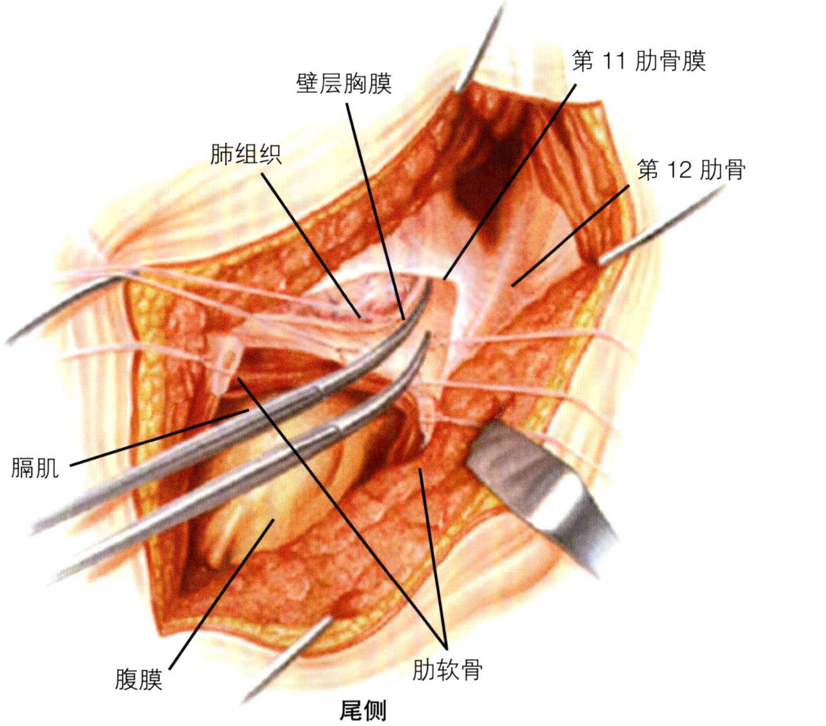

图21.6 胸膜外间隙的入口位于第11肋骨床和劈开的第11肋软骨的膈肌止点之间。壁层胸膜通常没延伸到此处。从第11肋软骨上的止点开始切开膈肌，沿着膈肌外周，向第12肋软骨止点方向切开膈肌。在劈开的肋软骨和切开的膈肌两端放置丝线标记，并作为修复膈肌和肋弓时的锚定点。这些标记线同时有助于避免医源性气胸。透明的壁层胸膜，可以通过肺组织的起伏波动来分辨

后通气功能。需要记住在短 12 肋骨的患者中，壁层胸膜通常覆盖第 12 肋骨全长。

7. 继续圆弧形切开膈肌，方向为第 12 肋软骨 -L1 横突 -L1 椎体，在胸壁侧留下 2cm 膈肌残端。用手指或棉棒在胸内筋膜和椎体表面钝性分离壁层胸膜组织，显露 T11 和 T12 椎体。在凹陷的椎体之间可以探到隆起而富有弹性的 T11-T12、T12-L1 和 L1-L2 椎间盘。在胸椎，肋骨椎体关节占据椎体的后三分之一，前纵韧带覆盖椎体外侧的前三分之一。在腰椎，腰大肌覆盖椎体的外侧面，膈脚和前纵韧带覆盖椎体的前三分之一（图 21.7）

注意：切开膈肌时应保留外周 2cm 残端，以便修复膈肌并保护位于膈肌中部的膈神经。在肋骨床深层和膈肌上表面分离壁层胸膜比较容易。在肋骨椎体关节周围分离胸膜时需要格外小心，胸膜在此处形成椎旁沟结构。在 L1 椎体附近的膈肌止点比较深并且位于视野盲区，需要谨慎分离。手指钝性分离时不能指向壁层胸膜，避免穿透损伤。一旦刺穿胸膜，修复很困难。

8. 为了显露 L1 椎体，需要用电刀剥离腰大肌在 T12 和 L1 椎体以及 L1 横突上的止点，留置标记线以备修复吻合，然后向下拉开肌腹（图 21.8）。如果肋骨头阻碍手术操作，可以用骨刀切除它。膈肌在 L1 椎体上的止点经常会影响手术操作，通常需要剥离。如果膈肌影响手术操作也可以切除。

注意：主动脉在胸椎左侧和腰椎前方下行。虽然第 12 肋骨头和膈肌在 L1 椎体上的止点是辨别椎体和间盘节段的标志，术中影像透视计数椎体和间盘节段也是需要的。不要直接电凝节段血管止血，应该先内侧后外侧用线结扎或者用钛夹止血。采用骨膜下入路，可以避免损伤壁层胸膜、腹膜、大血管和胸导管。

9. 因为术中保持持续肺通气，而且在脊柱操作中没有对肺直接挤压，所以术后肺不张很少发生。完成脊柱操作后，在关闭伤口之前，用生理盐水注入胸腔，检查有无壁层胸膜损伤。如果发现胸膜较大面积撕裂，需要放置胸腔负压引流；针孔样损伤可以忽略。膈肌需要缝合并用之前留置的锚定缝线加强。重置劈开的肋软骨，用留置线捆绑。逐层闭合肌肉组织。

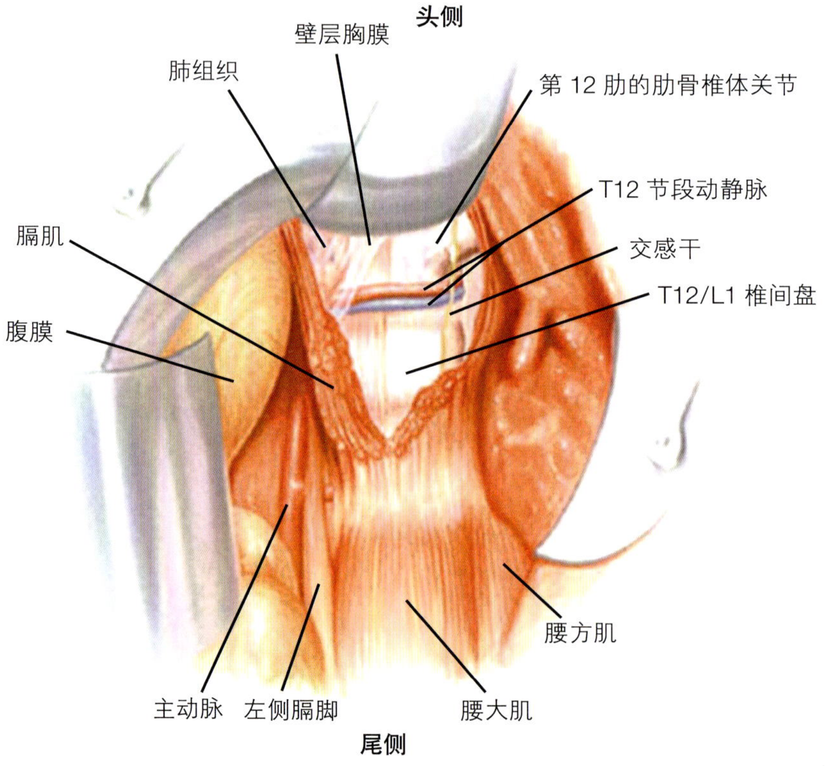

图 21.7 膈肌在外侧止于第 12 肋软骨，在后方止于 L1 横突和椎体。膈肌切口朝向其在 L1 椎体上的止点

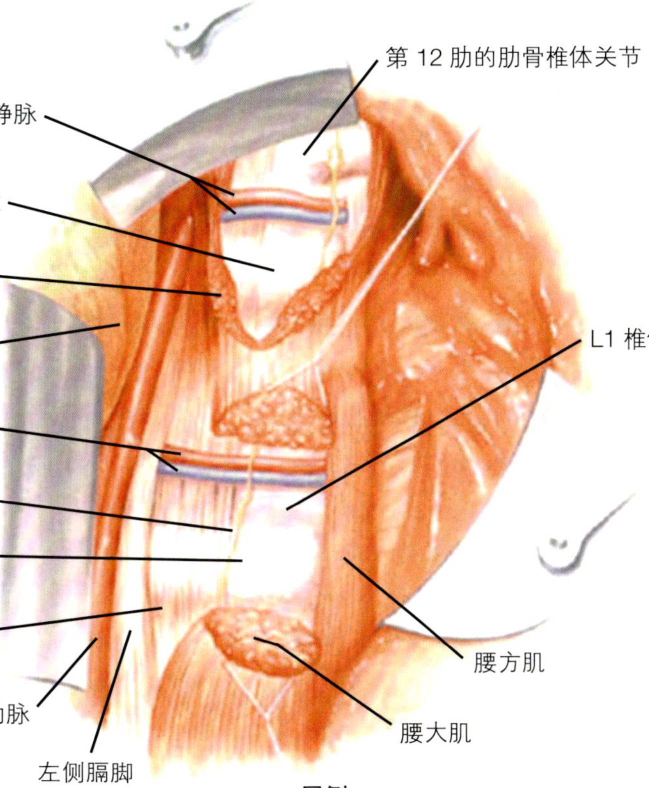

图 21.8　腰大肌影响显露 L1 椎体，可以在止点处切断反折

注意：膈肌需要精确对合修复，保持张力均匀，用锚定缝线加强膈肌。

致谢：感谢本文插图作者 Hitoshi Asano 的贡献。

（韦　祎 译）

参考文献

1. McMinn RMH, Hutchings RT: A Color Atlas of Human Anatomy. London, Wolfe, 1977.

22 第 12 肋入路

Robert G. Watkins, III

季肋部切口切除第 12 肋骨能够更好地显露肾（图 22.1）[1-3]。第 12 肋骨和骨膜床在尖端处被膈肌止点、腹横筋膜和肌肉结合在一起，形成锚定点对抗头侧的拉力。通过移除第 12 肋骨，打开肋骨床，向头侧牵拉并获得更大的术野显露，包括肾、腹膜后间隙或者脊柱。切除肋骨和肋骨床的骨膜部分，有助于松解抵抗头侧牵拉力的强有力的腰肋后韧带，游离内外斜肌的肌纤维。扩大显露，可以看到 L1 椎体及其远端节段。

胸腰段入路的主要并发症是损伤第 12 肋区域的胸膜。Myney 和 Hughes 描述了胸膜和第 12 肋骨的关系[1]，首先第 12 肋骨可以分为长肋骨型（11~14cm）和短肋骨型（1.5~6cm）。长肋骨型较多见，胸膜通常位于肋骨后段 6cm 范围的下表面。胸膜可以从中线向前延伸 10~11cm，跨过 T11-T12 肋间隙。在短肋骨型中，一般认为肋骨全长都被胸膜覆盖（见图 18.1、20.3、22.2）。牢记胸膜的位置，按照 Digby 提出的四步操作法，避免损伤胸膜。

（1）研究术前最大吸气时的胸部 X 线片，找到胸膜的下缘。

（2）切开骨膜之前，在肋骨的外侧面显露骨膜，避免操作中工具下陷将胸膜推离肋骨表面。

（3）避免最后一根肋骨残端的尖锐突起，建议用纱布缠紧截骨残端。

（4）在最后一根肋骨的内侧面纵行切开骨膜，切口足够长，需要超过胸膜反折的下方[3]。

1. 患者右侧卧位，置于可折叠的手术床上。折角可以增加髂棘和肋缘之间的距离，有助于术野显露（见图 22.1）。

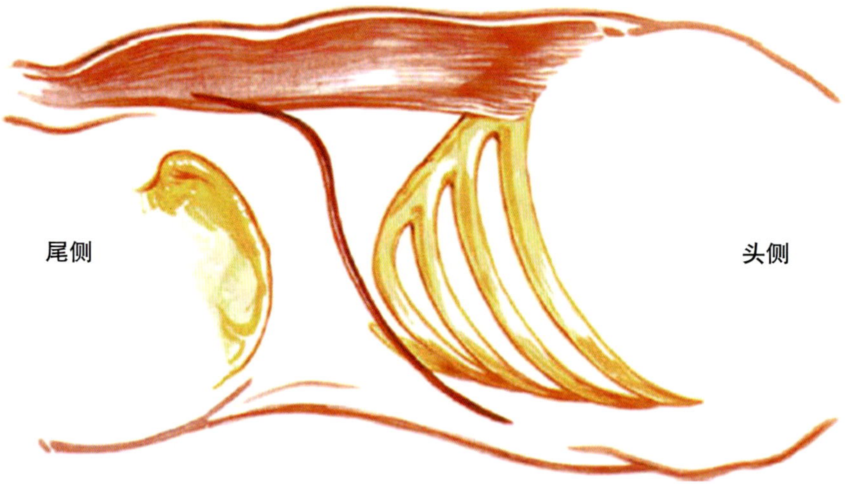

图 22.1 从肋横突关节开始切开皮肤和皮下组织，至第 12 肋骨尖端前方 6 英寸处。按照标准开胸技术切除第 12 肋骨，向前方延长切口打开腹壁肌肉（如第 18 章描述）。第 12 肋入路的主要优势在于更容易牵拉并显露上腰椎。移除肋骨但保留肋骨床无助于牵拉显露，因此除了胸膜外技术，需要按照标准开胸技术打开肋骨床（如第 19 章所述）。胸膜外入路中，需要遵循 Digby 规则来辨识胸膜向周边延伸的范围。（1）研究术前最大吸气时的胸部 X 线片，找到胸膜的下缘。（2）切开骨膜之前，在肋骨的外侧面显露骨膜，避免操作中工具下陷将胸膜推离肋骨表面。（3）避免最后一根肋骨残端的尖锐突起，建议用纱布缠紧截骨残端。（4）在最后一根肋骨的内侧面纵行切开骨膜，切口足够长，需要超过胸膜反折的下方

2. 从肋横突关节开始切开皮肤和皮下组织，至第 12 肋骨尖端前方 6 英寸处。用电刀逐层分离肌肉组织至第 12 肋骨表面。注意切开背阔肌和后锯肌时需要沿着肋骨切开的方向。处理肋骨下表面时注意不要脱手损伤肋下神经血管。

3. 打开肋骨骨膜，分别剥离深层和浅层骨膜（见第 16 章）。

4. 在肋横突关节处切断肋骨，用持骨钳从肋骨床上抓起肋骨，前端保持连接。第 12 肋骨尖端上方与膈肌相连，下方与腹横肌和筋膜相连。胸膜在肋骨床下方（见图 22.2）。进入肋骨床的最安全区域是第 12 肋骨尖端。

注意：如果是短肋，胸膜会延伸到第 12 肋骨尖端。

5. 提起第 12 肋骨，分离肋骨尖端的软组织并去除肋骨。将膈肌止点轻轻拉向头侧，腹肌拉向尾侧。

6. 辨识腹膜后间隙中起泡样的脂肪组织。在腹壁深层钝性分离腹膜组织，以便进一步打开肌肉层。

7. 用电刀逐层切开外斜肌和内斜肌并延长切口。辨识并分开腹横肌，显露腹横筋膜。

8. 向前拉开腹膜，显露腹膜后间隙（图 22.3）。

9. 胸内筋膜在肋骨床深层。在胸内筋膜表面钝性分离胸膜组织。从尖端开始向近端剥离，然后打开肋骨床。

10. 第 12 肋间神经从下方穿过内斜肌。打开腹肌，辨识并保护第 12 肋间神经。现在辨识腹膜后间隙，打开肋骨床，向头侧牵拉膈肌和胸膜、各层腹壁肌肉、腹膜和腰大肌。

11. 这一步关键是定位腰大肌[3]。用 Deaver 拉钩向前拉开腹膜囊及其内容物（图 22.3、22.4）。注意避免进入腰大肌后方的盲腔中。

12. 向前牵拉肾，在腹膜下表面辨识输尿管。游离输尿管并与腹膜一起拉开。

13. 触摸脊柱，找到质软隆起的椎间盘。

14. 在椎间盘表面钝性分离腹膜后软组织。分离局限在椎间盘表面，不能在含有肋间血管的椎体表面分离。

15. 清理干净一个椎间盘，插入标记针，术中 X 线定位节段。

16. 腰大肌经常位于中线并遮挡脊柱，其止点位于第 12 胸椎、第 1 腰椎椎体和腰肋弓。先后从椎间盘和椎体区域移走腰大肌。

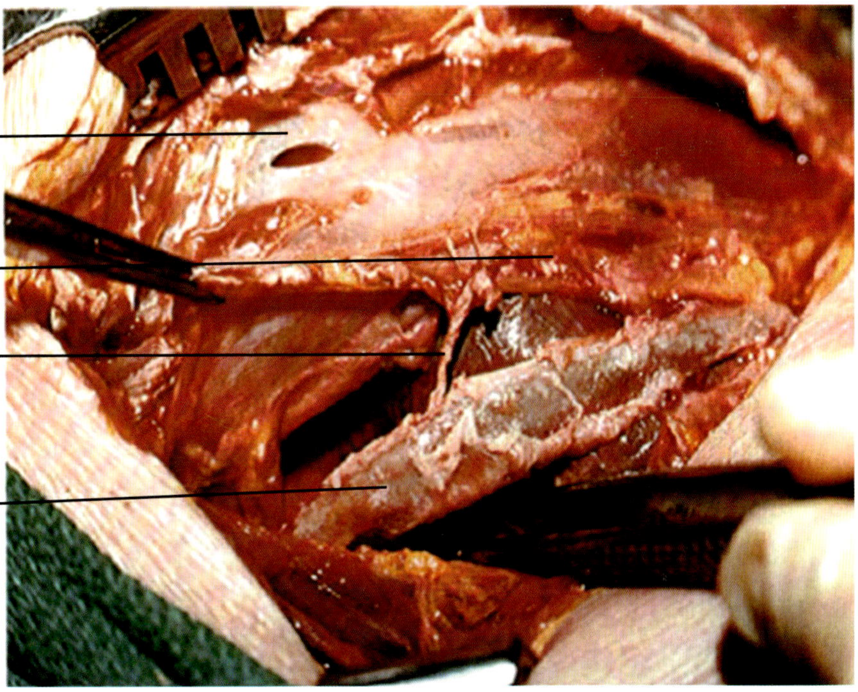

图 22.2　第 12 肋骨床和胸膜的关系。肋骨床需要在胸膜外打开。在长 12 肋骨患者，胸膜通常延伸到外侧四分之三的肋骨床。因此在肋骨床内侧尖端开始解剖更加容易，然后向外侧分离，找到并分离胸膜组织。在短 12 肋骨患者（6 英寸或更短），需要按照第 19 章所描述的方式仔细分离肋骨尖端，因为胸膜组织通常覆盖整个肋骨

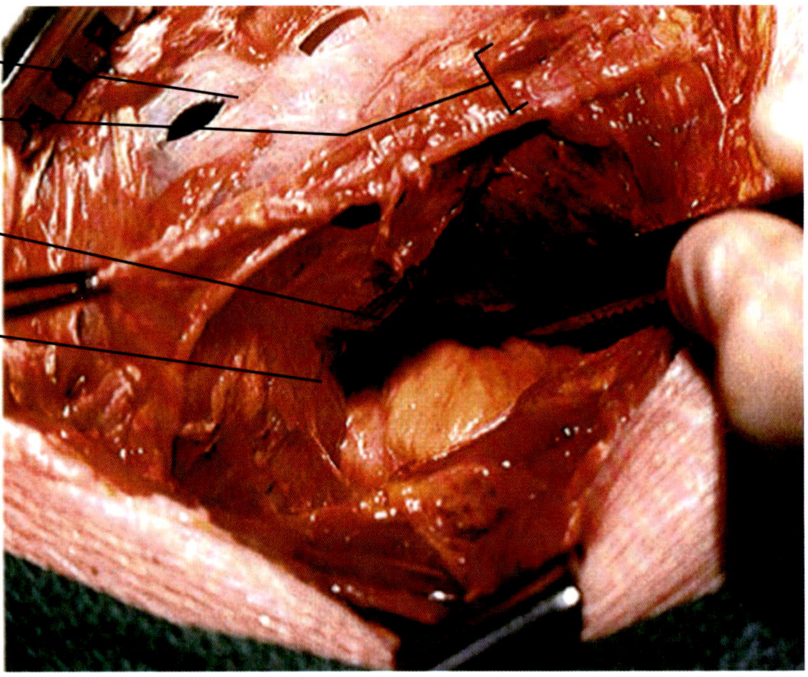

图 22.3 经过腹膜后间隙显露脊柱，保护胸膜

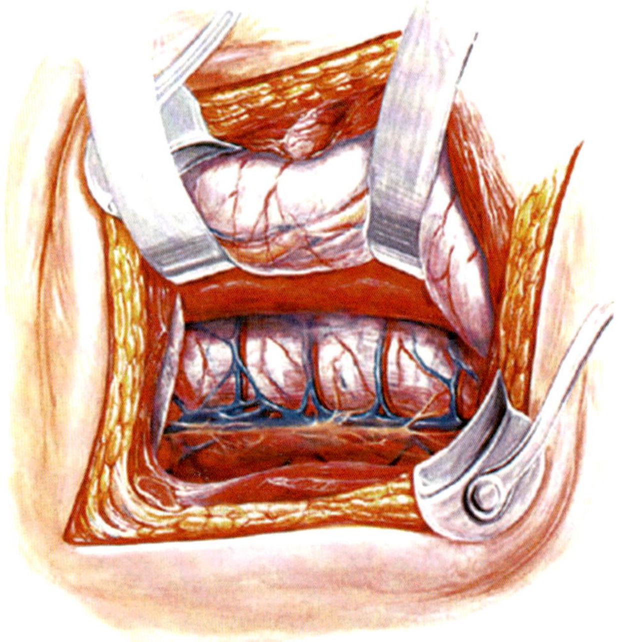

图 22.4 牵开腹膜囊，可以触及腹主动脉并显露脊柱结构

注意：在椎体中部电凝或结扎血管，在腰大肌起点处止血。

17. 切断膈脚，用骨膜起子向头侧牵拉。当膈脚拉向头侧，腰大肌拉向下外侧时，可以直视看到 T12-L1 椎间盘，从 L1 横突表面剥离腰肋弓止点，增加术野头侧的显露。理论上可以显露到第 10 胸椎，实际上显露可能局限在 T12 以上任何节段。

注意：胸膜位于紧邻脊柱和肋骨头的沟槽中。向脊柱方向钝性分离胸膜组织，直至充分掀起胸膜[4]。

18. 闭合伤口：闭合肋骨床，对合肋软骨尖端，逐层闭合腹壁肌肉。

谨 记

1. 在第 12 肋骨尖端操作时不要下陷。
2. 通过劈开肋软骨尖端分离膈肌止点和腹横肌止点。
3. 遵循 Digby 规则，避免胸膜损伤。
4. 钝性分离腹膜和胸膜。
5. 在每个椎体节段辨识并结扎肋间动静脉。
6. 找到腰大肌、L1 椎体横突和膈脚。

（韦 祎 译）

参考文献

1. Hughes J: Urology 61(2):159–162, 1949.
2. Hodgson AR, Yau ACMC: Anterior surgical approaches to the spinal column. In Apley AG (ed): Recent Advances in Orthopaedics. Baltimore, Williams & Wilkins, 1964, pp 289–323.
3. Digby KH: 12th rib incision as an approach to the kidney. Surg Gynecol Obstet 73:84–85, 1941.
4. Rothman R: Anterior Sequential Approach to the Spine, Vol. I. Philadelphia, Saunders, 1975, pp 124–125.

胸椎电视内镜入路 23

Salvador A. Brau

前入路适用于许多胸椎疾病。这些入路需要后外侧开胸以达到椎体和椎间盘位置。这些胸腔内手术操作步骤都可能带来切口相关的并发症，因此电视辅助胸腔内镜手术技术成为治疗胸椎疾病的明智选择。所有患者都要签署电视辅助胸腔内镜脊柱手术（video-assisted thoracoscopic surgery ,VATS）知情同意书，告知 VATS 手术失败时可能改为开胸手术。

所有胸腔手术都需要全身气管插管麻醉，使用双腔或 Univent 气管插管，以便术中单肺通气同时另一侧肺塌陷。患者侧卧位于垫子上，手术床尽量折弯以增宽肋骨间距离。根据患者病变的位置，可以选择任一侧脊柱入路。因为脊柱位于后方，患者体位应该轻度向前旋转（20°~30°），以便增加前方套筒的空间。如果套筒位置过于靠后，使得视角和操作都非常困难，特别是辨识椎弓根和椎管结构。可以使用 30° 角的观察内镜，术者和持镜者都站在患者腹侧。为了获得合适的视角，脊柱应该位于电视屏幕的地平线平面。

套筒的位置取决于脊柱手术的节段，第一个套筒位于腋前线上，手术间盘或椎体头侧两个节段水平（图 23.1）。在进入胸膜腔之前，停止该侧肺部通气并使之塌陷。在手术侧做 10mm 水平皮肤切口，用止血钳分离肌肉组织，然后轻轻穿刺进入胸膜腔。伸入手指检查胸腔内是否有粘连，如果发现粘连可以直接用手指钝性分离，为插入套筒准备足够的空间。在套筒中置入一个 10mm 直径、30° 角的内镜，观察胸腔内结构。如果存在粘连，在直视下插入第二和第三个套筒，避免损伤肺组织。后两个套筒的位置比初始套筒略偏前，一个套筒高两个节段，另外一个低两个节段（图 23.2）。用抓取器、灼烧或者内镜剪刀插入工作套筒分离粘连组织。胸膜上微小撕裂可以自行封闭，不需要处理。肺和胸膜的较大撕裂损伤需要按照标准吻合技术修补。

用细拉钩辅助完成肺组织塌陷（轻轻在肺表面推挤），向前牵拉肺组织可以看到壁层胸膜及其深层的脊柱。通过计数肋骨暂时确定病变节段。透过胸膜无法直接看到第 1 肋骨，但是可以用钝头抓持器触及（图 23.3）。长针头或实心针经皮穿刺进入胸膜腔，在抓持器辅助下插入肋骨头附近的椎间盘（图 23.4）。术中透视确认位置。

如果没有粘连（没有原发肺组织病变和手术的患者通常没有粘连），在插入其他套筒前最好事先观察好穿刺部位，以便针对手术目标更精确放置套筒。内镜本身可以用于辅助肺组织塌陷，向前推动可以观察脊柱结构。在一些病例中，短时间吸入 8~10cm 静水压的二氧化碳气体，有利于形成吸收性肺不张，增加肺组织塌陷。通过这种操作，结合 Trendelenburg/ 反向 Trendelenburg 体位（依据病变节段），使肺组织向前旋转，避免挤占

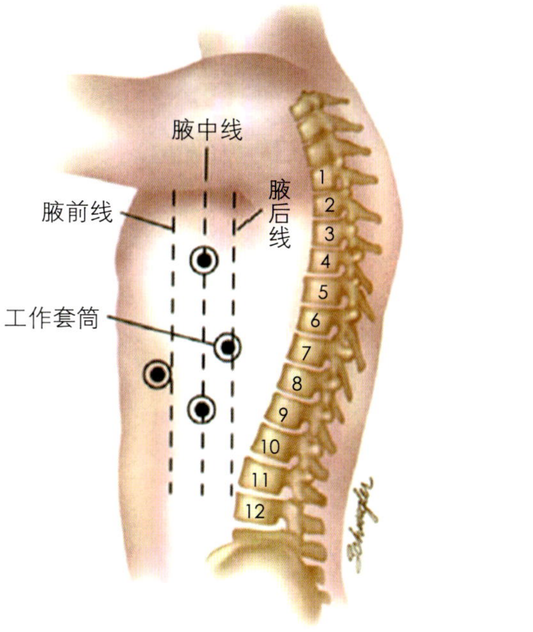

图 23.1 T5-T6 套筒位置图，病变在 T7-T8

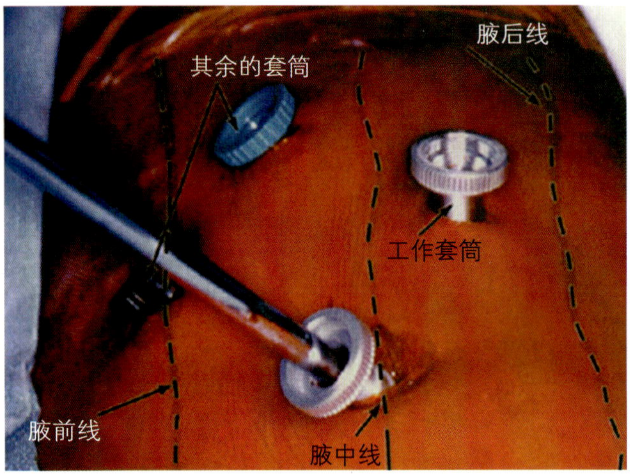

图 23.2 套筒的实际位置

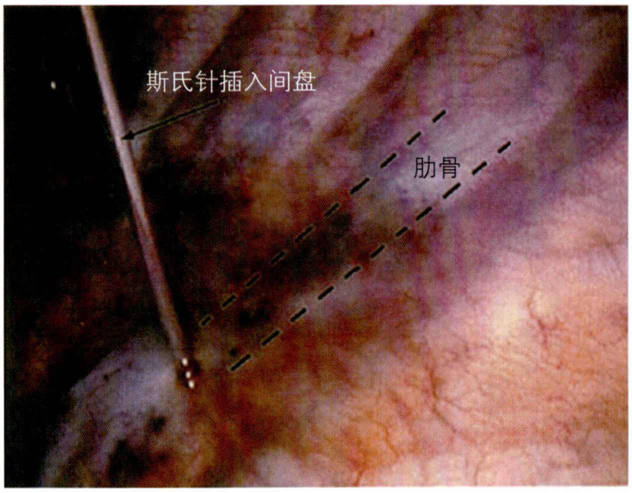

图 23.4 用针插入间盘，透视确认节段

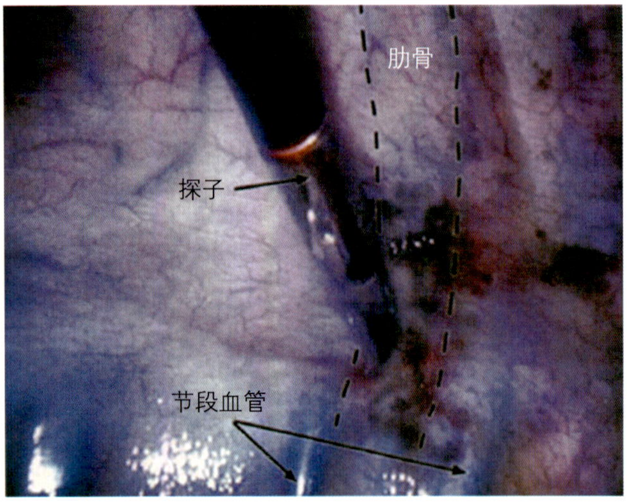

图 23.3 在节段血管之间辨识肋骨

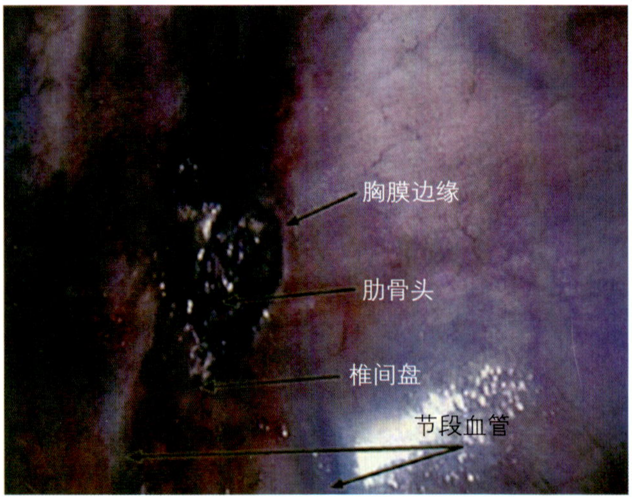

图 23.5 用电刀从肋骨头开始纵行分离

术野。可以去掉细牵拉器，该通道可以作为工作通道。

然后插入第四个直径 12mm 的套筒，尽可能平行于病变水平，在第一个套筒的后方。这个套筒将作为主要工作通道，能通过骨科手术工具。这种分布方式可以为间盘和椎体提供两条工作通路，有助于解剖分离。利用内镜的 30° 角，有时必须分别从上方和下方的套筒穿入，然后才能抵达病变位置。

用电刀分离壁层胸膜，从最近的肋骨基底开始剥离，然后处理前纵韧带和周围的软组织结构（图 23.5）。用钝性抓持器和推杆将壁层胸膜反折，直到显露位于椎体中部脂肪组织中的节段血管和头尾侧椎间盘（图 23.6）。在大部分病例中，无需结扎节段血管，但是如果遇到炎症、肿瘤或椎体塌陷，应尽早辨认术野内的节段血管并结扎。操作方法是轻柔地解剖分离血管下方软组织，用内镜夹子结扎，再用钝性抓持器和推杆将血管轻柔地推走。小心进入炎症包块，看清楚神经血管结构。如果没有上述病变，看清肋骨、肋骨头和椎间盘位置，准备切开。

使用标准骨科器具切除肋骨头（图 23.7）。在这个过程中，可能撕裂沿着肋骨尾侧缘走行的肋间血管。可以用电凝和内镜夹子进行有效的止血。当然最好能非常小心地分离肋骨，尽可能避免损伤这些血管。当电凝和血管夹不能止血时，可能转为开胸手术。使用电凝时需要持续吸引，保持最佳视野。切除肋骨头可以直达椎间盘，然后采

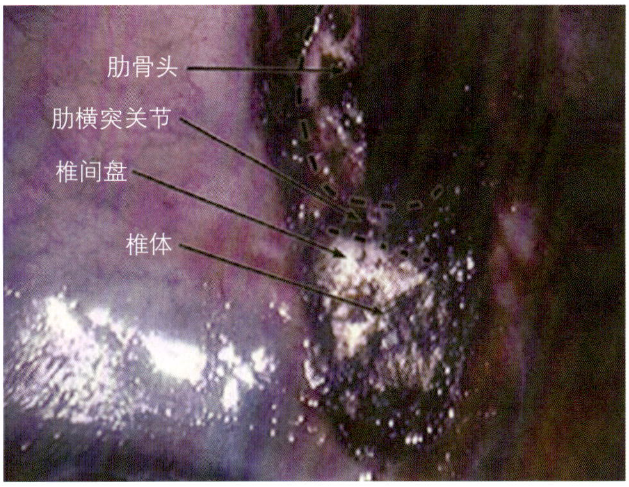

图 23.6 从肋骨头分离到椎体，显露肋横突关节

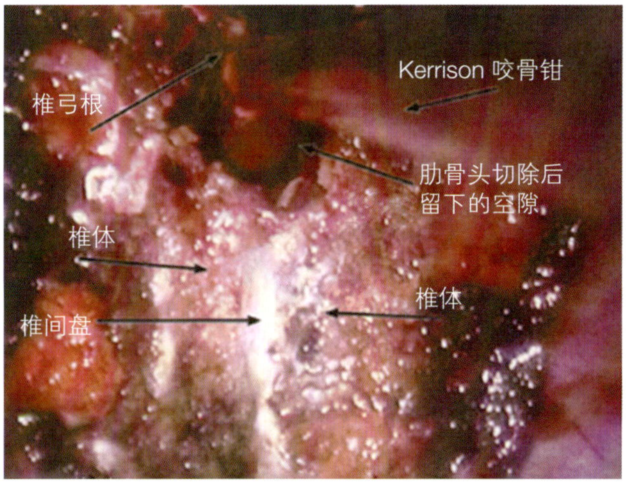

图 23.8 移除肋骨头后切开椎间盘

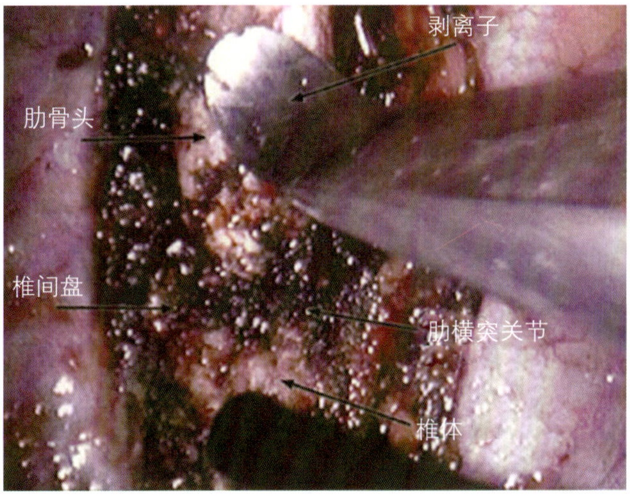

图 23.7 用弯曲的剥离子开始分离肋骨头

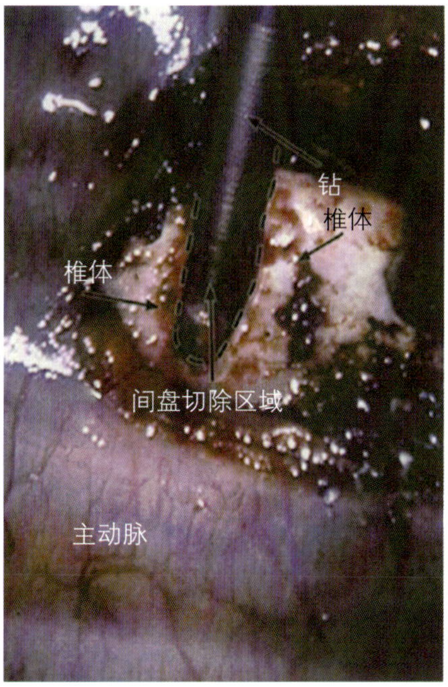

图 23.9 移除椎间盘。磨钻处理椎间隙以备植骨

用标准骨科技术进一步分离操作（图 23.8）。有时候操作器具可能超过最大套筒的孔径，可以去掉套筒，将器具直接插入胸腔（图 23.9）。

对于脊柱畸形病例，如果需要切除多节段间盘，可以插入额外的套筒来获得足够的视野和通道。必须在直视下插入这些套筒，以避免损伤肺组织。

意外出血必须立即查找原因，因为大血管损伤需要立即开胸。出现皮下气肿可能提示肺撕裂伤，也必须尽快查找原因。脏层胸膜的小裂口足够引起皮下气肿形成，发现后需要采用标准胸腔镜技术修补。如果找不到持续皮下气肿的原因，要怀疑双腔插管引发的气管撕裂，需要终止手术。使用气管镜进一步查找原因，对症处理。

骨科手术操作完成之后，在最尾侧的套筒中插入 22 号 French argyle 胸管，紧邻术野区，胸管尖端临近肺尖。大量抗生素溶液盥洗后止血。直视下观察肺复张情况，确保每个肺段都膨胀充分。用 2-0 可吸收线缝合套筒区筋膜组织，订皮器闭合皮肤伤口。胸管用 2-0 丝线固定并连接水封容器。

术后行胸部 X 线检查，确认肺组织完全复张。胸导管保留至没有气体漏出或 24 小时引流量小于 150ml。通常在术后 24 小时之内可以拔除胸管。

电视内镜技术的优势在于微创入路并发症少。电视监控和影像放大可以提供极好的视野。实践表明，该技术不影响脊柱椎管减压的操作，不增加额外的手术时间和风险。

谨　记

1. 患者轻度向前旋转，插入初始套筒时停止单侧肺通气。
2. 直视下插入其他套筒。
3. 肺塌陷后，任何意外出血和胸膜下气肿都必须立即查找原因。
4. 切开组织前需要透视确认节段。
5. 肋骨下表面分离时需格外谨慎，避免损伤肋间血管。
6. 大部分病例中无需结扎节段血管，如果怀疑血管影响显露，需要及时结扎。
7. 手术结束时无需闭合胸膜组织。
8. 在拔除内镜和闭合套筒切口之前观察肺复张情况。
9. 用最低的套筒切口放置胸腔引流管。
10. 术后行 X 线检查明确肺复张情况。

（韦　祎 译）

胸椎和胸腰椎交界区外侧经通道入路 24

William D. Smith, Juan S. Uribe

背景介绍

胸腰椎交界区（Thoracolumbar junction，TLJ）和胸椎需要手术治疗的疾病包括冠状面和/或矢状面畸形、椎间盘疾病（间盘疝）、外伤和肿瘤。因为原发畸形的治疗通常需要全局考虑，包括TLJ和胸椎以外的情况，需要考虑腰椎节段的问题。因此本章主要讨论经过微小外侧切口，治疗TLJ和胸椎的外伤、肿瘤以及胸椎间盘突出（thoracic disc herniations，TDHs）等疾病。

胸椎间盘突出

与颈椎和腰椎相比，有症状的胸椎间盘突出和退行性变的发生率较低，在每1000例间盘突出手术治疗的患者中有2~44例[1-4]。TDHs的治疗存在许多挑战。首先患者的临床表现多种多样，诊断困难（表24.1）。MRI的出现有助于诊断胸椎间盘疾病，然而在全科医生中，正确诊断依旧是挑战。

症状性TDHs患者的手术指征包括复合性疼痛（背痛、胸痛、放射痛），伴有脊髓症状和/或大小便功能障碍，与MRI表现一致[5-8]。明确TDH诊断之后，手术治疗的选择需要考虑病变的形态（中央 *vs*. 侧方，钙化 *vs*. 柔软），其在组织结构上决定了手术入路（方向和显露），以及操作过程（是否使用特定工具）[9,10]。术者的习惯和喜好也是选择手术入路的重要因素[11]。

症状性TDH的早期手术治疗包括椎板切除神经减压。这种术式需要移动脊髓，经硬膜显露间盘，文献报道并发症发病率很高，目前已经摒弃这种术式[4-6,11]。因此医生需要能够直接显露病变的入路，同时对脊髓干扰很小。从椎板切除神经减压到肋横突切除术、经胸腔入路和胸腔镜入路，TDH的手术方式逐渐发展。肋横突切除术，比椎板切除更加有效，但是椎管对称减压受限，而且依旧需要牵拉脊髓（特别是中央型间盘突出伴钙化，需要截骨的病例），在大多数患者中需要切断神经根[12]。开胸手术是治疗各种胸间盘突出的“金标准”，包括巨大的、中央型的和钙化的椎间盘[4,13,14]。作为常规术式，开胸手术有以下缺点：单肺通气相关的并发症、需要双腔气管插管、术后持续胸痛、继发于切口的疼痛综合征等，使得现代医生选择这种术式时更加谨慎。研究报道，50%的患者出现术后胸痛，30%的患者在术后4~5年仍有持续疼痛[15]。胸腔镜入路，可以有效降低开胸手术中显露相关的并发症，但手术的学习曲线较长（在二维视角下进行三维空间操作），医生需要更多的训练，且设备昂贵限制了其应用[16-18]。另外，胸腔镜入路依旧需要警惕术中并发症，如单肺通气引起的肺部并发症，术中并发症不能通过胸腔镜处理时需要紧急转为开胸手术（如血管损伤等）。

TLJ和胸椎肿瘤

脊柱原发肿瘤很罕见，转移性脊柱肿瘤相对较多，超过一半的转移肿瘤来自乳腺、肺或淋巴瘤[19]。脊柱是肿瘤骨骼转移中最常见的部位，30%~90%的肿瘤患者死亡时存在脊柱转移[19-21]。但是其中有症状的脊柱转移肿瘤患者比例较少。据文献报道，脊柱肿瘤压迫脊髓的病例，少到5%，多到40%，其中只有10%~20%的患者需要手术治疗[20]。在美国每年约25 000例脊柱肿瘤患者接受手术治疗[20]，绝大多数是胸椎手术。每年在美国有140万新增肿瘤患者，大约一半的患者死于疾病本身或相关并发症，这个数字持续增长，因此人们需要有效而合适的治疗来解决日益增多的问题[21,22]。

脊柱肿瘤的治疗是一个复杂的问题。影响手

表 24.1 文献报道中胸椎间盘突出症的症状和体征

脊髓症状	疼痛	鉴别诊断
感觉障碍	束带样胸痛	多发硬化症状
皮肤感觉↑或↓	轴性胸背痛	脊柱肿瘤症状
感觉迟钝	轴性腰痛	精神障碍症状
感觉异常	周期性腰痛	脱髓鞘疾病症状
感觉缺失	脊柱痛	卵巢功能异常症状
感觉完全丧失	“劳累样”痛	生殖功能异常症状
会阴区麻木	放射痛	心功能异常症状
	咳嗽诱发痛	间歇性症状
运动障碍	压痛点	严重头痛
腹壁反射消失	纯轴性背痛（无其他症状）	自发低颅压
反射亢进	纯放射痛（无其他症状）	伴脊柱侧凸
反射异常	腹痛	伴脊柱后凸
广泛减弱	肋间神经痛	创伤后遗症
单侧 / 下肢轻瘫	神经根脊髓症状	椎旁肌紧张
单侧 / 截瘫	心绞痛	括约肌改变
脊髓半切综合征	腹股沟痛	膀胱功能障碍
快速进展的截瘫	无痛	尿急迫
持续加重的截瘫		排便功能障碍
痉挛的，共济失调步态		生殖功能紊乱
腰椎神经症状		营养失衡
		胆囊疾病
		胃炎
		肾结石

术决策的因素包括肿瘤类型和生物学特性（恶性、良性、侵袭性，等等），多发或外周是否转移，系统性转移的控制，患者的一般健康状况和身体状况，肿瘤在脊柱的位置（颈椎、胸椎、腰椎、骶骨），椎体受累的部分（前方和 / 或后方结构或硬膜受累），症状（疼痛最常见），神经受压及其严重程度，等待神经症状或结构变化、既往和现有辅助治疗的类型和程度（放射治疗、放疗手术、化疗，等等），以及预期寿命[12,21,23,24]。这导致了对神经外科和（或）骨科、内科和肿瘤放疗、放射科和康复理疗科等多学科之间的协作和个性化护理计划的需求。总之，这些日益增长的需要提示我们需要更加微创的手术入路，减少易感患者的手术并发症，使其加速康复并恢复辅助治疗[21,25]和提高生活质量。

类似于治疗 TDH，手术方法包括前路开胸术（金标准，大多数肿瘤位于前柱），胸腔镜入路（用于小的前方肿瘤），单独后侧入路（肋骨横突切除术）治疗后侧基底的肿瘤，或前后联合入路治疗影响整个节段的肿瘤。每一种方法的挑战如前所述，在免疫力低下的患者中采用开放显露的手术方式，增加潜在的感染和伤口愈合问题，特别是与累及 TDH 相比，病变切除范围更广泛（如典型的椎体次全切除）。

胸腰椎外伤

创伤性脊柱骨折最常发生在 TLJ，因为胸腔位于胸腰段上方，形成支点结构，增加了机械应力和骨折风险。在需要手术治疗的骨折患者（如不稳定骨折和 / 或神经症状进行性加重 / 呈现恶化趋势），椎体次全切除和内固定是手术治疗的标准方案，类似于以前的手术指征，前路、外侧、后路的选择，每一种都有其自身的优点和缺点（表 24.2）。

小切口外侧入路的背景和在 TLJ/ 胸椎的应用

微创外侧入路中，经腰大肌前路腰椎椎间融合（极外侧椎间融合，XLIF®，NuVasive,Inc., San Diego,CA）在 20 世纪末和 21 世纪初由 Luiz

表 24.2 胸腰段椎体次全切除术、胸椎间盘疾病的手术入路

前侧（前外侧）入路	后侧入路	后外侧入路
经胸 - 胸膜外入路	椎板切除术	经椎弓根入路
经胸 - 经胸膜腔入路		经椎弓根 - 保留小关节
电视辅助胸腔镜手术（VATS）		肋横突切除术
外侧小切口经胸膜外入路		经椎间孔
外侧小切口经胸膜腔入路		经小关节 - 保留椎弓根外侧腔外入路

Pimenta（M.D.,Ph.D.）完善，并在 2006 年发表[26]。作为直接前方入路的替代方案，该入路被逐渐完善，创伤更小，可以避免许多相关的并发症。随着腰椎手术广泛的应用，前方入路可以用于 TLJ 和胸椎，从胸腰段到更上方的脊柱，还可以用于更复杂的疾病，如 TDH、肿瘤、外伤骨折。这种方法可以通过一个小切口（3~6cm，取决于是否切除椎体）显露胸椎及胸腰段脊柱的侧面。手术切口与开胸手术类似，而且更小。一般来说，也可以显露同侧椎体的后方元件，以及其他各种可治疗的病变，尤其是脊柱肿瘤。该入路术中维持同侧肺通气和膨胀，避免了双腔气管插管的并发症。

以下将集中讨论该微创入路在胸腰椎脊柱中的更多应用、技术上的注意事项和结果报道。

解剖 / 手术注意事项

胸腰段交界处

在 TLJ，外侧入路最重要的解剖是膈肌和胸膜囊的下缘（取决于治疗的水平阶段）[27]。膈肌是一层由肌肉和腱性组织组成的横隔样结构，分隔腹腔和胸腔。膈肌附着在三个部位，分为前侧（胸骨）、外侧（肋）、后侧（腰椎）。膈肌的处理包括在上腰椎水平（L1、L2）保护膈肌，显露腹膜后腔隙时向上方反折（图 24.1）。在 TLJ 和下胸椎水平，可能无法通过移动膈肌，在间盘外侧形成足够空间，这时可以使用经膈肌入路，通常可以钝性分离肌层，去除拉钩后无需缝合组织。其他的解剖学要点包括低位肋骨，上腰椎手术入路一般无需切除肋骨，有时辅助用成角的工具，或在肋骨间使用分叶拉钩来显露（Ma Xcess®,NuVasive Inc.）。

胸椎

在胸椎中，与入路关系最密切的结构包括肋骨、神经血管束、胸膜腔、肋骨头和肋骨关节。其中神经血管束沿着每根肋骨的前下缘走行，在切开和缝合时需要谨慎处理避免损伤。表层组织显露后，可以选择经胸腔或胸膜后间隙入路[28]。在通过胸膜后入路时，需要从胸壁表面小心剥离胸膜，通常术后无需胸腔引流管。最后，肋骨头可以作为胸腔内的定位标记，在每一节段都需要辨别肋骨头、椎间盘后缘、椎弓根和硬膜囊。在大多数病例中需要切除肋骨头，特别是上胸椎，以便充分显露外侧椎间盘。

虽然会存在部分解剖变异，但是在每一节段通过外侧工作通道行椎间隙操作或椎体切除（一旦显露）技术依旧遵循常规操作方式和原则。

手术技术

正如前面提到的，经外侧微创椎体间融合术的手术技术于 2006 年首次发表在文献中，然后是一些腰椎手术技术的详细描述，以及更广泛的应用，最新的报道是从 2013 年开始[29]。小切口外侧技术治疗 TLJ / 胸椎椎体次全切除（外伤、肿瘤）、胸椎间盘退变也有文献报道[11,27,28,30-38]，并在很大程度上作为当前技术的基础。

适应证和局限

对于小切口外侧入路治疗 TLJ 和胸椎疾病，包括椎体次全切除、椎间盘切除和 / 或椎体间融合术。术野近端可以显露到 T5 椎体（被肩胛骨限制），远端可以显露 TLJ。对于外伤性或肿瘤病变延伸至后部附件的患者，可以采用联合前（外侧）椎体切除、椎体置换术（vertebral body replacement, VBR）和后路减压内固定融合术。如果病变仅累及前柱或累及前侧加同侧的后外侧骨性结构，且没有脊柱不稳定，不需要后路固定时，可以仅采用外侧入路（图 24.2）。该方法的局限性在于影响外侧入路的解剖变异（例如，大血管位置变异）。

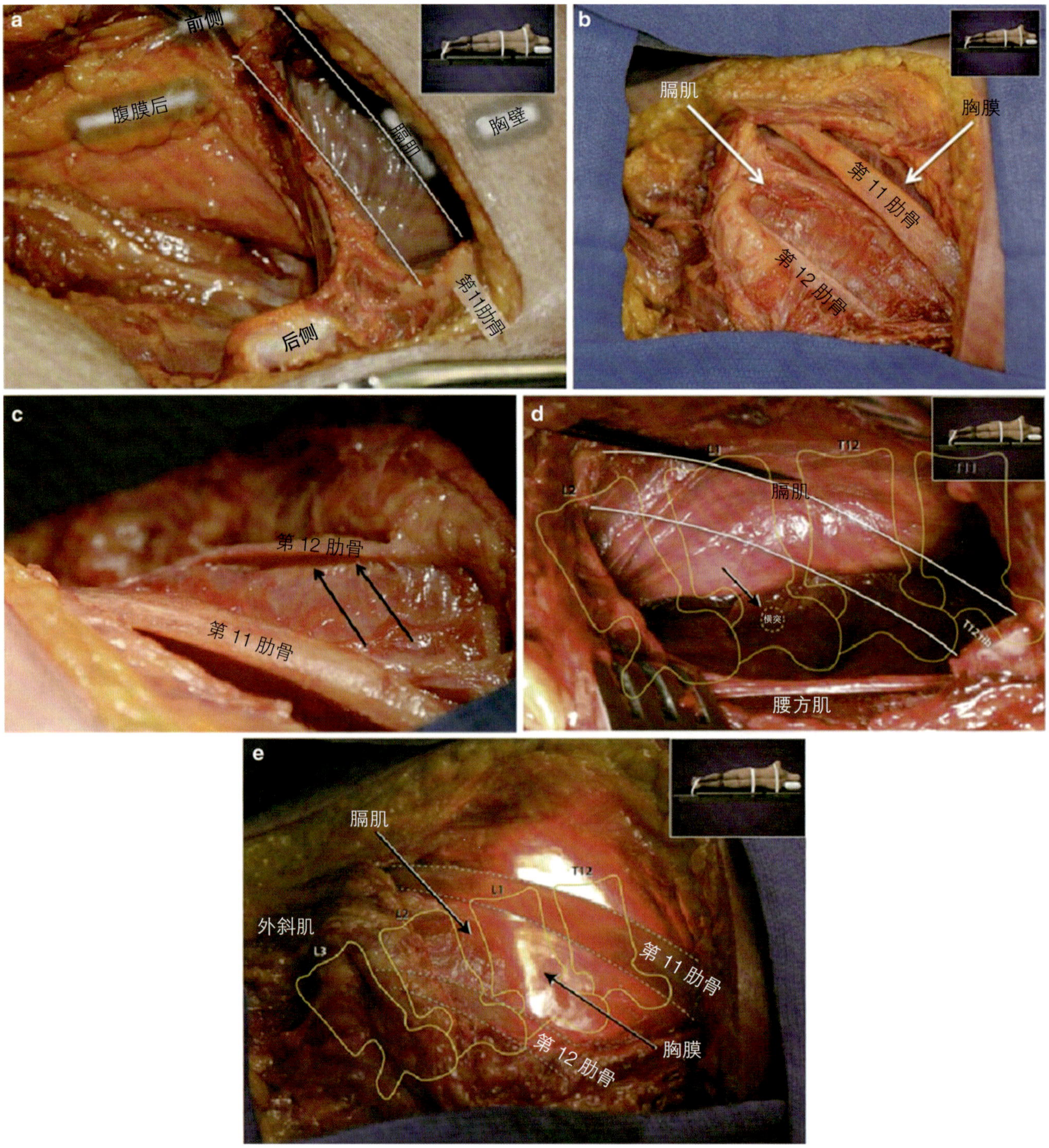

图 24.1 （a）尸体标本右侧卧位，切除胸 / 腹壁并显露膈肌如何分隔胸腹腔。第 11 肋骨已被切除并用线勾勒。（b）尸体标本右侧卧位，显示膈肌与胸膜腔（箭头）和第 11、12 肋骨之间的相对关系。（c）尸体标本显示从头侧向尾侧观看，膈肌在第 12 肋骨内侧面的止点（箭头）。（d）尸体标本右侧卧位，显示膈肌在后方或 L1 横突上的止点。切除的肋骨用白色线条勾勒，箭头指示内侧和外侧弓状韧带之间的交汇点。（e）尸体标本右侧卧位，展示膈肌、反光的胸膜腔（箭头）和第 11、12 肋骨之间的相对关系

术前准备

与其他微创手术的术中注意事项一样，并允许术后早期活动。必须采取适当的术前、术中以及术后镇痛和麻醉[39]。

如果使用术中肌电图（electromyography，EMG），例如 TLJ 和下胸椎（T8–T11 节段），麻醉时应限制使用肌肉松弛剂，如果因其他原因需要使用，只能使用短效肌松剂，避免影响 EMG 监测。

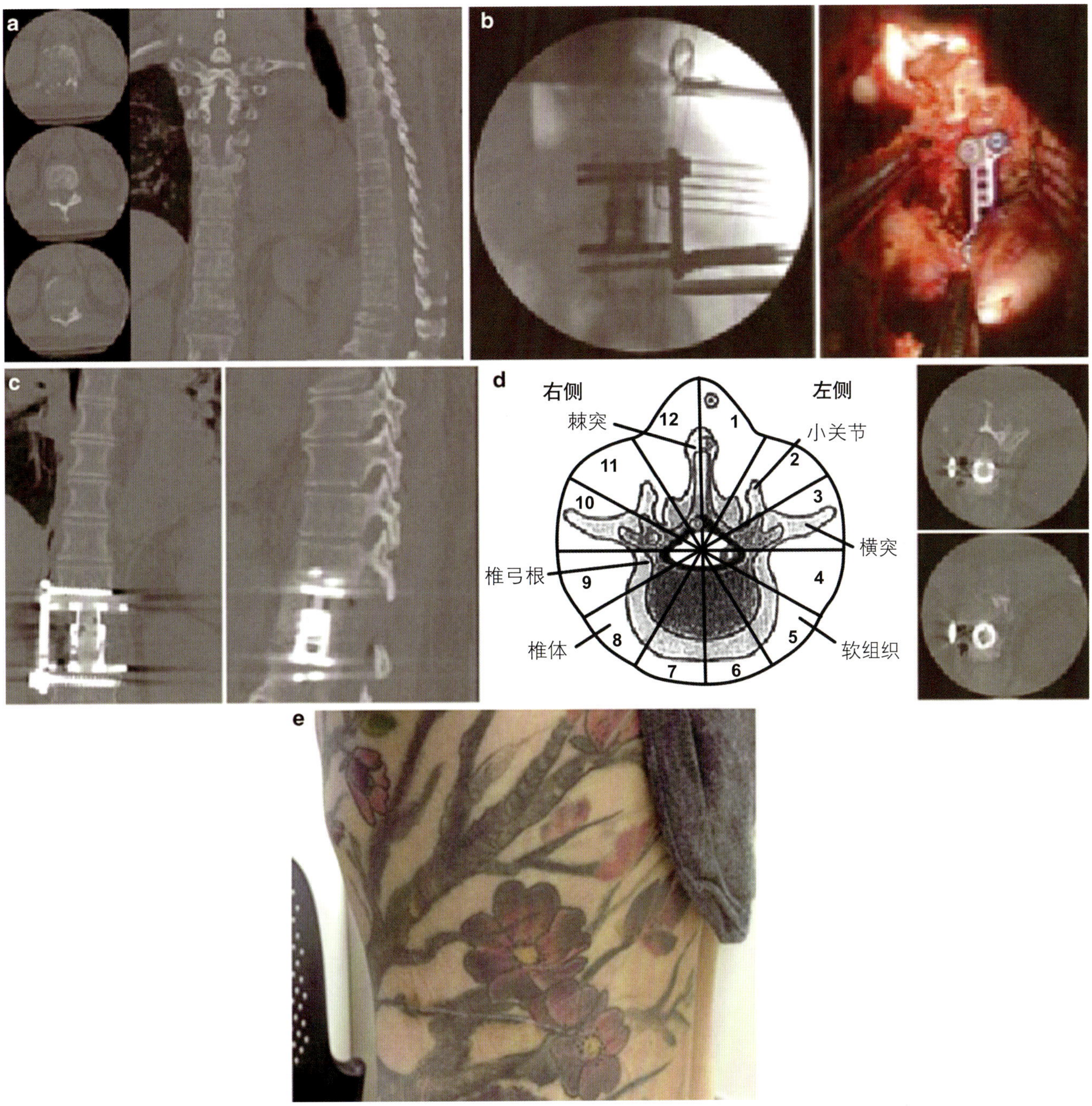

图 24.2　术前 CT 显示 T11 椎体和椎弓根转移性肿瘤（**a**），经胸膜后入路外侧椎体次全切除、椎板切除、小关节切除术（**b**），随后置入可延展的宽支撑器和前外侧钢板（**b**，**c**）。术后 CT 显示区减压 [大约是 Weinstein Boriani Bagini（WBB 分级）的 4~11 区]，可以通过小切口外侧入路行椎体次全切除（**d**）。（**e**）显示小切口经外侧椎体次全切除术后的美容效果

否则，应使用标准术中神经监测设备，包括体感诱发电位（somatosensory evoked potentials，SEP）和运动诱发电位（motor evoked potentials，MEP）。MEP 需要全静脉麻醉（total intravenous anesthesia，TIVA）（不使用吸入麻醉药）。

微创外侧入路需要一些专门的设备，包括可透射线的手术台，能够在腹 - 背侧和头 - 尾侧方向弯曲和倾斜，透视（C 臂）、接入系统和外围设备（MaXcess®，NuVasive Inc.），前侧和外侧手术常规器械，神经监测平台（NV M5），以及双极电凝。

手术注意事项

先前已报道[26,29,40]，有效而且重复性好的腰椎 XLIF 包括五个关键步骤。这些步骤包括：(1) 注

意患者的体位，（2）轻柔的腹膜后解剖和分离，（3）小心通过腰大肌，建立入路和使用工具操作的全程使用高级神经电监护，（4）充分切除椎间盘、适当处理终板，（5）置入大小合适的椎间植入物。这些原则在很大程度上仍然适用于胸椎和TLJ，可以归纳为三个关键步骤：（1）注意患者的体位，（2）轻柔的在膈肌上部或膈下和/或胸膜腔后的解剖分离（如果不使用经胸入路），（3）充分切除椎间盘/椎体，置入适当的内植物（椎间融合器、VBR装置和/或附加内固定物）。

手术室安排与患者体位

手术室布置安排适当，手术医生可以同时看到透视机的显示屏和神经监测仪，同时为C臂的放置和旋转留出足够的空间。手术室布置的一个实例见图24.3。

手术显露之前，摆放好MEP、SSEP和各种EMG电极，并用标准流程检测其功能。患者左侧卧位，避免上胸椎显露时前柱左侧的主动脉影响。将患者病变所在节段放置于手术床折弯处，以便增加侧屈并扩大相应节段的显露（图24.4）。用4英寸宽的束缚带将患者固定在手术床上。

摆好患者体位后，确保手术可重复性的一项必不可少的程序，是根据手术通道和术中影像设备的位置，确认患者的侧位和前后位（AP）方向。正确的AP透视影像需要将C臂置于手术床的垂直交叉位置（0°），正对前凸的脊柱中需要手术的节段（图24.5、24.6）。在瞄准手术节段并确定正确AP图像时，可以使用手术床的左右倾斜功能形成标准的图像。在标准的AP图像中，棘突位于椎体的正中线上，椎弓根影像对称并形成单层皮质，上终板成一条直线（图24.6）。获取正确的侧位影像时，应旋转C臂使其垂直于地面（90°位置）。然后在水平面上调整手术床，直到获得标准的侧位影像。确认方向时，注意手术通道和透视显示屏的视线方向垂直相交，确保达到椎间隙矢状平面的正确通路，建立经过终板之间的安全轨道，使之远离对面前外侧或后方结构（血管），有助于限制意外的韧带和终板损伤。

建立入路

每一个需要治疗的节段都需要分别识别和确认。在标准无菌手术部位准备前，应定位并标记好外侧切口的位置。术中透视用于确定节段，并在皮肤表面标记以确定切口位于肋骨之间、椎间隙的中后三分之一交界处（图24.7）。然后，以标准的方式建立宽阔的手术操作区，如果出现微创外侧显露不能解决的并发症，需要转为急诊开胸手术并延长切口。

对TDH，可以选择肋骨间切口进行显露，一般不需要切除肋骨。但是对于椎体次全切除术和较大的病变，切除肋骨有助于术野显露（图24.8）。

建立肋骨间手术通道时注意拉钩的位置，做脊髓直接减压操作时软组织不应该阻挡拉钩，拉钩的正确放置是手术的关键。切口本身一般是3~6cm，取决于手术的操作，通常位于病变的中心

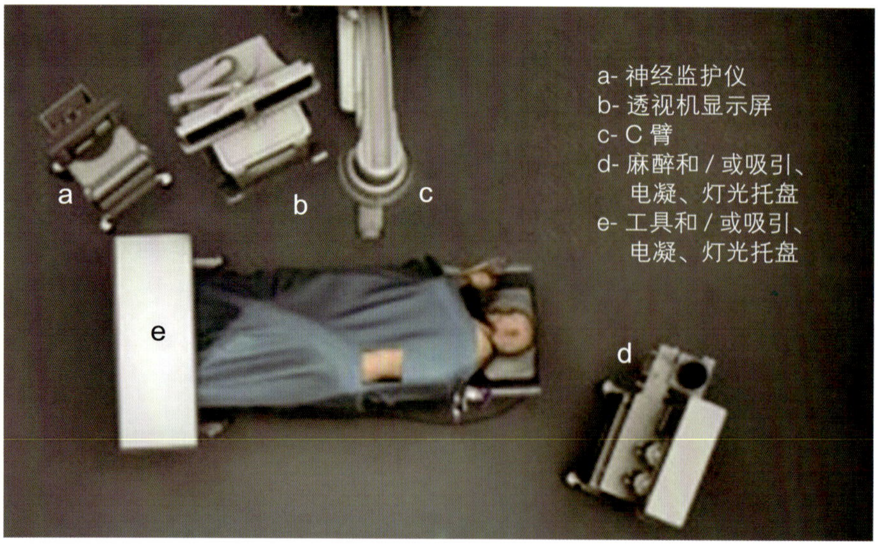

图24.3 图示中文字描述经腰大肌外侧入路时手术室布置

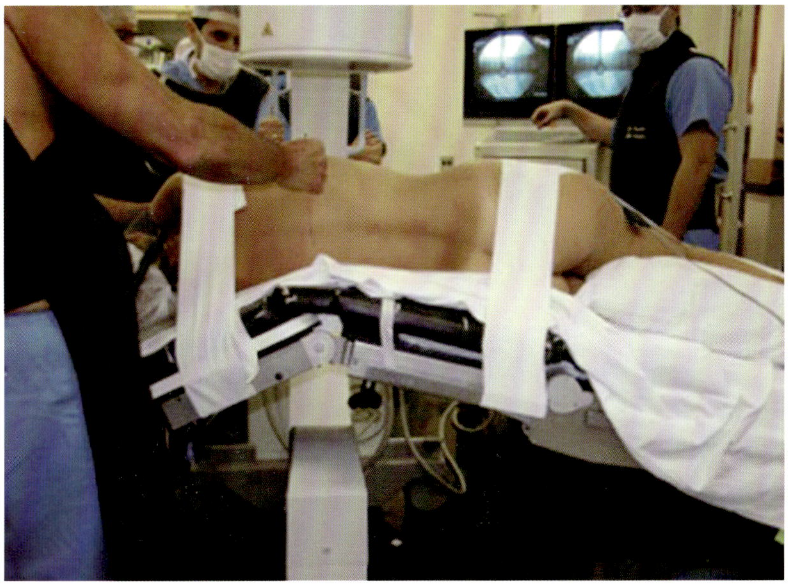

图 24.4 患者术中体位照片，采用小切口外侧入路，患者侧卧位并将手术节段置于手术床的折弯部位

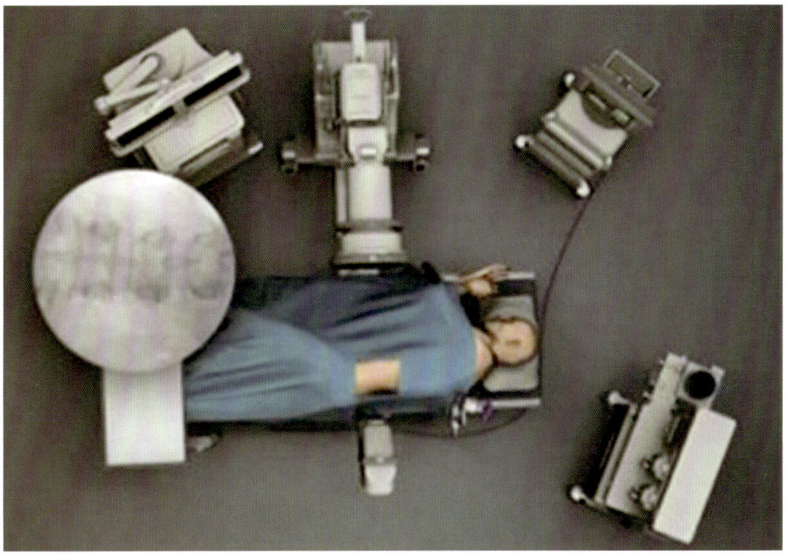

图 24.5 微创外侧入路手术中透视机屏幕（左侧）显示 C 臂获取正确的前后位影像

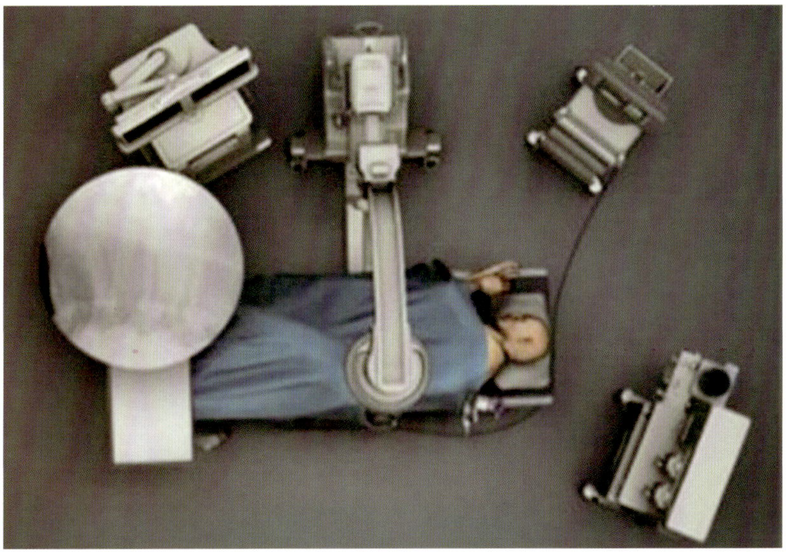

图 24.6 微创外侧入路手术中透视机屏幕（左侧）显示 C 臂获取正确的侧位影像

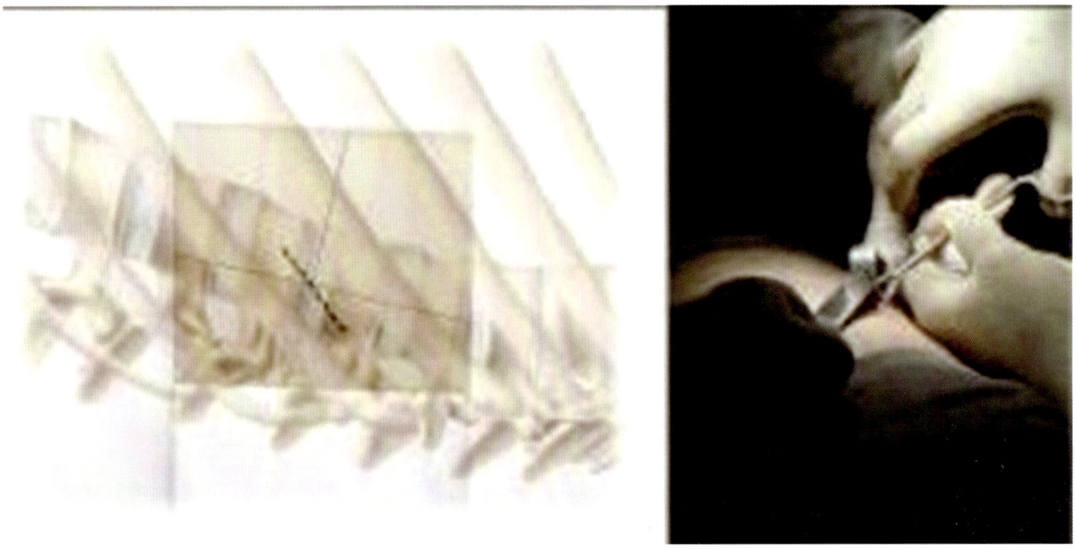

图 24.7　示意图（左）和术中照片（右）显示微创外侧入路的目标节段和切口选择

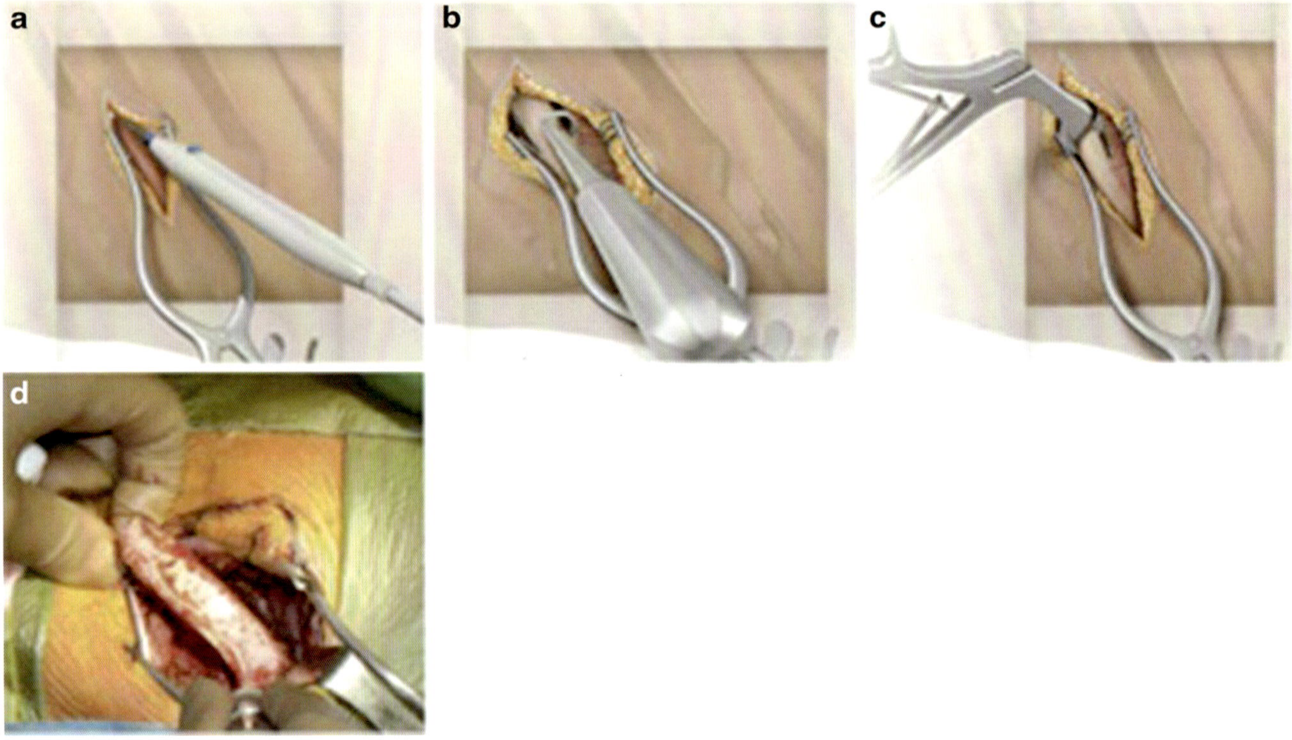

图 24.8　示意图（a~c）和术中照片（d）显示在胸椎和胸腰段，采用小切口外侧入路行椎体次全切除术时原始切口和移除肋骨的过程

（通过标记）。皮下组织和肋间肌肉可通过手指或电刀来分离。如前所述，需要注意切开（和缝合）过程中避免损伤神经血管束。在经胸腔入路，或胸膜后入路，或 TLJ 节段膈肌上 / 下显露时，注意钝性移动膈肌和壁层胸膜，避免损伤[27]。胸膜后入路在 TLJ 和下胸椎水平（T11 和 T12）应用效果很好，可以避免术后应用胸腔引流管（图 24.9）[28]。在这种病例中，小心在胸膜后分离，确认胸膜完整，是避免术后肺部并发症的关键。

手术入路达到胸椎外侧时，沿着肋骨的后缘放置扩张器，将肺组织向前推移（胸腔病例），连续扩张组织并将拉钩放置在椎体前外侧柱（图

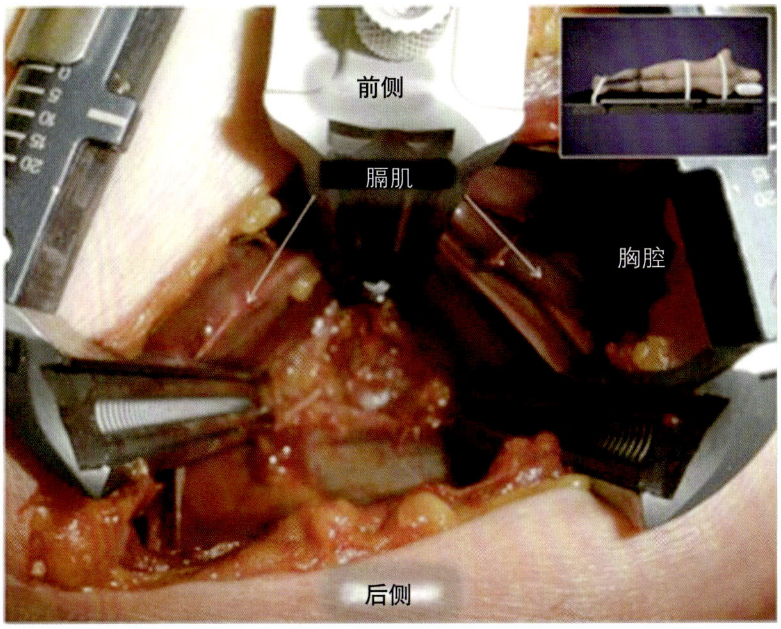

图 24.9 尸体标本右侧卧位，分片式 MaXcess 拉钩显露胸腔外间隙

24.10）。

到达脊柱后，在头、尾、前、后方向分别放置拉钩的挡片，来显露病变 / 手术区域。牵开器可以放在标准的位置（手柄在后）或反向位置，拉钩手柄和术者位于患者前方。在特定情况，这样做可以更直接地显露椎间盘。垫片可以放置在远端牵开器挡片的底端，防止软组织结构（如肺或膈肌）疝入手术区。经胸腔入路中，需要在椎间盘表面切开壁层胸膜，在椎体次全切的病例中，特别注意辨识并结扎节段血管（图 24.11）。在 TDH，辨别并切除覆盖在椎间盘后外侧角的肋骨头（图 24.12）。这建立了达到椎间盘后外侧角和椎体的通道。可以采用标准技术切除椎间盘（图 24.13），同时保持前、后纤维环的完整。后侧的楔形截骨可以针对脊柱前柱进行充分减压（图 24.14）。后方纤维环的后缘和后纵韧带（posterior longitudinal ligament, PLL）可以从硬膜上分离，然后切除（图 24.15）。前方节段的减压应延伸至对侧椎弓根。椎

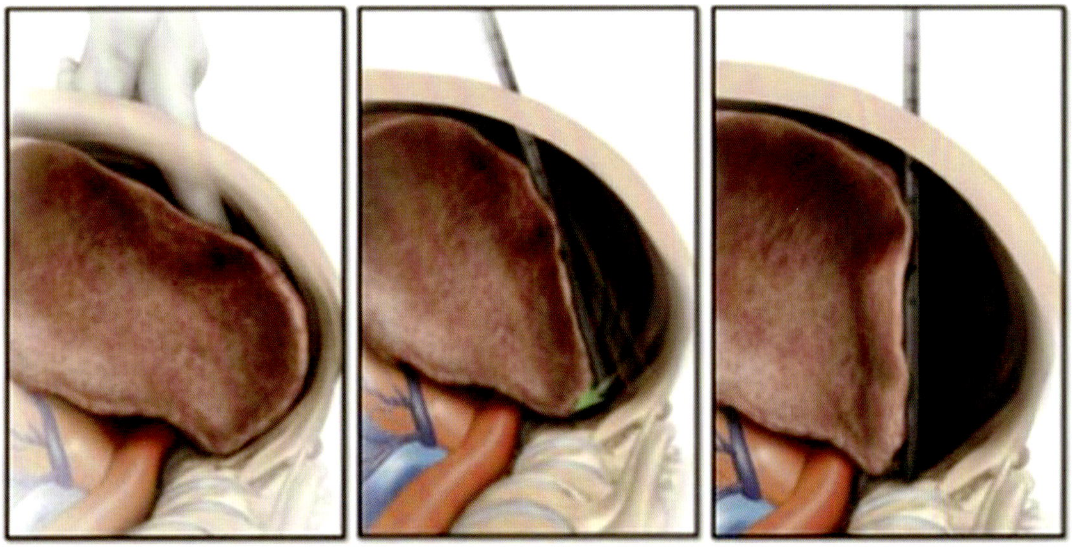

图 24.10 示意图（左）显示用手指伸入胸腔建立通路，从胸腔后缘伸入扩张器（避免扩张器的引导末端损伤肺组织），用扩张器推开充气的肺组织（中），抵达椎间盘外侧（右）

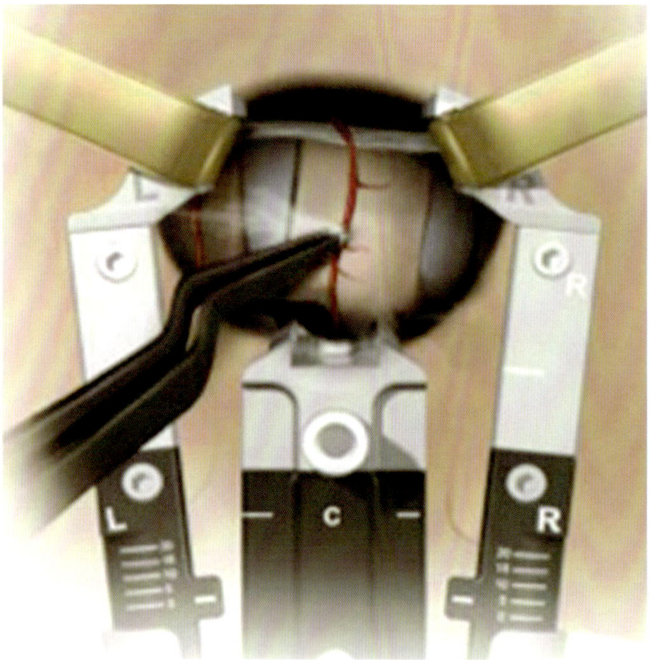

图 24.11　侧方示意图显示在 XLIF 术中，用双极电凝结扎节段血管

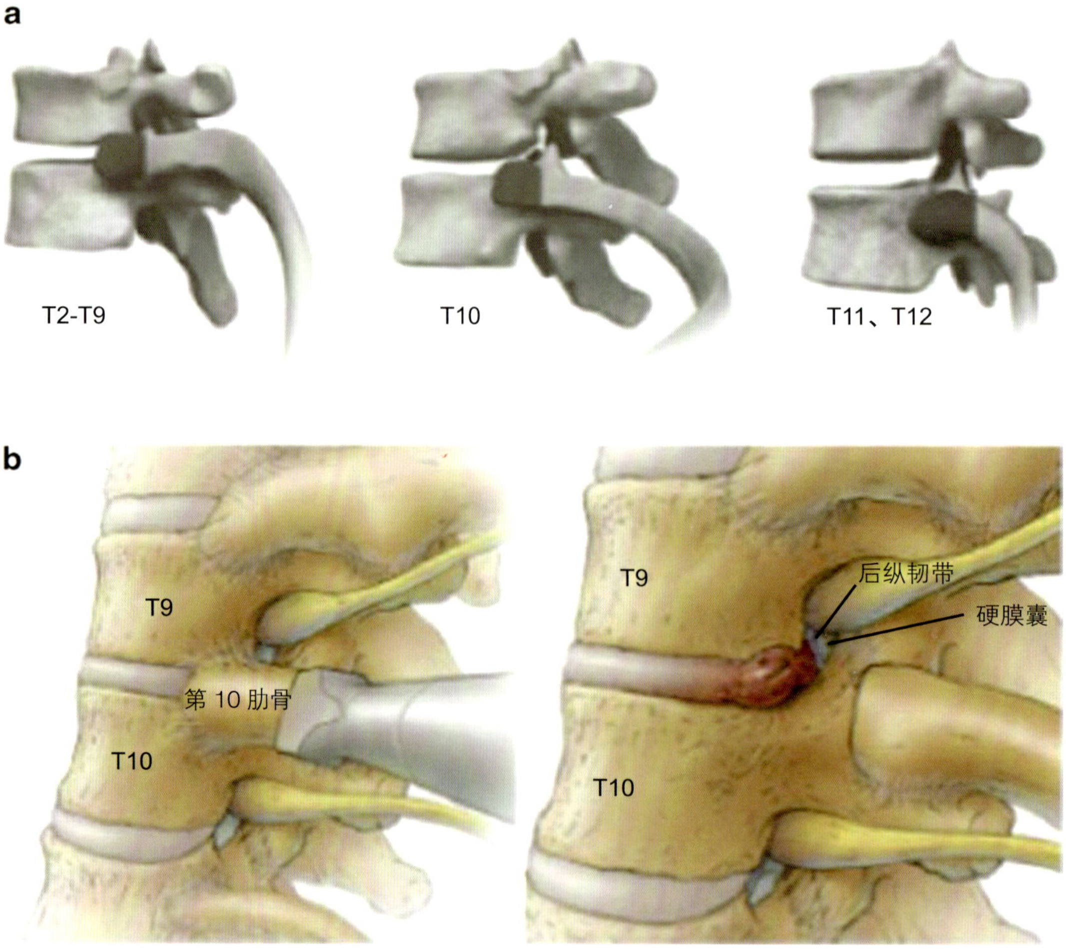

图 24.12　（**a**）示意图和 CT 显示肋骨头和硬膜以及后外侧椎间隙的位置关系。（**b**）侧方示意图显示胸椎小切口外侧入路中切除肋骨头之前（左）和之后（右）的椎间隙

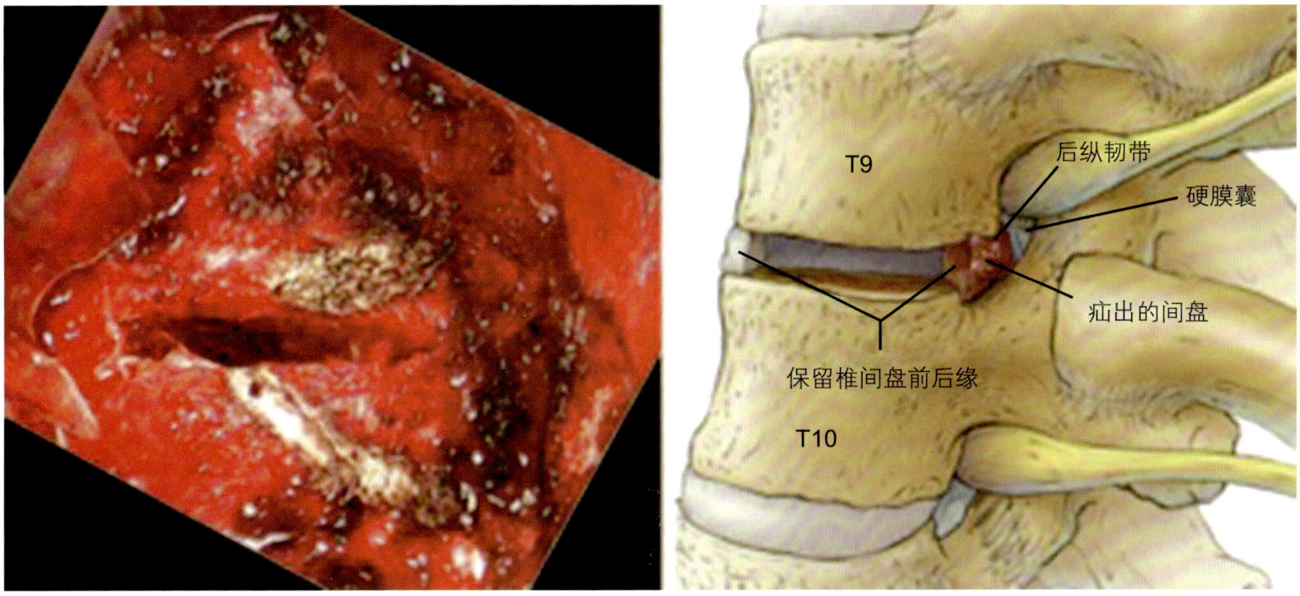

图 24.13 术中照片(左)和侧方示意图(右)显示小切口外侧入路切除胸椎间盘(术中照片由 Vedat Deviren，MD 提供)

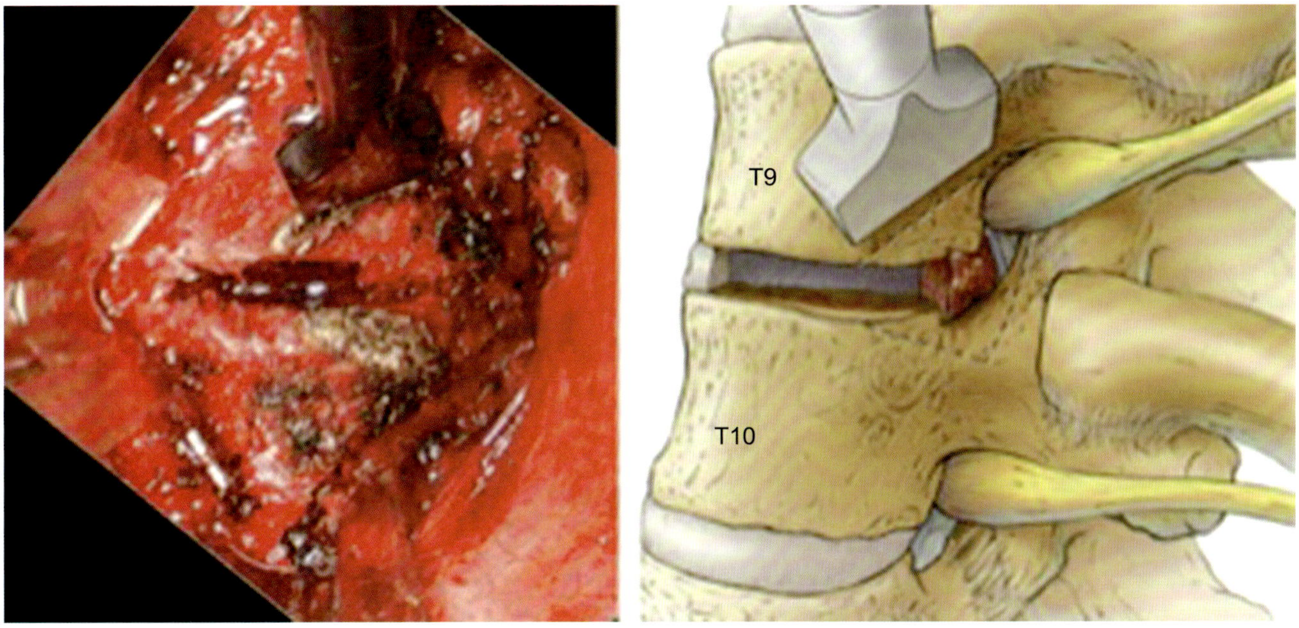

图 24.14 小切口外侧入路中胸椎截骨的术中照片（左）和侧位示意图（右）(术中照片由 Vedat Deviren，MD 提供)

间支撑器和附加内固定的使用主要依据医生在手术中的判断和切除范围的需要（图 24.16）。

椎体次全切除技术遵循 TDH 治疗的一般原则，上下椎间盘切除后采用标准技术切除。在椎体次全切除的病例中，切除椎体的范围应匹配放置 VBR 所需的空间，保留侧方椎体完整，以促进骨生长并保护对侧的危险结构（血管）。在肿瘤患者的椎体切除中，尽可能充分切除完整椎体。

根据病变的性质，在小切口外侧入路进行直接脊髓减压的操作中，有几个技术上的注意事项。医生必须能够控制肋骨头和近端肋骨，以便进行适当的减压。术前成像将提供有关肋骨头位置的信息。术中前后（AP）透视有助于确定手术范围，保持在椎弓根内侧缘的外侧（图 24.17）。用高速磨

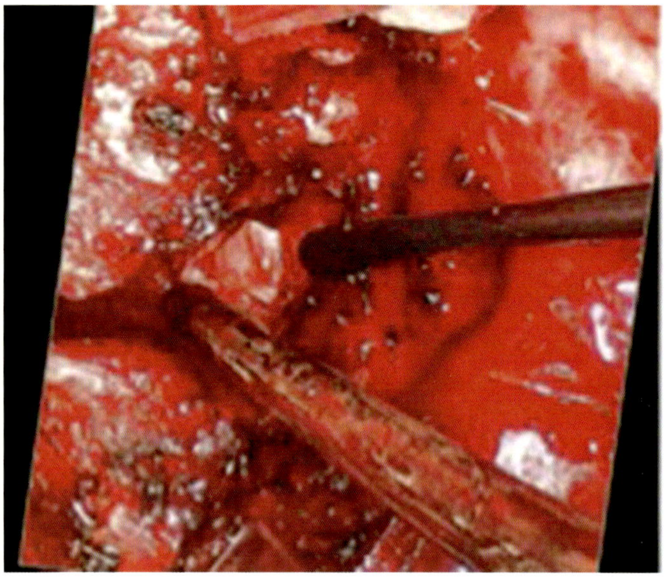

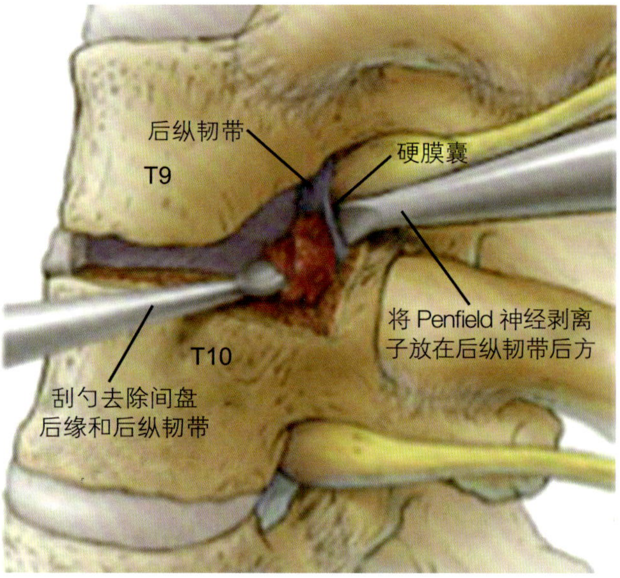

图 24.15 术中照片（左）和侧方示意图（右）显示小切口外侧入路中全椎间盘切除和脊髓减压过程（术中照片由 Vedat Deviren，MD 提供）

钻将椎弓根内缘磨薄，其余的内侧皮质可以用细脚 Kerrison 咬骨钳去除。这将显露硬膜囊侧方，允许更完整的和可重复操作的硬膜外减压。

有经验的外科医生可以通过这个入路切除更多的骨组织。例如，在更广泛的病变中，术者可以仅通过外侧入路，很方便地切除同侧椎弓根、椎板和棘突（图 24.2 d）。因此，可以通过一次显露，切除 270° 范围内的不同病变。

在小切口外侧椎体次全切除术中，建议放置一个宽可延展型 VBR，从而减少了潜在的沉降风险，通过延长 VBR，最大限度地发挥 VBR 纠正矢状面畸形的能力（图 24.18）。

手术器械和关闭伤口

放置相应的椎间支撑器和生物材料后，可以使用附加内固定物。包括前外侧板和 / 或后路椎弓根钉棒内固定系统。

以标准方式闭合伤口，必要时放置胸腔管或引流管，然后根据引流量于术后第 1 天或第 2 天拔除。如果采用胸膜腔后入路，关闭伤口时确认胸膜完整是避免术后肺部并发症的关键。在胸椎手术患者，如果胸膜破损但没有发现漏气，可以采用 Valsalva 技术，用一个红色橡胶导管排出所有胸腔内多余的空气。红色橡胶导管的一端放置在胸腔内，在出口周围荷包缝合，导管的另一端淹没在一小碗水中。持续进行 Valsalva 动作，直到排出所有空气，这可以通过气泡的停止来判断。然后迅速取出红色橡胶导管并将荷包缝合收紧固定。因为避免使用胸腔引流管，患者术后可以早期活动，减少围术期并发症，尤其是深静脉血栓形成和肺部并发症。另外，如前所述，胸椎节段关闭伤口时注意不要缝到神经血管束，否则会导致严重的肋间神经痛。电凝并切断血管神经束，比直接缝线套扎更好。

根据医生经验和术后患者具体情况使用支具保护。

术后经验和结果报道

有多篇文章报道小切口外侧入路胸腰段椎体次全切除（外伤和肿瘤）以及 TDH 的治疗结果。最有意义的报道分别是：由 Smith 等采用小切口外侧入路行椎体次全切除治疗创伤的多中心研究[37]；Uribe 等采用小切口外侧入路治疗脊柱肿瘤的多中心报告[38]；以及同样是 Uribe 等采用小切口外侧入路治疗 TDH 的多中心治疗经验[11]。

在 2010 年，Smith 等[37]治疗 52 例胸椎或腰椎外伤患者。每个患者都通过小切口外侧入路，切除一个节段的椎体（T7-L4），然后通过钛笼和外侧钢板内固定进行重建。在某些情况下，通过后方切口置入附加的椎弓根螺钉。平均手术（opera-

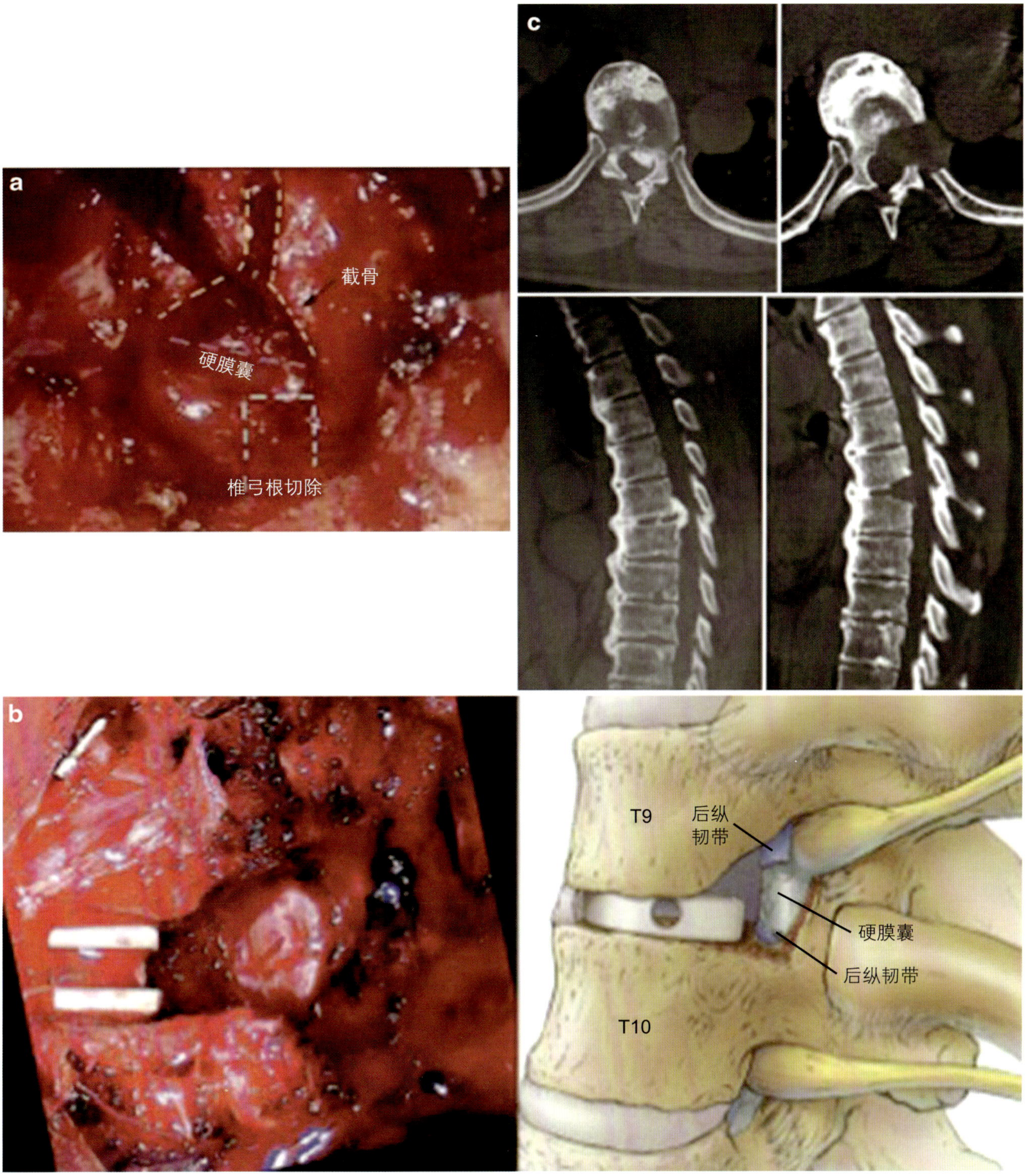

图 24.16 （**a**）术中照片显示小切口外侧入路中椎弓根切除的区域和截骨手术区、相邻脊髓（术中照片由 Vedat Deviren，MD 提供）。（**b**）术中照片（左）和侧方示意图（右）显示小切口外侧入路中椎间融合器和最终前柱结构（术中照片由 Vedat Deviren，MD 提供）。（**c**）术前轴位、矢状位（左）和术后轴位、矢状位 CT（右）显示切除 T6-T7 钙化的椎间盘和减压范围

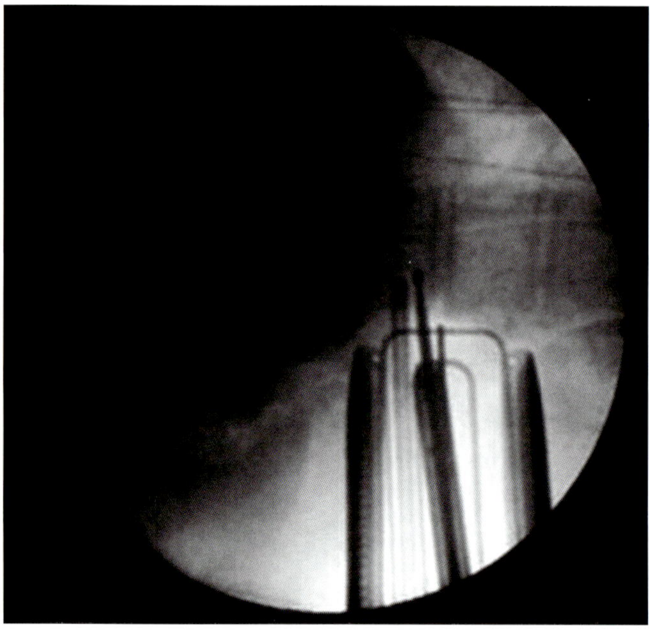

图 24.17 术中前后位透视显示小切口外侧入路中，用高速磨钻行硬膜外间隙减压，钻头位于椎弓根内缘的外侧

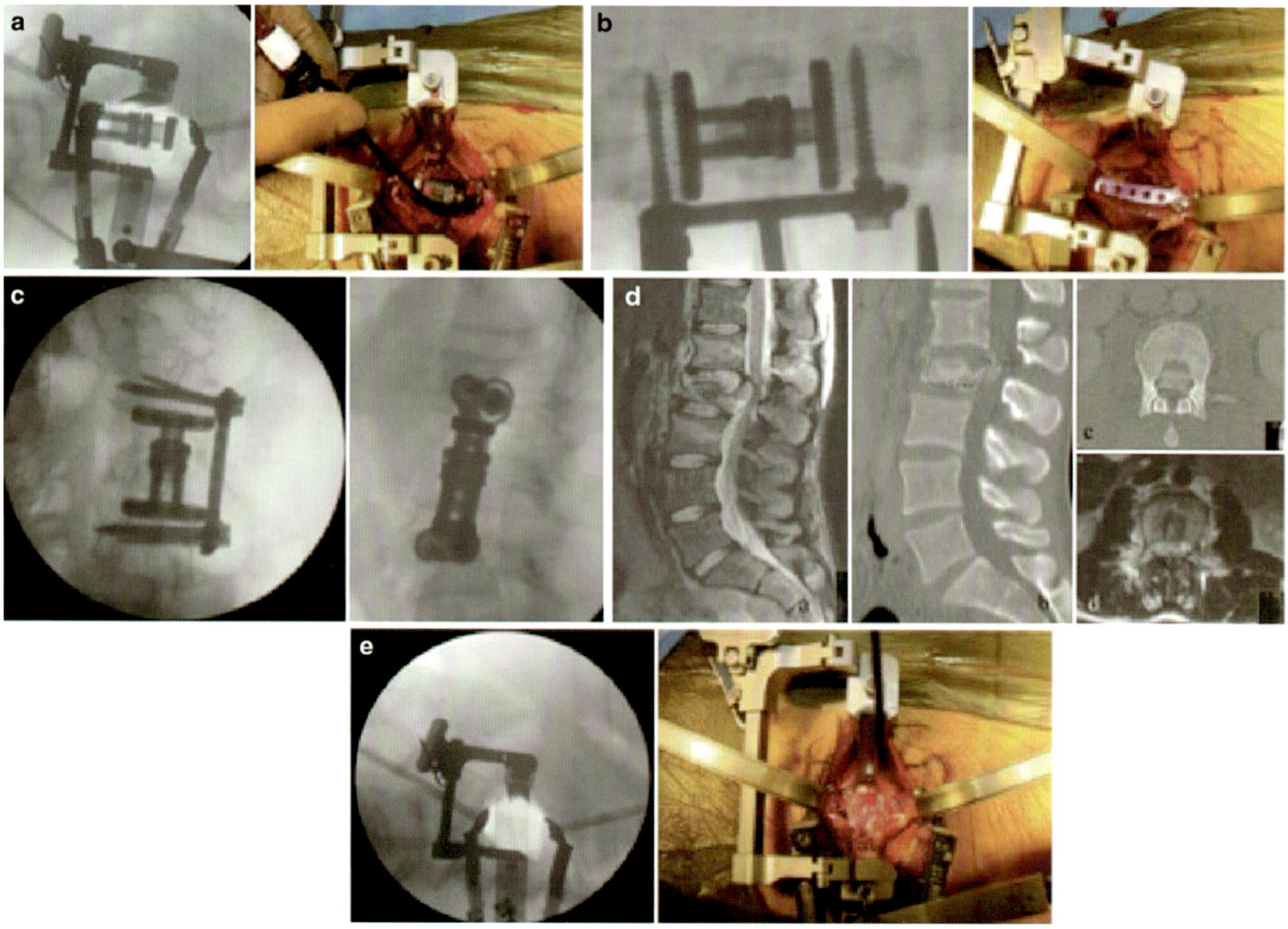

图 24.18 矢状 MRI 和 CT 像示 L2 爆裂骨折、脊柱严重不稳定和神经损害（**a**）。术中侧位透视图像（左）和照片（右）显示小切口椎体次全切除术中，放置 MaXcess 牵开器至目标节段（**b**）。侧位透视图像（左）和照片（右）显示放置宽可延展型支撑器作为假体（vertebral body replacement, VBR）（**c**）。前后位透视图像（左）和照片（右）显示宽可延展型支撑器作为假体（VBR）和外侧钢板的位置。最后，前后位（左）和侧位（右）术后即刻透视图像显示可延展型钛支撑器和前外侧板（**e**）

tive，OR）时间、失血量（blood loss，EBL）和术后住院时间（length of postoperative hospital stay，LOS）分别为 128 分钟、300ml 和 4 天。总并发症的发生率为 15.4%，需要再次手术的患者占 1.9%。所有病例术前、术后的神经功能状态稳定或改善。前三分之二的患者使用标准延展的圆柱状钛 VBR 假体，最后三分之一的患者采用延展型钛 VBR 假体。在使用圆柱型 VBR 的 34 例患者中，有 7 例出现假体沉降（21%），1 例需要再次手术。而使用宽印记 VBR 假体的 18 例患者没有发生假体沉降。

Urlibe 等[38] 报道了 13 例脊柱肿瘤（T8-T12）行 1~2 个节段椎体切除的病例。与 Smith 报道的病例[37] 类似，切除椎体后用钛笼和侧板重建，并在某些情况下，额外增加椎弓根螺钉固定。尽管不同的病变，但手术结果与创伤组类似，平均 OR 时间 124 分钟，EBL 374ml，LOS 3.5 天。1 例（4.8%）出现并发症（肺炎），没有再次手术的病例报道。疼痛（VAS）和残障功能（ODI）评分从术前到最后随访分别改善 62.3% 和 52.8%。两名患者死于肿瘤转移，一例发生在术后 6 个月，另一例发生在术后 12 个月。

最后，Uribe 等[11] 在报道中描述了 5 个国际中心采用 XLIF 连续治疗 60 位 TDH 患者的疗效，平均随访时间为 11 个月。其中 70% 的患者表现为脊髓功能障碍，52% 的患者出现神经根压迫表现，77% 的患者有背部轴性疼痛，27% 的患者发生大小便功能异常。除了 6 例患者，其他都采用椎间支撑器治疗。附加的内固定物包括：前外侧板（33%）、椎弓根螺钉（10%）和无其他内固定物（57%）。75% 的手术采用经胸腔入路，另外 25% 采用胸膜后入路。平均 OR 时间、EBL 和 LOS 分别为 182 分钟、290ml 和 5 天。13 例（胸膜后入路）术后没有使用胸腔引流管。总共出现 4 例严重并发症（6.7%）：1 例肺炎；1 例出现胸膜后游离气体，需要术后置入胸引管；1 例出现下肢肌力下降；1 例出现后侧伤口感染。3 例患者再次手术（5%）：1 例因为后侧伤口感染；1 例需要去除有症状的残留间盘；1 例需要从后方再次显露。术前到末次随访的疼痛 VAS 评分改善 60%（7.8/10 至 3.1/10），疗效非常满意和很满意的患者占 80%，疗效一般或没有改善的占 15%，疗效差的有 5%。83% 的患者脊髓症状改善，87% 的患者神经根症状改善，91% 的患者背痛症状改善，88% 的患者大小便异常改善。在文献综述中，作者发现该入路的疗效与历史文献报道持平或更优，甚至不亚于现代其他治疗 TDH 的微创入路。

结　论

外侧入路治疗严重胸腰椎疾病时，与其他入路的常规手术相比，可以通过微创操作减少手术创伤。通过术后长期观察证明，这种入路可以获得令人欣喜的围术期疗效。仔细的术前规划、重视手术技巧，并坚持术中神经监测有助于将这种手术入路变成一种常用的操作方式。

致　谢

作者感谢他在 NuVasive 公司的编辑和行政助理 Kyle Malone，MS。

（韦　祎 译）

参考文献

1. Epstein JA. The syndrome of herniation of the lower thoracic intervertebral discs with nerve root and spinal cord compression. J Neurosurg. 1954;11:525–38.
2. Le Roux PD, Haglund MM, Harris AB. Thoracic disc disease: experience with the transpedicular approach in twenty consecutive patients. Neurosurgery. 1993;33:58–66.
3. McInerney J, Ball PA. The pathophysiology of thoracic disc disease. Neurosurg Focus. 2000;9:e1.
4. Perot Jr PL, Munro DD. Transthoracic removal of midline thoracic disc protrusions causing spinal cord compression. J Neurosurg. 1969;31:452–8.
5. Abbott KH, Retter RH. Protrusions of thoracic intervertebral disks. Neurology. 1956;6:1–10.
6. Arseni C, Nash F. Thoracic intervertebral disc protrusion: a clinical study. J Neurosurg. 1960;17:418–30.
7. Cambell E, Kite Jr WC, Whitfield RD. The thoracic herniated intervertebral disc syndrome. J Neurosurg. 1957;14:61–7.
8. Love JG, Kiefer EJ. Root pain and paraplegia due to protrusions of thoracic intervertebral disks. J Neurosurg. 1950;7:62–9, illust.
9. Angevine PD, McCormick PC. Thoracic disc. J Neurosurg Spine. 2012;16:261–2.
10. Clark JC, Dickman CA. Thoracic disc. J Neurosurg Spine. 2013;18:529–30.
11. Uribe JS, Smith WD, Pimenta L, Hartl R, Dakwar E, Modhia UM. Minimally invasive lateral approach for symptomatic thoracic disc herniation: initial multi-center clinical experience. J Neurosurg Spine. 2012;16:264–79.
12. Hulme A. The surgical approach to thoracic intervertebral disc protrusions. J Neurol Neurosurg Psychiatry. 1960;23:133–7.
13. Boriani S, Biagini R, De IF, et al. Two-level thoracic disc herniation. Spine. 1994;19:2461–6.
14. Burke TG, Caputy AJ. Treatment of thoracic disc herniation: evolution toward the minimally invasive thoracoscopic technique.

Neurosurg Focus. 2000;9:e9.
15. Karmakar MK, Ho AM. Postthoracotomy pain syndrome. Thorac Surg Clin. 2004;14:345–52.
16. Khoo LT, Smith ZA, Asgarzadie F, et al. Minimally invasive extracavitary approach for thoracic discectomy and interbody fusion: 1-year clinical and radiographic outcomes in 13 patients compared with a cohort of traditional anterior transthoracic approaches. J Neurosurg Spine. 2011;14:250–60.
17. McAfee PC, Regan JR, Zdeblick T, et al. The incidence of complications in endoscopic anterior thoracolumbar spinal reconstructive surgery. A prospective multicenter study comprising the first 100 consecutive cases. Spine. 1995;20:1624–32.
18. Ringel F, Stoffel M, Stuer C, Totzek S, Meyer B. Endoscopy-assisted approaches for anterior column reconstruction after pedicle screw fixation of acute traumatic thoracic and lumbar fractures. Neurosurgery. 2008;62:ONS445–52.
19. Bell GR. Surgical treatment of spinal tumors. Clin Orthop Relat Res. 1997;(335):54–63.
20. Klimo Jr P, Kestle JR, Schmidt MH. Treatment of metastatic spinal epidural disease: a review of the literature. Neurosurg Focus. 2003;15:E1.
21. Sciubba DM, Petteys RJ, Dekutoski MB, et al. Diagnosis and management of metastatic spine disease. J Neurosurg Spine. 2010; 13:94–108.
22. Gokaslan ZL. Spine surgery for cancer. Curr Opin Oncol. 1996;8:178–81.
23. Fisher CG, Andersson GB, Weinstein JN. Spine focus issue. Summary of management recommendations in spine oncology. Spine. 2009;34:S2–6.
24. Hart RA, Boriani S, Biagini R, Currier B, Weinstein JN. A system for surgical staging and management of spine tumors. A clinical outcome study of giant cell tumors of the spine. Spine. 1997; 22:1773–82.
25. Delank KS, Wendtner C, Eich HT, Eysel P. The treatment of spinal metastases. Dtsch Arztebl Int. 2011;108:71–9.
26. Ozgur BM, Aryan HE, Pimenta L, Taylor WR. Extreme lateral interbody fusion (XLIF): a novel surgical technique for anterior lumbar interbody fusion. Spine J. 2006;6:435–43.
27. Dakwar E, Ahmadian A, Uribe JS. The anatomical relationship of the diaphragm to the thoracolumbar junction during the minimally invasive lateral extracoelomic (retropleural/retroperitoneal) approach. J Neurosurg Spine. 2012;16:359–64.
28. Uribe JS, Dakwar E, Cardona RF, Vale FL. Minimally invasive lateral retropleural thoracolumbar approach: cadaveric feasibility study and report of 4 clinical cases. Neurosurgery. 2011;68:32–9.
29. Peterson MD, Youssef JA. Extreme lateral interbody fusion (XLIF®): lumbar surgical technique. In: Goodrich JA, Volcan IJ, editors. Extreme lateral interbody fusion (XLIF®). St. Louis: Quality Medical Publishing; 2013. p. 159–78.
30. Dakwar E, Smith WD, Malone KT, Uribe JS. Minimally invasive lateral extracavitary resection of foraminal neurofibromas. J Clin Neurosci. 2011;18:1510–2.
31. Deviren V, Kuelling FA, Poulter G, Pekmezci M. Minimal invasive anterolateral transthoracic transpleural approach: a novel technique for thoracic disc herniation. A review of the literature, description of a new surgical technique and experience with first 12 consecutive patients. J Spinal Disord Tech. 2011;24:E40–8.
32. Karikari IO, Nimjee SM, Hardin CA, et al. Extreme lateral interbody fusion approach for isolated thoracic and thoracolumbar spine diseases: initial clinical experience and early outcomes. J Spinal Disord Tech. 2011;24:368–75.
33. Kasliwal MK, Deutsch H. Minimally invasive retropleural approach for central thoracic disc herniation. Minim Invasive Neurosurg. 2011;54:167–71.

L2-L5 前外侧腹膜后入路　　25

Robert G. Watkins, III

1. 将患者左侧卧位。放置不透光的“豆状袋子”定位便于术中 X 射线透视操作。略屈膝，放置腋窝垫，并充分支持头部。摆体位时，屈髋太多会限制术野前方的显露。左髋关节屈曲应小于右侧。

2. 术者站在患者前面，助手站在患者后面。从腋中线开始，在最下方肋骨和髂棘之间切开皮肤，并延长至腹直肌鞘的边缘。切口的位置根据脊柱病变的节段来确定。L5-S1 节段的切口选择在脐与耻骨联合之间的下 1/2；L4-L5 节段选择上 1/2；L3-L4 在脐水平；L2-L3 在脐上方（图 25.1）。用自动牵开器辅助牵开皮肤和皮下组织，用两个 Adson 镊子夹住皮下出血点，并电凝止血。

3. 松弛肌肉可以增加腹壁活动度，同时切开时减少肌肉收缩力。显露腹外斜肌筋膜。术者用电刀分离肌肉，助手钳夹出血点协助止血。分离腹外斜肌到达腹内斜肌（图 25.2）；然后使用相同的程序分离腹内斜肌。腹内斜肌深层是腹横肌。小心用自动牵开器插入到肌肉层，注意避免损伤腹膜。如果腹横肌发达，用电刀分离至深层组织（图 25.3）。通常，这层肌肉非常薄或缺失。沿着薄薄的肌纤维走行钝性分离并显露腹横筋膜（图 25.4）。

4. 在切口的后部打开腹横筋膜。用 Adson 镊子小心提起腹横筋膜，然后用钝头剪刀打开。出现腹膜后脂肪提示进入腹膜外间隙。在肌层的内侧解剖分离更困难。肌肉层在内侧变薄并和筋膜层混合在一起。腹膜非常浅（图 25.5）。意外地穿透腹膜最有可能发生在腹直肌鞘外侧。

5. 从外侧进入腹膜后间隙（图 25.6）。辨识腹膜后间隙与腹膜后脂肪。从内侧的腹横筋膜上剥离腹膜组织，术者在患者身前提起腹壁，助手站

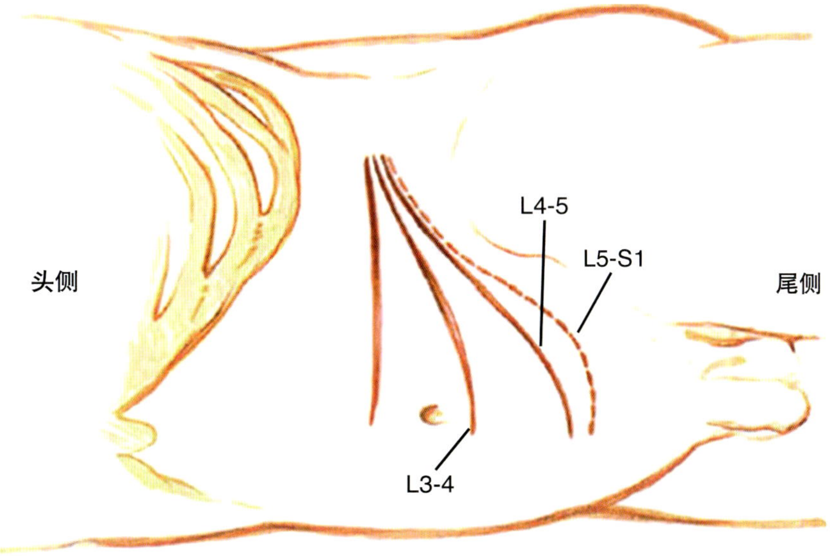

图 25.1　患者左侧卧位。放置不透光的“豆状袋子”定位便于术中 X 射线透视操作。略屈膝，放置腋窝垫，并充分支持头部。摆体位时，屈髋太多会限制术野前方的显露。左髋轻度屈曲，从腋中线开始，在最下方肋骨和髂棘之间切开皮肤，并延长至腹直肌鞘的边缘（下腰椎手术时切口紧邻髂棘）。切口的位置根据脊柱病变的节段来确定。L5-S1 节段的切口选择在脐与耻骨联合之间的下 1/2；L4-L5 节段手术时选择上 1/2；L3-L4 在脐水平；L2-L3 在脐上方。切开皮肤和皮下组织，用自动牵开器牵开

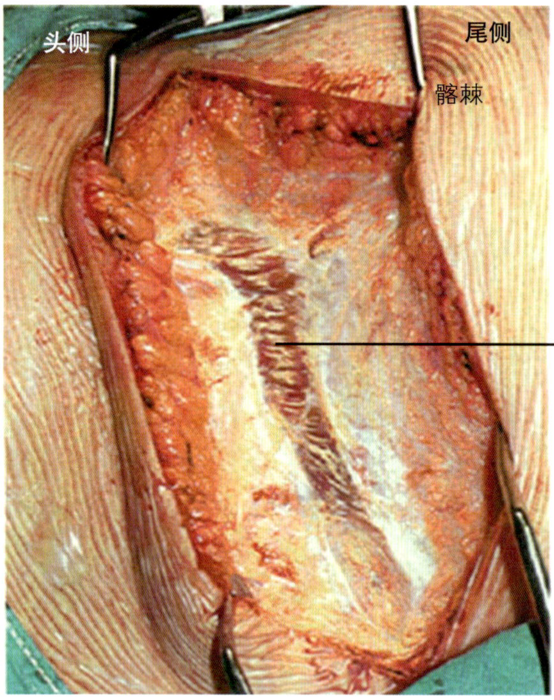

图 25.2 术者位于患者前方，助手站在患者身后，用电刀逐层切开腹壁各层肌肉组织

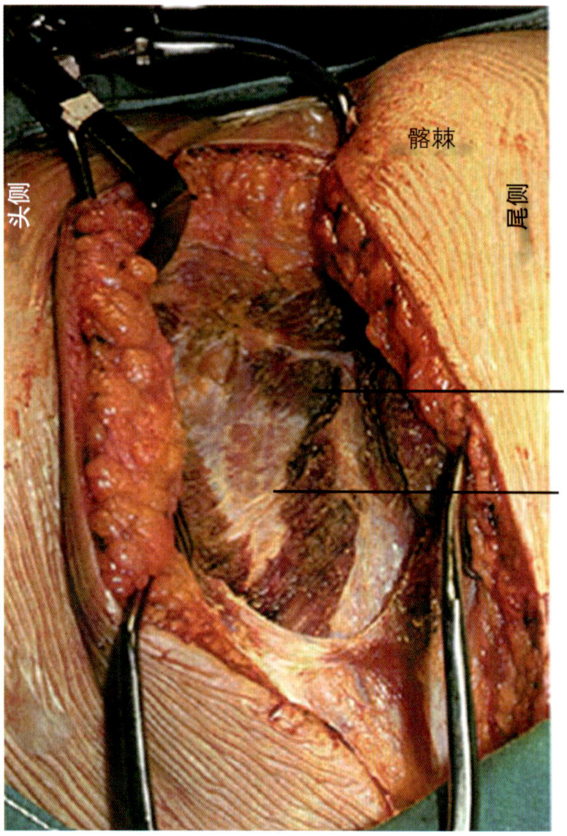

图 25.3 助手站在患者身后，当术者用电刀切开肌肉时，助手用镊子夹住每个肌肉上的出血点，电凝止血。肌层在前方变薄并延伸成为浅筋膜层。穿透腹膜的最常见部位是腹直肌鞘附近。当切口超过肌肉层并抵达内侧时需要特别小心。在外侧的肌肉组织中操作会更安全

在患者身后用 4 × 4 海绵在筋膜深层剥离腹膜。安全剥离腹膜后向内侧延长切口。解剖分离到腹直肌鞘的边缘。可以切开腹直肌鞘增加显露。腹膜撕裂应及时修复[1]。

6. 辨识腰大肌是腹膜后间隙手术的关键。把你的手直接到腰大肌表面（图 25.7）。术中必须避免打开腰大肌后的盲腔。触摸腰大肌上的腹膜后组织，辨识生殖股神经。脊柱结构在腰大肌内侧，并部分被遮蔽。此时可触诊四个结构：腰大肌、椎间盘、主动脉和脊柱椎体。触摸它们的质地和连续性，以辨识相应的的结构[1]。牵拉深部组织时，需使用带衬垫的弹性拉钩或 Deaver。椎旁交

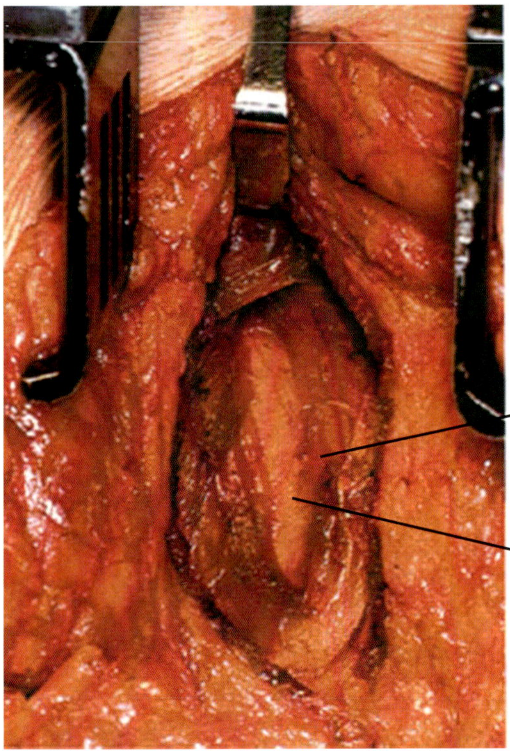

图 25.4 腹横肌肌层，通常是三层腹壁肌肉中最薄的一层，打开时需要特别小心。腹横筋膜位于腹横肌深层，再向下是腹膜，因此打开腹横筋膜时也需要格外小心。分离腹横肌，辨识腹横筋膜，在伤口外侧穿过腹横筋膜并辨认腹膜

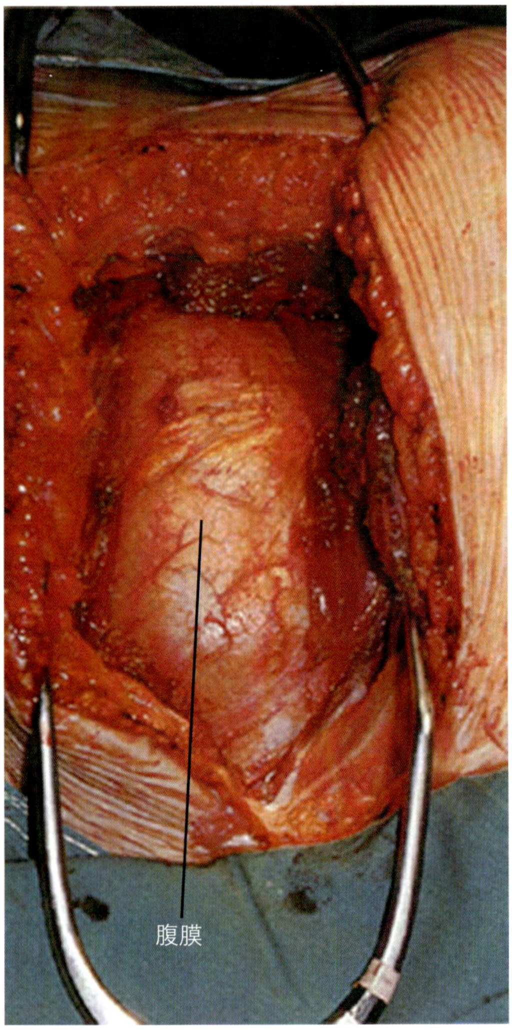

图 25.5 在腹横筋膜深层向前方钝性分离腹膜

感神经丛位于腰大肌内侧。输尿管在腹膜下表面反折向内侧（图 25.8）。如果腹膜后脓肿形成，打开并穿过脓腔到达脊柱（图 25.9）。

7. 这一步的关键是用手指触诊并辨识隆起的、白色、柔软的间盘结构和对应的凹陷的椎体表面，腰部血管位于椎体表面。椎间盘相当于山峰，椎体是谷，血管位于山谷中。

8. 一旦看清腰椎间盘，用钝的剥离子或带软垫的小拉钩从左到右清除椎间盘表面的软组织。腰静脉像一个水平的系绳。下腔静脉和腰静脉的变异是常见的情况，而不是例外[2]。这些静脉中最重要的是髂腰静脉，它从右到左穿过 L5 椎体，在脊柱左侧向上延伸[3]。这个血管位于脊柱表面，直接阻碍从左向右牵拉主动脉，很容易受到撕裂伤（图 25.10）。

9. L4-L5 椎间盘手术时，解剖显露时先确定髂腰静脉。用成角的扁桃体钳夹住静脉，并用 2~3 根线结扎髂腰静脉。结扎时不要距离腔静脉过近，避免造成侧壁损伤。结扎好静脉后切断，以获得腔静脉及其他静脉从左向右更大的活动度。腰静脉的大小各异。直径巨大的腰静脉可能直接位于腔静脉后方。

注意：髂腰静脉通常是需要结扎的。

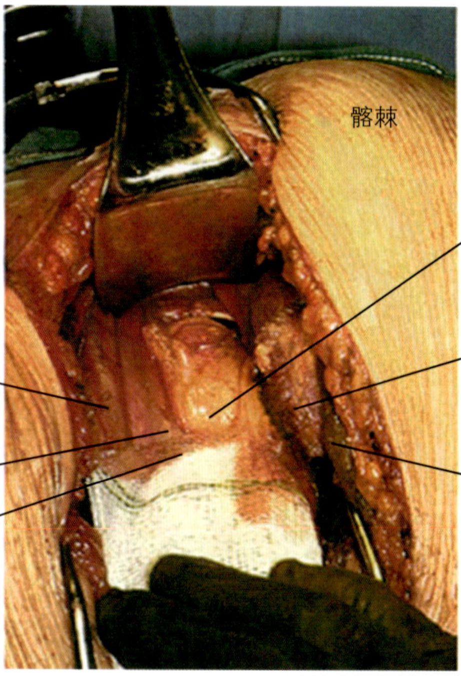

图 25.6 将腹膜囊推向内侧，辨识腹膜后脂肪层。用手直接伸入腹膜后间隙。从内侧的腹横筋膜上剥离腹膜组织，术者在患者身前提起腹壁，助手站在患者身后用 4 × 4 海绵在筋膜深层剥离腹膜。安全地从腹壁肌筋膜层上剥离腹膜后向内侧延长切口

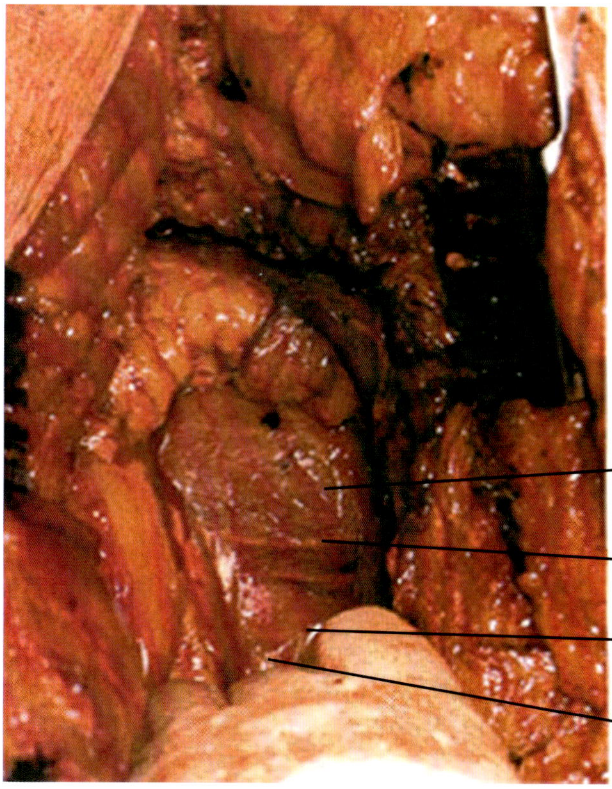

图 25.7 辨识腰大肌是腹膜后间隙手术的关键。经过腹膜后间隙抵达腰大肌，术中必须避免打开腰大肌后的盲腔。沿着腰大肌内侧解剖分离，而不是内侧。辨识在腰大肌表面走行的生殖股神经。脊柱结构在腰大肌内侧，并部分被遮蔽。在腰大肌内侧触摸脊柱，用手指从左到右慢慢触摸隆起的椎间盘结构

10. 在前路解剖显露脊柱的操作包括：温柔地牵拉组织，钝性分离，纱布直接压迫小出血区域止血，尽量少用电凝。脊柱旁交感神经丛位于脊柱和腰肌之间，神经纤维的大小和数量各异。分支走行于主动脉旁和脊柱旁神经丛之间。保留脊柱旁的交感神经纤维，不妨碍术野显露。

11. 用指尖和钝性拉钩从左向右分离所有的血管结构，显露椎间盘及其上方椎体的终板[4]（图 25.11）。

12. 拉开软组织时，放置弹性 Deaver 拉钩显露椎间盘。或者可以准备 4 个 Steinmann 针作为拉钩，使用带有橡胶套的 Steinmann 针把持器[5]。用手指控制针尖，在直视下插入椎体（图 25.12、25.13、25.14）。观察并触摸椎体前组织，确认针

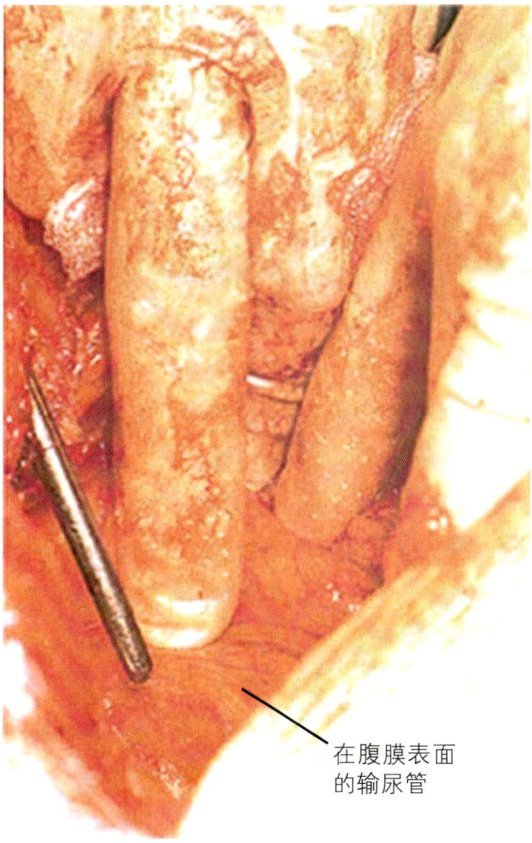

图 25.8 输尿管位于腹膜囊下表面并与之一起反折，必要时注意辨识

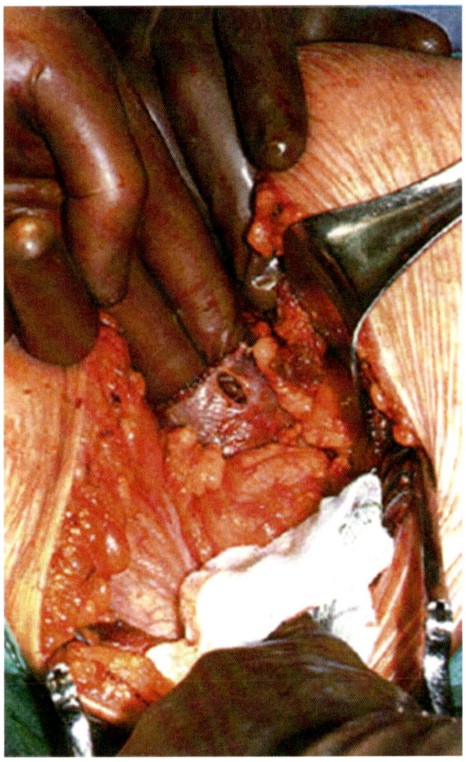

图 25.9 对于囊壁厚、包绕完整的腹腔脓肿，需要在在脓肿壁内进行解剖分离。在腹膜后间隙中打开脓腔，钳夹并结扎脓腔壁上的出血点。该图是一个包膜清晰的结核性腹膜后脓肿，像戴手套一样用手指穿透脓腔。慢性化脓性感染，可能会是一个完全不同的情况，即在脊柱表面的腹膜上出现广泛而密集的瘢痕组织

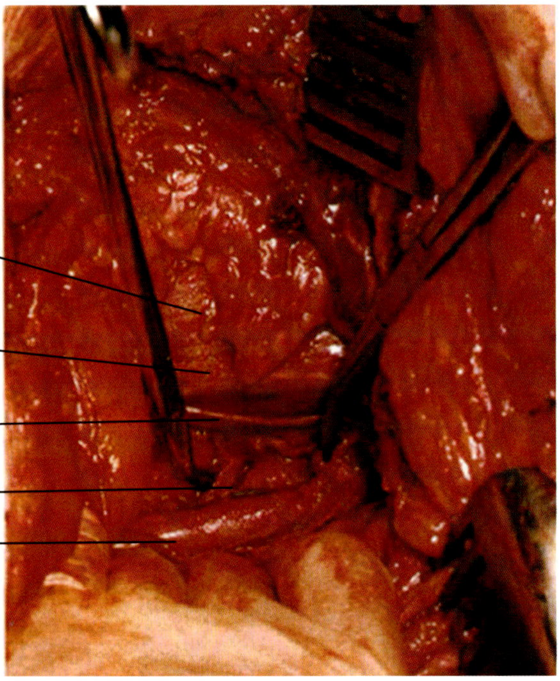

图 25.10 在 L4-L5 和上腰椎，可以从左向右将主动脉和下腔静脉推离脊柱。髂腰静脉是影响左到右分离大血管的重要牵拉结构。髂腰静脉起自下腔静脉，走行至 L5 椎体水平。任何解剖显露 L4–L5 的左髂总静脉和下腔静脉时，需要辨识、分离和结扎髂腰静脉。找到 L4–L5 椎间盘并解剖分离至 L5 椎体，确定髂腰静脉

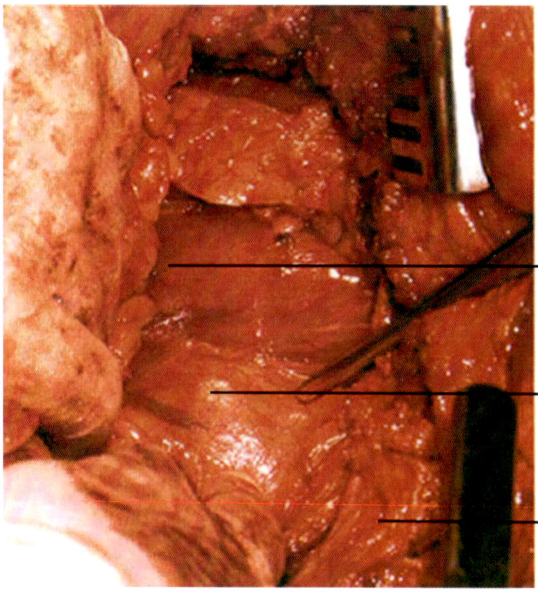

图 25.11 首先清理椎间盘前方的软组织，这是一个相对无血管的安全区。用纱布包绕手指或钝器。通过 X 射线确认脊柱节段

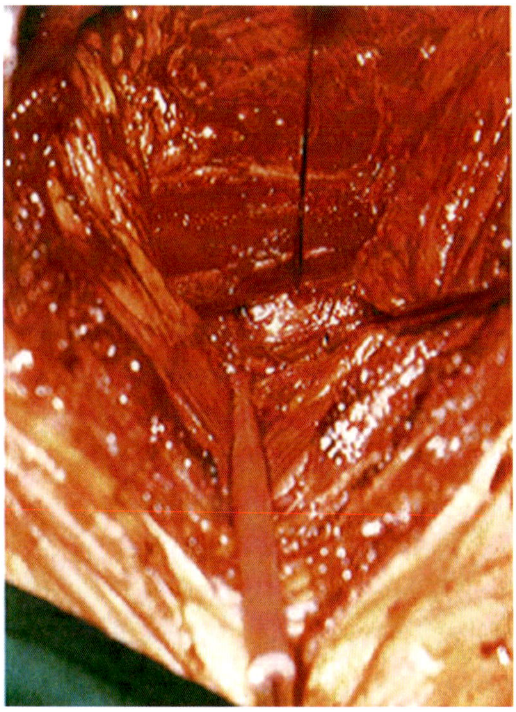

图 25.12 Free body 斯氏针应装在一个简易的带有 Robinson 套管的把持器中。从脊柱表面拉开下腔静脉和主动脉后，将斯氏针插入 L4 椎体的右下方。小心保护针尖，并指尖捏紧定位在脊柱表面。术者应用双手持斯氏针，由助手负责将针打入椎体

尖和椎体间无血管结构。术者控制针尖的方向，助手将针打入椎体。拔下把持器，避免针尖向两侧的椎间隙倾斜。距离终板留下有足够的空间，避免椎间隙手术操作时牵拉针退出。橡胶护套有助于保护针尖的拔除。先放置右上和右下的牵拉针，再放置左侧的牵拉针。

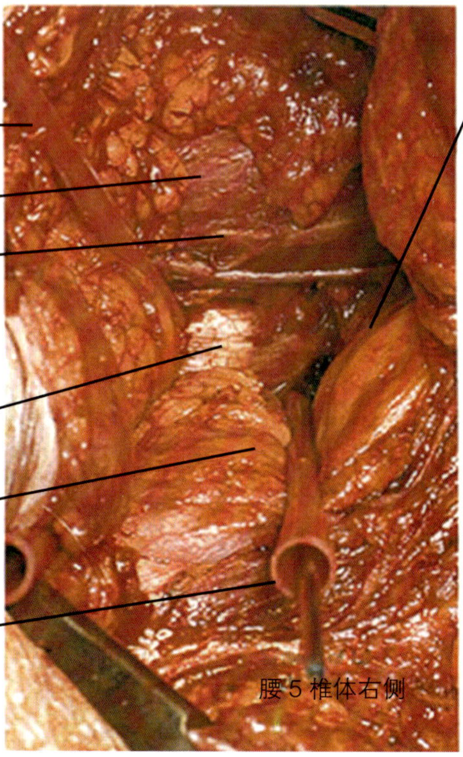

图 25.13 先放置右上的斯氏针，然后右下的斯氏针。小心钝性分离，将左侧髂总动静脉拉向右侧，然后插入斯氏针。小心拔除把持器。应检查斯氏针的稳定性。切除椎间盘和植骨时应用持久稳定的牵开器拉开大血管结构，操作时避免斯氏针的移位。如果斯氏针意外拔出，其尖端可以造成组织锐性损伤。如果斯氏针与椎间隙成明显锐角，可能进入椎间隙，影响椎间盘切除，需要重新置入

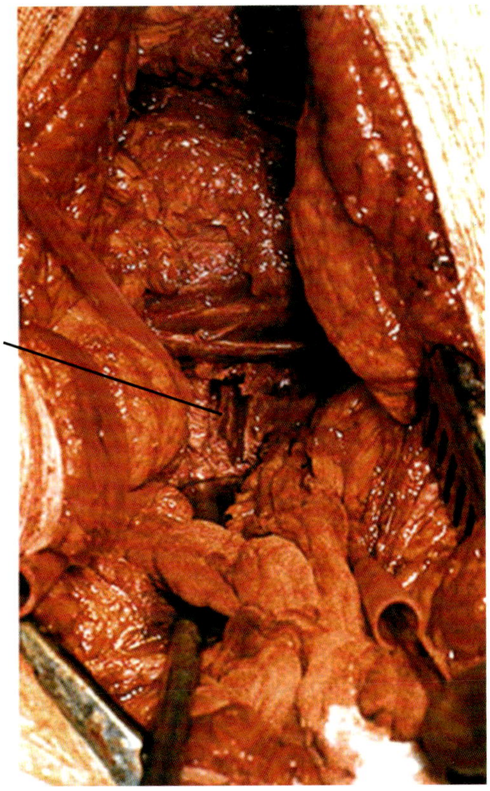

图 25.14 切除椎间盘的纤维环以充分显示椎间盘空间。放置斯氏针。从椎体上拔除斯氏针时，术者应该把指尖放在针和周围组织之间，把持器需要发挥最大的控制效果。拔除下腔静脉的斯氏针时，注意用手指保护腔静脉。腔静脉成弓弦样张紧，可能会被针尖划伤。许多问题可以通过使用弹性牵开器避免发生

13. 显露纤维环（图 25.13）。这一步操作尽量减少锐性分离和电凝。做好椎间盘手术的准备工作，用 Free body 牵开器挡住下腔静脉和髂动脉。

14. 用特制的弧形或弹性牵开器代替 Free body 牵开器，或者放置于斯氏针和下腔静脉之间以保护后者。

15. 关闭伤口：拔除 Free body 牵开器，使血管及腹膜移回左侧，连续缝合肌肉层。

注意：该拔除的牵开器数量必须与插入时相同。用保护套和手指保护针尖；否则针尖经过下腔静脉时会划伤张紧的静脉。

谨 记

1. 按照脊柱显露的皮肤切口指南设计手术切口。
2. 肌肉层中仔细止血。
3. 在切口外侧切开腹横肌和腹横筋膜。
4. 在腹直肌鞘附近小心菲薄的肌层和浅层腹膜组织。
5. 直达腰大肌。
6. 辨识隆起、柔软、白色的椎间盘。
7. 辨识、结扎并切断髂腰静脉。
8. 在椎间盘表面从左向右推开椎前软组织。
9. 用指尖捏住斯氏针，直接插入骨组织。
10. 拔除斯氏针时用指尖保护针尖，避免针尖划伤左侧髂动脉和下腔静脉。

（韦　祎 译）

参考文献

1. Perry J: Surgical approaches to the spine. In Pierce D, Nichol V (eds): The Total Care of Spinal Cord Injuries. Boston, Little, Brown, 1977, pp 53–81.
2. Harmon PH: Anterior extraperitoneal lumbar disc excision and vertebral bone fusion. Clin Orthop 16:169–198, 1963.
3. Hodgson AR, Yau ACMC: Anterior surgical approaches to the spinal column. In Apley AG (ed): Recent Advances in Orthopaedics. Baltimore, Williams & Wilkins, 1964, pp 289–323.
4. Royal ND: A new operative procedure in the treatment of spastic paralysis and its experimental basis. Med J Anat 77:30, 1924.
5. Freebody D, Bedall R, Taylor RD: Anterior transperitoneal lumbar fusion. J Bone Joint Surg 53B:617–627, 1971.

26 L2-S1 前侧腹膜后经肌间隙入路

Salvador A. Brau

1. 患者仰卧于 Jackson 或者其他透 X 射线的手术床上，腰下方放置可充气垫子。做椎间盘切除和假体植入时，可以逐渐充气使患者脊柱后伸。

2. 术者站在患者左侧，助手位于右侧。在头尾侧方向上，横切口的水平取决于脊柱手术的节段（图 26.1）。L5-S1 节段的切口通常选择在脐和耻骨联合之间，中下三分之一的交界处（图 26.2）。在 L4-L5 节段，切口选择在脐下，而 L3-L4 节段的切口在脐上方。L2-L3 节段的切口位于脐以上约 5cm 处。当然，手术切口需要根据 L5–S1 间隙的角度以及 L4-L5 间隙在脊柱侧弯 X 线片中相对于髂棘的位置，向头侧或尾侧调整。对比 X 线片，术者可以通过触摸髂嵴定位手术切口的位置。与相同水平的旁正中切口相比，本入路切口较小，因此精确定位手术切口非常重要，以便将工作套筒、模板和各种组件置于恰当的角度，在标准前后（AP）位上与椎体终板平行。通常工具的位置可以略低一些，而不能高于椎间隙水平。所以不确定时，宁低勿高。腰椎侧位 X 线片也会显示骨赘形成情况或大血管钙化，或者两者皆有。这些信息提醒医生术中可能遇到更加困难的情况。

3. 在正中线开始切开皮肤，横行延长切口至左侧腹直肌的外缘。倾斜切口用于显露两个节段脊柱，从正中线开始，低位椎间盘水平，斜形向上切开，在腹直肌外侧缘时达到高位椎间隙水平（图 26.3）。三个节段手术时，切口的倾角更大，但不要垂直切开或用旁正中切口。

4. 用电刀切开腹直肌前鞘，在切口两端潜行分离部分皮下组织，以便显露中线和外斜肌腱膜之间的筋膜组织。从中线右侧 1cm 切开腹直肌腱膜至腹直肌的外侧缘。从腹直肌的肌腹表面向上方和下方分别掀起 4~6cm 腹直肌鞘，以便充分游离肌肉组织（图 26.4）。用电凝和手指分别向内侧、外侧和后侧分离解剖肌肉组织，注意避免损伤腹壁下血管。腹壁下血管沿肌肉下表面走行，必须与肌肉一起游离，并使用适当的弧形拉钩牵拉开。现在腹直肌的四周已经游离（图 26.5），很容易向内侧或外侧拉开。显露三个节段时（L3-S1），向外侧移动腹直肌应避免损伤神经。在包含 L2-L3 的多节段脊柱显露时，注意避免损伤肋间神经，它穿过腹直肌后鞘，在 L2-L3 水平进入肌肉，

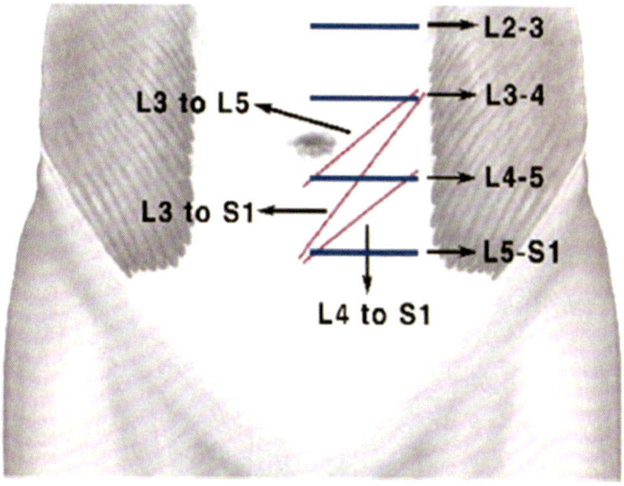

图 26.1 手术切口的位置

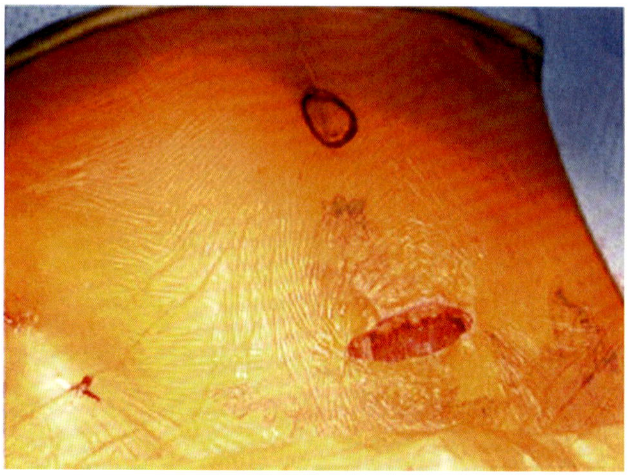

图 26.2 L5-S1 倾角大时该节段的切口位置

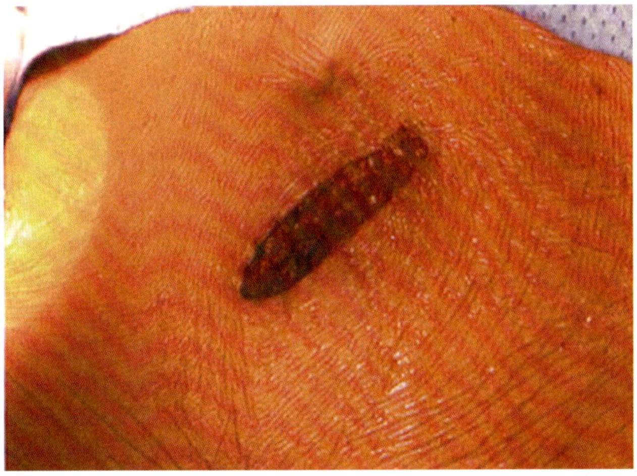

图 26.3 正常体重患者，L4–L5 和 L5–S1 节段的典型切口位置

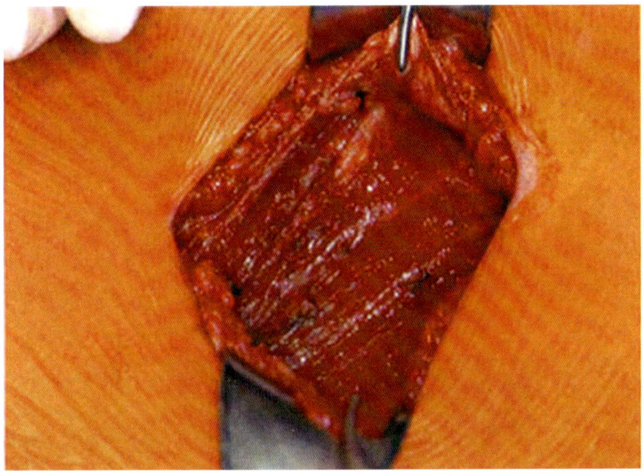

图 26.4 从左侧腹直肌表面掀起前方鞘膜组织

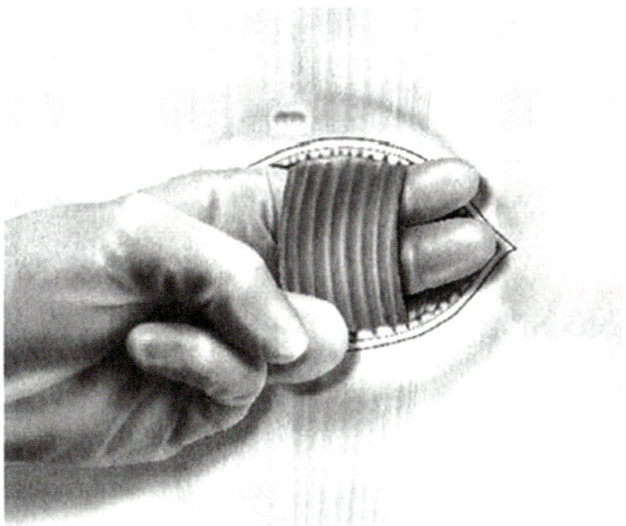

图 26.5 四周游离左侧腹直肌

损伤后可能导致腹直肌麻痹。

5. 先将腹直肌拉向内侧（图 26.6），在 L4-L5 或更高的节段，小心地用刀切开 4~5mm 的腹直肌后鞘，直至看到反光的腹膜组织。用止血钳提起腹直肌鞘的边缘，然后小心地从腹膜表面剥离开，用剪刀切开，在头尾侧尽量延伸切口。这一层可能相当脆弱，必须小心，以防止腹膜撕裂。剪开鞘膜后腹膜会向上凸出（图 26.7）。在筋膜的切缘处，用示指小心地将腹膜向后方推开，慢慢在腹内斜肌和腹横肌下表面与腹膜之间找到空隙，顺着空隙找到腹膜后间隙（图 26.8）。

6. 用手指继续向后方钝性分离，然后将腹膜囊向内侧推开，尝试从腰大肌表面掀起腹膜。如果误入腹膜腔，需要用可吸收缝线立即修补腹膜裂口；延迟修复只会导致撕裂增大。这时注意不要误入腰大肌后间隙，会导致该盲腔内不必要的出血。在腰大肌表面可以很容易找到生殖股神经。从腰大肌表面抬起腹膜囊时可以看到输尿管。手术中注意避免损伤上述两个组织结构（图 26.9）。

7. 确认腰大肌之后，向内侧触摸椎间盘、椎体和髂血管。这时如果切口允许，可以伸入整个手掌，扩展成第一个腹膜后空间（图 26.10）。用拳头在腹膜深层向周围游离并抬起腹膜囊。通常单节段手术切口比较小，无法将手整个伸入腹膜后，可以改用手指和棉棒游离腹膜组织。放置 Harrington 拉钩并掀起腹膜囊，使之远离血管组织，以便下一步解剖分离。放置 Balfour 拉钩和对应的深挡片，在头尾侧拉开伤口。在放置 Balfour 拉钩之前，用干燥的海绵卷顶入腰大肌上方的间隙，有助于推开腹膜后脂肪组织和清晰显露术野。

8. 对于单纯 L4-5 节段的手术，或者 L4-5 合并 L3-4，L4-5 合并 L5-S1 时，必须结扎并切断髂腰静脉。因为髂腰静脉会阻碍髂静脉的游离，影响脊柱前方术野的显露。使用 Harrington-Balfour 混合拉钩，在髂动脉前方钝性分离，清除腹膜后软组织（图 26.11）。尽可能向远端显露并解剖最大范围的髂外和髂总动脉（图 26.12）。游离动脉远端以便向右侧牵拉，显露 L4-5 椎间隙。用 Kittner 或者“花生米”沿着动脉外侧缘逐步钝性分离，然后转向深层；通常这个步骤非常迅速，因为髂动脉在这个节段没有分支。这个区域内的淋巴组织也一起清扫干净，必要时用钳夹和电凝止血。

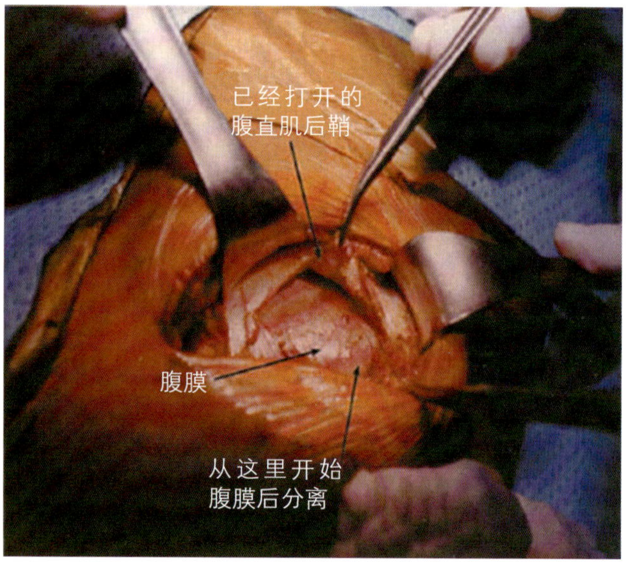

图 26.6　从腹直肌后鞘表面掀起左侧腹直肌

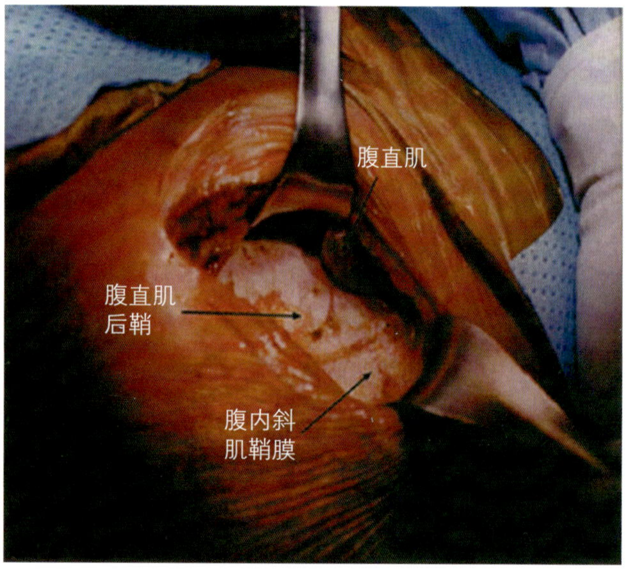

图 26.7　切开并掀起腹直肌后鞘，显露深层的腹膜组织

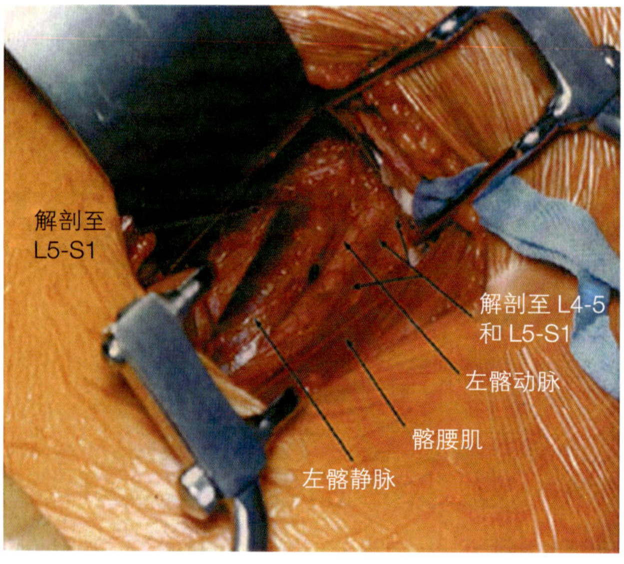

图 26.8　腹膜后通路

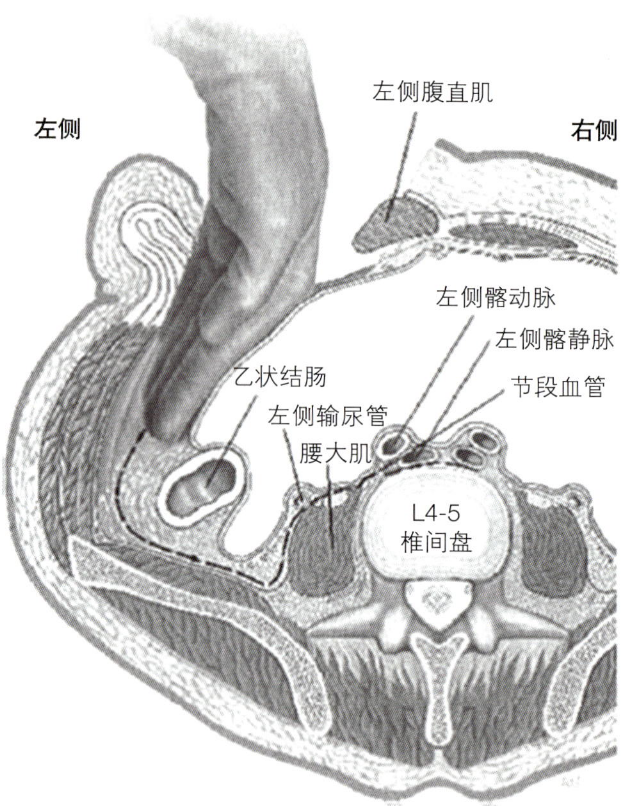

图 26.9　向前方抬起腹膜囊后可以在腰大肌表面看到输尿管

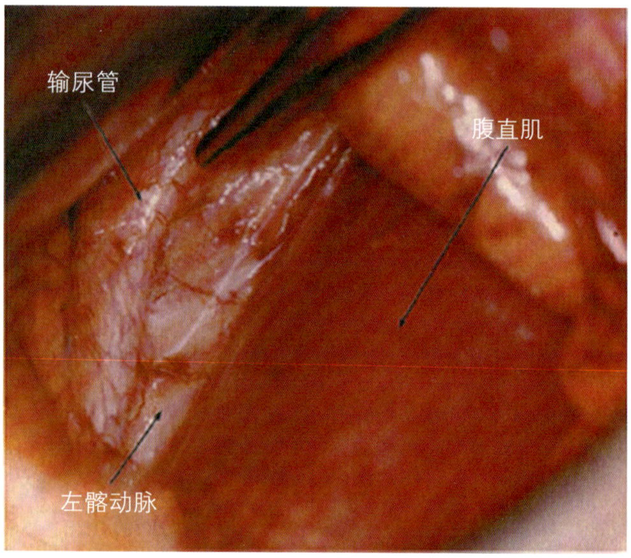

图 26.10　用拳头掀起腹膜，显露腹膜后结构

在髂动脉内下方显露髂总静脉。继续钝性分离，在后方辨认髂腰静脉（可能有多根），该静脉走行于 L5 椎体前方，进入左侧椎旁区域。髂总静脉和髂腰静脉的变异非常常见，需要格外注意分辨、结扎并切断这些静脉，避免撕裂损伤（图 26.13）。

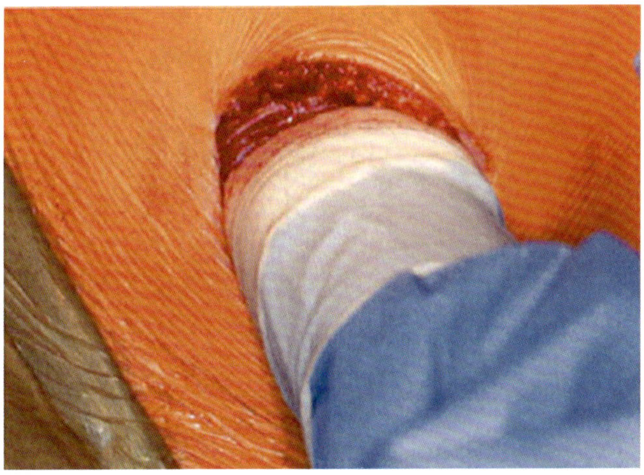

图 26.11 握拳分离左髂动脉。在 L5-S1 节段，在动脉内侧和深层分离。在 L4-L5 节段，在动脉外侧和深层分离，然后将动脉拉向内侧显露静脉的外侧壁。继续深层解剖分离并显露髂腰静脉（可能多根）

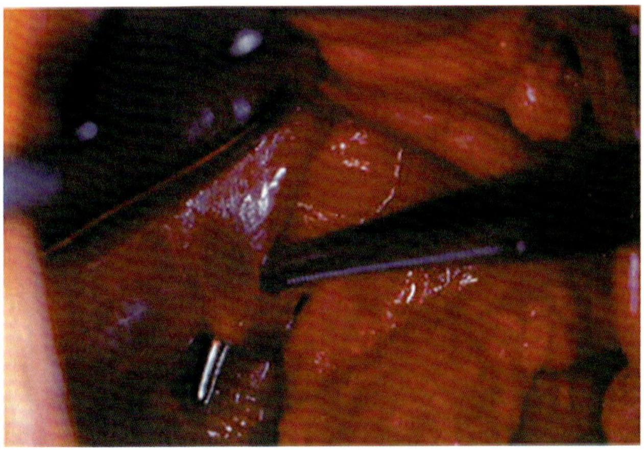

图 26.12 左侧髂动脉从起点至远端的髂外动脉完全骨骼化

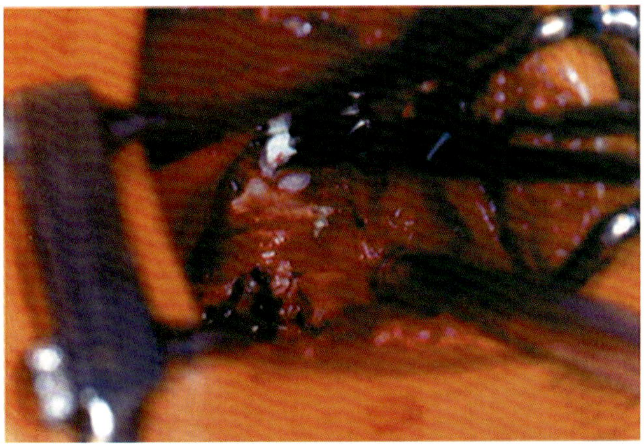

图 26.13 在髂腰静脉下方插入直角钳准备结扎

结扎切断血管时，不要太靠近髂静脉分叉处，以免损伤其侧壁。对于任何涉及 L4-L5 的手术，这些操作步骤都是必需的，除非选择髂血管分叉下方的手术入路。

9. 现在可以用“花生米”或指尖轻柔地钝性分离左侧髂静脉和动脉，并将其从脊柱表面抬起。大多数患者中，从脊柱表面剥离静脉的操作十分容易（图 26.14）。然而，有些患者的静脉和前纵韧带之间出现明显的炎症反应，特别是存在骨赘时，使得血管的剥离变得相当困难而费时。从脊柱左侧显露并抬起血管更加容易操作，因此我们通常采用左侧腹直肌外侧入路 。

10. 将所有的血管结构从左向右游离，充分显露椎间盘和椎体。在椎体表面的低洼处找到穿行的节段血管，金属夹结扎并切断，并向两侧钝性分离。确保能将至少一个手指伸入静脉和韧带之间，然后在血管下方触摸到脊柱的右侧缘（图 26.15、26.16）。小心不要撕裂阻碍术野显露的组织，这可能造成从右向左走行的下腰静脉撕裂损伤。一旦这部分术野显露完成（图 26.17），移除 Balfour 和 Harrington 拉钩。

11. 放置固定在手术床上的拉钩支撑臂或环，腹直肌拉向外侧，医生将左手再次伸入腹膜后，通过之间分离出的间隙，将手指伸到脊柱右侧缘。通过手指引导，放置透视不显影的 Brau-ALIF 挡片，1~1¼ 英寸宽，顶端有反向小唇样结构（Thompson Surgical Instruments，Traverse City，MI）（图 26.18）。将挡片与拉钩支撑系统相连，然

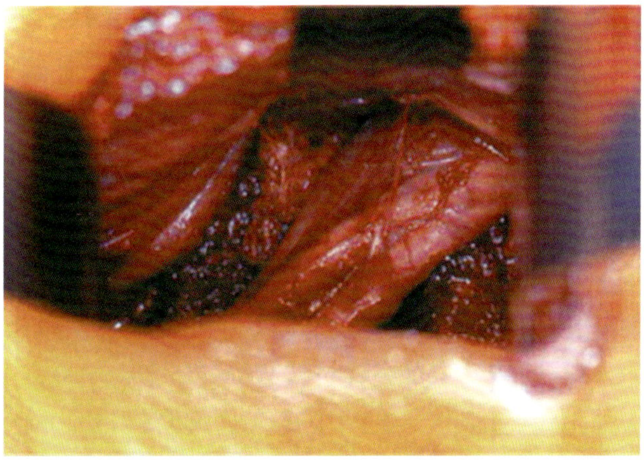

图 26.14 “花生米”在血管下方解剖分离，暴露 L4-L5 节段。注意髂腰静脉残端的金属夹

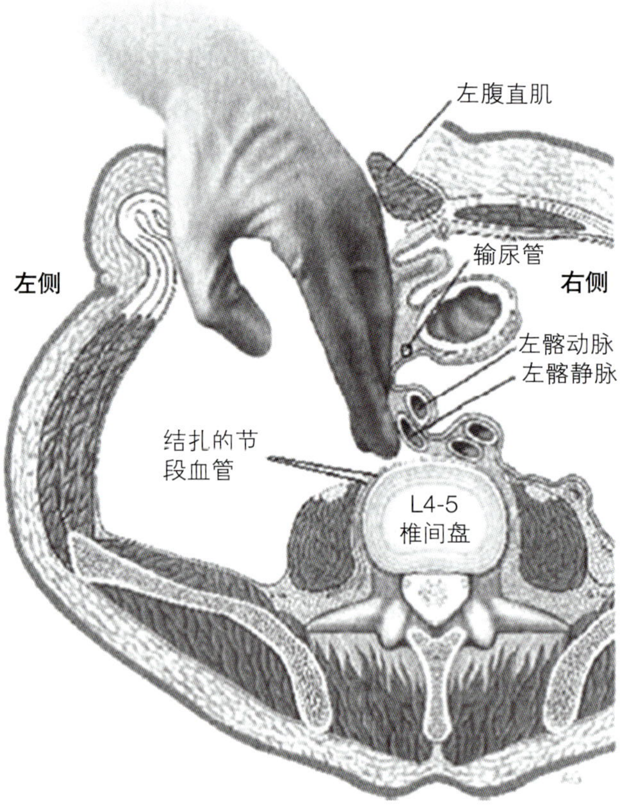

图 26.15 用手指在血管下方向右侧钝性分离

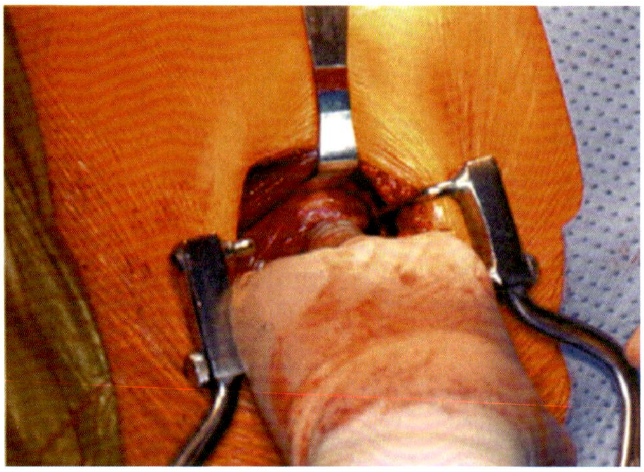

图 26.16 用“花生米”钝性分离之后，在血管下方伸入手指从左向右分离显露椎间盘。手指尖最终应该摸到椎间盘的右侧缘

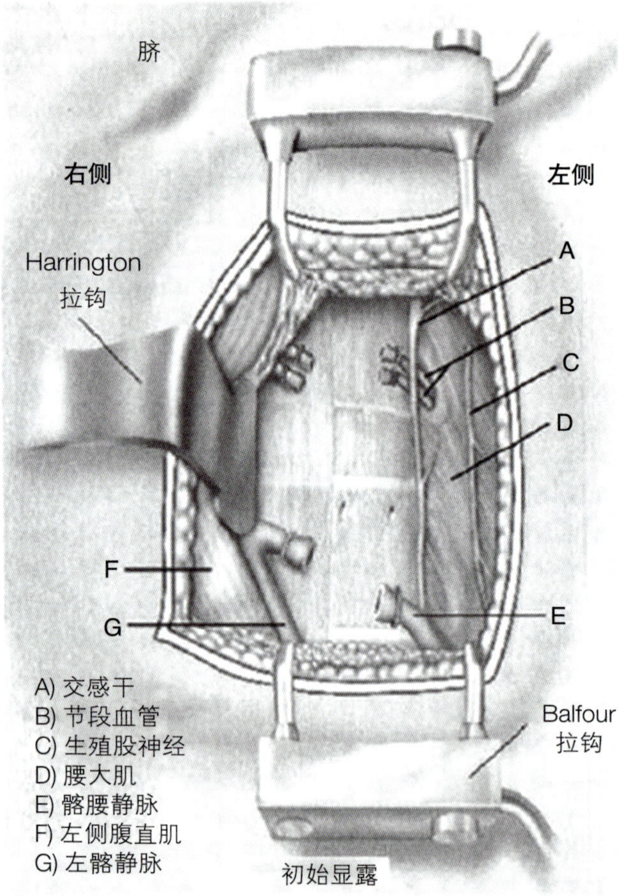

图 26.17 去除 Harrington 和 Balfour 拉钩之前，初始显露 L4-L5 节段图示

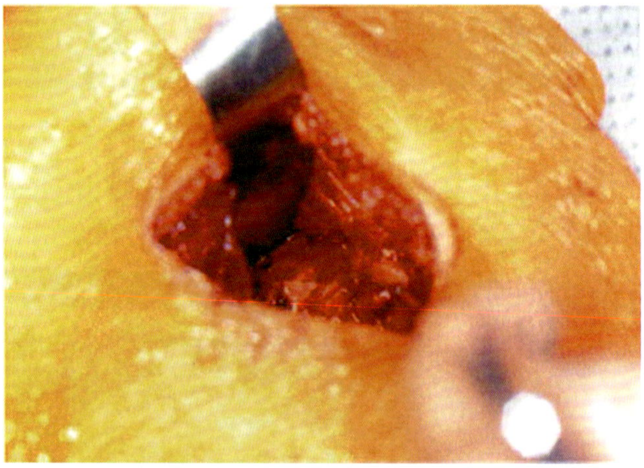

图 26.18 将第一个 Brau-ALIF 拉钩挡片插入椎间盘右侧。左侧腹直肌在术野外侧

后向右侧拉开，抬高血管结构并显露脊柱的前表面（图 26.19、26.20）。在小切口中，左腹直肌紧张时会妨碍拉钩右侧挡片，影响垂直显露脊柱。从肌肉内侧进入，有利于减少肌肉的阻碍，方便放置拉钩挡片。一旦与固定在手术台上的支撑系统连接牢固，带有反唇结构的挡片将不再移动。这种反唇结构有助于将挡片锚定在脊柱边缘，当术中出现张力时，避免挡片向前方滑落。否则牵开器的挡片不能有效发挥作用，术野显露也不安全、不稳定。

12. 将第二个挡片放在脊柱的左侧，并将其固

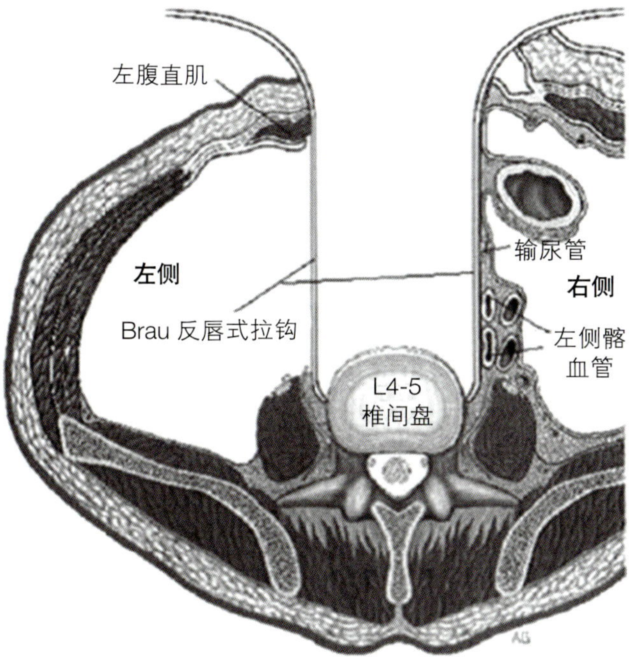

图 26.19　第一个 Brau-ALIF 拉钩挡片插入椎间盘右侧

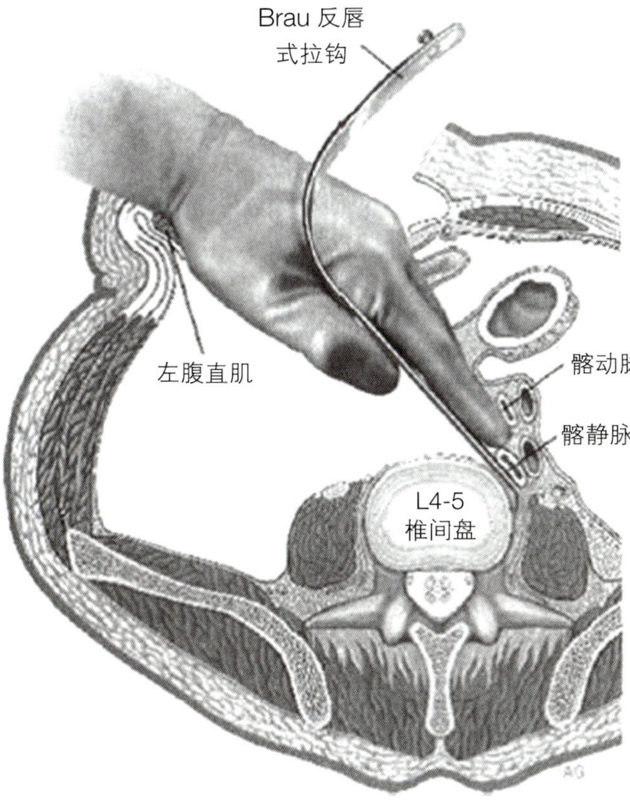

图 26.20　横切面图显示放置第一个 Brau-ALIF 拉钩挡片。注意反唇结构和椎间盘的位置关系。注意挤压在 L4-L5 节段的左侧髂血管

定在台面上，以完成显露。将左侧腹直肌拉向外侧，充分显露脊柱以便在前方放置套筒、牵开器、试模和其他工具（图 26.21、26.22）。额外的牵开器挡片必须放在头侧或尾侧以完成术野的显露。放置前两个挡片后，用 X 线透视，观察有无器械遮挡术野。这些挡片固定脊柱的侧壁，术者及助手现在可以撤除其他拉钩，血管被挡片拉走，不会滑落到术野中造成损伤，脊柱手术操作相对安全。直线或弧线背向脊柱表面的挡片无法与脊柱表面锚定。需要反唇结构拉钩，通过固定在手术台上，形成两点稳定结构，保证术野显露的安全性。另外不能留下缝隙使髂静脉挤进术野。

13. 对于 L5-S1 节段，在左髂动脉的前内侧解剖分离，放置 Harrington-Balfour 组合拉钩，抬高腹腔脏器。在髂血管之间和腹主动脉分叉下方钝性分离，直达椎间盘。用金属夹、丝线结扎或电凝处理骶正中血管，其中电凝保持在最低限度，在男性患者手术中，避免损伤上腹下丛的纤维。有时需要长距离移动左髂静脉，以便在脊柱左侧边缘放置反唇式拉钩挡片。左髂静脉在动脉深层，可以用“花生米”将之推向左侧，显露椎间盘。向右显露间盘结构，用反唇式拉钩锚定在脊柱侧面，也稳定显露术野。髂血管在右侧通常不能直视看到（图 26.23）。拉钩的支撑系统固定在手术

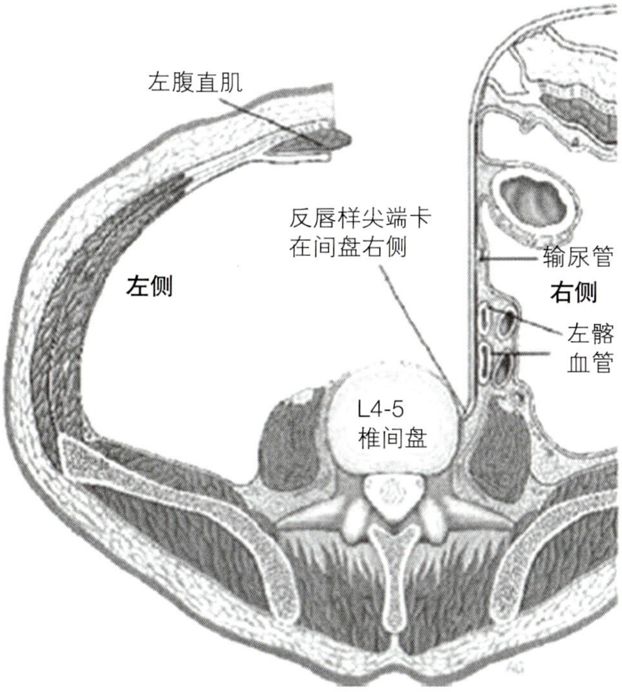

图 26.21　横切面图显示放置 Brau-ALIF 拉钩挡片

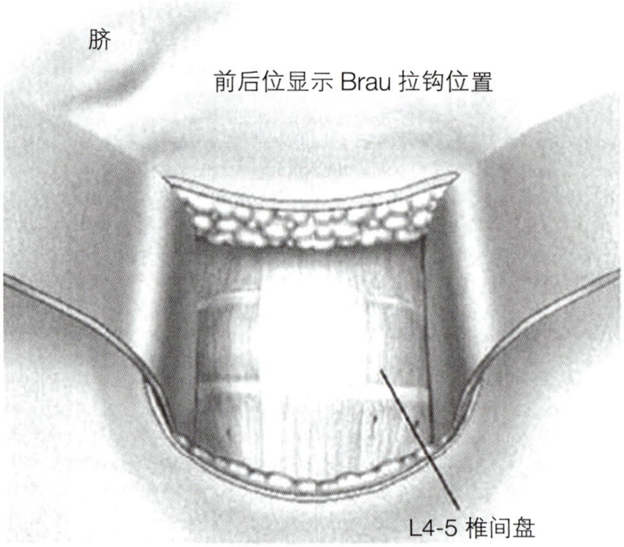

图 26.22　中等身材患者显露 L4-5 节段图。如果遇到肥胖患者，需要增加头侧和尾侧挡片

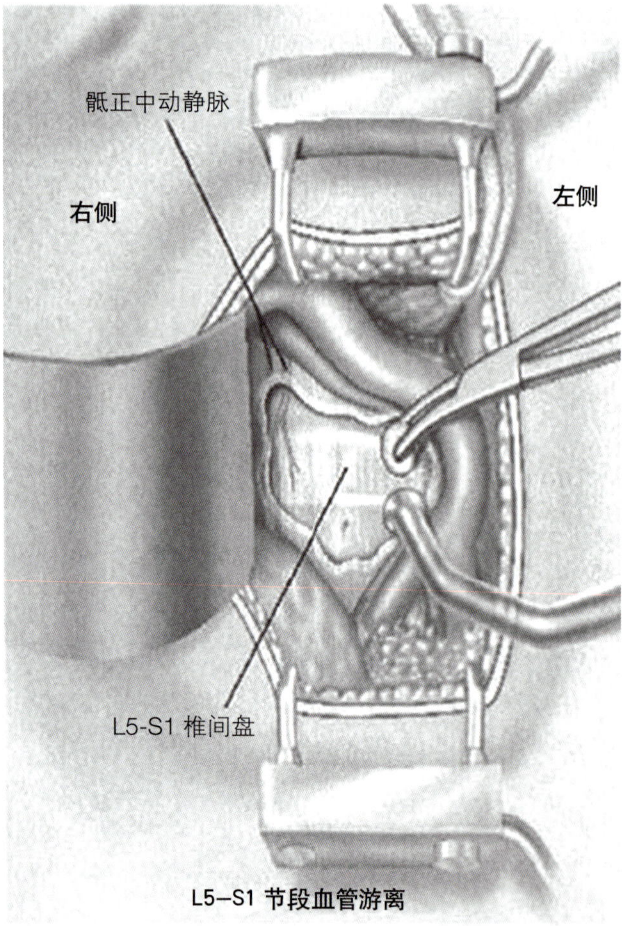

图 26.23　L5-S1 节段处理血管示意图

台上，使两个反唇式挡片保持稳定，左腹直肌推到外侧。

14. 对 L3–L4 和 L2–L3 操作，通常无需移动髂血管，偶尔需要横断髂腰静脉以获得足够的移动度。这使得这两个节段的入路比较容易，但在肥胖患者 L2-L3 极难暴露，所以该入路只能用于瘦削或正常体重的患者。

15. 在 L4-L5 和 L5-S1 入路中，通常在血管之间进入 L5-S1，在血管外侧进入 L4-L5。偶尔遇到血管分叉位置很低，可以用 L4-L5 节段的入路方式处理 L5-S1。在一些病例中，可以通过轻微调整拉钩和挡片的位置，形成合适的通道，同时显露两个节段。在一些患者中，显露 L5-S1 节段后，可以在血管分叉之间继续游离，显露 L4-L5 节段。这种情况见于血管分叉位置较高的患者，约占 5%。

16. 切除椎间盘并放置内植物（图 26.24，26.25）。操作结束后，按顺序移除拉钩挡片，右侧挡片最后移除。彻底检查血管的完整性，特别是动脉牵拉损伤和血栓。移除海绵垫，使腹腔组织恢复解剖位置。用连续可吸收缝线逐层缝合筋膜组织，确保腹直肌前鞘对合完整。腹直肌的后鞘不提供主要张力，如果腹壁压力较大，可以不缝合后鞘。但是如果后鞘的组织很厚，也需要缝合修复。依据术者习惯缝合皮肤和皮下组织。这个入路中不适用 Steinman 针和尖端锐利的拉钩。

17. 我们自己的临床研究记录这种手术入路的患者 386 例[1]，相关手术入路并发症如表 22.1 所示。除了两个节段外都成功显露（99.5%），没有死亡病例。血管钙化的患者也取得了良好的疗效。

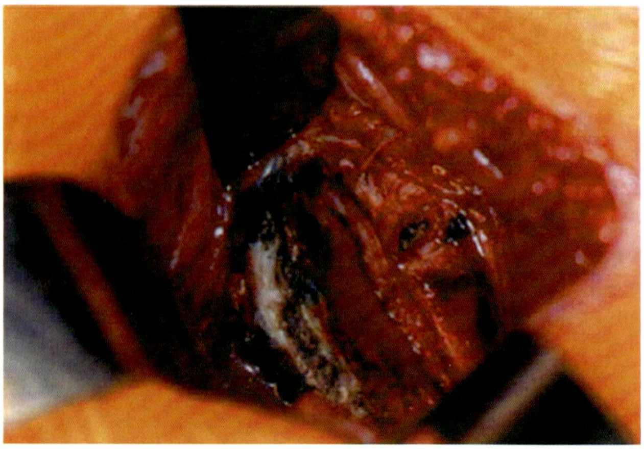

图 26.24　照片显示移除 L5-S1 椎间盘

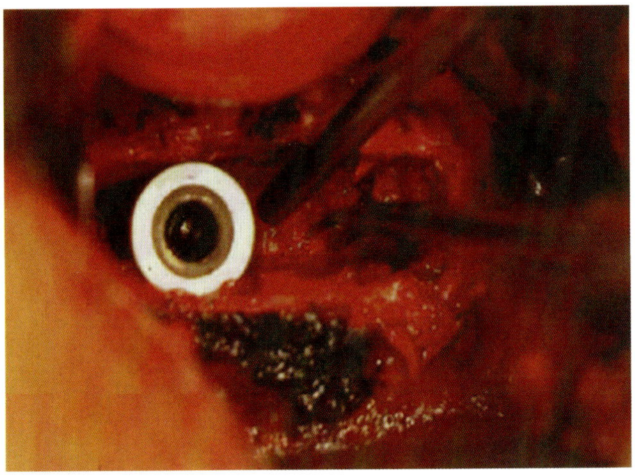

图 26.25 L5-S1 间隙放置椎间手术器械

表 22.1 L2-S1 前侧腹膜后经肌间隙入路的并发症

并发症	研究中出现并发症患者的比例 %
心肌梗死	0.25
逆行射精	0
腹直肌失神经	0
动脉血栓	1.2
静脉损伤	0.7
深静脉血栓（DVT）	1
肠梗阻	1
伤口感染（浅层）	0.5
疝气	0.5
筋膜室综合征	0.25

然而这种入路可能需要谨慎使用，可能只允许安放能从前外侧进入的内植物，如环状股骨植骨。

18. 在 L4-L5 的手术患者中，约 60% 出现髂动脉完全挤压闭塞；这种情况，在一些困难的手术中，可以持续 1 个多小时。没有发现相关并发症，然而我们不建议术中放松拉钩，直至椎间融合操作完成。如果行多节段手术，需要重新放置拉钩，这期间血流已经重新恢复。

谨 记

1. 利用侧位 X 线辅助仔细设计手术切口。开始时切口大一些，熟练掌握入路后采用小切口技术。通常切口应该略低于目标间盘，而不是高于。因此，“宁低勿高”。
2. 后鞘 - 腹横肌膜可以非常非薄，容易进入腹膜腔，特别是在较高节段邻近中线时，因此尽量靠外。
3. 四周游离腹直肌，从其外侧开始解剖分离腹膜后组织，然后将最终的拉钩放在其内侧。显露最开始时在腹直肌外侧容易操作，但是最终显露时将肌肉放在拉钩外侧更加容易。
4. 避免进入腰大肌后平面，保持在腰大肌前方操作。
5. 向前抬起腹膜腔时努力辨识输尿管。
6. L4-L5 入路时注意结扎并切断髂腰静脉。
7. 用手指很容易触摸辨识隆起的椎间盘，有助于判断切口位置是否合适。
8. 在椎间盘表面将软组织从左向右清除。
9. 确保血管组织尽量向远端游离。
10. 闭合伤口前检查血管损伤、出血或血栓，闭合伤口后检查足背动脉搏动情况。

（韦 祎 译）

参考文献

1. Brau SA, Watkins RG, Williams LA: Complications of the Approach to Anterior Lumbar Spine Surgery. Poster Presentation, North American Spine Society, Annual Meeting, New Orleans, LA, October 25–28, 2000.

27 L5-S1 前外侧腹膜后入路

Robert G. Watkins, III

1. 行 L5-S1 左侧腹膜后入路时，患者采用右侧卧位，用充气布袋或毛巾垫固定患者体位。注意防止在摆放体位时左髋关节屈曲使左侧股骨影响切口暴露。

2. 切口起自腋中线上髂嵴和肋骨最低点的中点，弧线向下成“S”形到达耻骨联合和脐连线的下半部。大约位于连线的中下 1/3 交界处（图 27.1）[1,2]。

3. 使用电凝沿切口分离筋膜、腹外斜肌及腹内斜肌。腹横肌通常很薄。在接近腋中线的切口部位打开它。每一层次的肌肉向前延伸时逐渐变薄，因此腹膜在腹直肌鞘边缘时非常表浅。在这个区域常会误伤腹膜。如果发生这种情况，在充分暴露术野后修复腹膜，之后再进行脊柱外科手术。在腋中线部位暴露腹膜及腹膜后间隙后，从腹横筋膜深层钝性分离腹膜，之后沿切口打开其余腹壁部分。

4. 如果要扩大暴露范围，在腹直肌鞘后方钝性分离腹膜。腹直肌鞘缘本身可以切开，同时可将腹直肌部分切断。

5. 直接分离至腰大肌。在腰大肌表面找到生殖股神经。脊柱位于该肌肉内侧。将腹膜囊及腹膜后方的输尿管向内侧牵拉。

6. 用手指触摸脊柱并找到一个椎间盘作为定位标志。通常触到的椎间盘是 L4-L5 椎间盘（图 27.2）。确认 L4-L5 椎间盘后，用手指触及左髂总动脉搏动以及主动脉分叉。

7. 主动脉分叉对于明确手术入路是非常重要的解剖标志。Harmon 通过解剖研究发现 69% 的分叉位于 L4-L5 间盘水平，但同时也存在很大的解剖变异[3]。

8. 触诊左髂总动脉，之后越过动脉向内侧触诊 L5-S1 椎间盘。用手指牵开动脉，随后用钝性拉钩（例如套上海绵套的起子）拉开，在左髂总动脉的右侧形成一个间隙（图 27.3）。

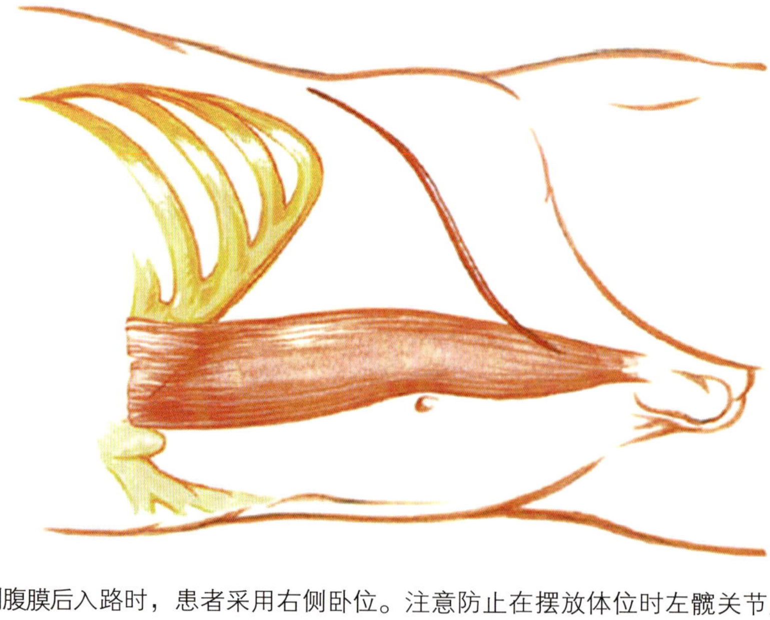

图 27.1 行 L5-S1 左侧腹膜后入路时，患者采用右侧卧位。注意防止在摆放体位时左髋关节屈曲超过 30°，否则左侧股骨会影响切口暴露。自腋中线上髂嵴和低位肋骨连线的中点处切开皮肤及皮下组织，弧线向下成“S”形到达耻骨联合和脐连线的下半部；大约位于连线的中下 1/3 交界处。参照第 21 章所述，用电凝分离腹外斜肌、腹内斜肌以及腹横肌。进入腹膜后间隙，将腹膜囊向内侧牵拉

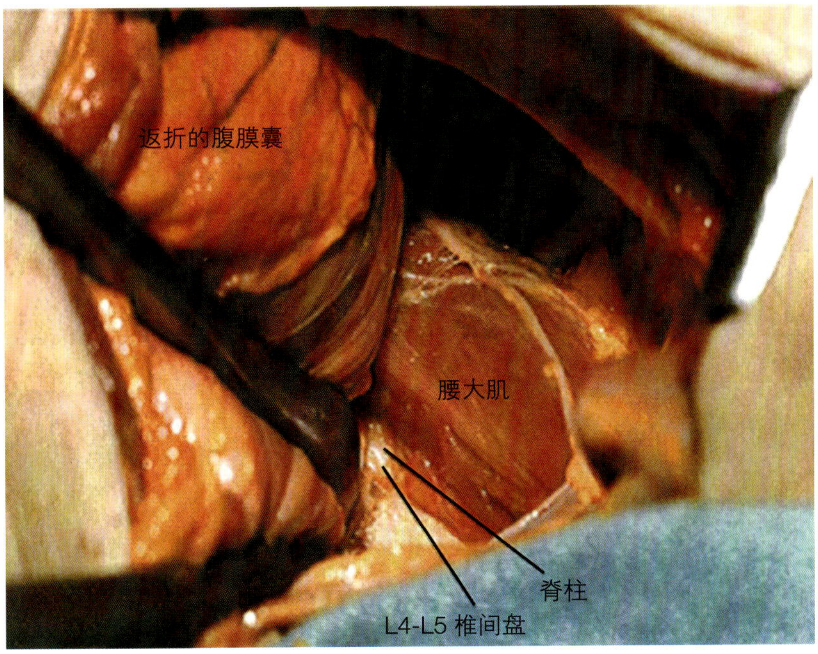

图 27.2 识别腰大肌。腰大肌是腹膜后暴露时的关键解剖标志。走行于腰大肌表面的生殖股神经有助于识别该肌肉。将腹膜囊由左侧向右侧牵拉，暴露脊柱。找到一个椎间隙。通常是 L4-L5 间隙或 L3-L4 间隙。通过 X 线透视定位间隙。对于 L5-S1 入路，暴露脊柱后，在中线上主动脉分叉内触诊脊柱，找到 L5-S1 椎间盘

注意：左髂静脉位于主动脉分叉内部，通常直接走行于 L5-S1 椎间盘表面，因此可被间盘或 L5 椎体挤压变得扁平，从而不能很好地发挥它的静脉功能。分离时同左髂动脉一同游离至左侧和头侧。

9. 骶正中动静脉位于主动脉分叉处。处理这些结构的关键是在左髂总动脉右侧进行钝性分离，将包括骶正中血管和上腹下丛等椎前组织由左向右从腰骶椎间盘上完全分离。骶正中血管偶尔会很粗，但极少情况下是必须结扎的[4]。

10. 另一个位于主动脉分叉处的结构是上腹下交感神经丛（图 27.4）。避免损伤上腹下丛的关键是在从纤维环表面游离开所有椎前组织之前避免在椎间盘表面行横向切割，以及避免在 L5-S1 椎间盘表面使用电凝。在分离时会遇到一些小的出血点，使用手指直接压迫或使用止血纱填塞通常很容易控制。通常情况下左髂动静脉需要被牵拉至左侧，但偶尔也需要被牵拉至右侧。

注意：在将左髂动脉牵向右侧前需要找到并结扎髂腰静脉。

11. 使用 X 线透视确认节段。简单的方法是插

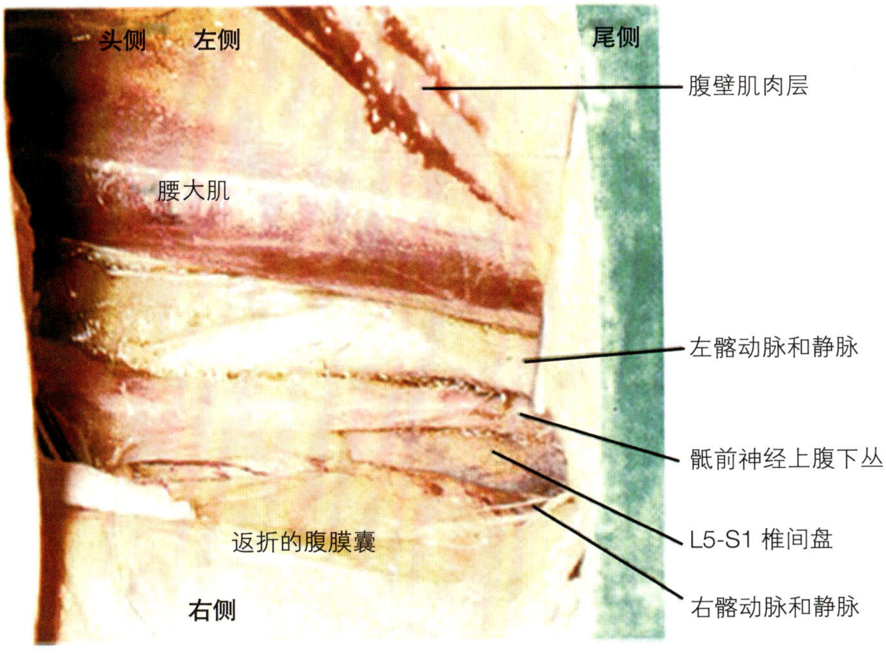

图 27.3 脊柱毗邻腰大肌内侧。外科医生需要将手指越过左髂总动脉，在主动脉分叉内触诊 L5-S1 椎间盘，这种 L5-S1 间隙的入路同第 21 章中描述的入路是不同的。可能会有三种结构位于 L5-S1 椎间盘表面，这取决于主动脉分叉的水平：（1）左侧髂静脉，（2）骶正中静脉，（3）上腹下丛或骶前神经。仔细进行钝性分离，在主动脉分叉处暴露 L5-S1 椎间盘。在 L5-S1 间隙前方不要做任何的横向切割。识别确认椎间盘。将左髂总静脉牵向左侧及头侧。骶正中静脉通常可以纵向和横向的钝性分离，从而能够将其牵向右侧。上腹下丛神经可以从椎间盘上完全钝性牵开，通常由左侧牵至右侧

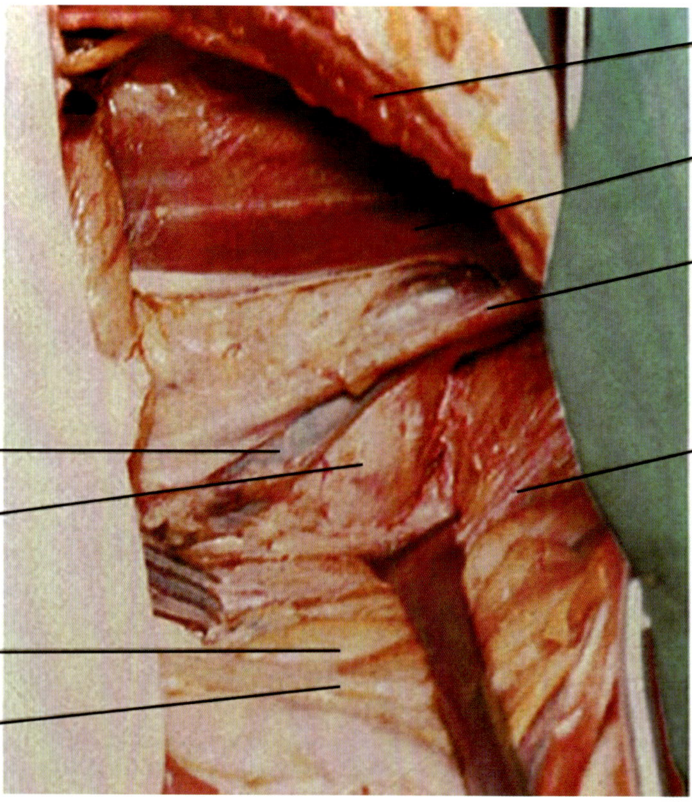

图 27.4 完全钝性分离 L5-S1 椎间盘前方椎前组织。上腹下丛可能以弥漫的蔓状神经形式存在，分离时同其他组织一同被牵开，但有时也可能以一根边界清楚的骶前神经形式存在

入 22 号腰穿针。因为 L5-S1 椎间盘和骶骨的成角通常很平行，因此 L5 椎体会被误认为骶骨。

12. 插入套有橡胶套的 Freebody 斯氏针：首先是右上角，接着插入右下角。如果骶骨前方明显凹陷，那么在骶骨中插入 Freebody 斯氏针会变得困难。注意不要过于用力插入斯氏针，以免其尖端划过 S1 表面损伤盆腔软组织 [5]。在两指之间放置斯氏针。

13. 用手指将最后剩余的软组织从脊柱上分离。在医生手指的保护下将斯氏针的尖端插入骨中。使斯氏针倾斜从而达到最大限度的牵开，但是操作时要小心。如果斯氏针的尖端进入椎间隙，当间隙被分离时，斯氏针会松动。因此，斯氏针的角度应该尽量平行椎间隙。插入右下角的斯氏针后，接着插入左侧两根斯氏针。左髂静脉通常呈拱形绕过左下角斯氏针（图 27.5）。此时椎间盘就暴露在四根斯氏针之间。

14. 可以使用改良的 Cobra 拉钩替代 Freebody 斯氏针。

15. 关闭切口：让腹膜囊回纳至原位。连续缝合关闭肌肉层。将腹横肌和腹内斜肌同时缝合。

注意：当关闭切口取出斯氏针时，需要保护好针尖防止损伤血管结构。

谨 记

1. 皮肤切口需要延伸至耻骨联合和脐连线之间。
2. 避免在内侧部分的切口处切开腹膜。
3. 在切口的近端部分找到腹膜后间隙。
4. 切开剩余腹壁组织之前，在腹横筋膜的深层分离腹膜。
5. 确认 L4-L5 椎间盘和左髂总动脉。
6. 确认髂腰静脉。
7. 用手指触诊，在主动脉分叉处找到 L5-S1 椎间盘。在左髂总动脉的右侧开始钝性分离。
8. 注意左髂总静脉在主动脉分叉内跨过 L5-S1 椎间盘表面。
9. 将骶正中血管和上腹下丛由左至右钝性游离。
10. 避免 Freebody 斯氏针划过 S1 前方表面。

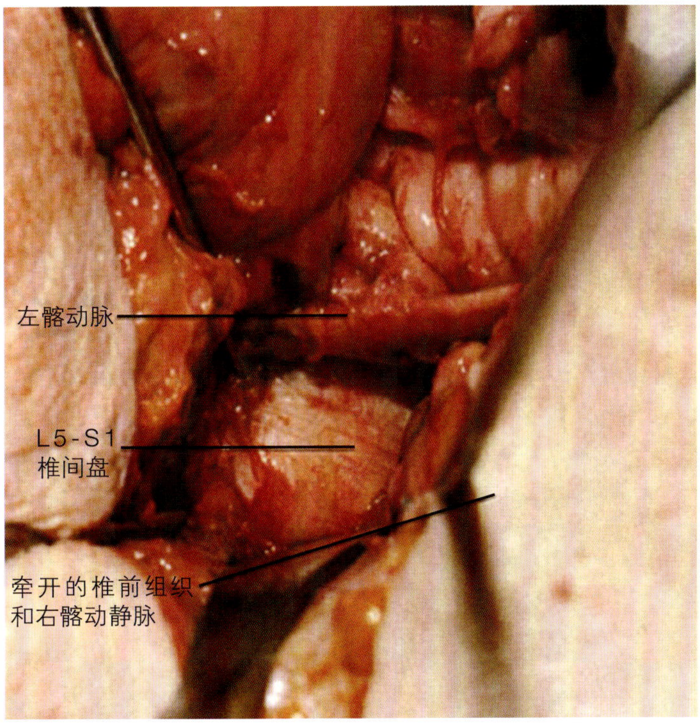

图 27.5 按照第 21 章中所描述的内容暴露 L5-S1 椎间盘并插入斯氏针。如果因为脊柱前凸造成 S1 表面明显凹陷，那么在 S1 上插入斯氏针是非常困难的。需要小心操作防止斯氏针划过骶骨表面进入盆腔。医生需用双手扶持斯氏针，助手帮忙敲击，小心置入。左上角斯氏针用于牵开左髂总静脉。这条静脉位于间盘前方，扁平而不易和其他结构区分，因此在牵开和插入斯氏针时都需要非常小心。当对 L5-S1 椎间盘进行操作时，倾斜的椎间隙常需要术者从尾侧向头侧进行操作。这也再次强调了皮肤切口的重要性，皮肤切口需要足够低，术者才可能在此区域进行操作。当取出斯氏针时更需小心，保护好针尖防止损伤周围结构

（郎　昭 译）

参考文献

1. Hodgson AR: Anterior approaches to the spinal column. Clin Orthop 56:1968.
2. Hodgson AR, Yau ACMA: Anterior approaches to the spinal column. In Apley AG (ed): Recent Advances in Orthopaedics. Baltimore, Williams & Wilkins, 1964, pp 289–323.
3. Harmon PH: Anterior extraperitoneal lumbar disc excision and vertebral body fusion. Clin Orthop 16:169–198, 1963.
4. Duncan HMM, Jonck LM: The presacral plexus in anterior lumbar fusion of the lumbar spine. S Afr J Surg 3(2):93–96, 1965.
5. Freebody D, Bedall R, Taylor RD: Anterior transperitoneal lumbar fusion. J Bone Joint Surg. 53B:617–627, 1971.

28 L2-S1 前正中腹膜后入路

Robert G. Watkins, III

1. 患者仰卧位置于手术台上，下腰椎下方垫入腰垫。

2. 行下腹腹直肌旁切口，依次切开皮肤及皮下组织（图 28.1）。首先切开的是腹外斜肌及其向半月线的移行部，这部分最终形成腹直肌鞘的筋膜。半月线由三层腹壁肌肉的腱膜及其筋膜组成。

3. 沿皮肤切口在半月线外侧切开腹外斜肌、腹内斜肌及薄层的腹横肌。

4. 找到腹横筋膜。腹横筋膜是腹腔的封套筋膜的内层。沿腹横筋膜外表面分离至腹直肌鞘缘。此处腹横筋膜分开形成腹直肌鞘的前后层。在此区域，腹直肌鞘后层形成腹内筋膜。

5. 在半月线外侧小心切开腹横筋膜。通过该切口找到腹膜（图 28.2）。

6. 沿皮肤切口切开，用海绵或用手指将腹膜从腹横筋膜深方分离开。分离好腹膜后切开腹壁（图 28.3）。

7. 从侧腹壁向后钝性分离腹膜。和其他腹膜后

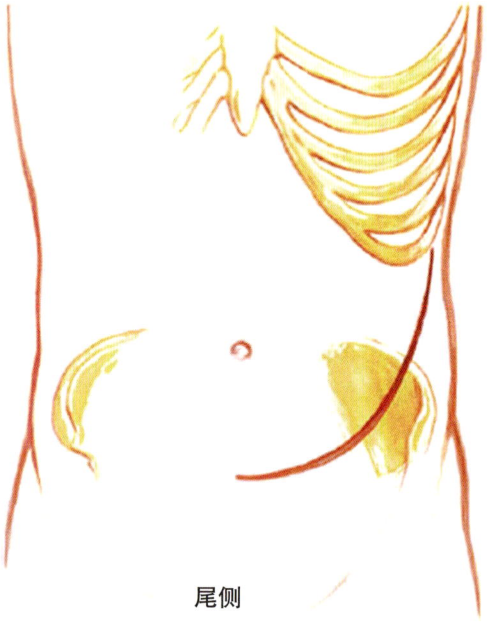

图 28.1 患者仰卧位置于手术台上，腰椎下方垫腰垫。行下腹腹直肌旁切口，依次切开皮肤及皮下组织。首先切开的是腹外斜肌及其向半月线的移行部，这部分最终形成腹直肌鞘的筋膜。半月线由三层腹壁肌肉的腱膜及其筋膜组成

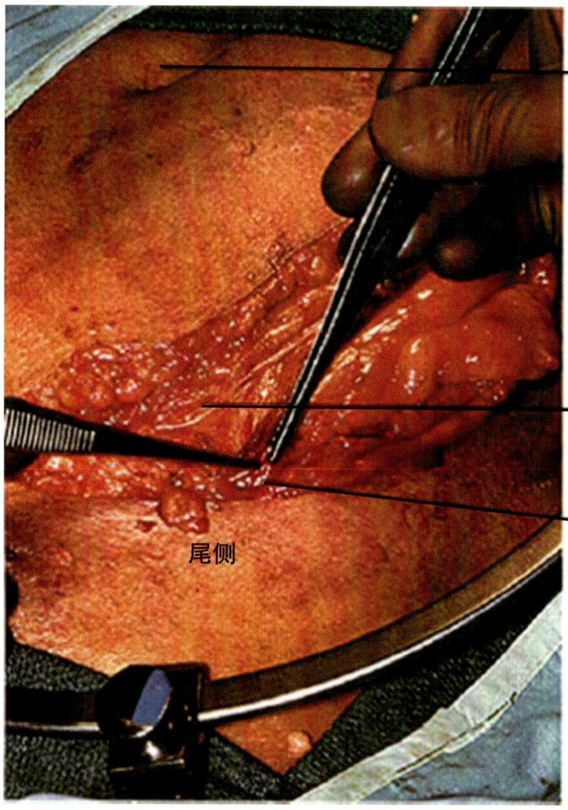

图 28.2 沿皮肤切口在半月线外侧切开腹外斜肌、腹内斜肌及薄层的腹横肌。找到腹横筋膜。在半月线外侧小心切开腹横筋膜。通过该切口找到腹膜。用海绵或手指将腹膜从腹横筋膜深方分离开。分离腹膜后将剩余的腹壁切开。可以切断左侧腹直肌增加暴露范围。提示：腹膜的分离可以从腹直肌鞘下方开始，但是从侧方更容易找到腹膜并开始分离

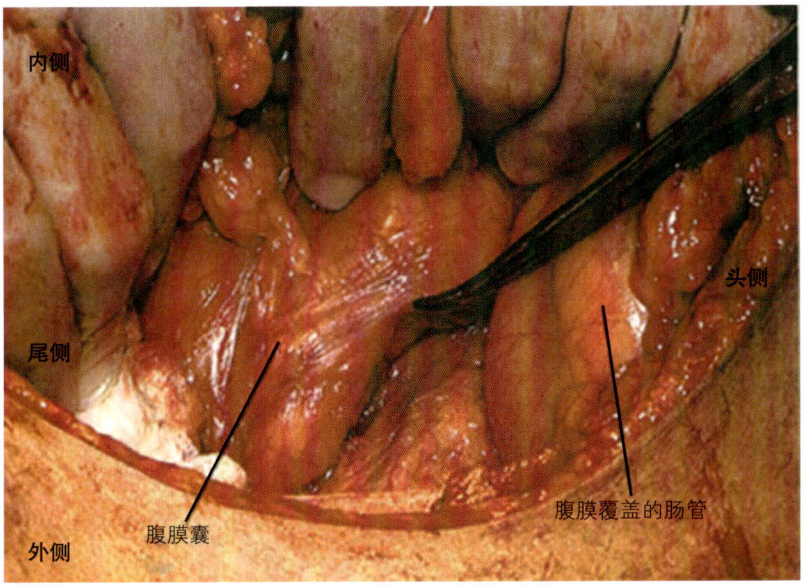

图 28.3 沿侧腹壁向后钝性分离腹膜。将腹膜连同腹膜囊内容物由左至右牵开。在腹壁深方朝向中线分离腹膜，并向内侧逐渐延长切口

入路一样，找到腰大肌。用手或者 Deaver 拉钩或者海绵棒将腹膜从左髂动静脉上牵开。由左至右将腹膜连同输尿管分离牵开，暴露左髂总动静脉（图 28.4、28.5）。置入 Freebody 斯氏针或专用拉钩。

8.（另见第 21 章和第 23 章）触诊并找到椎间盘，记住这个区域是相对无血管区。对于 L4-S1 区域，无论什么入路，都需要首先找到左髂腰静脉。如果有必要则结扎该血管。在主动脉分叉内进行分离时需要钝性操作，并尽可能不要引起出血。记住左髂总静脉位于主动脉分叉内 L5-S1 椎间盘表面（图 28.6、28.7、28.8、28.9）。下腔静脉和腰静脉的变异常常决定了具体的入路方式。

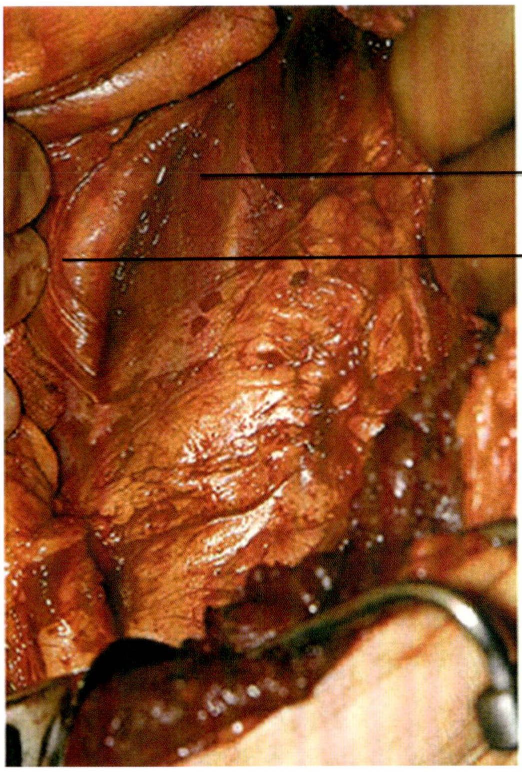

图 28.4 找到腰大肌，作为腹膜后间隙的标志点。找到后，由左至右将腹膜及腹膜囊从腹膜后主要结构（例如主动脉、腔静脉、髂静脉以及脊柱）上钝性分离

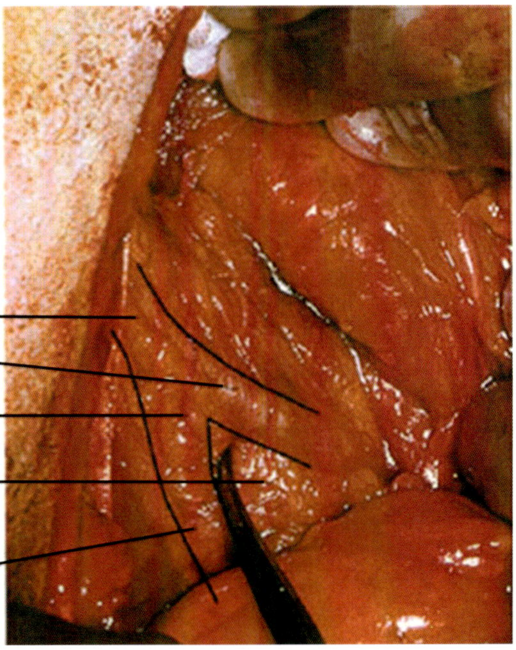

图 28.5 将腹膜囊由左至右牵开，找到主动脉分叉、腹主动脉和脊柱

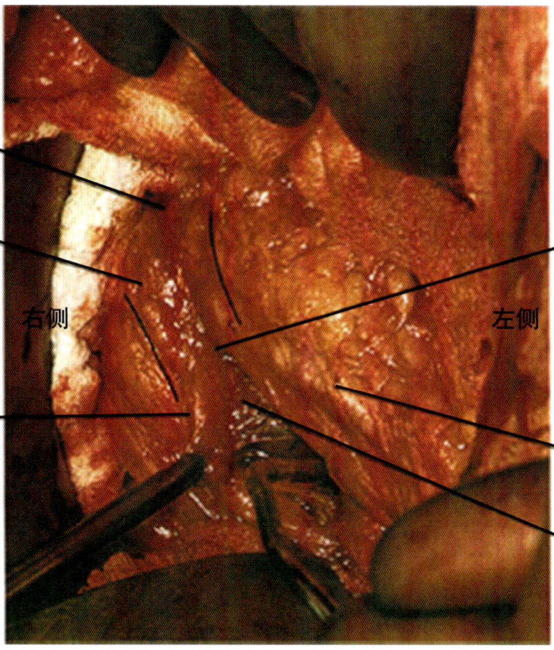

图 28.6 由于左髂静脉从右向左横跨主动脉分叉，因此在分叉内行 L5-S1 椎间盘入路时需要找到左髂静脉。对于 L5 椎体近端的脊柱入路，需要按照第 21 章所述进行，结扎髂腰静脉并从左向右牵开。提示：在这个区域内血管解剖变异很大。主动脉分叉的位置可能更高，使得 L4-L5 椎间盘入路也在分叉中进行。异常的左髂静脉可能使 L5-S1 间隙的暴露变得不可能，而如果行协腹切口则更是如此

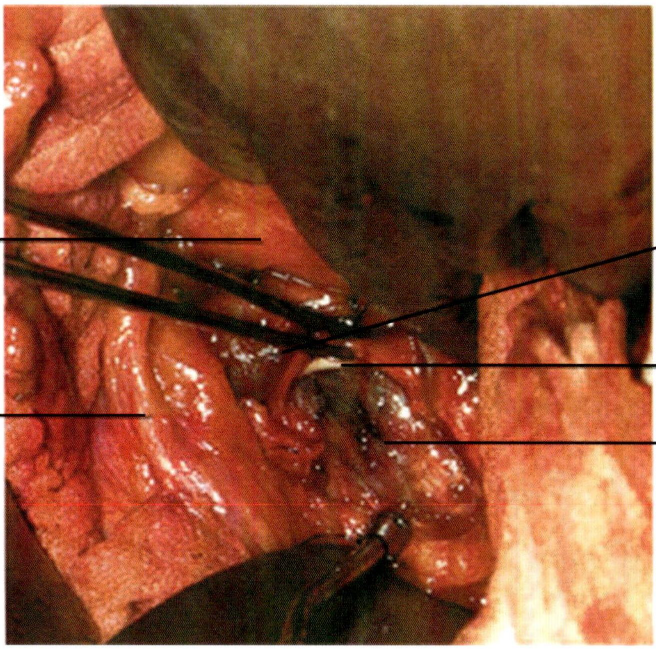

图 28.7 位于主动脉分叉内的 L5-S1 椎间盘。可见暗黑色的 S1 椎体脓肿。在椎前组织中找到左髂静脉。骶正中静脉和上腹下丛已从 L5 椎间盘前方牵开

9. 钝性牵开并保护上腹下丛。

10. 关闭切口：让腹膜囊回纳至原位。连续缝合关闭肌肉层。将腹横肌和腹内斜肌同时缝合。

注意：当关闭切口取出斯氏针时，需要保护好针尖防止损伤血管结构。

谨　记

1. 调整患者体位使腰椎过伸。
2. 找到腹外斜肌、半月线和腹直肌鞘缘。
3. 在腹直肌鞘外侧找到腹横筋膜。
4. 小心切开腹横筋膜并找到腹膜。
5. 首先在前方由内至外从腹壁上钝性分离腹膜，之后由外向内分离，跨过脊柱和大血管。
6. 找到腰大肌。
7. 避免损伤髂腰静脉，并做好处理异常静脉的准备。

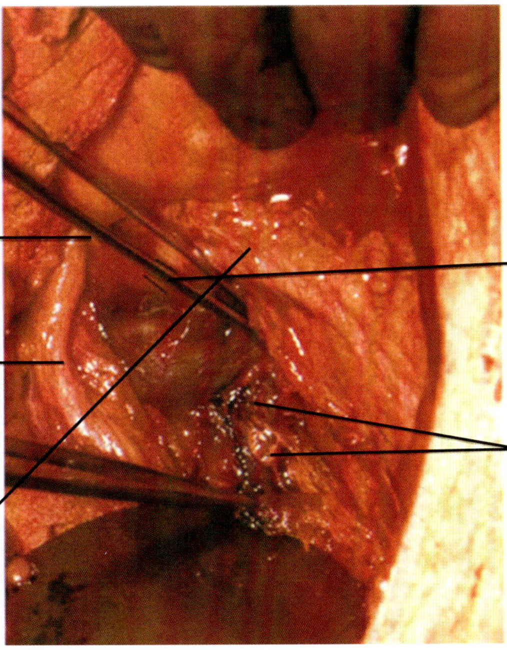

图 28.8 在这个区域常常会遇到粗大的左髂静脉

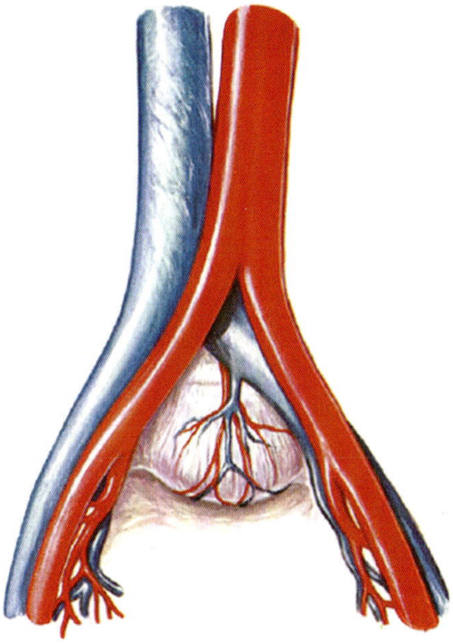

图 28.9 图示左髂总静脉和骶正中静脉。主动脉分叉的水平常常决定了处理左髂总静脉的难度。主动脉分叉位置低时，左髂总静脉常常表现为非常粗大、直径 3cm 的跨越 L5-S1 椎间盘前方的结构。将其牵向左侧可能会很困难，需要从左髂总动静脉左侧行 L5-S1 椎间盘入路，从而将二者一同牵向右侧

（郎 昭 译）

参考文献

1. Harmon PH: A simplified surgical technic for anterior lumbar diskectomy and fusion; avoidance of complications; anatomy of the retroperitoneal veins. Clin Orthop 37, 1964.

29 L4-S1 经腹膜正中入路

Robert G.Watkins, III

1. 患者仰卧位置于手术台上，后伸腰椎以扩大暴露范围。

2. 行正中垂直切口或横行弧形切口。横行弧形切口更加美观，暴露也很充分，但是需要横断腹直肌（图 29.1、29.2）。找到腹直肌鞘，打开腹直肌前鞘。横断腹直肌。腹直肌后鞘、腹部筋膜以及腹膜在此区域融合为一体。小心切开腹直肌后鞘和腹部筋膜到达腹膜（图 29.3）。

3. 提起腹膜（图 29.4）。小心切开腹膜，避免造成肠管损伤。沿皮肤切口扩大腹膜切口范围。将肠管牵开，在骶骨岬处找到后腹膜。

4. 通过后腹膜触诊主动脉和双侧髂血管（图 29.5、29.6）。之后找到质地更软一些的 L5-S1 椎间盘。

5. 向腹膜后间隙注入生理盐水，从而使腹膜同血管结构分离开。

6. 用 Adsons 钳提起腹膜并小心操作。

7. 在腹膜上切开一小口，之后扩大延长切口（图 29.5、29.7、29.8）。

8. 此时，尽管该区域会有一些出血，但要避免在 L5-S1 间隙前方使用电凝，以防止损伤上腹下丛。在主动脉分叉内操作时，注意避免损伤跨越 L5-S1 椎间盘的左髂总静脉（见图 28.3、28.8）。它常表现为跨越间盘的扁平苍白的条带状结构。

9. 找到左髂总动脉和左髂总静脉后，在左髂总动脉右侧开始进行钝性分离，由左向右横跨椎间盘前方。分离后将上腹下丛及其余软组织由左至右牵开（见图 27.4、图 36.1）。

10. 由左至右钝性分离骶正中动静脉，不要损伤它。纵向钝性分离可以使这些血管结构获得更好的活动度。如果出血，使用手指或海绵直接压迫一小段时间，之后继续钝性分离。使用填塞或压迫控制出血。如果需要的话，结扎并切断血管（图 29.9）。

11. 将椎间盘前方结构钝性分离并由左至右牵开，将 4 枚 Freebody 斯氏针插入 L5 和 S1 椎体（图 29.7），或放置专门的 Deaver 拉钩。在置入斯氏针时要小心左髂总静脉。

12. 游离 L5-S1 椎间盘，X 线透视确认节段正确后切开间盘并植骨。

13. 如果要继续暴露 L4-L5 椎间盘，牵拉血管的方式根据主动脉分叉的水平以及左髂静脉的大小决定。如果要显露 L4-L5 间隙，常常需要结扎并分离髂腰静脉。

14. 关闭切口 ：逐层关闭腹膜、肌肉、皮下组织以及皮肤。

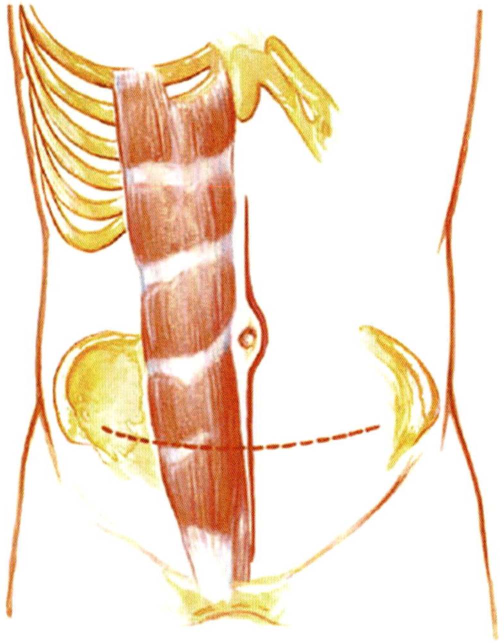

图 29.1 患者仰卧位于手术台上，后伸腰椎以扩大暴露范围。行正中垂直切口或横行弧形切口。横行弧形切口更加美观，暴露也很充分，但是需要横断腹直肌

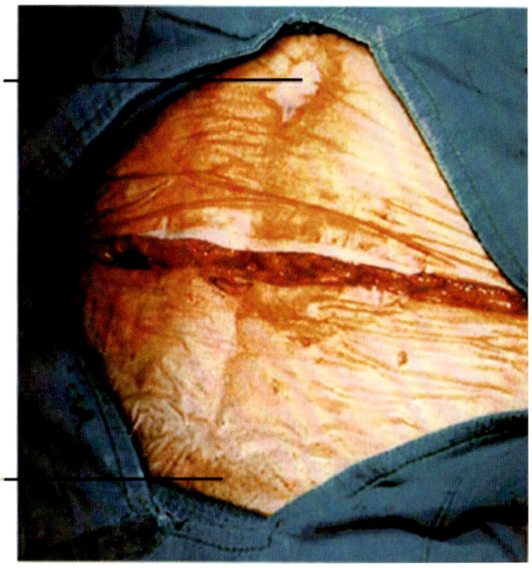

图 29.2　横行弧形切口

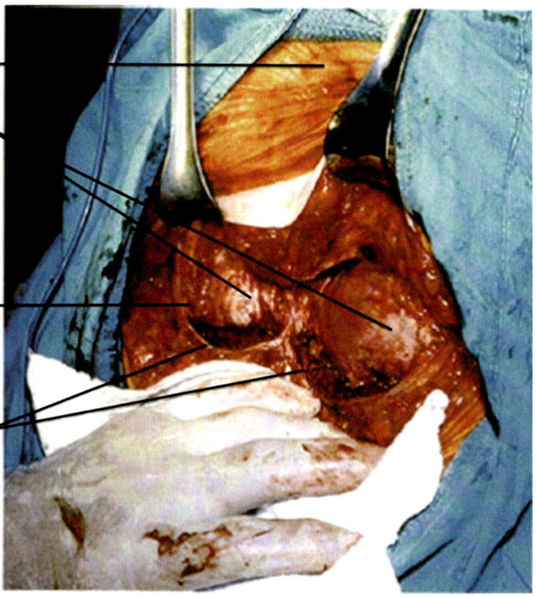

图 29.3　打开腹直肌前鞘，横断腹直肌。找到腹直肌后鞘。腹直肌后鞘、腹部筋膜以及腹膜在此区域融为一体

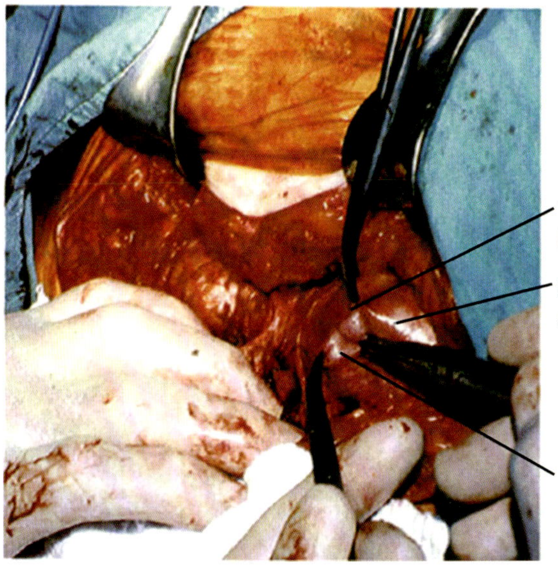

图 29.4　小心切开腹直肌后鞘和腹部筋膜，找到腹膜。提起腹膜，小心切开腹膜，避免造成肠管损伤。沿皮肤切口扩大腹膜切口范围。置入自动 Deaver 拉钩

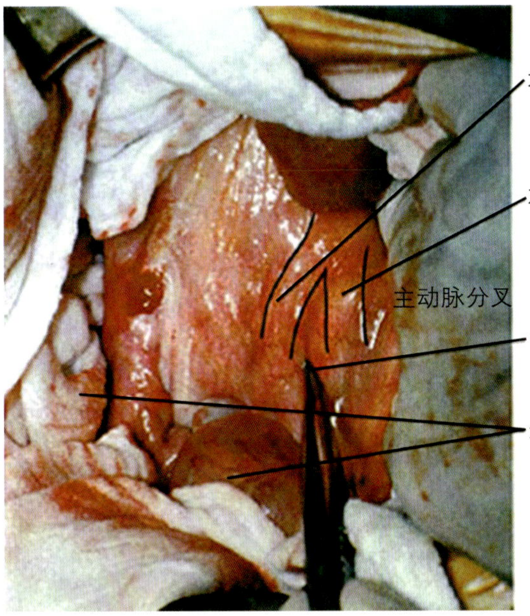

图 29.5　将肠管牵开，充分暴露骶骨岬表面后腹膜。触诊主动脉搏动和髂总动脉。找到骶骨岬和主动脉分叉后，向腹膜后间隙注入生理盐水，使腹膜同重要血管结构分离开

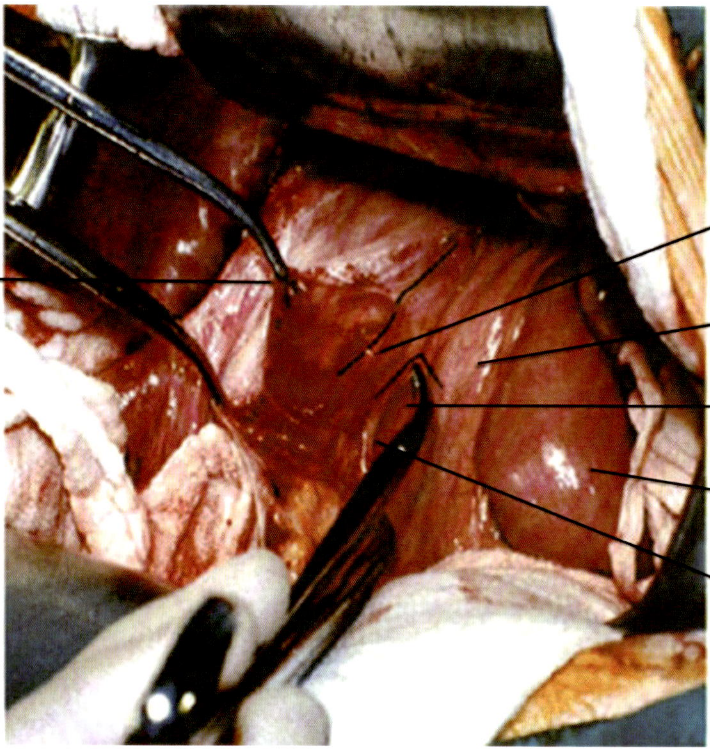

图 29.6 同切开前腹膜一样小心切开后腹膜。用 Adson 钳提起腹膜并切开。垂直延长后腹膜切口。牵开腹膜，并将腹膜从主动脉分叉部位的血管上钝性分离。切开腹膜后只可使用钝性分离。触诊 L5-S1 椎间盘，为一质地较软的凸起。将 L5-S1 椎间盘表面的组织由左至右钝性分离。需非常小心的操作，避免损伤上腹下丛。同样，只要进行仔细的钝性分离，骶正中静脉和左髂动脉可以无创的被牵开

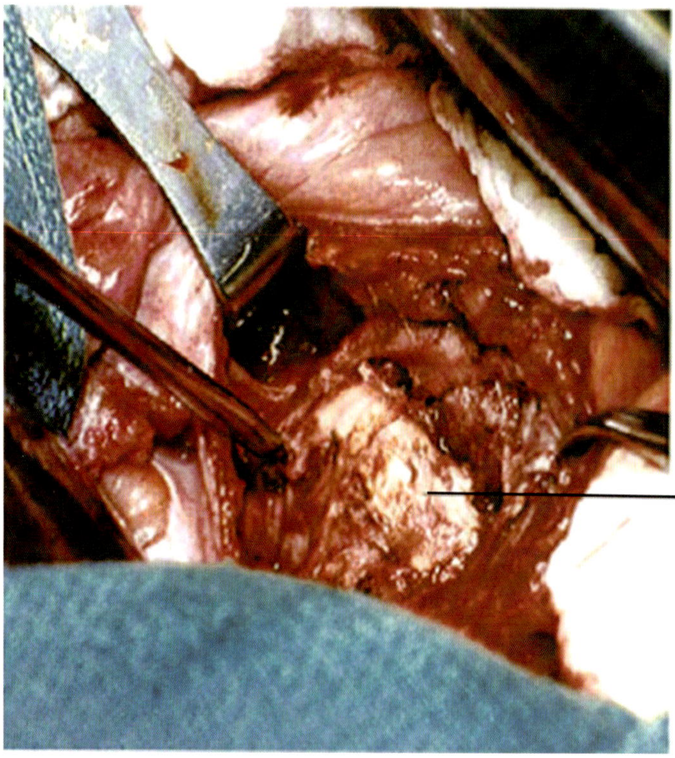

图 29.7 在主动脉分叉内暴露 L5-S1 椎间盘

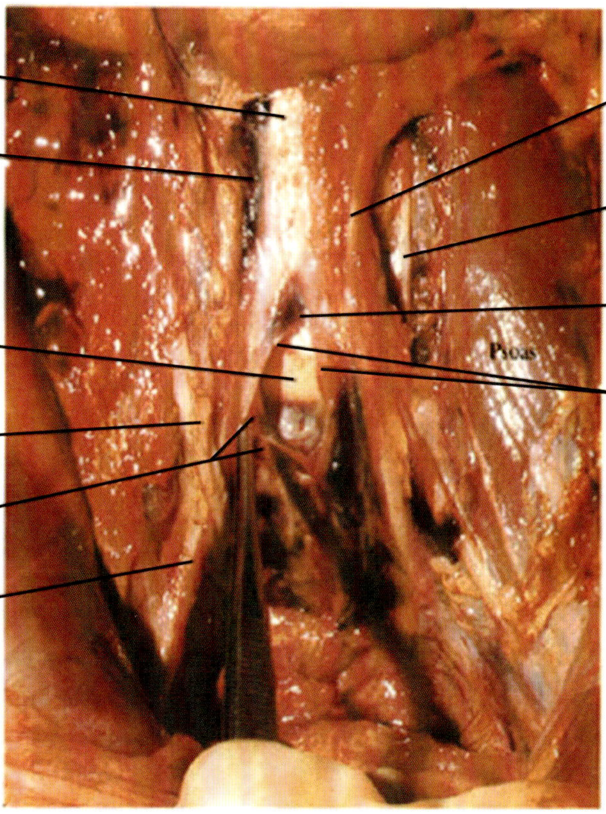

图 29.8 主动脉分叉及后腹膜术野

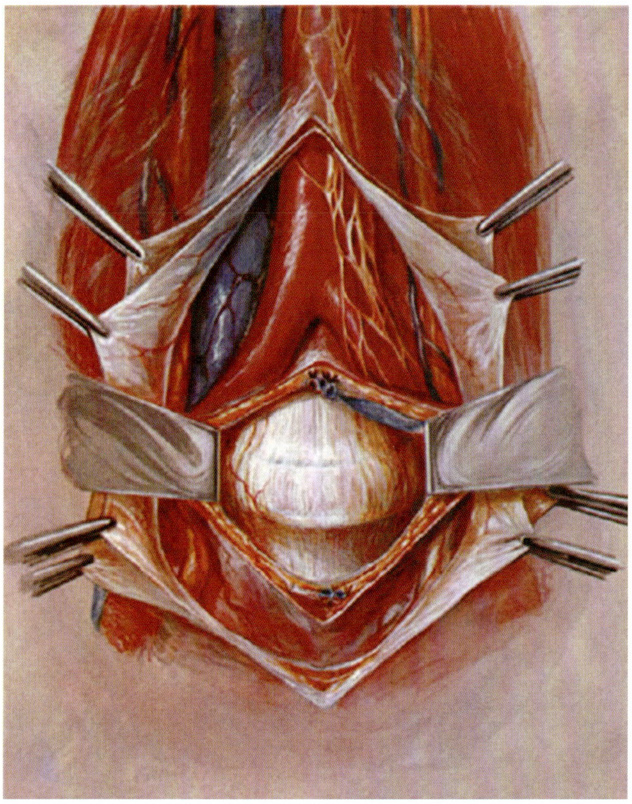

图 29.9 牵开腹膜，小心显露 L5-S1 椎间盘。找到左髂静脉，连同左髂总动脉一起牵开。图片显示结扎骶正中静脉，将其牵拉至蔓状的上腹下丛左侧。仔细关闭后腹膜，并按常规关闭腹壁

谨 记

1. 在薄层的腹直肌后鞘深方找到腹膜。
2. 在骶骨岬上方小心切开后腹膜。
3. 从左髂总动脉右侧开始，由左向右进行分离。
4. 钝性分离并直接压迫止血控制腰骶椎间盘表面腹膜后的出血。
5. 注意主动脉分叉内的左髂静脉。
6. 显露 L4-L5 间隙时，结扎并分离髂腰静脉。

(郎 昭 译)

参考文献

1. Freebody D, Bendall R, Taylor RD: Anterior transperitoneal lumbar fusion. J Bone Joint Surg 53B(4):617–627, 1971.
2. Hodgson AR, Yau ACMC: Anterior surgical approaches to the spinal column. In Apley AG (ed): Recent Advances in Orthopaedics. Baltimore, Williams & Wilkins, 1964, pp 289–323.
3. Lane J, Moore ES: Transperitoneal approach to the intervertebral disc in the lumbar area. Ann Surg 127:1948.

30　L3-L4、L4-L5 椎间盘腹腔镜入路

Namir Katkhouda, Sanjay Ghosh, Srinath Samudrala

步骤 1：体位

摆放患者体位，使腹腔镜医生（LS）位于患者头侧及右侧，显示器助手（CA）位于患者左侧，脊柱外科医生（SS）位于患者尾侧及右侧，麻醉师（A）位于患者头侧。手术室需要有合适位置摆放显示器、透视显示器以及 C 臂[1,2]。患者需要牢固固定在手术台上，因为有时需要使用极度倾斜的 Trendelenburg 体位来帮助显露。患者的手臂需要屈曲置于胸前，从而不妨碍脊柱的透视显影（图 30.1）。

步骤 2：置入套管

将 Veress 针由肚脐置入（A），在腹膜腔中充气至 15mmHg 压力。将 10mm 套管置入肚脐，腹腔镜经此通道置入（图 30.2）。其他两个 10mm 套

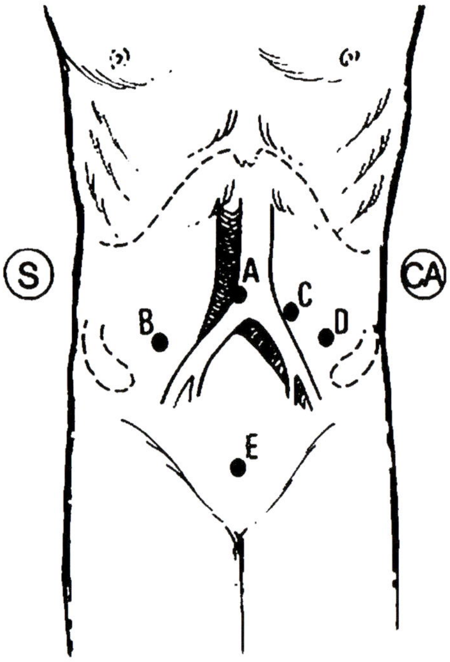

图 30.2　通道放置的位置

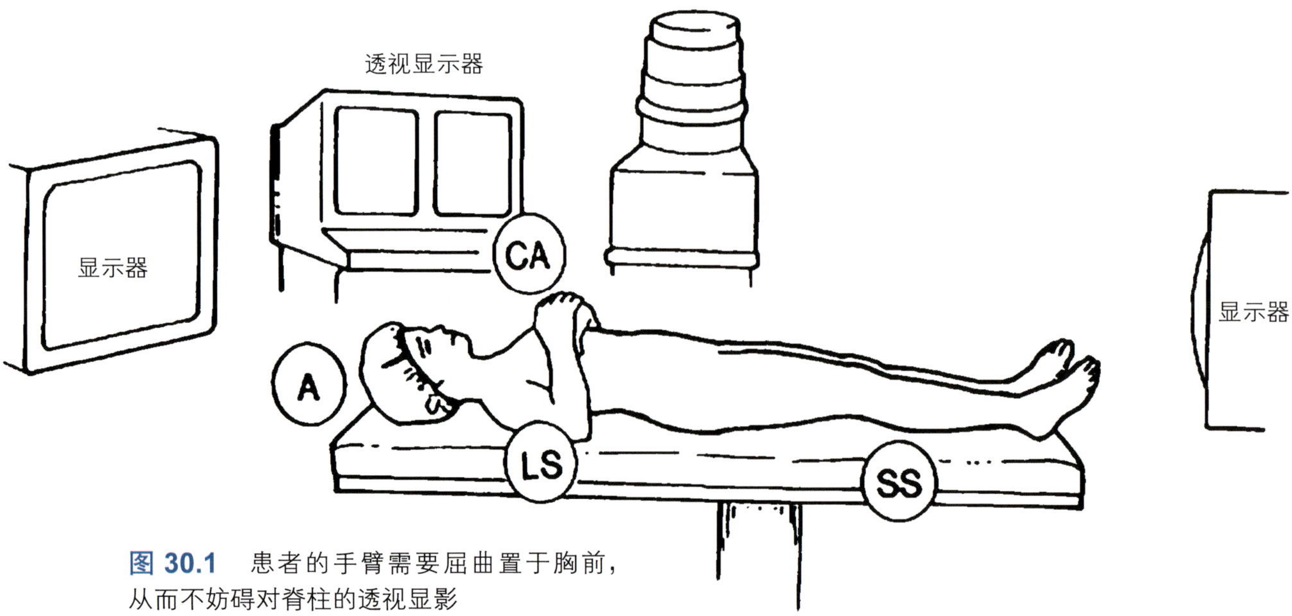

图 30.1　患者的手臂需要屈曲置于胸前，从而不妨碍对脊柱的透视显影

146

管在髂前上棘水平腹直肌外侧置入（B，C）。这些套管使腹腔镜医生（S）能够通过通道C用左手进行分离，通过通道B用右手进行分离。之后在腹腔镜左侧置入5mm套管，用来帮助牵开横结肠（D）。最后在耻骨联合上区置入18mm套管用来放置脊柱器械（E）。通道的位置在同一平面上可以进行调整，以满足不同节段椎间盘的分离操作[3,4]。

步骤3：暴露骨盆边缘

将患者置于极度倾斜的Trendelenburg体位，使小肠远离盆腔及手术靶点。如果小肠胀气不能远离盆腔，那么整个暴露过程都会非常困难。因此患者术前应进行肠道准备，包括术前2天开始进全流食，术前晚行结肠肠道准备。

步骤4：牵开乙状结肠

将乙状结肠连同肠系膜一同提起，暴露骶骨岬。可以使用吻合器将结肠周围脂肪固定在前外侧腹壁上，从而使乙状结肠远离术野。操作时需要小心，不要将结肠周围脂肪以外的其他组织同腹壁吻合[5]。

步骤5：经腹膜进行分离

通过腹膜能够看见主动脉和下腔静脉。输尿管也能被看见，它位于腰椎体外侧的腰大肌表面。输尿管位于椎间隙外侧，因此椎间隙入路时可以避免对其进行操作。

使用锐性分离切开腹膜（图30.3）。此时，仅使用结扎和压迫来控制出血。在这个区域内使用电刀可能导致上腹下交感神经丛损伤，从而导致男性逆向射精等并发症[6,7]。

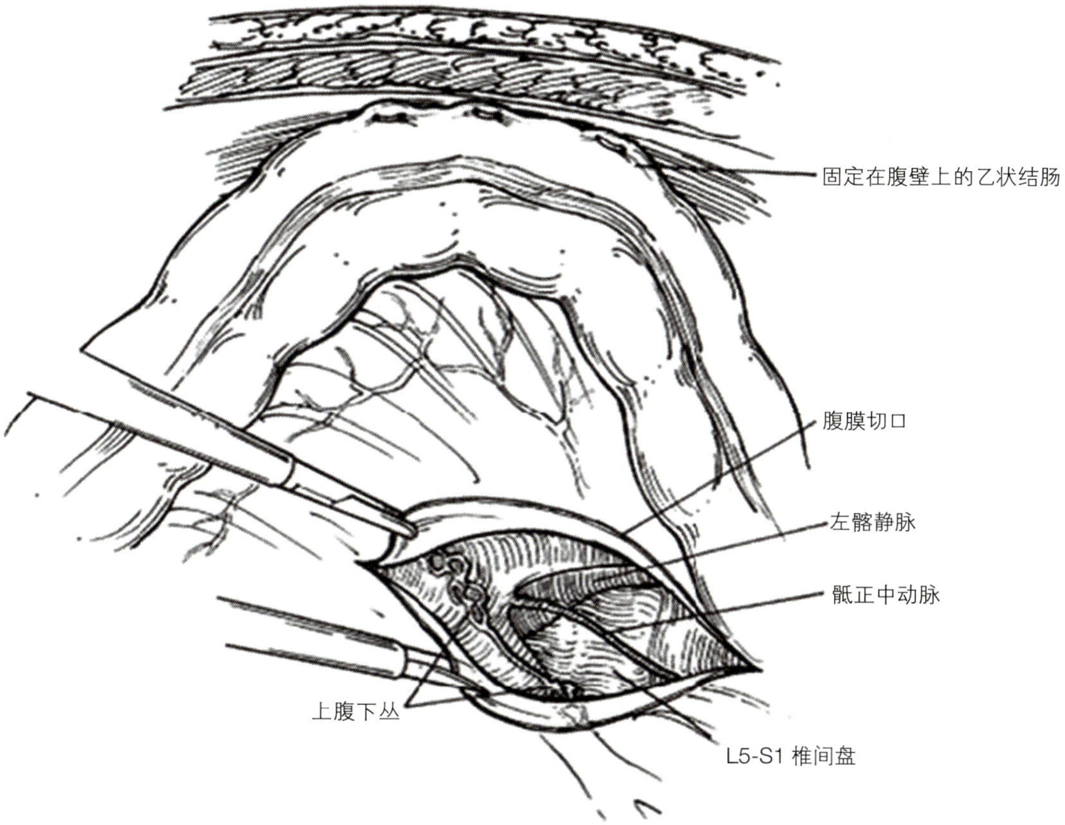

图30.3 使用锐性分离切开腹膜。此时，仅使用结扎和压迫来控制出血。在这个区域内使用电刀可能损伤上腹下丛

步骤 6：游离左髂动静脉

找到主动脉分叉（图 30.4、30.5）。骶正中动脉位于主动脉分叉内。使用血管夹阻断并分离该血管，之后就可以游离左髂动脉。用血管吊带将左髂动脉轻柔地牵向左侧（图 30.6）。

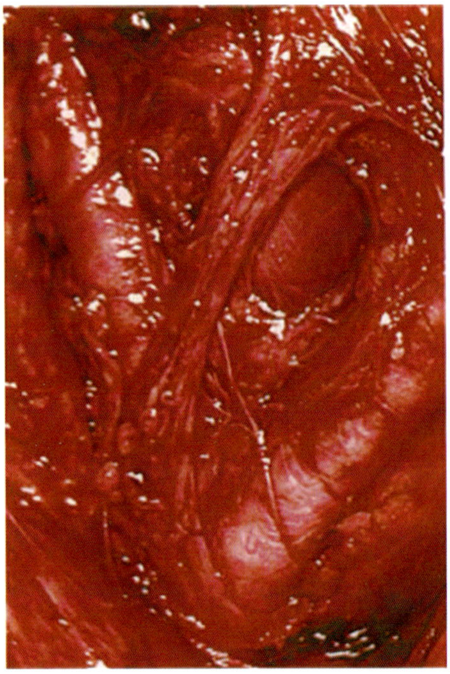

图 30.4 上腹下丛、左髂动脉、右髂动脉和左髂静脉的术中图像

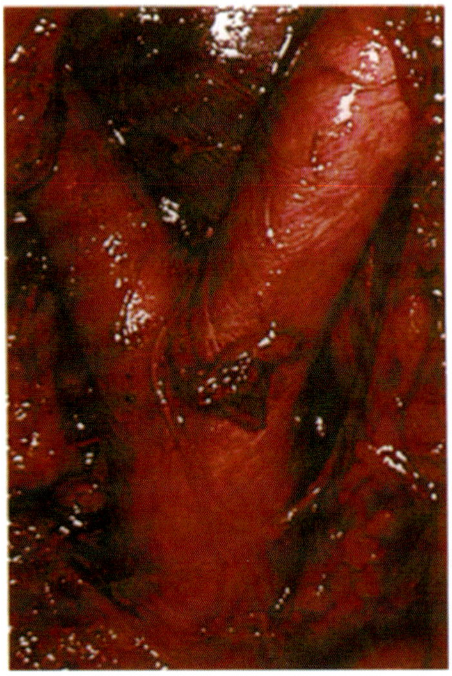

图 30.5 在侧方钝性分离上腹下丛后，对主动脉分叉和左髂静脉进行分离

左髂动脉内侧是左髂静脉。髂腰静脉由此静脉发出。需要游离并结扎切断髂腰静脉，从而能够游离左髂静脉。这个步骤操作需要十分小心。髂腰静脉撕裂等同于髂静脉损伤，需要立刻转为开放手术[8,9]。

步骤 7：找到 L4–L5 椎间隙

游离左髂动静脉后，将血管轻柔牵开，暴露 L4-L5 椎间隙（图 30.7）。将左髂动脉游离至患者左侧，左髂静脉游离至患者右侧。如果将髂腰静脉分离，也可将左髂动静脉一同游离至患者右侧。这个操作可以暴露 L4-L5 椎间隙。

步骤 8：游离主动脉及腔静脉

找到覆盖在主动脉及腔静脉上的腹膜。轻柔分离并找到两种血管间的间隙。腰静脉走行于主动脉后方，汇入下腔静脉，可以被分离并结扎离断[9,10]。

步骤 9：找到 L3–L4 椎间隙

将下腔静脉轻柔地从主动脉旁牵开，显露

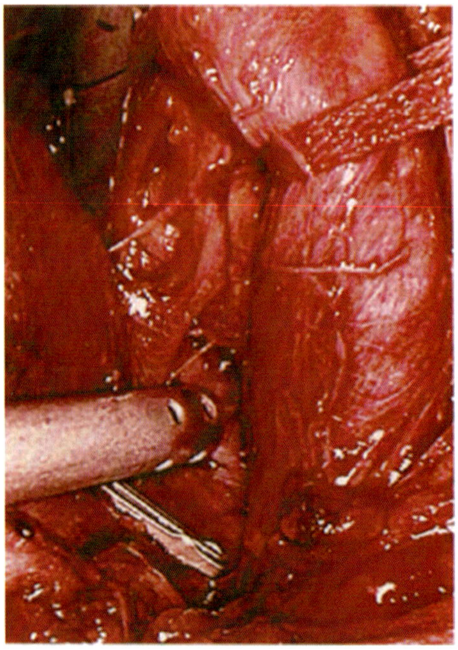

图 30.6 腹腔镜下可见 L4-L5 椎间隙，被血管吊带环绕的左髂动脉，被血管夹钳夹的髂腰静脉，以及被推向侧方的左髂静脉（另见图 30.7）

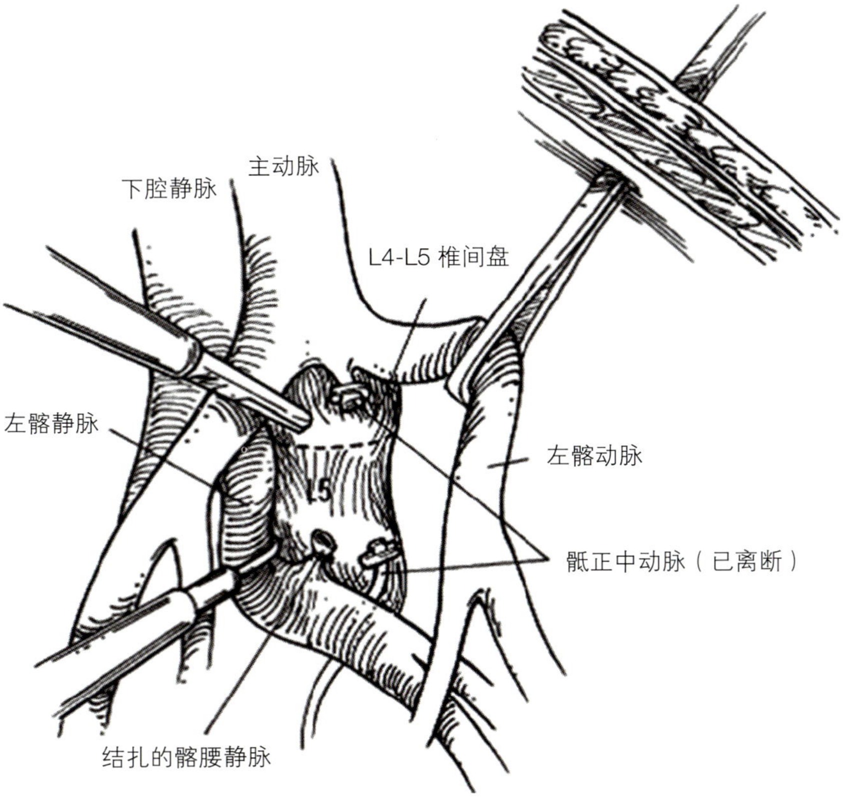

图 30.7　游离左髂动静脉后，将血管轻柔牵开，暴露 L4-L5 椎间隙。将左髂动脉游离至患者左侧，左髂静脉游离至患者右侧

L3-L4 椎间隙。腔静脉牵至患者右侧，主动脉牵至左侧（图 30.8）。如果主动脉及下腔静脉充分游离，也可将大血管一同牵至患者右侧 [11-13]。

图 30.9 显示两种入路的路径：L4-L5 椎间隙在左髂动静脉之间入路，入路时需要结扎骶正中动脉和髂腰静脉；L3-L4 椎间隙在主动脉和下腔静脉之间入路，入路时需要结扎相应的腰静脉。

谨　记

1. 上腹下丛位于腹膜后间隙，主动脉和椎体表面。此处在分离时应避免使用电刀。
2. 在游离左髂动脉之前先找到并结扎骶正中动脉。
3. 在牵开左髂静脉之前先找到并结扎髂腰静脉。
4. 腰静脉汇入下腔静脉，在从主动脉旁分离腔静脉前先分离并结扎腰静脉。
5. 在进行每一步脊柱器械操作前必须保护好大的动静脉。
6. 一旦出现髂血管损伤，应立即转为开放手术，从而在直视下修补损伤的血管。
7. 手术终末需要关闭后腹膜。

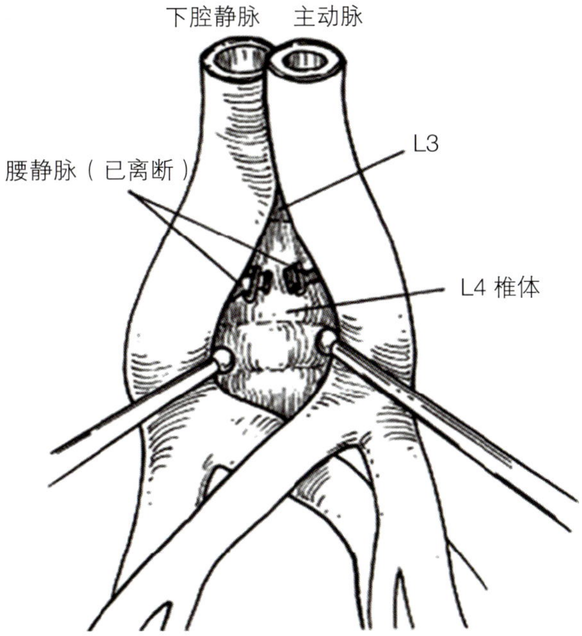

图 30.8　将下腔静脉轻柔地从主动脉旁牵开，显露 L3-L4 椎间隙

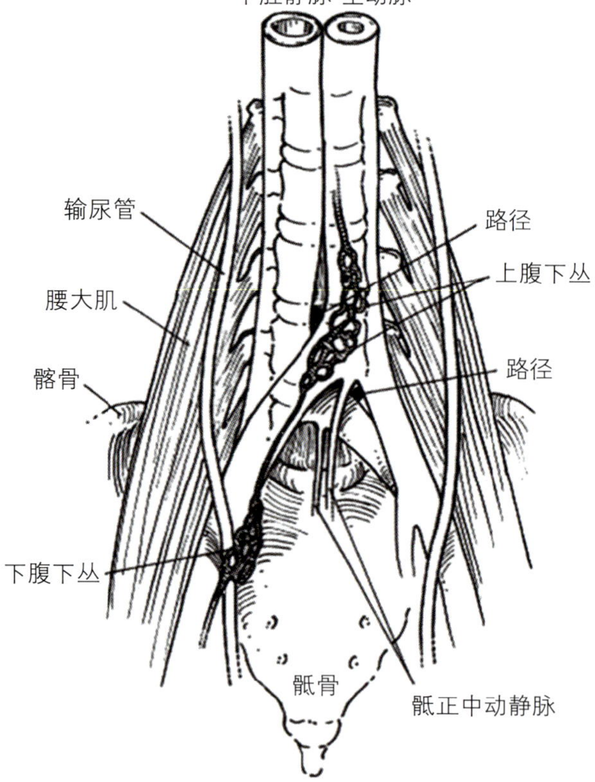

图 30.9 两种入路的路径

（郎　昭　译）

参考文献

1. Katkhouda N: Advanced Laparoscopic Surgery: Techniques and Tips. Philadelphia: Saunders, 1998, pp 157–163.
2. Cloyd DW, Obenchain TG, Savin M: Transperitoneal laparoscopic approach to lumbar discectomy. Surg Laparosc Endosc 5(2):85–89, 1995.
3. Regan JJ, McAfee PC, Guyer RD, Aronoff RG: Laparoscopic fusion of the lumbar spine in a multicenter series of the first 34 consecutive patients. Surg Laparosc Endosc 6(6):459–468, 1996.
4. Obenchain TG: Laparoscopic lumbar discectomy: case report. J Laparoendosc Surg 1(3):145—149, 1991.
5. Mahvi DM, Zdeblick TA: A prospective study of laparoscopic spinal fusion. Technique and operative complications. Ann Surg 224(1):85–90, 1996.
6. Olsen D, McCord D, Law M: Laparoscopic discectomy with anterior interbody fusion of L5–S1. Surg Endosc 10(12):1158–1163, 1996.
7. Maun RA: Laparoscopic L5-S1 diskectomy: a cost-effective, minimally invasive general surgery-neurosurgery team alternative to laminectomy. Am Surg 62(6):516—517, 1996.
8. Obenchain TG, Cloyd D: Laparoscopic lumbar discectomy: description of transperitoneal and retroperitoneal techniques. Neurosurg Clin N Am 7(l):77–85, 1996.
9. Slotman GJ, Stein SC: Laparoscopic L5–S1 diskectomy: a cost-effective, minimally invasive general surgery-neurosurgery team alternative to laminectomy. Am Surg 62(1):64—68, 1996.
10. Slotman GJ, Stein SC: Laparoscopic lumbar diskectomy: preliminary report of a minimally invasive anterior approach to the herniated L5–S1 disk. Surg Laparosc Endosc 5(5):363–369, 1995.
11. Mathews HH, Evans MT, Molligan HJ, Long BH: Laparoscopic discectomy with anterior lumbar interbody fusion. A preliminary review. Spine 20(16): 1797–1802, 1995.
12. McAfee PC, Regan JR, Zdeblick T, Zuckerman J, Picetti GD, Heim S, Geis WP, Fedder IL: The incidence of complications in endoscopic anterior thoracolumbar spinal reconstructive surgery. A prospective multicenter study comprising the first 100 consecutive cases. Spine 20(14): 1624—1632, 1995.
13. Zelko JR, Misko J, Swanstrom L, Pennings J, Kenyon T: Laparoscopic lumbar diskectomy. Am J Surg 169(5):496–498, 1995.

L5-S1 腹腔镜经腹膜入路　　31

Salvador A. Brau

患者仰卧位置于 Jackson 手术床上，腰椎下方垫入充气垫，以备术中后伸腰椎。双肩垫高，束缚带绑于患者大腿及胸前，防止将患者置于极度倾斜的 Trendelenburg 体位时滑落。手术床需要能够调节，从而能够调到最大的 Trendelenburg 体位。这个体位非常重要，因为在这个体位下肠管能够因为重力作用远离手术目标区域，而不需要使用拉钩。此外，如要进行间盘切除，这个体位下 L5-S1 椎间盘也有一个更好的操作角度。插入 Foley 氏尿管和鼻胃管，减少因膀胱或胃充盈而给入路造成障碍，同时也减少因在耻骨联合附近置入套管而造成的膀胱损伤。

当患者位于轻度倾斜的 Trendelenburg 体位时，在脐下做一小切口，沿此置入 Veress 针进入腹腔。在腹腔内充气至 15mmHg，之后置入 10mm 套管，沿此放入腹腔镜。在腹腔镜直视下置入另外两个 10mm 套管，防止医源性损伤腹腔内容物。这两个套管的置入位置在脐左右两侧锁骨中线上(图 31.1、31.2)。接下来仔细检查腹腔内是否存在

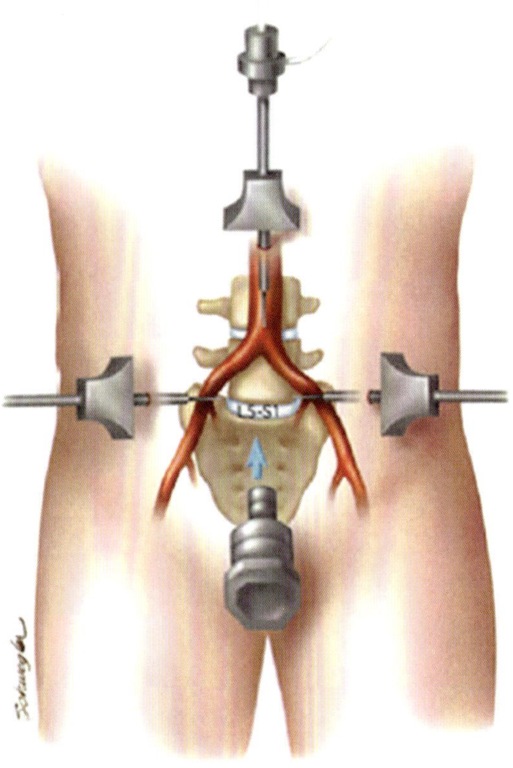

图 31.1　图示 L5-S1 融合时套管的正确摆放位置

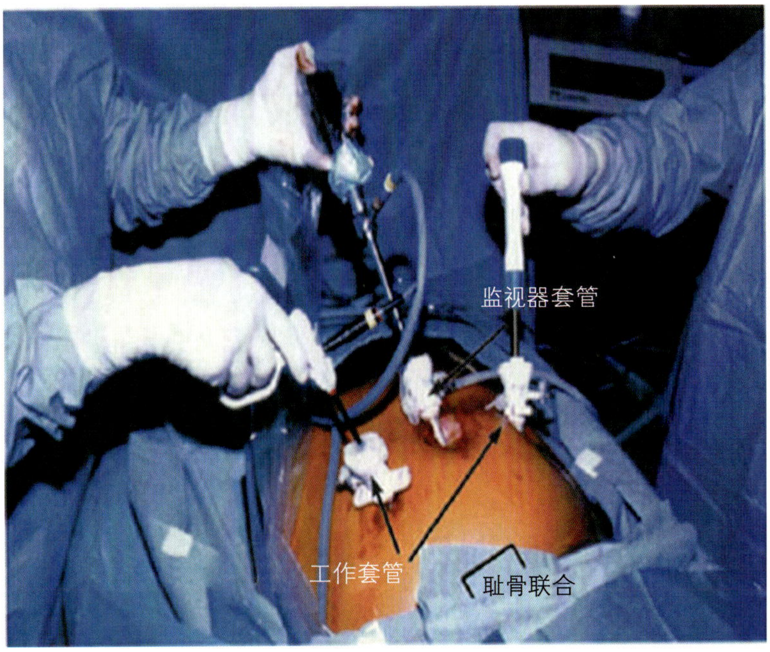

图 31.2　置于正确位置的 10mm 套管，器械通过套管进入腹腔

会明显干扰既定手术方案的病变。如果存在粘连，用夹钳牵开，用内镜剪配合电凝将其分开。需要分离粘连的原因在于让小肠得以适当游离，使其能够离开盆腔进入上腹部。如果在这个过程中出现肠管损伤，则需要进行内镜下吻合器修补。如果内镜下修补困难，则需要开腹修补。如果发生这种情况，内镜手术方式就必须终止，因为术区已被肠内容物污染。如果污染比较轻，经腹膜后分离时腹膜也没有破损，这个手术也可以通过前侧腹膜后经肌间隙入路完成。

如果探查后没有异常发现，则将患者置于最大倾斜度的 Trendelenburg 体位，将肠管向头侧游离。首先用内镜下 Babcock 钳夹住大网膜，将其越过胃向头侧牵拉。接着抓持住小肠襻向头侧牵拉至上腹部，暴露骶骨岬。如果 Trendelenburg 体位摆放合适，重力应该使肠襻在术中不干扰术野。之后用夹钳和电凝将乙状结肠从侧腹壁上游离，也将其朝左上腹的方向牵向头侧。此时，通过左侧套管放置扇形拉钩，将乙状结肠向侧方牵开，远离骶骨岬（图 31.3）。

此时，很容易找到主动脉分叉、双侧髂血管以及右侧输尿管。左侧输尿管不太容易看见，因为它位于肠系膜的下外侧。用钝性夹钳在髂血管之间轻轻分离，直至骶骨岬变得清晰。除了特别肥胖的患者以外，这个标志点是很容易看到的，分离只是为了进一步确认。之后将这个区域表面的腹膜轻轻提起，用内镜剪小心横向切开，不要使用电凝以防损伤交感神经纤维。这个区域存在一个无血管的平面，在这个平面内操作可以在切开腹膜过程中没有任何出血。

在内镜下使用“花生米”轻柔地向左右两侧分离，将交感神经纤维游离出危险区域，暴露椎间隙。如果有出血需要使用压迫或小夹钳止血，避免使用电凝，以防损伤参与男性射精过程的神经纤维。在这个区域找到骶正中血管，用夹钳轻轻提起，钳夹血管两端并横断。接着用软的钝头剥离器将血管断端牵开。之后继续向外侧分离，完全暴露椎间隙。在左侧，需要使用“花生米”和钝性剥离器轻柔地将髂静脉从椎间盘前方牵开。分离过程需要非常小心，因为撕裂该血管或较大的分支会使术者不得不转为开腹手术去控制出血。任何试图在腹腔镜下修复髂静脉撕裂的尝试只能导致大量失血，从而危及患者生命。如果发生髂静脉损伤，需要在开腹条件下使用标准的血管吻合技术进行修补，只要出血没有造成血流动力学不稳，就可在开放条件下完成脊柱手术。

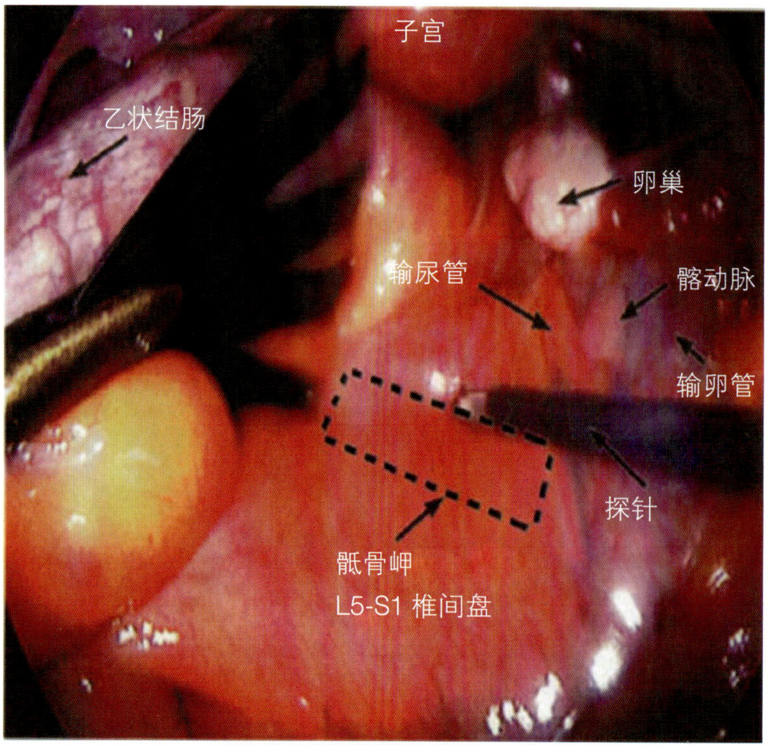

图 31.3 骶骨岬，此时乙状结肠被牵至左侧，夹钳下方是髂血管和输尿管，被牵向右侧

左髂静脉必须充分游离，才能有空间在L5椎体上置入斯氏针用以牵开组织。通常右侧的血管同椎间隙之间没有组织相连，因此右侧暴露要更加容易。尽管如此，仍然需要明确地找到血管以避免医源性损伤。一旦椎间隙完全暴露，就需要考虑是否要置入斯氏针来牵开组织，以获得充分显露。如果需要的话，经皮置入斯氏针，但它们进入腹腔后，需要在直视下完成操作。斯氏针由夹钳引导至L5椎体中部，同时需要用软性推杆牵开软组织。接着用锤子将斯氏针打入椎体中。清晰的术野在这个步骤中是至关重要的，可以防止斯氏针不小心刺穿髂血管。

当显露范围满足要求后，直视下在脐和耻骨联合中点处经皮置入另一枚斯氏针（图31.4）。将斯氏针引导进入椎间盘，透视留影确认该针位于L5-S1椎间盘内。此外，该斯氏针还有助于引导置入工作套管，经此套管可置入铰刀套和牵开器。这些器械需要垂直于椎间盘前表面，平行于L5、S1终板放置。通过透视观察斯氏针相对于终板的角度，工作套管就能在透视引导下以非常理想的角度置入，从而提供一个直接进入椎间隙的从前至后的通道（图31.5）。在大多数病例中，置入斯氏针的位置在耻骨联合上方1～2英寸。此时将腰椎下方的充气垫充气，使腰椎后伸，增加腰前凸。

根据使用的器械不同，选用合适的套管在直视下置入腹腔。同样的，使用斯氏针和透视找到并标记椎间盘中线。通过套管（图31.6）置入合适的套袖，通过套袖可进行间盘切除、撑开间隙、处理终板以及置入螺纹形椎间融合器的操作。套袖置入时需小心观察，直至牢固插入椎体中，后续移除时也同样，这一点非常重要（图31.7）。这些套袖边缘有锐利的尖齿，很容易损伤血管。套袖边缘还能夹断髂静脉的侧壁，导致髂静脉撕裂出血。如果发生这种情况，需要立刻开腹探查。

当螺纹形椎间融合器置入完成后（图31.8），使用抗生素溶液冲洗术野，检查术野中出血，对可能损伤的血管和周围毗邻结构进行探查。使用压迫止血，或者将出血区域用钝性夹钳轻轻提起后，使用内镜下钛夹止血。不建议使用电凝止血，以避免损伤神经结构。之后可选择在融合器表面关闭腹膜。抓住腹膜边缘，将其牵拉至一处，用内镜下吻合器关闭腹膜。

之后将患者放回中立位。在直视下移除工作套管。将气腹排空，移除监视器套管。用术者习惯的方法关闭套管部位的切口，并用局麻药浸润。拔除鼻胃管和Foley氏尿管，之后将患者送至麻醉恢复室。

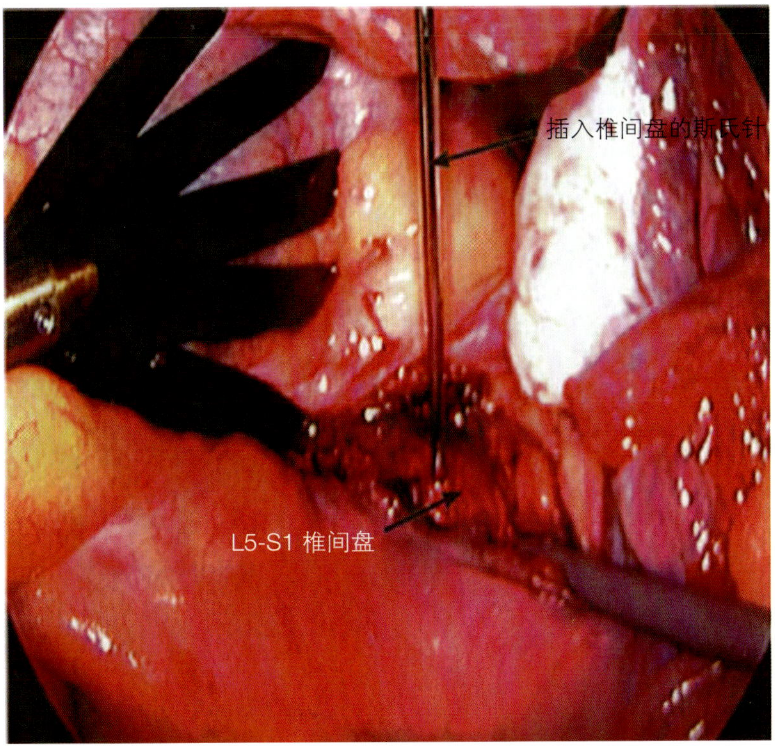

图31.4 经皮将斯氏针置入椎间盘

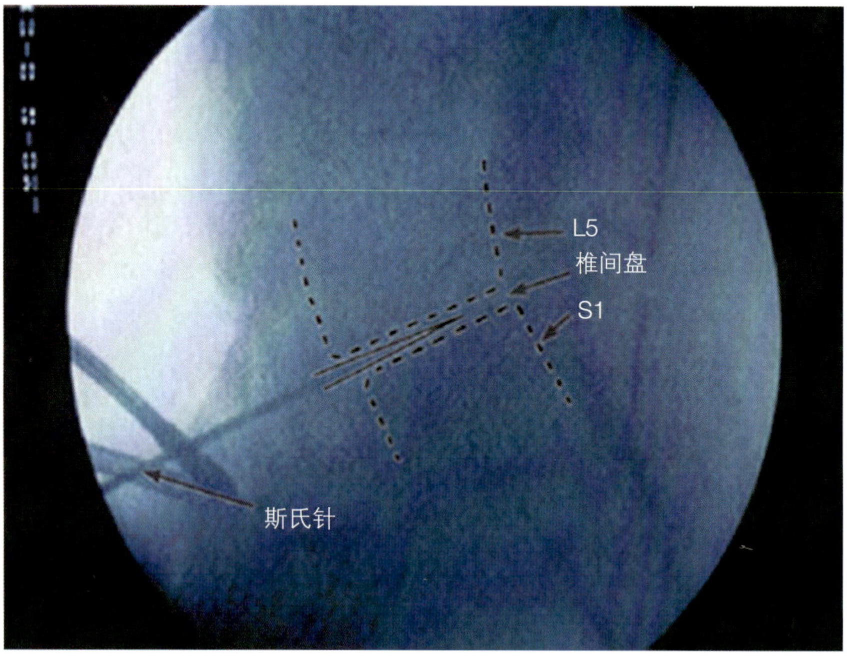

图 31.5　透视下可见斯氏针平行于终板

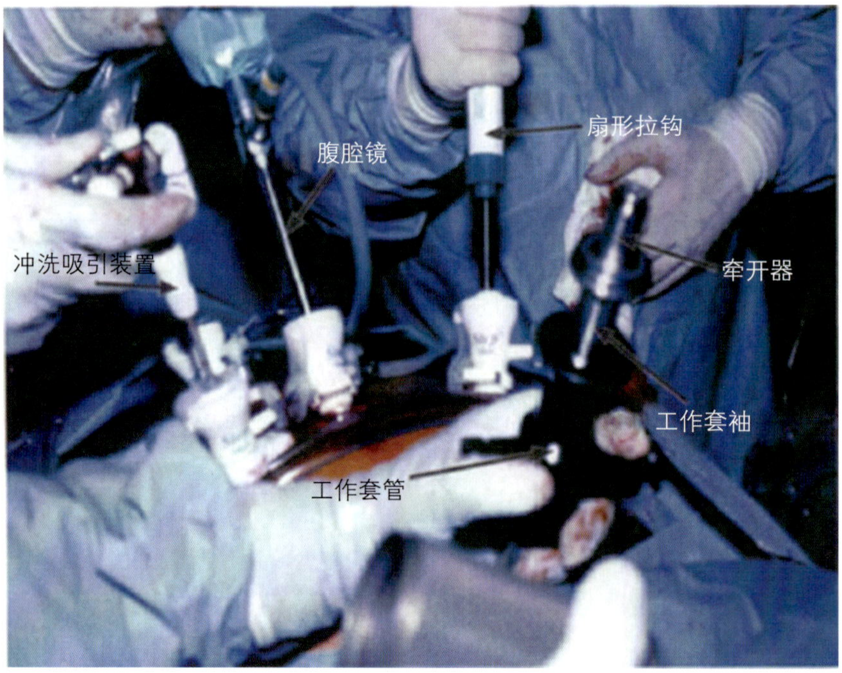

图 31.6　耻骨联合上方的工作套管，通过套管置入牵开器和套袖

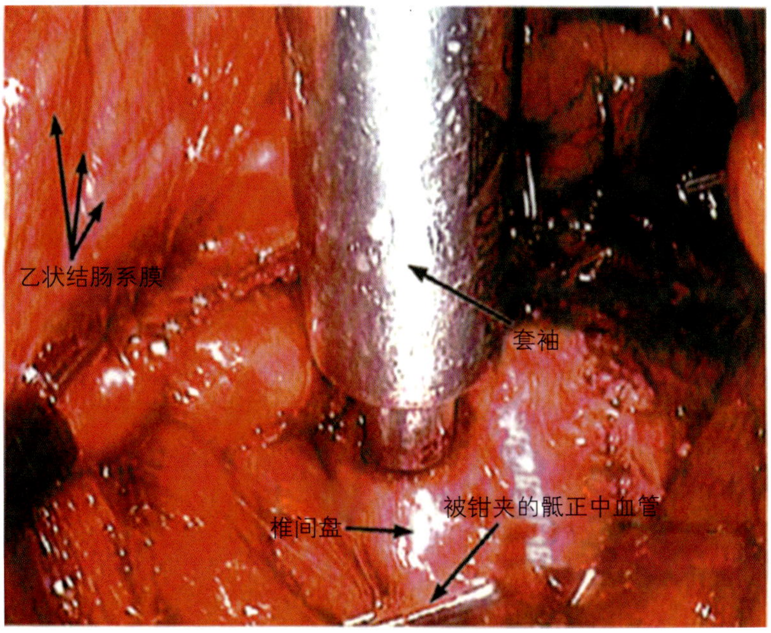

图 31.7 置入椎间隙内的牵开器。套袖在直视下插入牵开器中，固定在椎体上

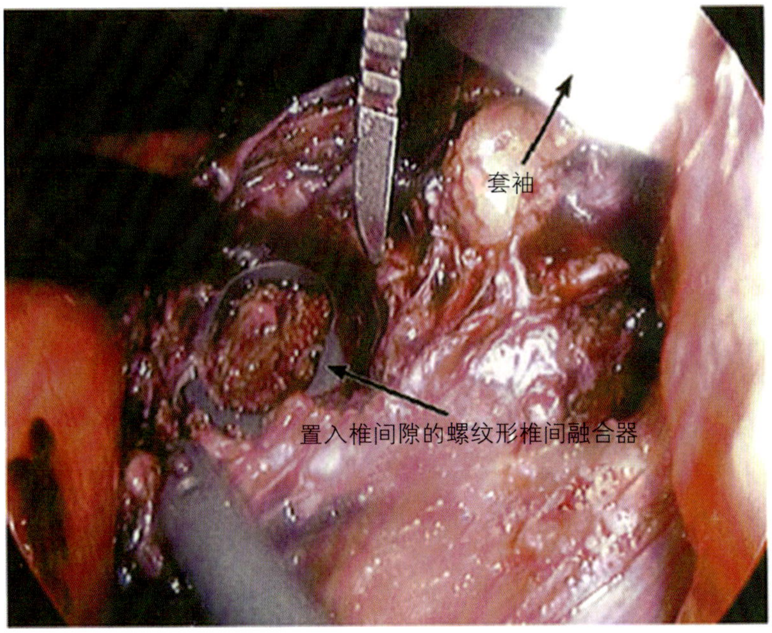

图 31.8 在椎间隙内置入螺纹形椎间融合器后移除套袖

谨 记

1. 调整手术床，将其调节到极度倾斜的 Trendelenburg 体位。
2. 当暴露椎间盘时避免使用电凝，防止损伤上腹下丛（男性）。
3. 如果可能的话，尽量显露出左髂静脉；这样有助于避免损伤该血管。
4. 如果需要置入斯氏针做牵开使用，确保在直视下置入以避免损伤左髂静脉。
5. 如果怀疑髂静脉损伤出血，需要立刻开腹探查。
6. 如果必须开腹才能控制出血，手术操作可在开腹条件下完成。
7. 使用斯氏针来明确工作套管置入的确切位置。
8. 置入和移除有尖齿的套袖时需严密监视，避免出现周围结构的损伤。
9. 整个手术过程必须在腹腔镜监视下完成，即便在套袖置入完成后也同样如此。
10. 在男性使用钛夹而不是电凝来止血。

（郎 昭 译）

32 腰椎内镜下腹膜后气囊辅助无气腹入路

John S. Thalgott, John A. Ameriks, Frank T. Jordan, James M. Giuffre

1. 腰椎内镜下腹膜后气囊辅助无气腹 (ballon-assisted endoscopic retroperitoneal gasless,BERG) 入路由一个脊柱外科医生、一个血管外科 / 或普通外科医生和一个受过内镜培训的技师共同完成 (图 32.1)。

2. 患者仰卧位。全麻后常规消毒铺单，并给予术前抗生素。透视找到标志点确认腰椎节段。在皮肤上标记病变椎间隙的位置和角度。将这些标记画到左腹部侧面，重点标明椎间隙的角度 (图 32.2)。

3. 在腋中线左侧髂嵴上方约 1cm 的协腹处做一 20mm 横行切口 (图 32.2)。直视下使用末端光滑的腹腔镜分离通道沿腹外斜肌、腹内斜肌、腹横肌向下分离至腹膜外脂肪层。

4. 接着用一个带球囊的注射器在腹膜外间隙充气，之后用手指分离至髂窝，使之有空间能置入气囊。从切口置入一个未展开的椭圆形腹膜外气囊 (PDB-2；Origin Medsystems，Meno Park，CA)，直至整个气囊都进入到腹膜后间隙 (图 32.3)。

5. 从分离通道的管腔中置入 0° 角内镜，并将气囊充气至大约 1L 容积 (图 32.4)。

6. 将内镜朝向前腹壁。这样可以识别出前腹壁的腹膜返折，它位于腹直肌鞘，Douglas 线的上方和下方 (图 32.5)。

7. 腹膜返折是前方工作 / 牵开通道的解剖标志。前方工作 / 牵开通道应位于腹直肌鞘上腹膜返折侧方。

8. 前方工作 / 牵开通道建立的位置根据术前在

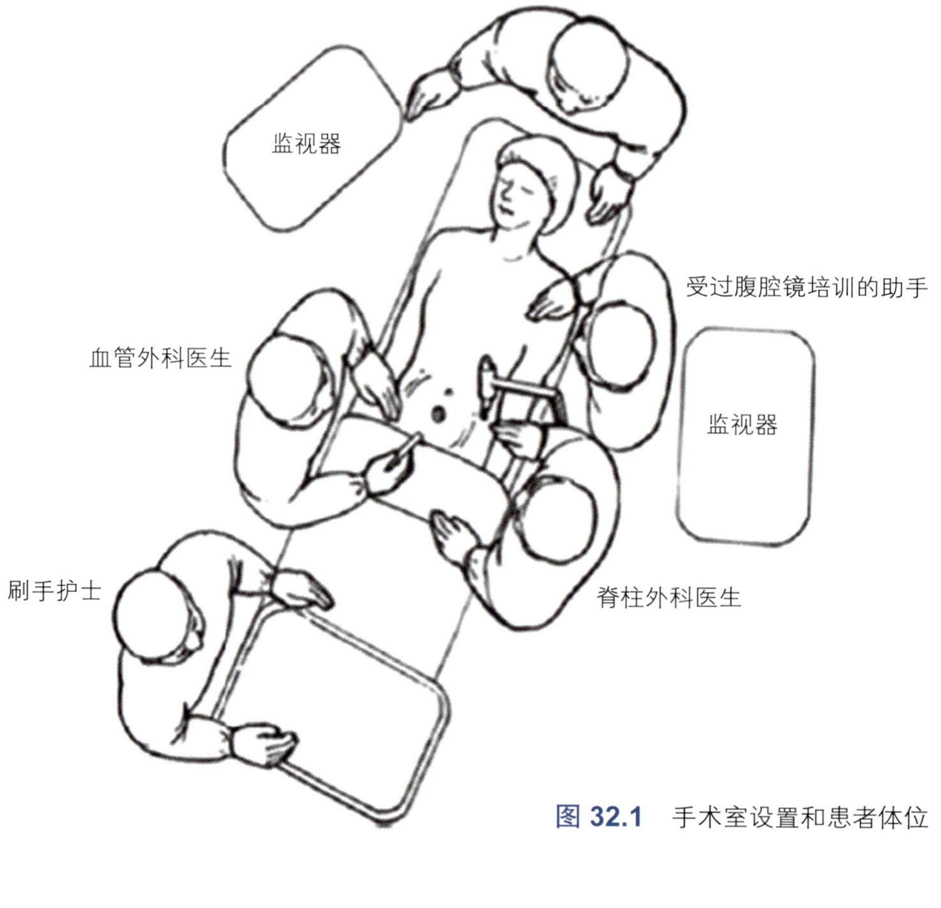

图 32.1 手术室设置和患者体位

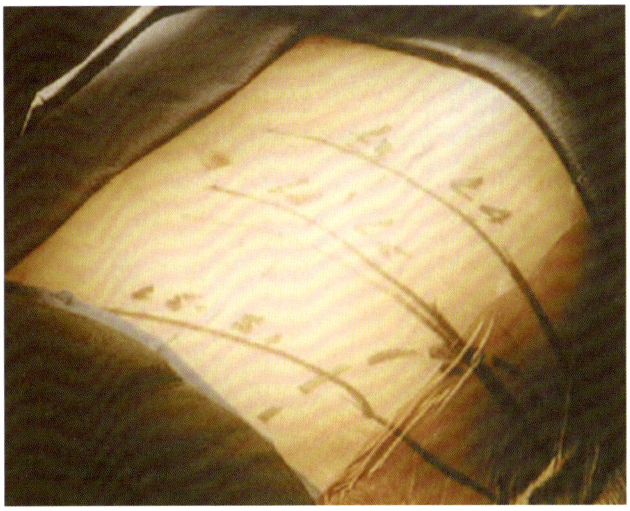

图 32.2 透视下重点确认椎间隙角度，并标记到腹部侧方。在腋中线髂嵴上方约 1cm 处做一左协腹切口

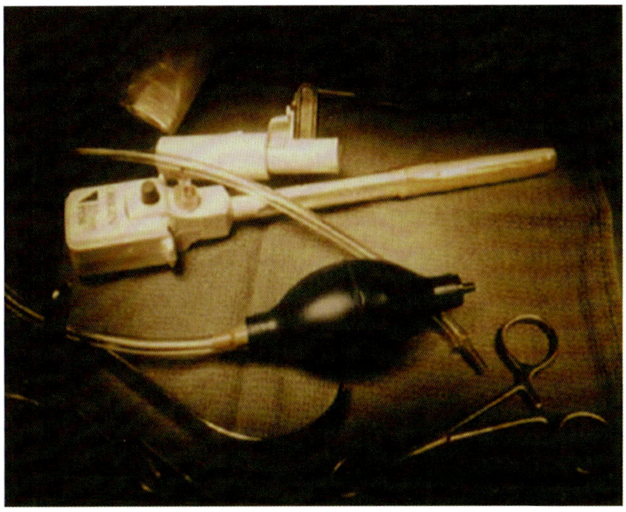

图 32.3 PDB-2(preperitoneal dissection balloon-2) 气囊（腹膜前分离气囊 -2）

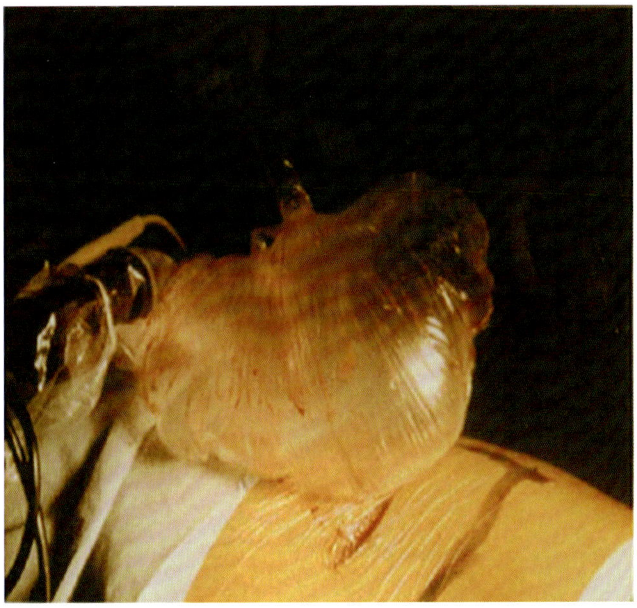

图 32.4 PDB-2 气囊充气至大约 1L 容积

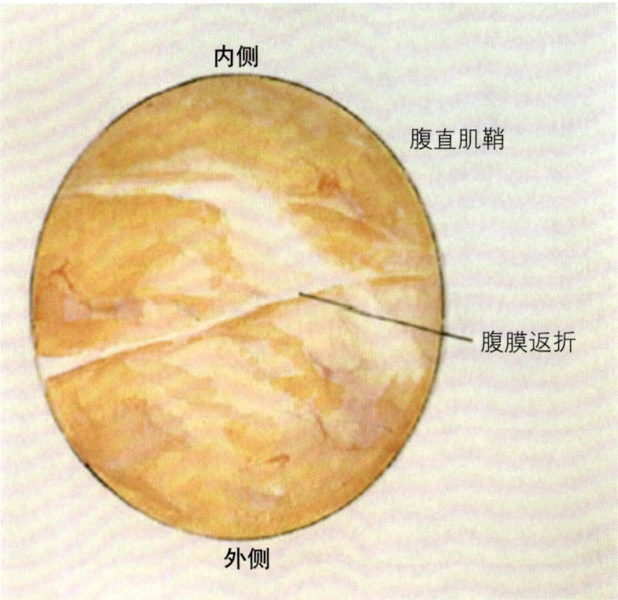

图 32.5 将内镜朝向前腹壁。定位腹膜返折，它是前方工作 / 牵开通道的外侧界

腹部画出的标记来决定，这个标记主要同椎间隙的角度相关。在前腹壁上做一 2~3cm 旁正中切口，并向下切开筋膜。这个切口位于腹膜返折外侧，最大限度避免损伤腹膜囊。通过上述过程即建立起前方工作 / 牵开通道（图 32.6）。

9. 内镜直视下在两通道之间置入一个 1cm 大小的弹性拉钩，之后去除气囊。当腹膜后间隙游离完成后，下一个目标就是将腹腔内容物牵开。

10. 要获得腰椎前方入路，必须牵开三个层次的结构。第一要牵开前腹壁，可以通过将 Laprofan 拉钩（Origin Medsystems）置入协腹通道来实现（图 32.7）。

11. Laprofan 拉钩在内镜直视下撑开，一旦撑开，则将其固定在 Laprolift 机械悬吊臂（Origin Medsystems）上（图 32.8）。

12. 通过 Laprolift/Laprofan 复合体将腹壁抬高，撑开腹膜后间隙，而不需要使用气腹。在扇形拉钩的支架下直接置入一软质无阀门通道，用于观察侧方和牵开组织，从而为内镜的置入提供了一条无阻碍的通道（图 32.6）。

13. 第二层次的牵开是将腹腔内容物牵离中线，从而获得到达腰椎和血管结构的入路，这是非常关键的。使用之前的左协腹切口建立新的外侧工作通道，沿通道置入 Helping Hand 拉钩（Origin Medsystems），将腹膜囊和腹腔内容物牵向一侧，建立工作空间（图 32.9、32.10）。

14. 牵开的第三层次结构是血管。建立手术操作空间后，找到腰大肌和血管结构作为解剖标志点。钝性分离腰大肌暴露病变椎间隙。

15. 牵拉 L5-S1 血管结构首先要找到右髂静脉，使用 AO 前方血管拉钩牵开筋膜和骶前静脉，从而暴露 L5-S1 椎间隙前方。通过观察 / 牵开通道置入标准的静脉拉钩，用于将髂静脉牵向外侧。当上述操作完成后，将骶前静脉结扎或用双极电凝将静脉烧灼。在分离前方软组织时需要特别小心，避免损伤骶前神经丛（图 32.11）。

16. 暴露 L4-L5 间隙更加复杂。首先使用 AO 前方血管拉钩将腔静脉或左髂静脉牵开。这样给予血管张力，从而找到髂腰静脉。使用直角血管夹和体内打结技术将髂腰静脉结扎，通常打两个结来加强。髂腰静脉的后方可以用血管夹来处理。当髂腰静脉结扎完成后，轻柔分离并牵开左髂静脉，暴露 L4-L5 椎间隙，并将暴露范围扩大至超过中线（图 32.12）。

17. L3-L4 间隙的血管牵拉同 L4-L5 类似，但是不需要结扎髂腰静脉。

18. 腰大肌分离和血管牵开完成后，在椎间隙中置入一根腰穿针，透视下确定手术节段。通过前方工作通道既可以进行血管牵拉，也可以放入标准脊柱手术器械，例如剥离子、咬骨钳、刮勺和终板刮勺。

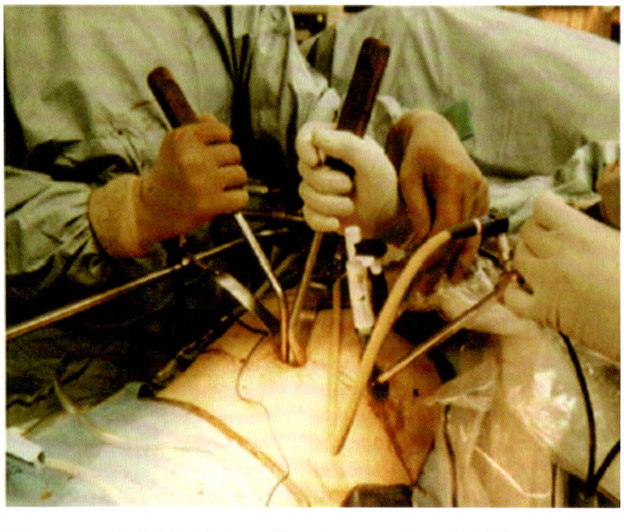

图 32.6 左侧为前方工作 / 牵开通道，右侧为 Laprolift/Laprofan 复合体，在 Laprofan 拉钩下方是观察 / 牵开通道，位于原左协腹切口内

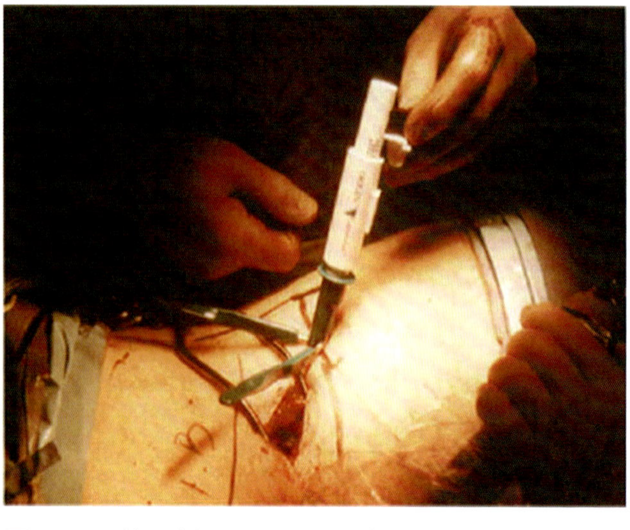

图 32.7 按比例显示 Laprofan 拉钩，两个扇形支架已打开

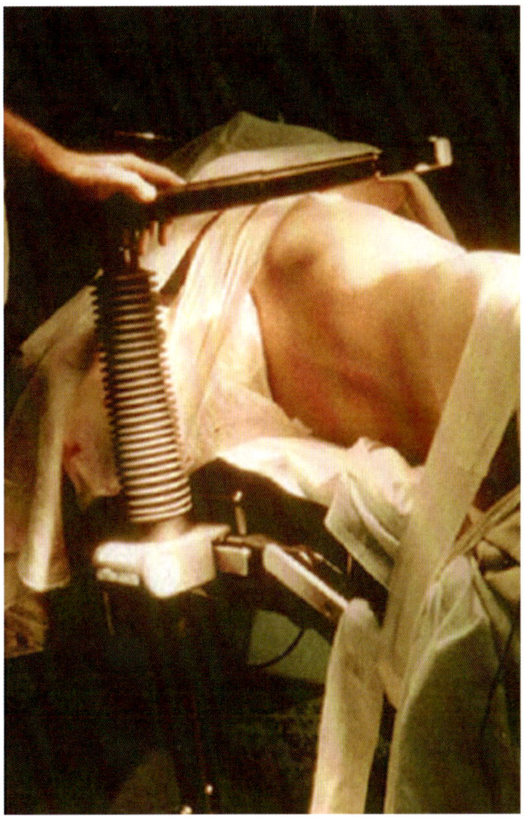

图 32.8 Laprolift 机械臂

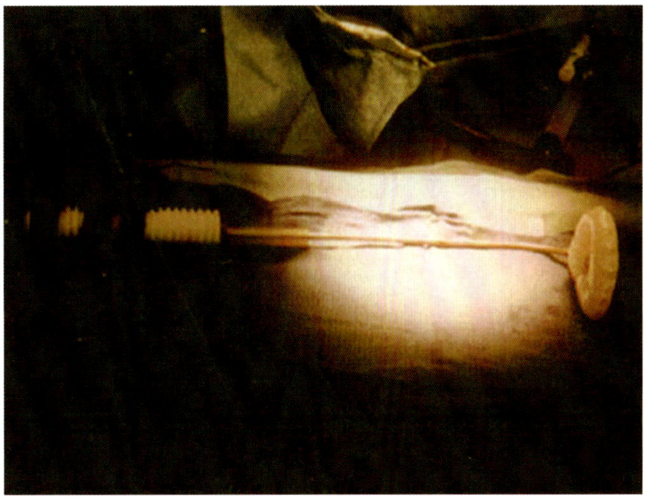

图 32.9 Helping Hand 拉钩

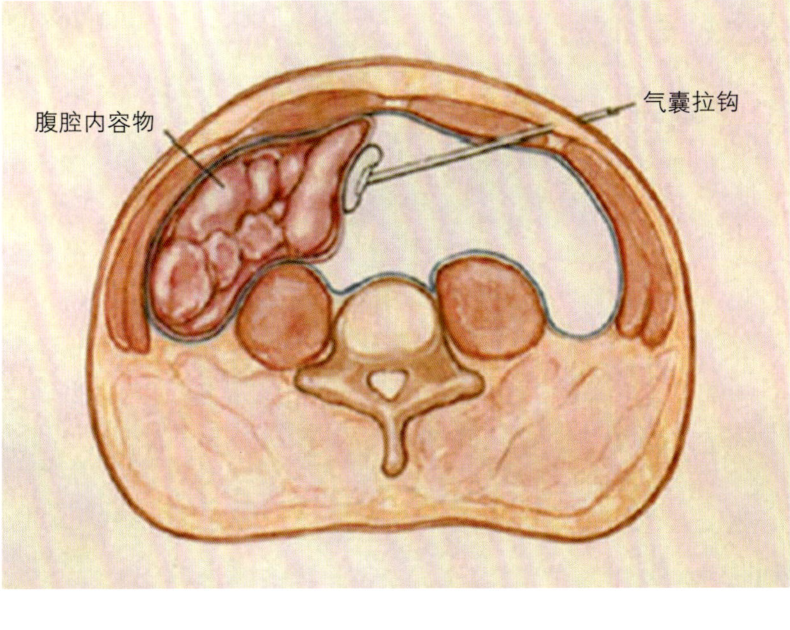

图 32.10 用 Helping Hand 拉钩将腹腔内容物牵向侧方，暴露脊柱前方

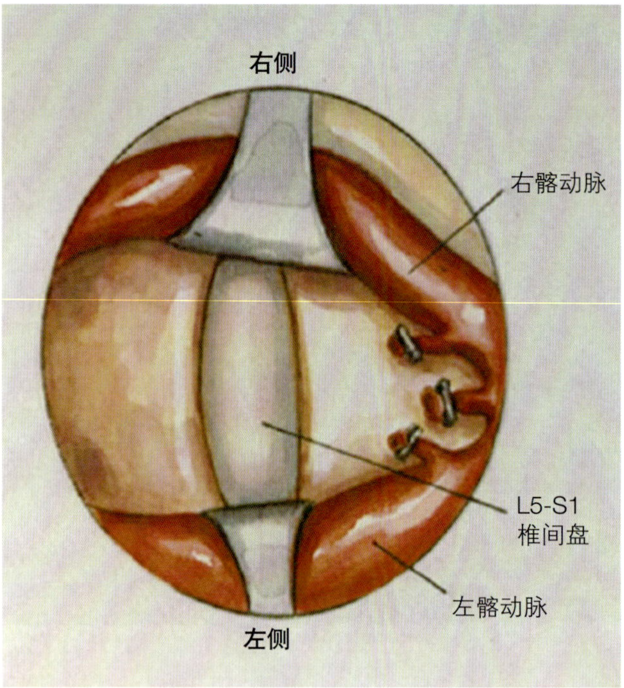

图 32.11　分离血管从而到达 L5-S1 椎间隙

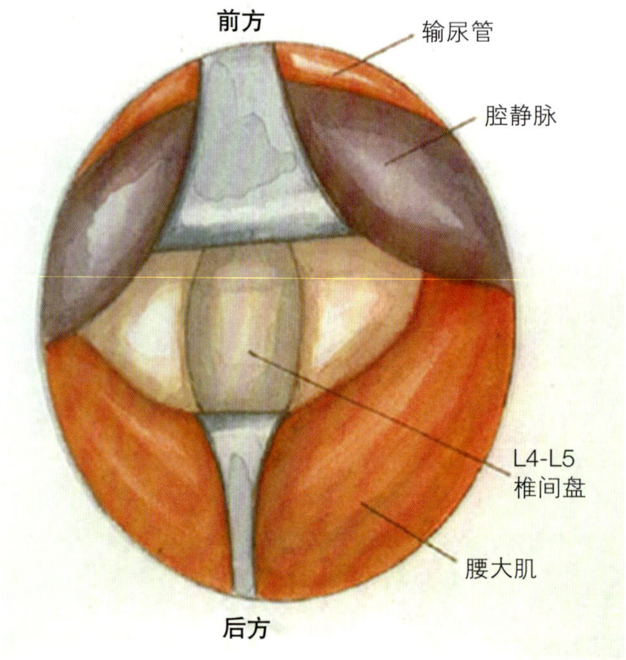

图 32.12　分离血管从而到达 L4-L5 椎间隙

19. 我们对于腰椎内镜下腹膜后气囊辅助无气腹入路的经验来自于腰椎前路椎体间融合术(anterior lumbar interbody fusion, ALIF)。

谨　记

1. 从协腹切口的观察 / 牵开通道仔细分离腹膜后间隙。
2. PDB-2 气囊必须完全置入腹膜后间隙。
3. 必须在腹直肌鞘上找到腹膜外侧返折，才能建立前方工作通道。
4. 在腹直肌鞘腹膜返折的外侧打开腹膜时需要非常小心。

（郎　昭 译）

腰椎外侧经通道入路 33

Robert G.Watkins, IV, Daniel A.Fung, David Chang

术中神经电生理监测

对于侧方椎体间融合的神经监测，重点在于提供相关信息避开神经结构，同时在术中如果出现任何的神经信号改变，术者可以得到预警。诱发肌电图（tEMG）用于在术中入路时识别和接近运动神经。自发肌电图（EMG）用于识别外周运动神经或神经根的机械、温度和代谢异常。体感诱发电位（SSEP）用于监测脊髓后柱的背侧感觉传导束和目标感觉神经。运动诱发电位（MEP）用于监测脊髓前方传导束和目标运动神经。腰大肌内何种神经结构处于危险取决于手术目标的节段。生殖股神经（GF）起源于 L1 和 L2 神经根，在腰大肌内走行跨过 L2-L3 椎间隙，通常在 L3 椎体中部和 L3-L4 椎间隙之间某处穿出腰大肌前腹。因此，在暴露 L2-L3 椎间隙时会遇到生殖股神经。对于生殖股神经来说没有有效的监测手段。股外侧皮神经（LFC）起源于 L2 神经根分支和 L3 神经根。股外侧皮神经位置非常靠后，因此在暴露 L4-L5 椎间盘时较为危险。股外侧皮神经也可能刚好位于拉钩后方，此时会被挤压在髂嵴前方或骶骨侧前方和拉钩之间。对于股外侧皮神经来说目前没有监测的方法。L2-L3 神经干的运动纤维可以在其跨过 L3-L4 椎间隙时使用自发肌电图和诱发肌电图进行监测。股神经和闭孔神经的运动纤维在其跨过 L4-L5 椎间隙时可以被显露并用自发肌电图和诱发肌电图进行监测。这样可以在暴露椎间隙时避免直接神经损伤。

诱发肌电图

诱发肌电图有助于在 L2、L3、L4 神经根以及闭孔神经和股神经穿过腰大肌时对其运动纤维进行定位。肌电图的电极针应该置于髋内收肌群和股四头肌群内，从而可以覆盖这些神经结构。在上述手术中，外科医生用探针给予刺激，从而评估神经结构的远近。推荐的诱发肌电图刺激阈值设定从 6mA 到 8mA。在 6mA 或以下即出现激发反应则认为已非常接近一根运动神经纤维。相关并发症因素，例如椎管狭窄、糖尿病、高龄或神经病变，可以使神经结构受损，从而需要更高的刺激阈值来激发反应。

自发肌电图

自发肌电图探测神经受刺激后自发的肌膜去极化，表现为“爆发式”或“队列式”的神经元放电。神经元放电在显示器上表现为不规则的波形。神经的刺激形式可以是对运动神经或神经根的机械、温度或代谢损伤。“爆发式”活动是对神经的直接操作和激惹的典型反应，“队列式”活动则提示持续性的神经激惹。

体感诱发电位

体感诱发电位用于监测从外周神经、脊髓后柱到大脑半球所有水平的神经轴索。一般情况下，同时监测上下肢的体感诱发电位用于对比，并用于监测总体神经完整性，这种完整性可以在脊髓后索梗死、低血压或低血容量时被破坏。监测所有肢体的体感诱发电位也能够探测到因为体位造成的受压性损伤。一般情况下，监测的神经包括正中神经、尺神经、胫后神经和腓神经的感觉神经。然而，如果考虑到需要进一步详细检查某一神经或其对应的神经根，那么几乎任一感觉神经都能被监测。隐神经是股神经的终末感觉支，近来的报道主张使用隐神经体感诱发电位作为监测股神经的一种方式，以防在侧方入路手术时损伤股神经。对隐神经体感诱发电位监测的早期报道结果是鼓舞人心的，它提高了股神经损伤监测的特异性，近期相关研究还在开展中。进行体感诱发电位监测时，在远端对感觉神经进行刺激，在近端进行记录。进行多个刺激并将其平均，因此记录到的波形有可辨识的波幅和潜伏期，并且结果可以重复。将接下来记录的波形同基线时获得的波形做对比。沿体感通路放置的多个记录电极可以帮助定位神经损伤发生于外周神经、脊髓还是脑。波幅下降 50% 和 / 或在基线之上波形延长 20% 提示存在显著变化。体感诱发电位出现“显著”变化的原因可以是沿神经轴索的损伤、麻醉、温度变化、代谢异常、血流动力学不稳定，和 / 或技术误差。明确异常的来源和区域，并在临床背景下解释变化的原因是非常重要的。

动作诱发电位

动作诱发电位监测脊髓前方传导束和目标运动神经。侧方入路手术时，推荐将电极针插入髂腰肌、髋内收肌和股四头肌中监测股神经和闭孔神经，覆盖这些最容易出现损伤的神经根。动作诱发电位接受非特异性的经颅刺激，在远端进行记录，反应性的波形通常为全或无。同体感诱发电位一样，动作诱发电位监测所有水平的神经轴索。而同体感诱发电位不同的是，动作诱发电位监测运动神经和脊髓前方传导束，这与脊髓后索有不同的血流供应。通过使用这两种监测模式，我们能够更好地监测脊髓水平的损伤。动作诱发电位最常见的并发症是舌裂伤，这是由于非特异性的经颅刺激和咬肌收缩造成的，因此需要在口中放入牙垫，以防止此类损伤。对于有既往癫痫病史和植入式心脏起搏器的患者，进行动作诱发电位监测需要小心。动作诱发电位监测的禁忌证包括存在大脑深部的刺激电极、人工耳蜗植入，以及近期行开颅手术。动作诱发电位受神经轴索的损伤、温度变化、代谢异常、血流动力学不稳定、技术误差，和 / 或麻醉的影响。特别是目标肢体的麻痹或神经肌肉阻滞剂都将限制动作诱发电位的产生。

在手术中，我们推荐使用自发持续性上下肢体感诱发电位和下肢自发肌电图监测。当暴露椎间盘以及逐级扩张通道时应该使用诱发肌电图，以监测手术野附近的运动神经。可以用间断性的动作诱发电位来进一步评估运动通路和脊髓前外侧束的完整性。

简易七步法：患者体位

设备：AMSCO 手术床——患者头低脚高位，头部后伸，去除手术床的附加层（用于在手术床下放置 X 线片）（图 33.1）。摆放体位总的指导原则是使患者垂直于地面。使透视时 X 线和地面成 0° 和 90° 。这样，置入的套管和之后的操作均和地面垂直，而无前 / 后或头 / 尾的角度。确保患者髂嵴最高点位于手术床的折叠处。

步骤一：患者侧卧位（图 33.2）。在腋窝下放置腋卷，在腿下方和两腿之间放置软垫。屈曲双侧髋关节使腰大肌放松（屈曲双髋防止骨盆前倾），屈曲双膝防止下肢滑落。在下方的腿下放置软垫，特别注意保护腓骨头处的腓肠神经。摆放患者体位，使髂嵴最高点位于手术床的折叠处（图 33.3）。

使用侧卧位多孔板立柱固定患者（图 33.4）：一个位于后背，一个位于胸前。将患者摆放至离手术床后缘 4 英寸的地方。这样可以允许微调手术床的倾斜度，纠正旋转。如果手术床向后倾斜太多，床边的金属柱会妨碍 X 线透视观察。如果手术床向前倾斜太多，则术者需要使劲探身去完成手术。

了解你的手术床。可以将患者在手术床上摆放得足够靠后，从而不用向前探身手术，但是，如果此时你想纠正前后位片上的旋转而倾斜手术床，你需要知道这个手术床是否存在不透 X 线的金属柱会影响到透视影像。

步骤二：观察前后位 X 线片判断是否存在旋转。在束缚患者和折叠手术床之前纠正旋转。一旦将患者束缚在手术床上，你能倾斜手术床做一些微调，但不能倾斜太多，否则会遇到上述所说的问题。如果需要对多个侧弯节段都进行手术，那么将患者束缚在手术床上时需要让节段中央的椎间盘在前后位 X 线片上处于中立位。在进行其他节段间盘操作时，可以微调手术床使这些椎间盘处于中立位。

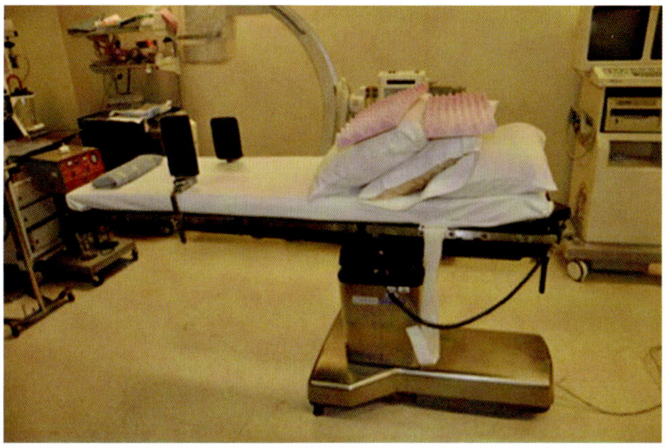

图 33.1 AMSCO 手术床，将整个手术床环绕底座在水平面上旋转 180°。这样 C 臂能够自由旋转，而不会触碰到手术床的底座

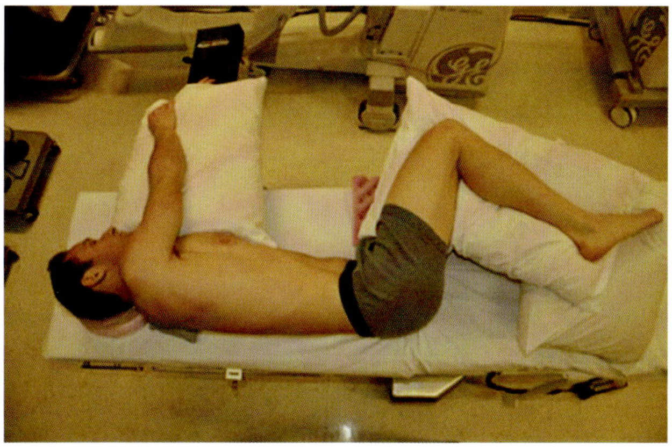

图 33.2 患者在手术床上的顶视图。患者位置尽可能靠后，但是不要躺在不透 X 线的金属柱或手术床的轨道上，这个位置通常距离手术床边缘 4 英寸

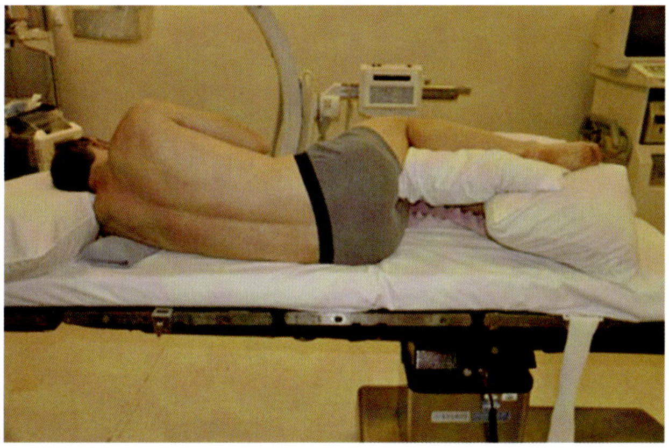

图 33.3 患者在手术床上的后视图。保证髂嵴的近端缘和手术床铰链的旋转轴位于同一垂线上

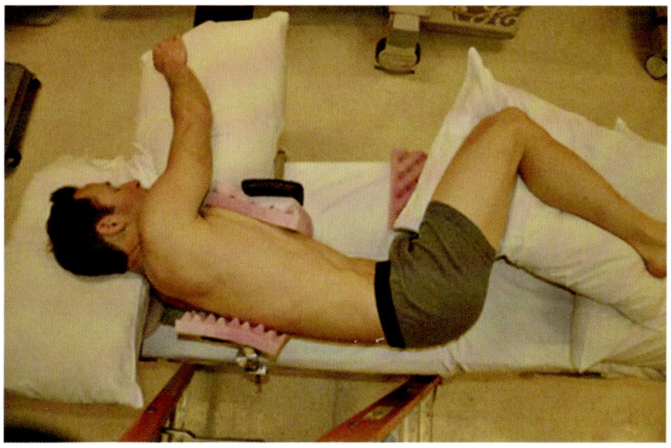

图 33.4 将侧卧位多孔板立柱置于胸部前后，用于控制患者的旋转。“下方的”腿和“上方的”腿对称屈曲，这样也有助于控制旋转

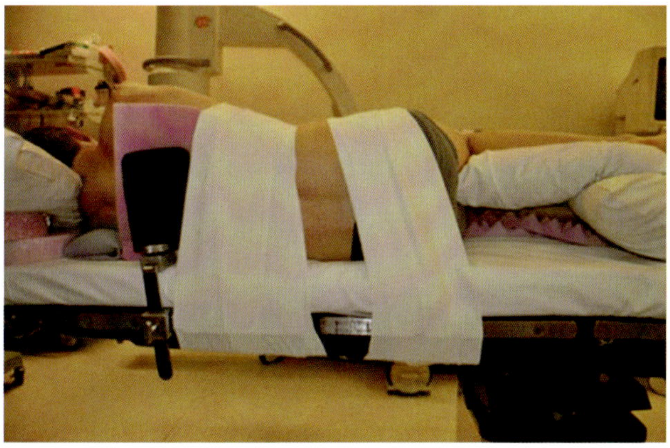

图 33.5 用弹力带（Tensoplast）环绕手术床固定患者的胸廓和髂嵴。如果需要的话可以将弹力带卷起返折暴露手术部位

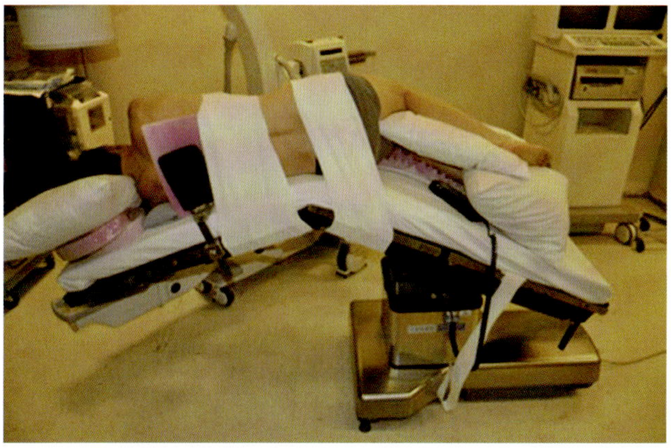

图 33.6 折叠手术床使“上方”椎间隙打开。这样可以更容易获得入路行椎间盘切除术。弹力带将髂嵴 / 骨盆固定在手术床上

步骤三：将患者束缚在手术床上。用6英寸的弹力带（Tensoplast/Elastoplast）将患者固定在手术床上（图33.5）。用一根弹力带环绕手术床和患者一周固定髂嵴，用另一根固定胸廓。不要担心弹力带影响术野，我们可以将其卷起返折。

用丝带环绕大腿和小腿束缚下肢，保持髋关节和膝关节屈曲。

步骤四：折叠手术床（图33.6）。通常将手术床折叠到最大限度的50%。折叠得太多将会给腰大肌和腰丛施加张力，并且闭合对侧椎间隙。折叠得太少不能分开肋骨及髂嵴，无法打开到达手术部位的通道。在L4-L5节段，需要充分折叠手术床使髂嵴远离手术入路。通常，如果髂嵴跨过L4-L5椎间盘，将髂嵴束缚在手术床上并折叠手术床，那么到达间盘的通道是可能存在的。如果髂嵴跨过L4椎体中部，通道仍然可能存在但会很困难。此时可在患者腰下垫一毛巾卷，以使髂嵴远离手术通道，暴露L4-L5椎间隙（图33.7）。此外，如果髂嵴阻碍了到达L4-L5椎间盘的通道，还可以去除一部分髂嵴（可以用于植骨）。

步骤五（图33.8）：折叠手术床后重新固定下肢，使髋关节和膝关节保持屈曲（重力可能导致它们滑落）。

步骤六：观察前后位X线片判断是否存在旋转（图33.9）——倾斜手术床进行微调。

步骤七：观察侧位X线片（图33.10）。(1)调整手术床头尾高度，使手术节段椎间盘在中立位时垂直于地面并与X线方向一致。(2)在皮肤上画出平行椎间隙的标记线（位于椎间盘上方或下方几厘米处，使其不影响手术切口的标记线）。根据腰椎前凸/后凸，标记线显示椎间盘的角度。当透视技师将透视机调节为摄前后位片时，需要调整透视机摇摆臂使X线平行于标记线。这可以提供最佳的Ferguson像，从而使终板在前后位片中的影像最为清晰。这是透视技师唯一需要做的调整：除了摄前后位片时让X线同椎间盘平行，所有影像均为0°或90°摄片。

总　结

1. 侧卧位——髂嵴顶端位于手术床折叠处。
2. 观察前后位X线片——调整旋转。
3. 将患者束缚在手术床上——使用弹力带。
4. 折叠手术床。
5. 折叠完成后，重新确认髋关节屈曲。
6. 观察前后位X线片——去除旋转。
7. 观察侧位X线片

(a) 调整手术床头尾高度——使椎间盘垂直

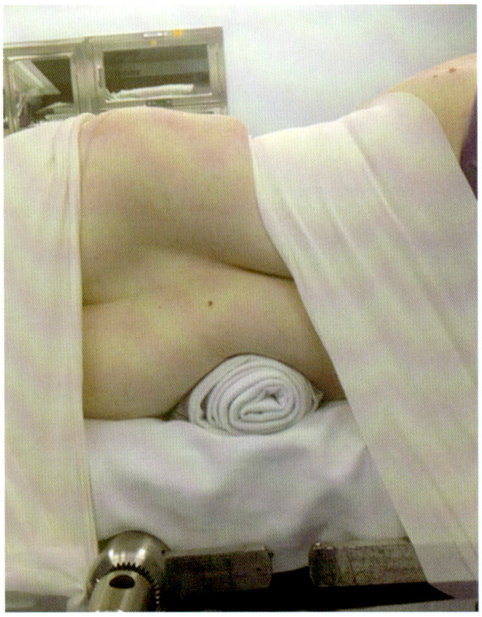

图33.7　将一小毛巾卷垫在髂嵴近端，有助于暴露L4-L5椎间隙。同时也有助于将髂嵴保持在远端

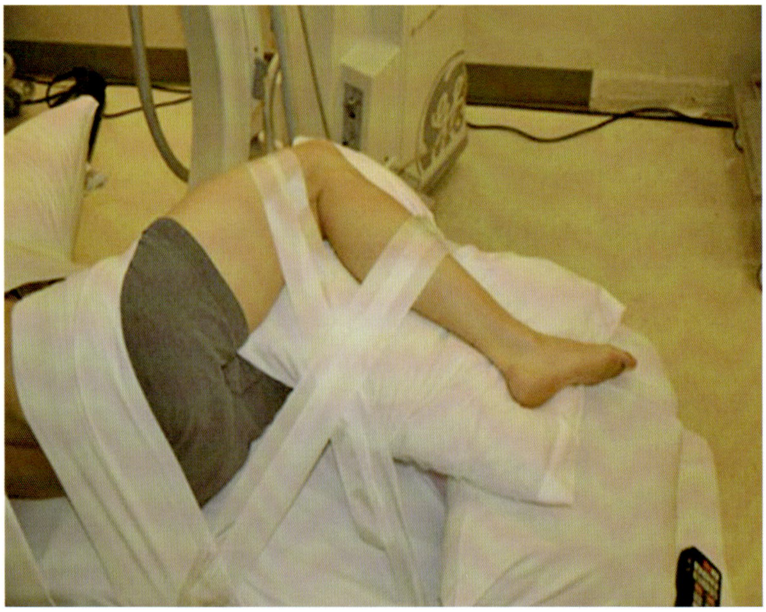

图33.8　折叠手术床后用弹力带固定下肢，保持髋关节和膝关节屈曲。使用交叉的方式固定。注意不要在腓骨头处压迫腓肠神经

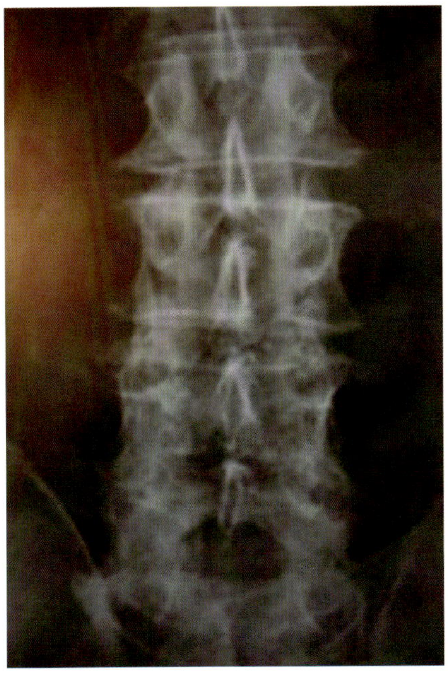

图 33.9　前后位 X 线片。对于手术节段的纯前后位 X 线片，要求棘突位于双侧椎弓根中央，椎弓根形态为边缘清晰且对称的环形。可能需要调节 C 臂的摇摆臂从而能够看见椎弓根基底部

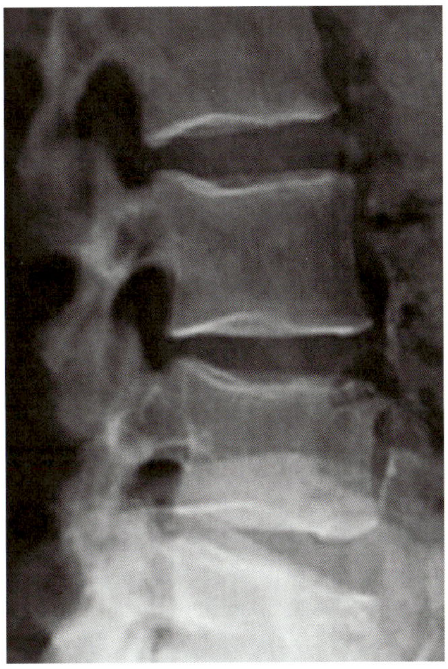

图 33.10　侧位 X 线片。使手术节段垂直于地面。对于纯侧位 X 线片，终板边缘显示为一凹陷，并且不存在倾斜。椎弓根重叠在一起显示为一个椎弓根影像

于地面。

（b）在皮肤上画出平行椎间隙的标记线，调整透视机摇摆臂以获得最佳前后位 X 线片。

切　口

1. 摄侧位 X 线片时用气管插管管芯尖端定位椎间盘中央偏前的位置在皮肤上的投影点（图 33.11）。

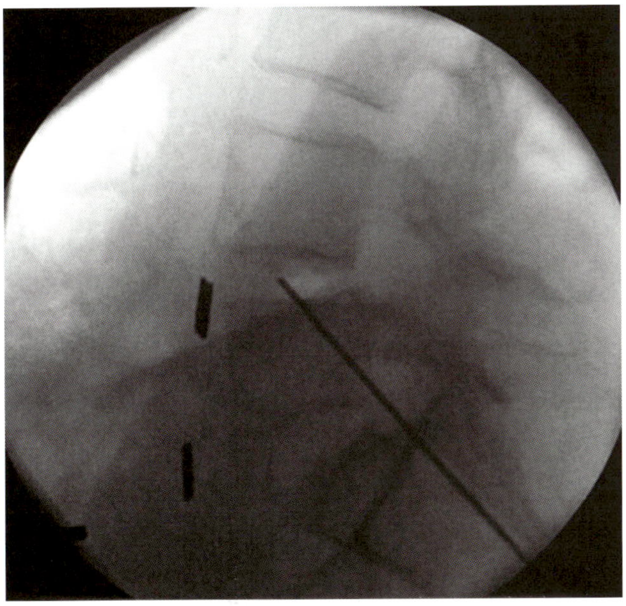

图 33.11　侧位 X 线片显示不透 X 线的标记物尖端刚好位于椎间隙中点前方

使用标记笔在皮肤上画标记点。在此点上方和下方皮肤表面画垂线（这用于引导手术直接朝向椎间盘）。在皮肤切口处画第二条线，这条线是平行髂嵴和肋骨的斜线，从中心点向前向后延续相同的距离（图 33.12）。

切开皮肤。置入小脑拉钩并将其提起。

沿皮肤切口切开 Bovie 脂肪层和皮下组织（图 33.13）。

通常直接向下到达脊柱，如果椎间盘垂直于地面，则椎间盘可从切口处向下直达。

2. 使用 Metzenbaum 剪刀沿肌纤维打开腹外斜肌筋膜（图 33.14）。使用 Metz 剪刀或手指沿纤维方向分开肌肉。

沿纤维方向打开腹内斜肌。当向深方操作时，将小脑拉钩换为两个深的 Sofield 拉钩（同甲状腺拉钩类似，但钝齿更长）（图 33.15）。

下一层筋膜要么是腹横肌上端的筋膜，要么是肌肉深方的腹横筋膜。假设是后者，腹膜或腹膜后间隙就直接在其下方了。因为有多个层次的组织，使用“花生米”（Kittner）在垂直方向上打开筋膜，目的是使其能够缝合关闭。总的来说，我们可以通过一个皮肤筋膜切口处理两个节段椎间盘。用镊子提起筋膜并在其上切一小口。如果见到的是腹横肌纤维，那么横向分开肌肉，打开下方筋膜，目的也是使其能够缝合关闭。如果见到的是脂肪，那么就已经进入到了腹膜后间隙内（图 33.16）。

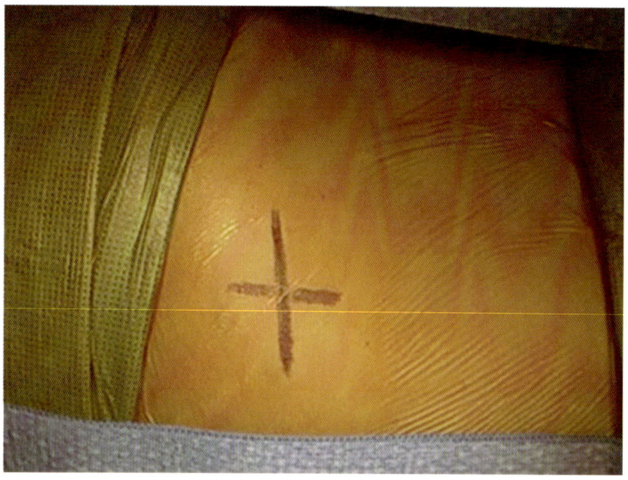

图 33.12 扩皮膜上的皮肤标记线。斜线是皮肤切口。垂线是参考线，防止置入工具时向前或向后偏移。两条线的交点刚好位于椎间盘中点前方

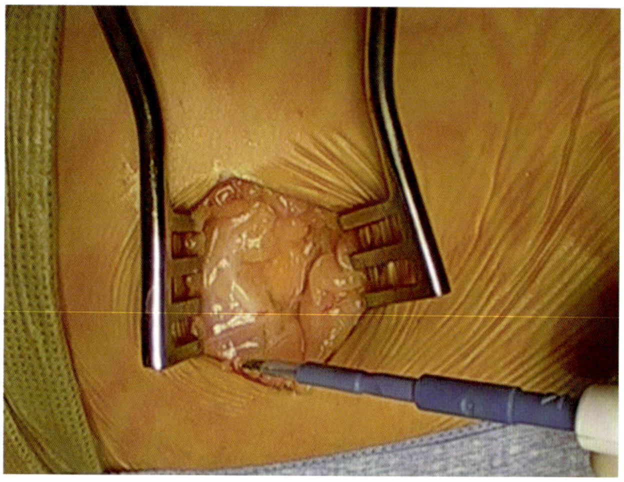

图 33.13 切开皮肤后置入小脑拉钩。使用电凝控制出血

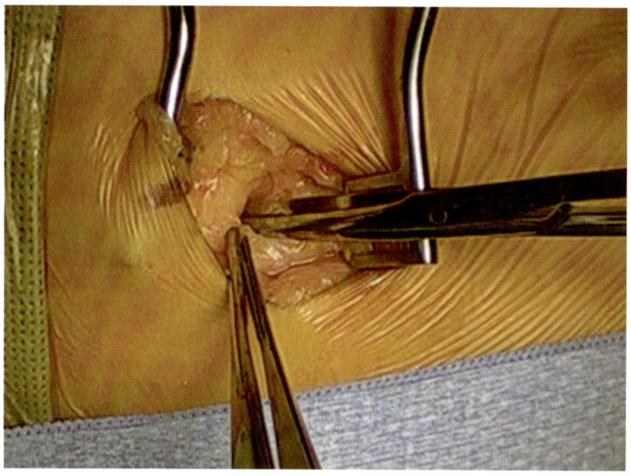

图 33.14 使用 Metzen-baum 剪刀在腹外斜肌表面打开筋膜

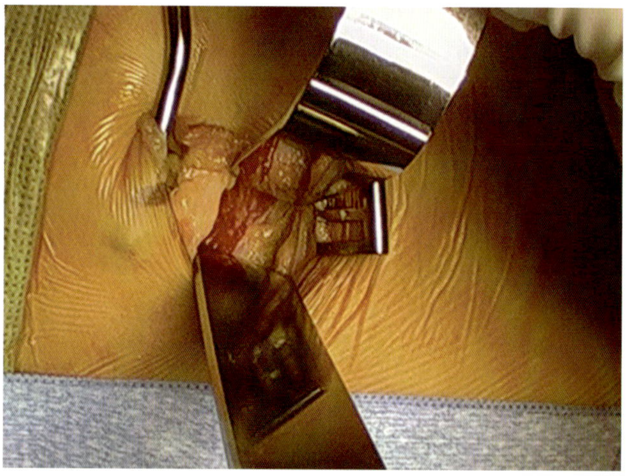

图 33.15 在 Sofield 拉钩（深的直角拉钩）的帮助下经腹外斜肌和腹内斜肌分离

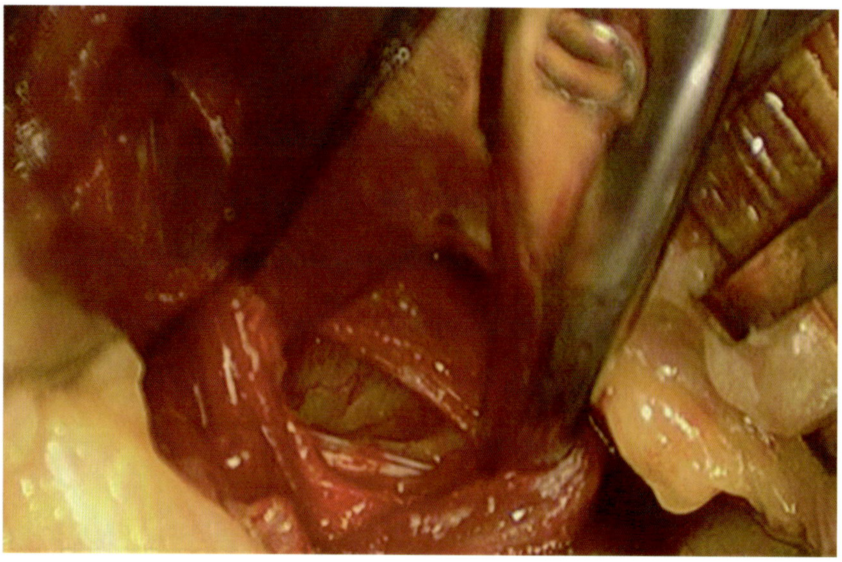

图 33.16 用 Metzenbaum 剪刀扩大腹横筋膜的开口。腹膜后脂肪就在腹横筋膜深方

使用 Metz 剪刀或者“花生米”或者用手指钝性分离打开筋膜下表面。确定腹膜同筋膜的下表面没有粘连。在筋膜上做一 3cm 切口。如果要打开多个层次，则行垂直切口。

3. 去掉小脑拉钩，从而能将指头从筋膜的切口中伸入向下直达脊柱。

从后向前操作。用手指将腹膜从后方推向前方（图 33.17）。当把腹膜从后方体壁向前方推开时，通常能感觉到腹膜后筋膜蜘蛛网样的粘连，将这些粘连分离开。腹膜后脂肪中的小静脉可能会造成出血。如果出血，将 4×4 Raytech 塞入并按压止血。此外也可以使用大片的明胶海绵止血。

4. 用手指感觉后方的腰方肌。感觉从脊柱突出的横突。横突前方是位于脊柱上的腰大肌。从腰大肌表面将腹膜推向前方。如果有疑问，则先将手指停留在后方，将无论是在切口头侧还是尾侧的所有结构从后方推向前方。如果腹膜后筋膜存在粘连妨碍游离，则置入 Sofield 拉钩，用 Raytech 分离腹膜 / 筋膜，并将其推向前方。如果筋膜粘连存在坚固的束带，则可以在确认不是腹膜的前提下，用 Metz 剪刀分离并切断。建议使用头灯和手术显微镜操作。

5. 在切口中置入 Sofield 拉钩。在腰大肌表面有一薄层筋膜覆盖。将 Raytech 置于腰大肌表面，并向头端推挤，之后用 Sofield 拉钩牵拉固定 Raytech（图 33.18）。将第二块 Raytech 置于腰大肌表面并向尾端推挤，用 Sofield 拉钩向尾端牵拉固定 Raytech。

Raytech 将筋膜从腰大肌表面推开，并有助于将腹膜后脂肪牵开，防止其妨碍术野。确保使用不透 X 线的 Raytech，并在手术结束后取出。

6. 在 L2-L3 和 L3-L4 节段，找到穿出腰大肌的生殖股神经。用手指触诊脊柱的隆起部位定位椎间盘。手术节段的椎间盘应该是从皮肤切口直接向下的间盘。如果生殖股神经接近手术椎间盘的中心，则将其向前（一般情况）或向后游离。用 Metz 剪刀或“花生米”将神经从腰大肌表面的筋膜游离（这样神经可以自由活动），当用通道扩张肌肉时，神经不会被拖拽到通道当中。

7. 触诊椎间盘的前方和后方。在椎间盘中心的前方用手指、剥离子或神经探针分开腰大肌（图 33.19）。侧位 X 线确认位置（图 33.20）。

将肌肉分开至足以放置 22mm 直径套管。如果脊柱位置过于深在，无法用手指触及，则使用剥离子或神经探针分开腰大肌。在刺激神经（通常设定在 8mA）的同时，引导神经探针穿过腰大肌。将神经探针放置在椎间盘纤维环表面。如果神经刺激是阴性的，则拍摄侧位 X 线片引导探针放置。首先将探针向前移动，明确其是否已刺激到神经，之后向后移动，观察距离神经的远近（保持探针位于腰大肌上的同一切口中，探针尖端位于腰大肌下方，沿椎间盘向前方和后方移动）。调整探针位置，直到使其在侧位 X 线片上刚好位于椎间盘中央前方。如果神经监测阴性，则将探针插入椎间盘。如果神经监测阳性，则可以：(1) 终止手术，改为 TLIF 术（术前行知情同意）或翻身后从对侧行侧方入路手术；或者 (2) 在腰大肌浅层置入 Sofield 拉钩，将神经探针从腰大肌切口

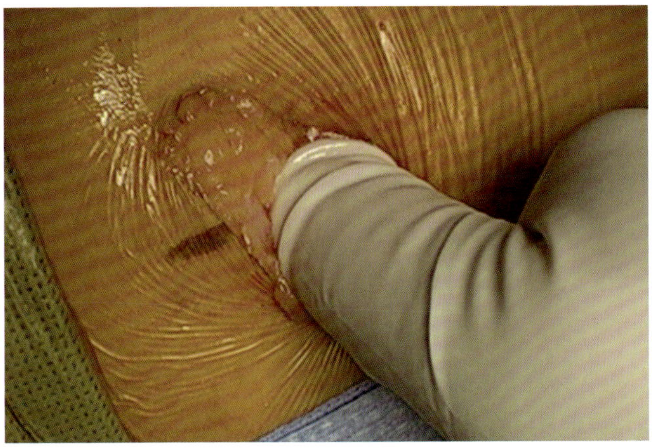

图 33.17 用手指从后向前钝性分离腹膜。用手指触诊腰方肌、横突和腰大肌

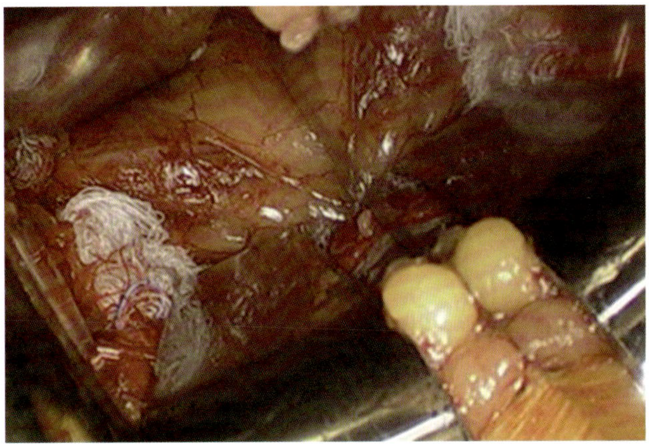

图 33.18 位于切口中的 Sofield 拉钩。拉钩下方的 Raytech 海棉能防止脂肪组织进入手术野。找到腰大肌和其表面的筋膜

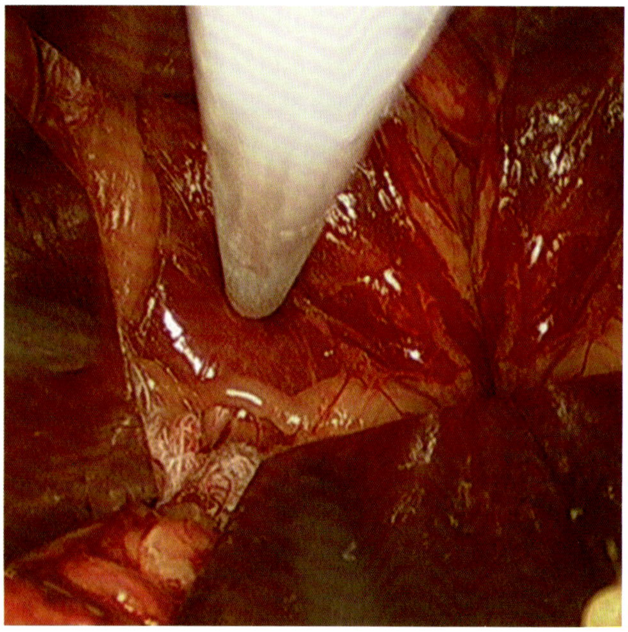

图 33.19 用神经探针或初级扩张器分开腰大肌

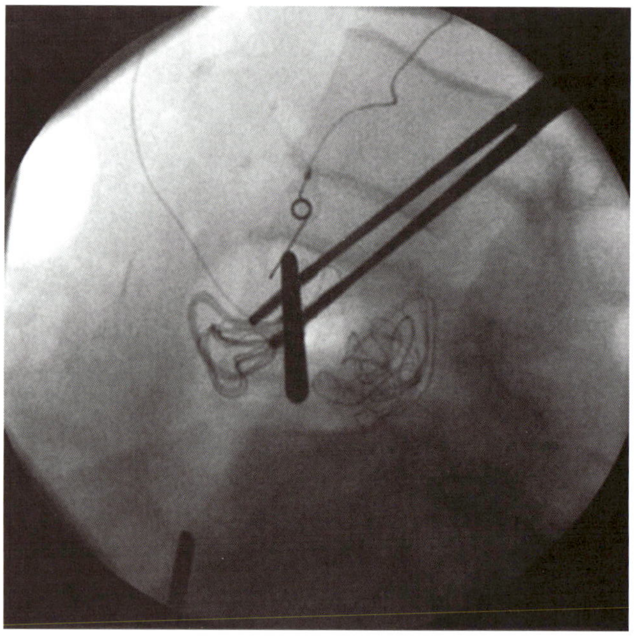

图 33.20 侧位 X 线透视确认初级扩张器的位置，应该刚好位于椎间隙中央前方。扩张器的近端用海绵钳固定。可看到 Raytech 海棉中不透 X 线的标记物

中取出，用剥离子和神经探针在腰大肌切口前方做一新切口。在腰大肌纤维上钝性分离出一条 3cm 大小通道，并向头尾侧延伸。之后牵拉肌肉并保护好神经。尽可能地向前移动探针，但仍将其保持在椎间盘和铆钉套管的上方（确保在对椎间隙进行操作时不“牺牲”前纵韧带）。在进行间盘切除和融合时动作要快，减少牵拉神经的时间以及减少可能将神经挤压在横突上的时间。

8. 一旦将神经探针插入椎间盘，则行侧位 X 线片确认位置（图 33.21）。之后沿此通道插入克氏针、逐级扩张套筒，并以此为中心置入牵开拉钩。

保存侧位 X 线片，据此可以知道侧位透视时套管的位置，减少多次侧位透视的必要。

9. 行前后位 X 线片检查（图 33.22）。确保 X 线的角度同终板的角度一致（Ferguson 位），在前后位片上使终板显影清晰。

这样做能尽量确保工具和内植物不会穿出终板。移除内芯，在前后位 X 线引导下将克氏针插入椎间盘，但不要从对侧纤维环穿出。将克氏针插入椎间隙 2/3 的位置，之后用套管逐级扩张（图 33.23）。

选择拉钩的长度。如果在两个长度之间，选择大号的拉钩，否则脂肪和皮下组织会将拉钩向上推挤出通道。如果在最终的扩张套管上置入拉钩时遇到阻力，拉钩可能被推挤在肋骨或腹横筋膜上。此时助手对扩张套管施加向下的压力，术者则旋转拉钩使其通过阻力带（这样做可以避免反压力使套管和克氏针穿出椎间隙）。

旋转拉钩并垂直于椎间盘撑开拉钩（图 33.24），向头侧或尾侧倾斜，使其在前后位 X 线片上平行于椎间隙（处理椎间隙的方向是垂直于椎间盘的，因此穿透终板的可能性很小）。将拉钩锁定在蛇形自由臂上，自由臂连接于手术床。如果可能的话使用两个蛇形自由臂，这样可以避免在椎间盘或椎体中插入固定针（图 33.25）。

10. 行前后位 X 线片检查。在椎体上拧入固定桩子，打孔的位置位于终板上方 5~10mm 处，这个位置决定了在选择拉钩时是使用头侧的挡片还是尾侧的挡片。沿拉钩挡片向下置入神经探针，之后在前后位 X 线透视引导下拧入固定桩子。此时，可以移除克氏针和扩张套管。因为克氏针置入到最佳的中央位置的目的是使拉钩能以此为中心来放置，因此在固定桩子（或两个蛇形自由臂）铆钉前，不要取出克氏针（图 33.26a）。

如果拉钩位置在侧位 X 线片上不理想，则在神经监测下，直视将克氏针在拉钩内放到理想位置。之后在克氏针周围重新放置拉钩（使用克氏针作为参考点，或围绕理想位置的克氏针重新扩张通道）。

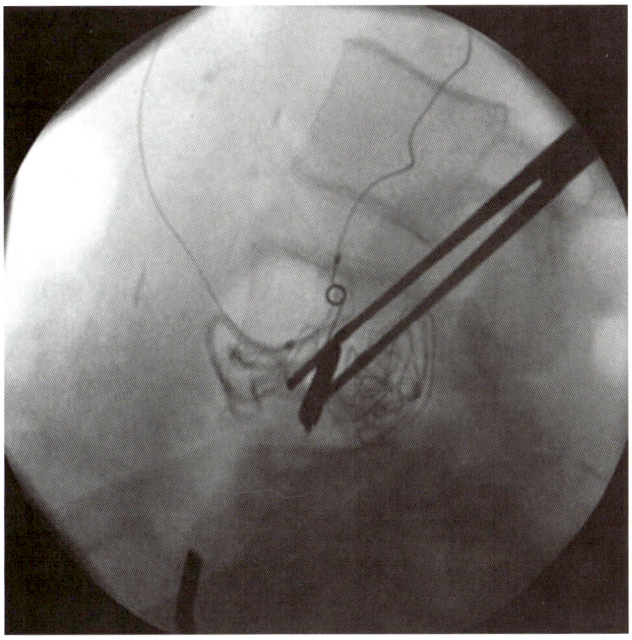

图 33.21 沿初级扩张器管芯将克氏针插入椎间隙中。侧位 X 线片显示克氏针的远端超出扩张器之外

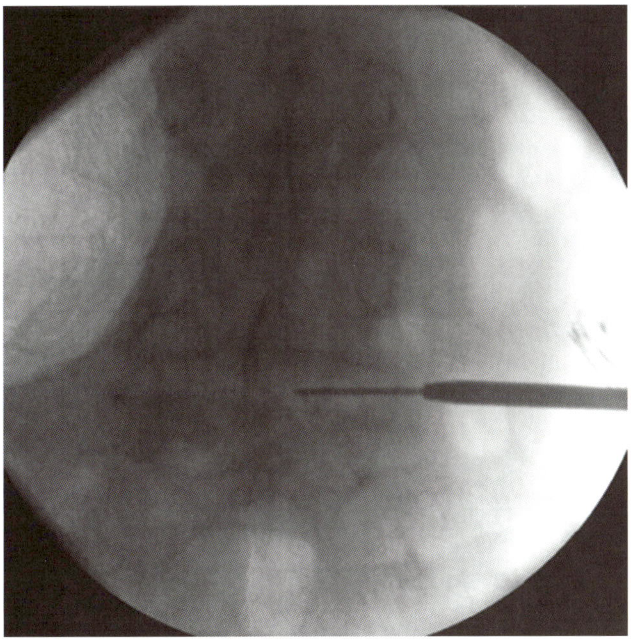

图 33.22 前后位 X 线片确认克氏针在椎间隙中的位置。注意手术节段椎间隙终板凹陷的形态

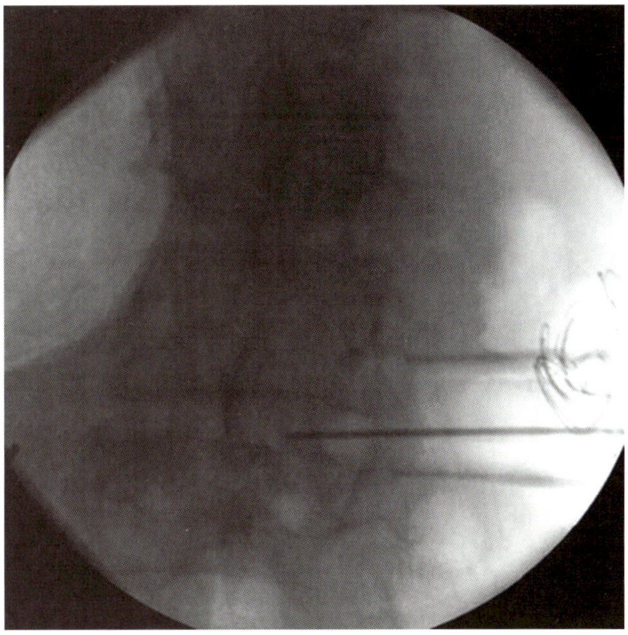

图 33.23 前后位 X 线片显示套管扩张完成后将通道拉钩固定在手术节段椎间隙上

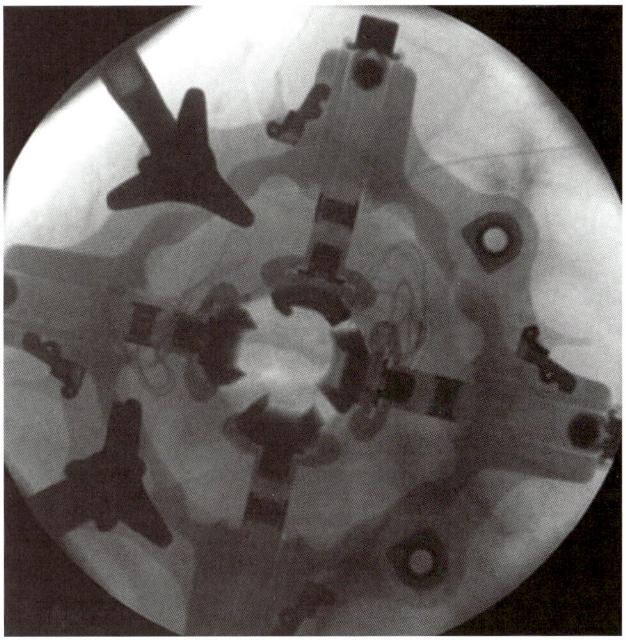

图 33.24 侧位 X 线片显示撑开 4 个挡片的拉钩。前方和后方的挡片沿椎间隙方向打开。头侧和尾侧的挡片刚好分别越过上方和下方的终板

11. 沿拉钩向下刺激探查神经（图 33.27）。同时也用吸引器和剥离子沿拉钩向下观察寻找神经。刺激值设定为 8mA。如果刺激阳性，则寻找显露神经。刺激阳性也可能仅仅是一个假阳性结果。如果在 8mA 时怀疑为假阳性，则将刺激值调低为 4mA。在 8mA 刺激时，如果没有看到神经，不要切断任何结构。在 4mA 刺激时，也不要切断任何结构。

如果此时在椎间盘中央有一运动神经穿过的话，手术应该终止，或者在腰大肌上更靠前方的位置重新扩张建立通道。如果运动神经或感觉神经或腰大肌束带位于通道前方或后方时，可以用剥离子拨开此结构。可以用剥离子将其牵开至已被撑开的拉钩挡片之间，之后合拢拉钩，使其挡

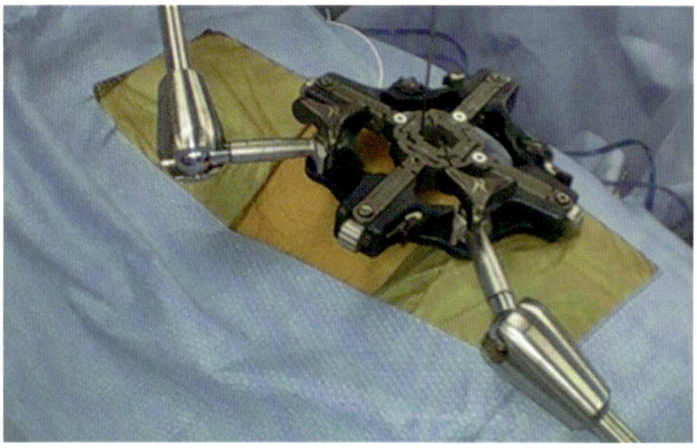

图 33.25 拉钩装置用蛇形自由臂连接固定在手术床上。图示在前半部拉钩环上我们使用两个自由臂

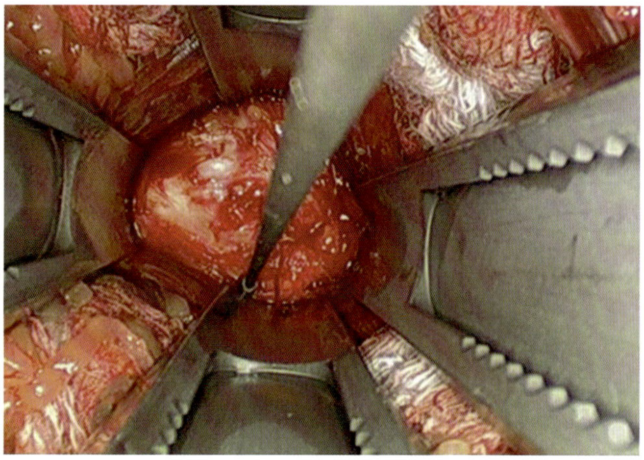

图 33.27 用神经探针的球形头去刺激探查神经结构。朝向后方挡片时要特别注意，这里是神经根主要走行的地方

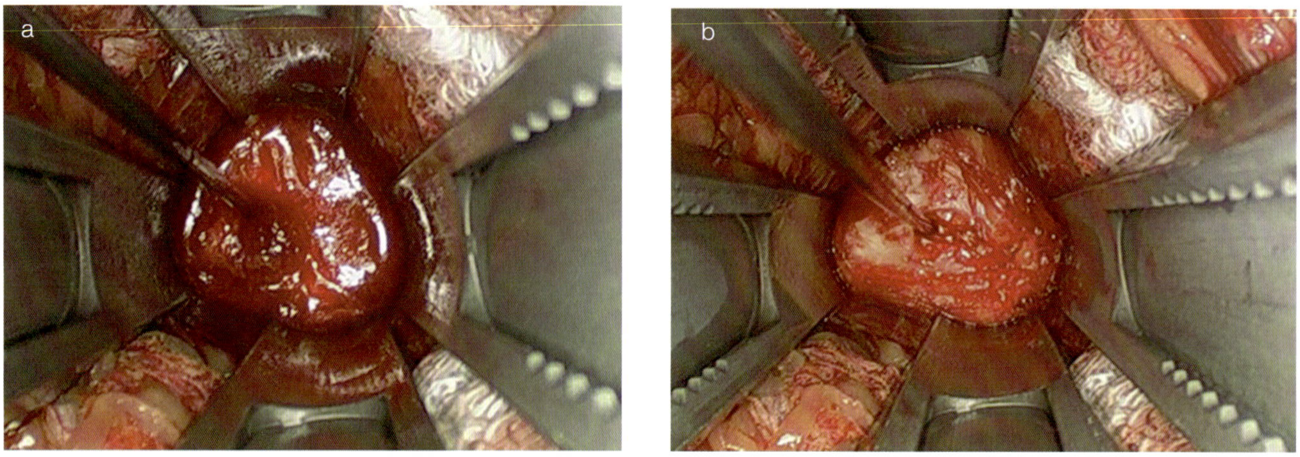

图 33.26 （**a**）克氏针插入椎间隙中，位于拉钩挡片形成的环形术野中央。拉钩挡片一旦固定后，就可以去除克氏针。注意肌肉位于拉钩挡片之下。（**b**）在用挡片拉开肌肉并将其维持在挡片下方之后，就能清楚地看到椎间盘纤维环。保持克氏针插入椎间隙

片挡住剥离子，从而将剥离子锁在挡片间隙中。通常在 5~10 分钟后可以取出剥离子，此时被牵开的结构就保持在牵开位置。或者使用单独的可活动的挡片牵开结构并锁定在原位（图 33.26b）。

如果对神经有牵拉，行间盘切除和融合时操作要快。

12. 行侧位 X 线片检查，确认拉钩位于椎间隙上方，中央稍偏前的位置，整个拉钩垂直于椎间盘——无向前或向后的倾斜，从而使操作垂直于地面进行（图 33.28）。

至此，操作可以在前后位 X 线下完成，而不需要行侧位 X 线透视，因为此时拉钩已被固定，术者只要垂直于地面进行操作，就不会偏前或偏后。

间盘切除

1. 用剥离子显露前纵韧带。但不要穿破它。

2. 对间盘行神经刺激。用剥离子将肌肉从间盘表面清理干净。双极电凝烧灼椎间隙上方的肌肉纤维。如果神经刺激拉钩后缘的软组织结果是阳性的，则将肌肉和脂肪清理干净直接观察是否存在神经。如果存在一个安全区域能继续操作，则不用理会这些软组织，在拉钩的前半部分操作即可。不要切断神经或任何刺激阳性的组织。如果在椎间隙中央存在神经，要么将其轻柔牵开，并快速对椎间隙进行操作，要么使用 14mm 宽的椎间融合器。

3. 用刀片切除间盘（图 33.29）。

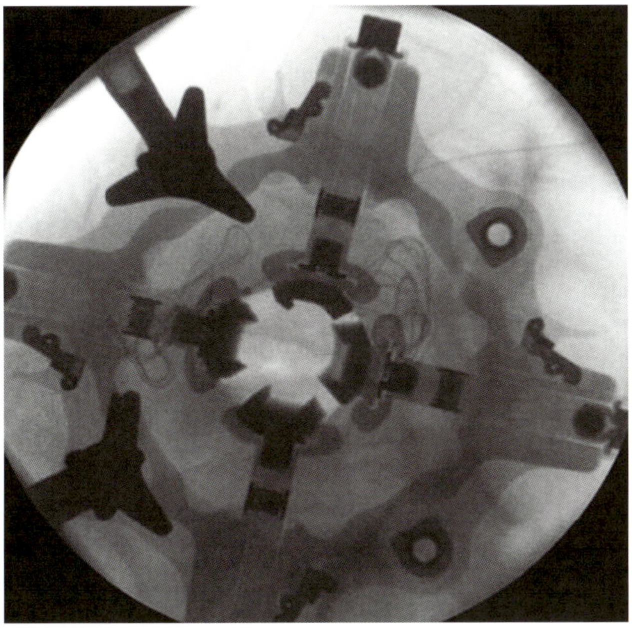

图 33.28　侧位 X 线透视显示拉钩位于手术椎间盘节段上方的位置。沿拉钩挡片向下的通道很完美——没有向任何方向倾斜——且垂直于地面

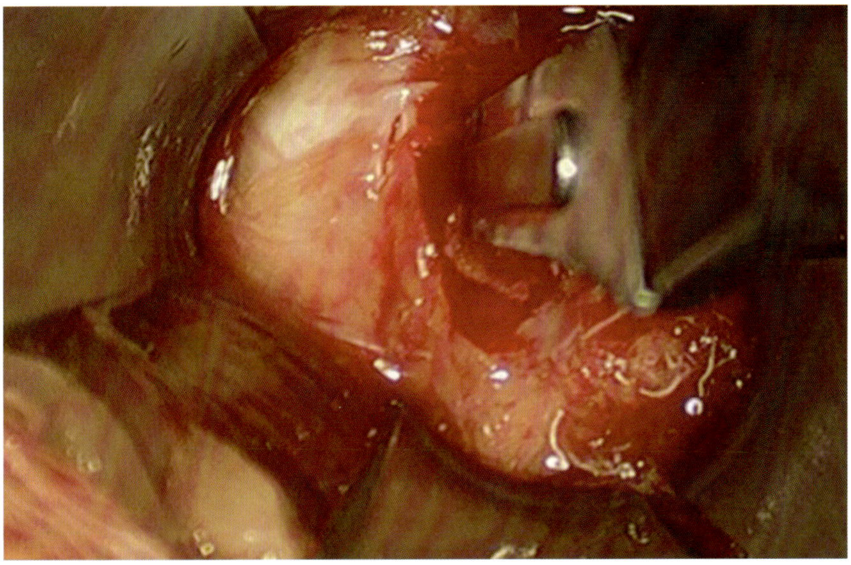

图 33.29　用 10 号或 11 号刀片切开纤维环

可以使用小一号的终板刮勺去除大部分椎间盘组织（图 33.30）。但是不要穿透后方终板。由于腰椎前凸的原因，终板刮勺如果太大，在去除前方软骨的同时，可能会不小心去掉后方的骨性终板。

4. 用大号的 Cobb 骨膜起子将软骨从终板上去除。行前后位 X 线片观察深度。向深方插入 Cobb 骨膜起子直到对侧纤维环被松解（图 33.31）。

常规查看术前 MRI 明确血管位置。如果血管接近椎间盘侧缘，使用锐性器械松解对侧纤维环时要多加小心。向前方和后方旋转 20°~ 30° 松解对侧纤维环。尽量多次地使用髓核钳取出间盘组织，防止其被填压在椎间隙的底部（图 33.32）。

当使用大号 Cobb 骨膜起子经过终板时，注意不要将其插入终板中。当固定桩子插入椎体中固定好通道后，可以将连接通道的蛇形自由臂放松，使通道可以倾斜，从而避免 Cobb 骨膜起子插入终板中（例如，头侧终板的远端，其终板面为凹面）。用 30° 角的环形刮勺在椎间隙四角去除间盘（图 33.33）。

去除终板软骨，但不要穿透骨性终板。

内植物

试模——不要过度撑开，过大的内植物会塌

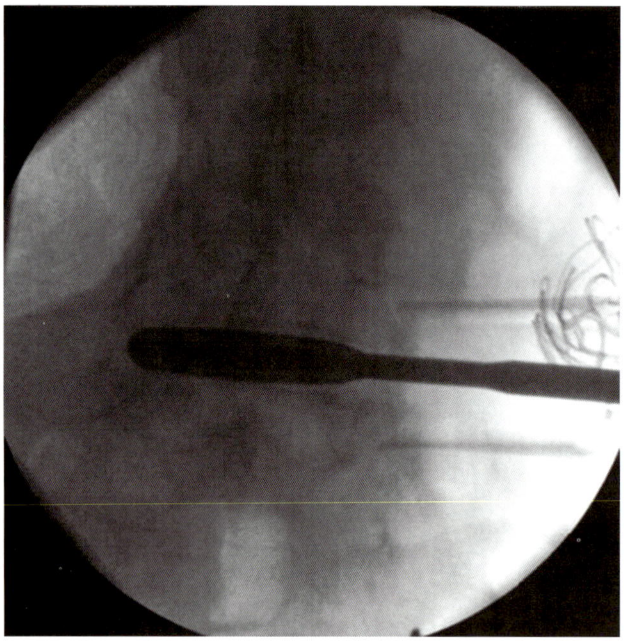

图 33.30 前后位 X 线透视显示终板刮匀位于椎间隙内，但没有穿透骨性终板。同样也能看到 4×4 Raytec 海棉中的金属标记物

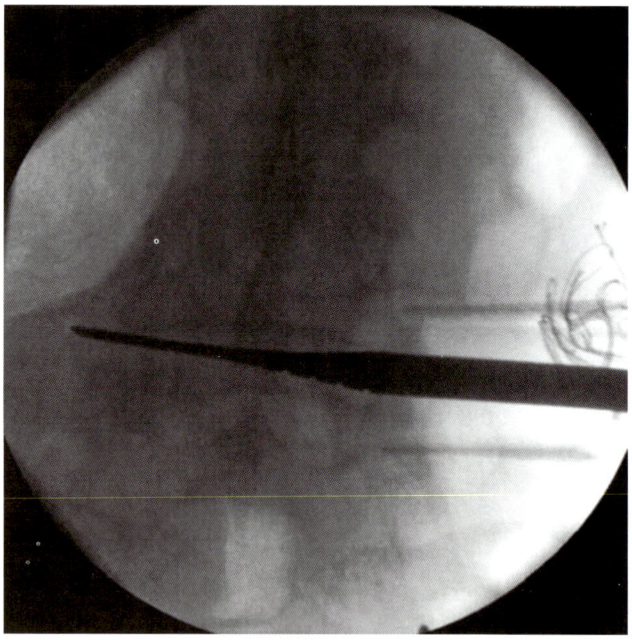

图 33.31 前后位 X 线透视显示用 Cobb 骨膜起子松解对侧纤维环

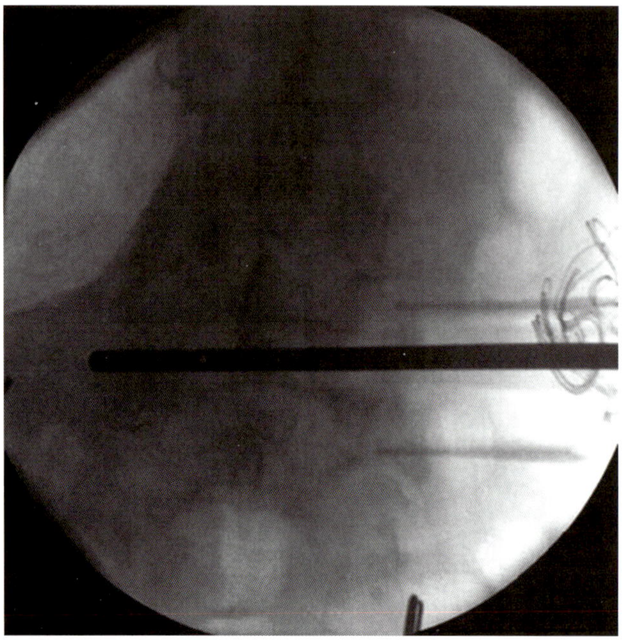

图 33.32 前后位 X 线透视显示用髓核钳在对侧椎间隙取出疏松间盘组织

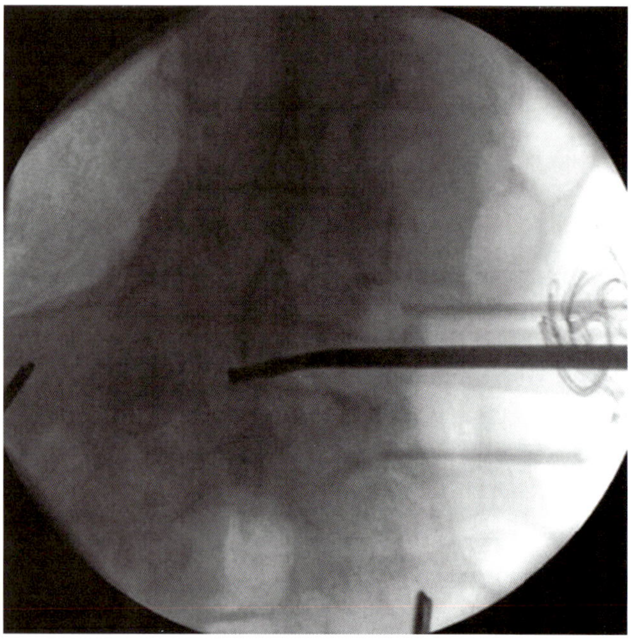

图 33.33 前后位 X 线透视显示带角度的环形刮匀正置于尾侧的骨性终板上

陷，可能会影响到前纵韧带（图 33.34、33.35）。

通常合适大小的试模在前后位透视引导下置入椎间隙后能将其撑开（图 33.36），除非使用滑锤，否则不易取出。如果在置入试模时自发肌电图出现异常，则考虑使用小一号的内植物（特别是将试模置入椎间隙后肌电图异常持续存在）。如果前纵韧带出现损伤，则使用椎弓根螺钉进行补充。选用到达椎体边缘长度的螺钉。

将内植物置入椎间隙 3/4 的位置，之后查看内植物中被挤出的植骨块。用剥离子将其再次植入间隙。在前后位透视下将内植物置入到最终深度（图 33.37）。直接观察内植物，其最终的位置位于残存的骨赘和软组织之下（图 33.38）。

关闭切口

如果使用固定桩子，将其从椎体上取出，用 Flowseal 填塞封口。塞入 Raytech 并沿通道向下按压。最终确保从伤口中取出 4×4 Raytech。将手术床从折叠状态下复原能使切口关闭更加容易（图 33.39）。用 #1 微乔线和 UR6 缝针关闭腹横筋膜。注意浅层神经穿过腹外斜肌 / 腹内斜肌，不要缝上。用 2-0 微乔线连续缝合关闭皮下（图 33.40）。

病例显示患者腰椎滑脱，从侧方置入椎间内

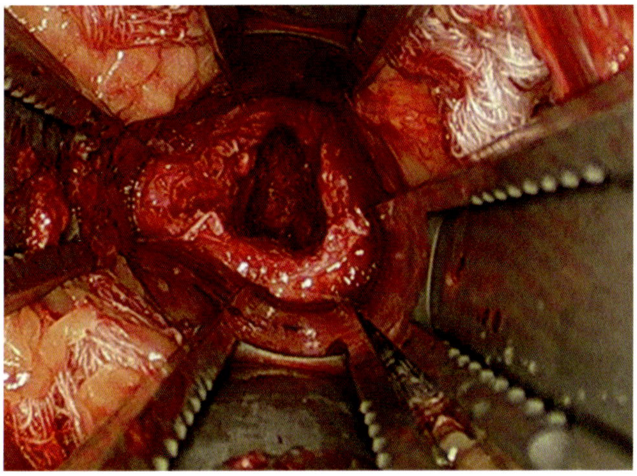

图 33.34 沿拉钩挡片向下可见已准备完毕的椎间隙

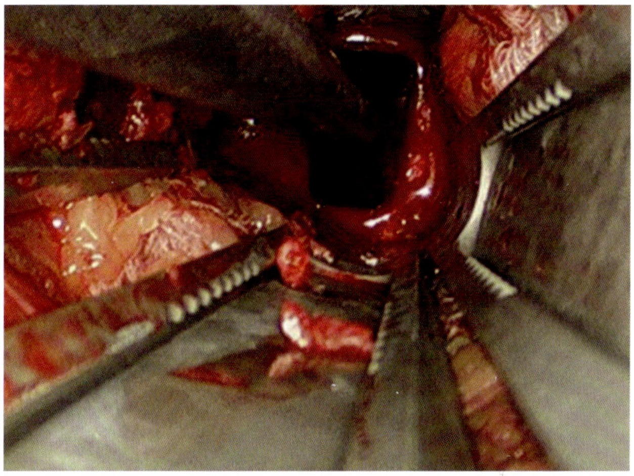

图 33.35 试模置入椎间隙后的影像

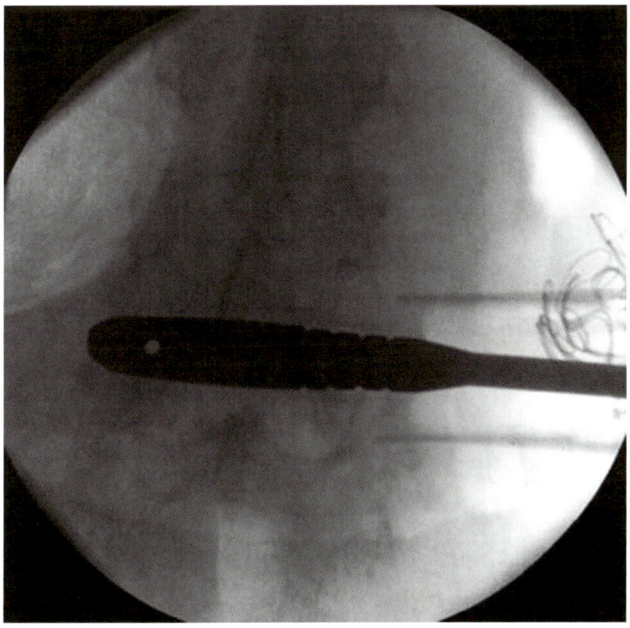

图 33.36 前后位 X 线透视显示沿椎间隙置入试模。试模上有标记显示 40mm、45mm、50mm 和 55mm 的位置

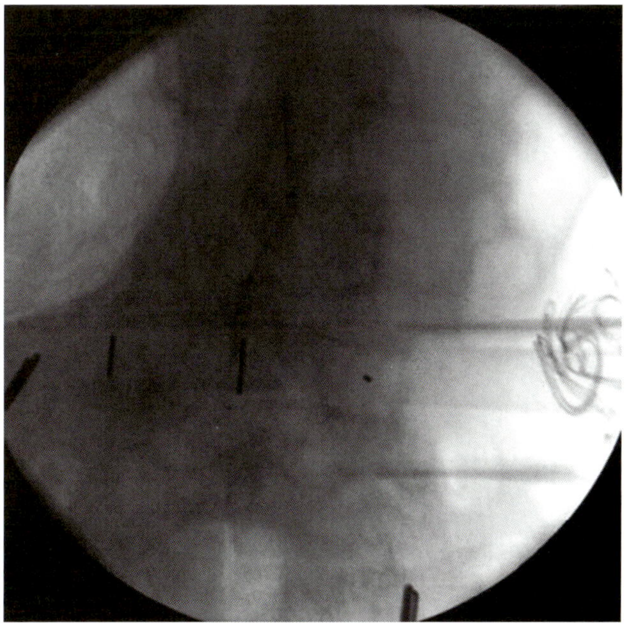

图 33.37 前后位 X 线透视显示内植物最终的位置，用不透 X 线的钽标记物来标记位置

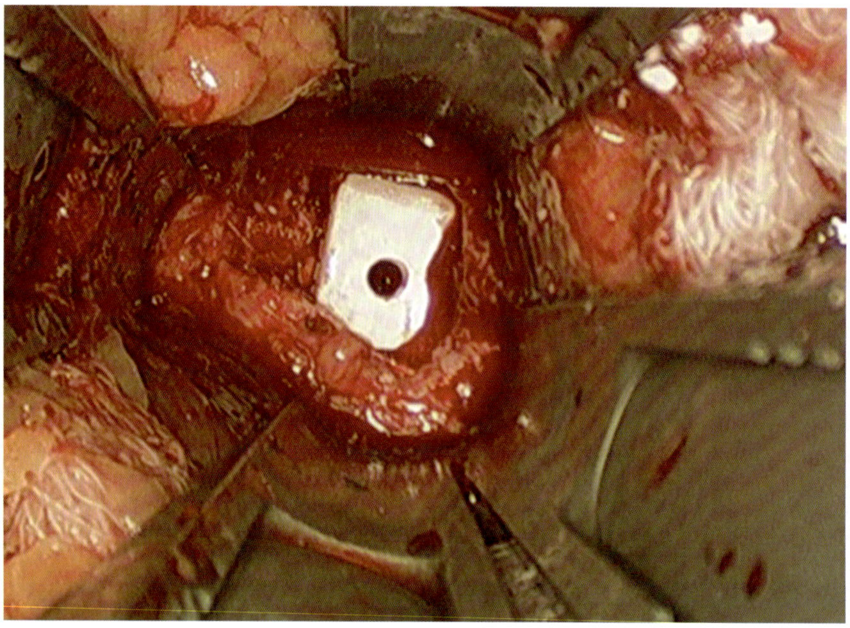

图 33.38　可见内植物位于残存的骨赘和软组织之下

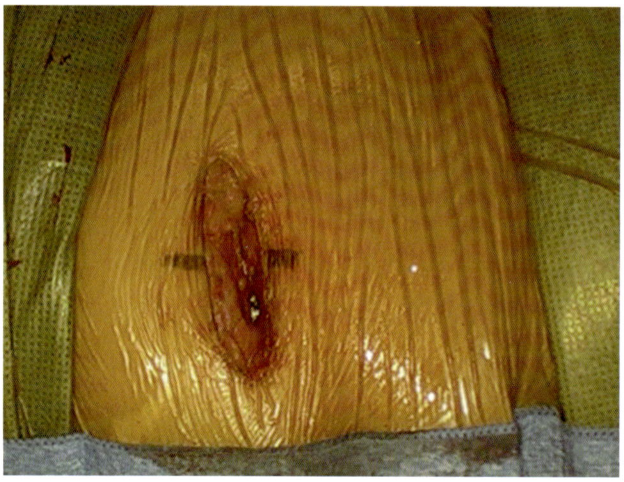

图 33.39　将手术床从折叠状态下复原，可见伤口由张力状态放松。当手术床复原时，可见护皮膜上出现皱褶

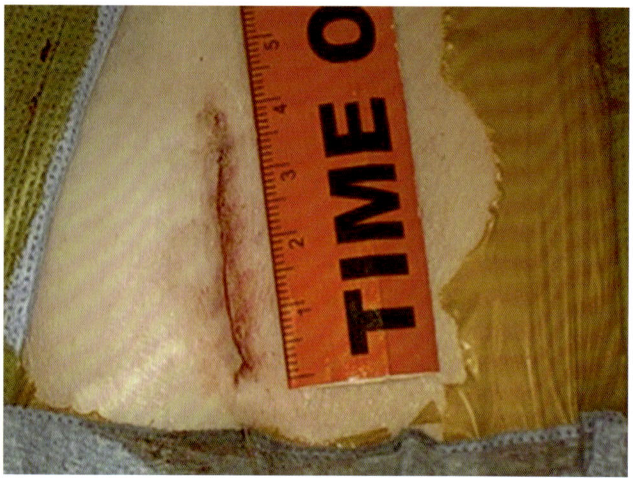

图 33.40　图示闭合后的伤口，测量伤口长度为 40mm

植物，并实现滑脱复位（图 33.41、33.42）。

说　明

L4–L5 节段：L3 或 L4 神经根可能穿过 L4-L5 椎间隙后半部和 L5 椎体前半部。注意髂腰静脉可能位于椎间盘的前方和尾侧。髂嵴会推挤通道使通道向头侧移位；因此，一般将固定桩子置于头侧椎体内。在椎间盘头侧 L4 椎体尾端置入固定桩子比在 L5 椎体上置入更安全，因为能避开腰丛。在置入固定桩子前常规对通道进行神经刺激。如果髂嵴阻碍到达椎间盘的入路，可以将部分髂嵴切除。

胸腰段：从尾侧开始，向头侧操作。向上一直操作到膈肌的下表面。通常，如果手术节段在 T12-L1 以上，需要向头侧操作至膈肌——经胸膜入路。

对于 L1-L2 节段通常可以从膈肌远端入路，特别是切口位于第 11 肋下方的情况。如果经第 11 肋或从第 11 肋上方进入，需要注意膈肌附着处位于第 11 肋后 1/3，在此处可能会穿透胸膜进入胸腔。当从第 11 肋骨床进入时需保持通气。从肋骨

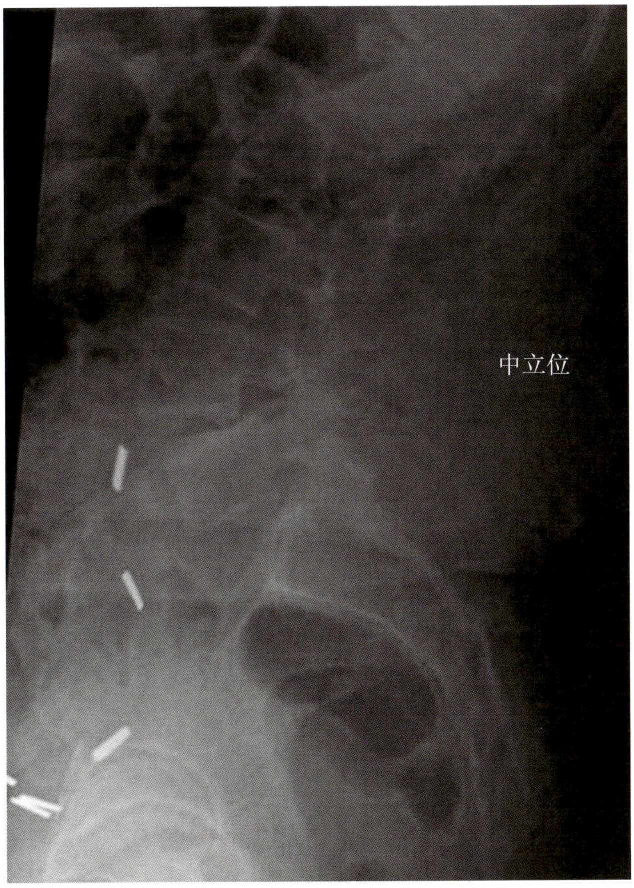

图 33.41 术前站立位侧位 X 线片显示 L4-L5 滑脱

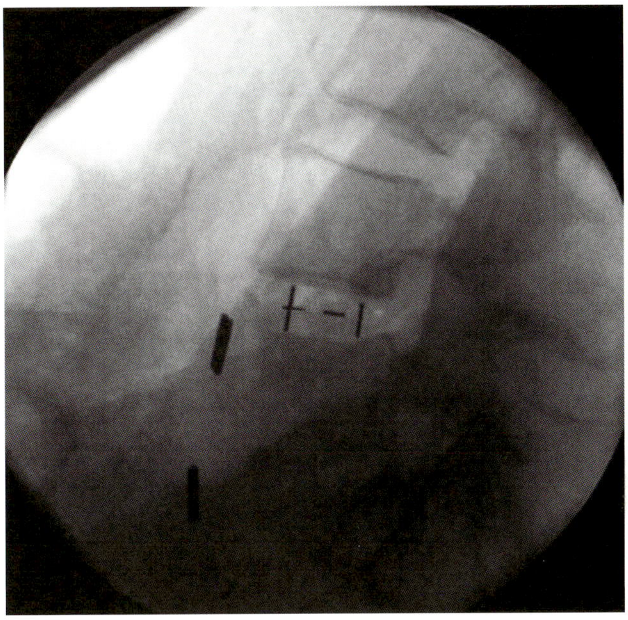

图 33.42 术后 X 线透视显示 L4-L5 节段滑脱复位，椎间隙高度恢复

床的尾侧和腋中线进入。不要分离后方第 11 肋下表面的组织，这样做可能将膈肌从后腹壁 / 胸壁上分离，进入到胸腔中（膈肌从前向后分别附着在第 8 肋、第 10 肋和第 12 肋上。在腋中线附着在第 10 肋上。如果在腋中线上从第 10 肋和第 11 肋之间进入，入路将位于膈肌附着点之下。但是，如果沿第 11 肋向后分离，将在腋中线的后方把膈肌从第 11 肋上的附着点处分离开，从而进入胸膜腔）。在肋骨床的尾侧进入将会看到腹膜后脂肪。向下朝尾侧操作到达脊柱，之后从后向前沿脊柱游离腹膜后脂肪和筋膜。可以使用 Raytech 帮助进行钝性分离。置入 Sofield 拉钩暴露脊柱、腰大肌和膈肌脚。如果血管位于脊柱上方，不要损伤血管，向头侧或尾侧操作。如果进入胸腔，关闭时经破口置入红色 Robin 管，用圣诞树接头连接吸引器。拔除红色 Robin 管时闭合荷包缝合。也可以将红色 Robin 管经单独的切口从切口下方的肋间置入。此外，胸引管也是另一个很好的选择。即便是手术中没有进入胸腔，如果分离膈肌，行 L1-L2 椎间盘切除术，也需要在康复时行站立位 X 线片明确不存在气胸。对于操作位于 L1-L2 或以上的情况，有胸外科医生做后备是非常有用的。

（郎　昭 译）

34 L2-L5 外侧斜入路

Richard A. Hynes

L2–L5 腹膜后外侧斜入路

1. 行 L2-L5 腹膜后外侧斜微创入路时，患者右侧卧位置于透 X 线的手术床上。需要 O 臂 / 导航或透视以保证获得所需要的影像学资料。在患者腰下置入腰垫支撑脊柱，在骨盆和胸部用小布袋和宽弹力带固定防止患者在体位摆放完成后出现移动。下肢仅需要轻度屈曲（图 34.1 和图 34.2）。

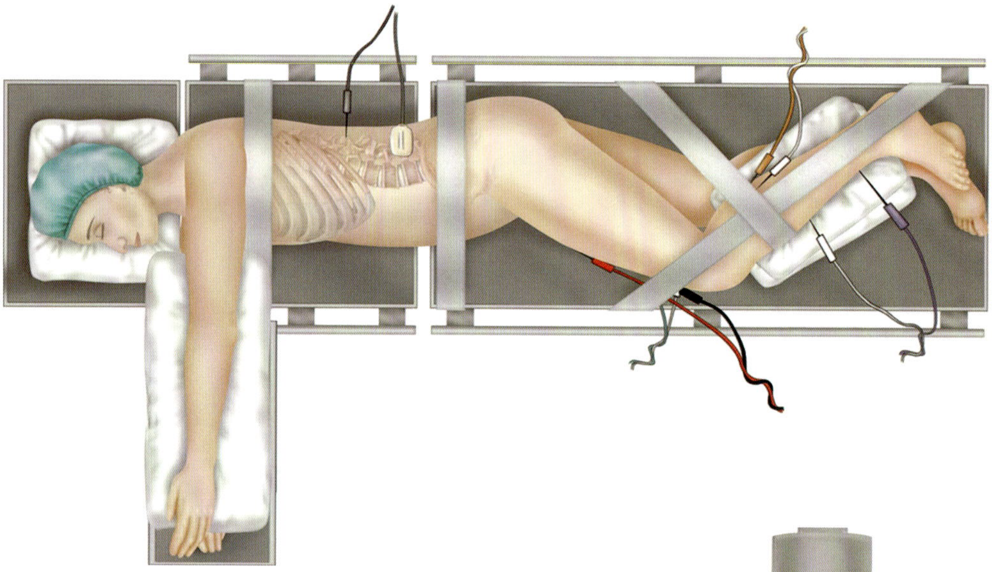

图 34.1 将患者摆放至合适体位

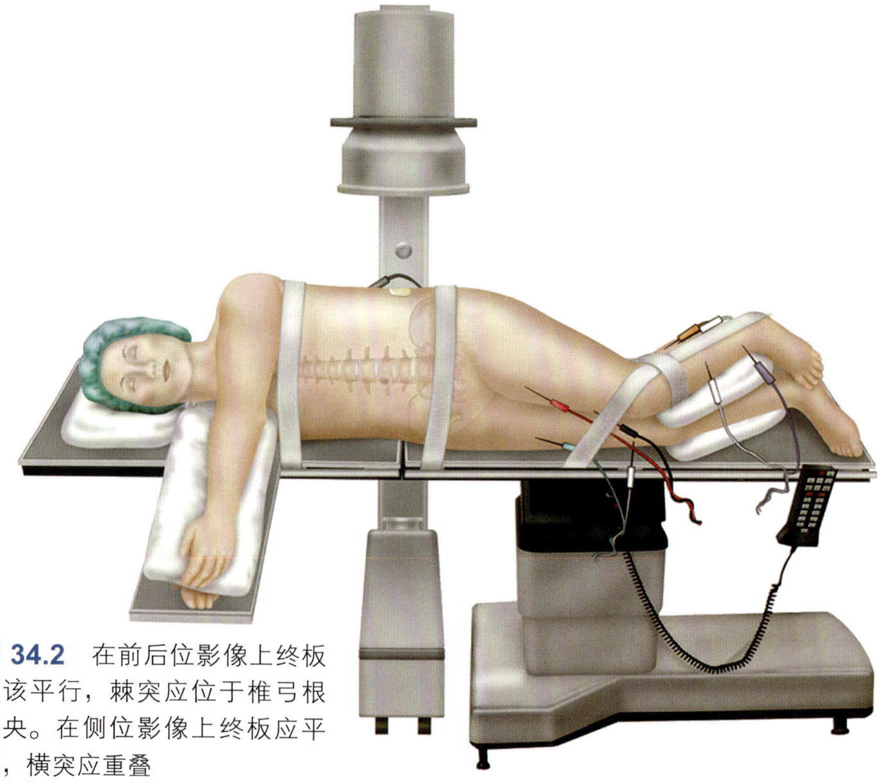

图 34.2 在前后位影像上终板应该平行，棘突应位于椎弓根中央。在侧位影像上终板应平行，横突应重叠

2. 消毒范围需要广泛，因为手术可能涉及后方腰背部以及前方向下到耻骨联合的腹部。侧卧位手术时可以同时行前路或后路内固定。在出现脏器并发症时可以提供经腹部入路，这一点是非常重要的。

3. 摆放患者体位，使用透视确认将患者摆放到纯前后位和纯侧位（图 34.2）。

4. 在患者侧面画一条线连接椎间隙的前方和后方。这条线决定了切口的位置，同时，也可以提示技师前后位 X 线片的角度和椎间隙的前凸情况。切口从前后连线中点开始 3 ~ 5cm。距离越远，入路越倾斜。根据术者的喜好，进入椎间隙的倾斜角度可以大一些或小一些，因而切口的远近也有几个厘米的变化范围（图 34.3）。

5. 一旦确定椎间隙的前后位置，切口的位置将在椎间隙前方 3~5cm 处，远离髂前上棘，并同椎间盘前凸角度一致。可以在几乎任何方向做切口，这取决于手术入路和手术的节段数。根据术者对椎间盘前方入路的喜好技术，切口长度 2~5cm（图 34.4）。

对于双节段手术，切口在需要治疗的两个椎间隙之间，分别向头侧和尾侧分离。在切口浅层用手指沿每一个椎间盘方向进行钝性分离。有时，两个节段椎间盘通过一个通道就可以到达。但对于椎间隙较宽的患者，需要两个单独的通道（图 34.4）。

6. 切口完成后，打开腹外斜肌的外层筋膜（图 34.5a）。使用手指钝性分离腹外斜肌，沿肌肉

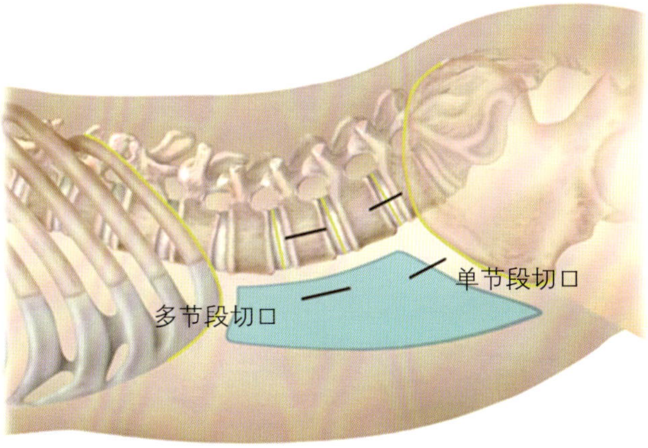

图 34.4 切口的位置在椎间隙前方 3 ~ 5cm 处，远离髂前上棘。对于双节段手术，切口在需要治疗的两个椎间隙之间，分别向头侧和尾侧分离。

纤维的方向分开肌肉，直到遇到阻力，这说明此时分开肌肉的方向已经几乎垂直于腹内斜肌肌肉纤维（图 34.5b）。沿纤维方向用手指分离腹内斜肌，直到遇到阻力，这说明此时已经到达下层的腹横筋膜层。手指用力的方向斜向后方，朝向髂嵴和后方脊柱（图 34.5c）。这样能避免不小心进入腹腔。当用手指尖分离松解进入腹膜后间隙时，在腹横筋膜光滑的表面上可以感受到一轻微“落空感”。当手指尖滑入腹膜后间隙时，能够立刻感受到阻力减小。触到光滑的块状组织时说明已经进入腹膜后脂肪层（图 34.6）。

7. 手指尽量朝向后方以避免不小心进入腹腔。一旦进入腹膜后间隙中并沿骨盆后方移动，手指可以向头侧和尾侧钝性分离，从而在腹膜后间隙形成一个宽阔的平面（图 34.7a）。

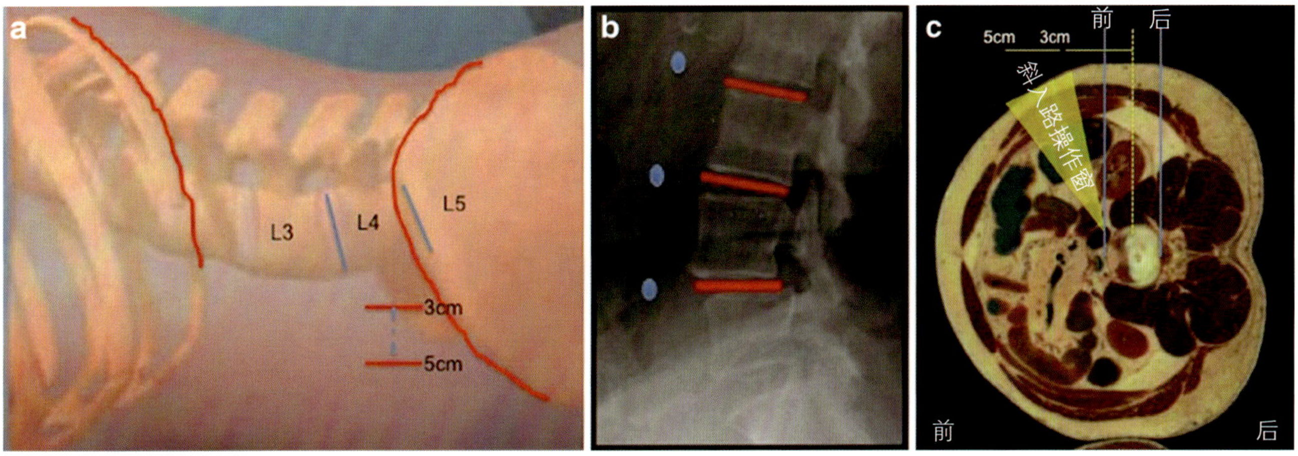

图 34.3 （**a,b**）在皮肤侧方标记的切口和对应的透视影像。（**c**）尸体轴位断层图像显示椎间隙通道的斜入路操作窗

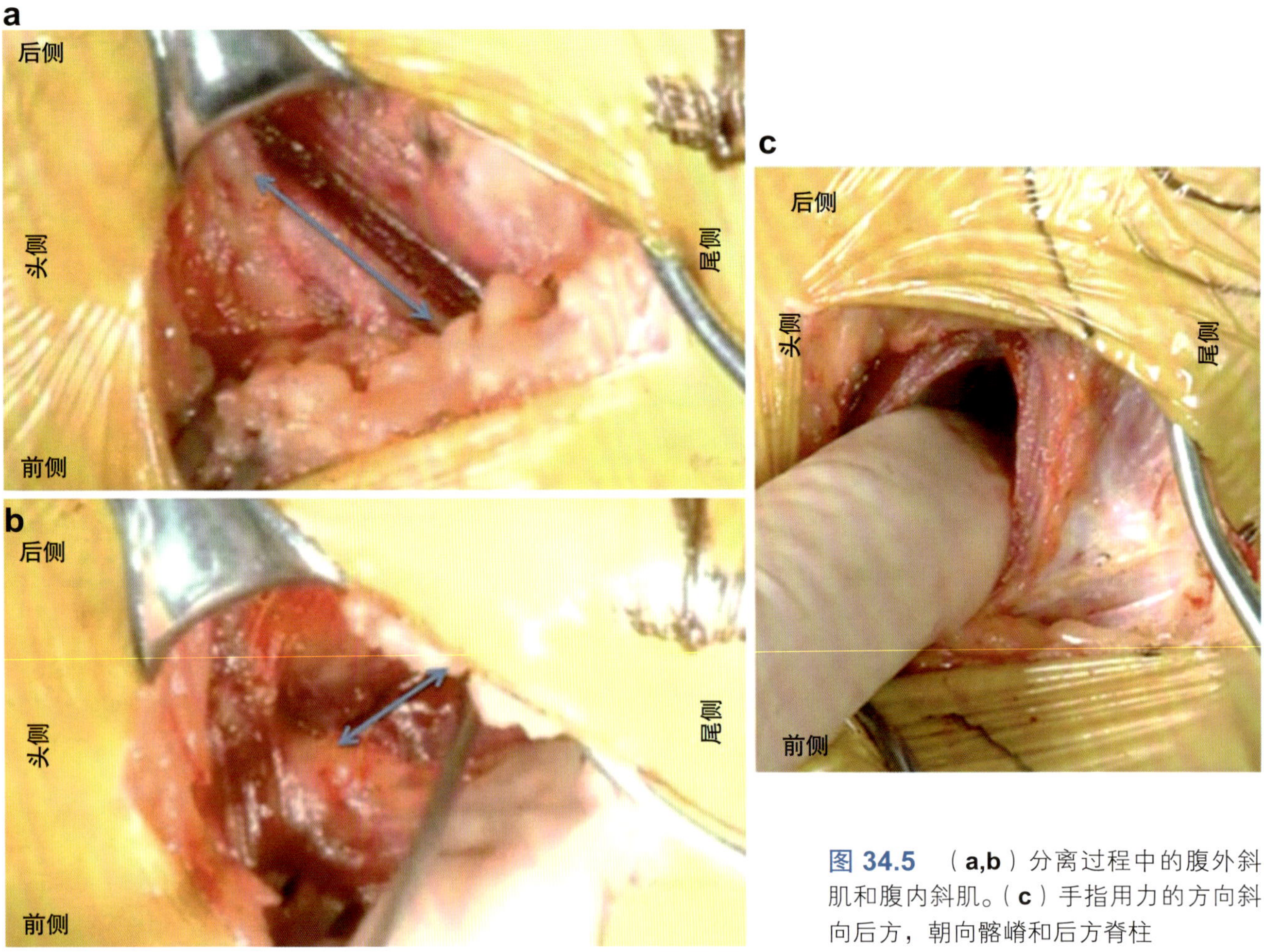

图 34.5 （**a,b**）分离过程中的腹外斜肌和腹内斜肌。（**c**）手指用力的方向斜向后方，朝向髂嵴和后方脊柱

形成一个通往目标椎间隙、大小头尾侧几个厘米的空间是很重要的。这个空间越大，穿透进入腹腔的概率越小，对通过一小层浆膜层和腹膜后壁相连的输尿管的保护也越好[1]。在手指向头尾侧钝性分离的过程中，腹腔内容物也向内侧/前侧有一个轻微的移动。用手指将腹膜从腰大肌上分离。能感觉到一种非常软而韧的感觉。沿腰大肌向前向下分离至椎体前方，必须触诊到椎间盘，中间不能遗留有任何组织。通过这种方式，术者能很明确地将所有腹膜后结构都轻轻移向前方，从而在腰大肌前方和主动脉（左侧入路）/腔静脉（右侧入路）后方之间建立一条明显的通道到达椎间盘前方（图 34.7b）。

在患者左侧，L2 到 L5 水平在腰大肌和主动脉之间存在一条明确的通道[2]，平均长度约 23mm（图 34.7c）。这使得存在一个安全区域能将神经监测探针置入到椎间隙中。在患者右侧，腔静脉靠近腰大肌前方，因此在右侧应该总是使用“直视”

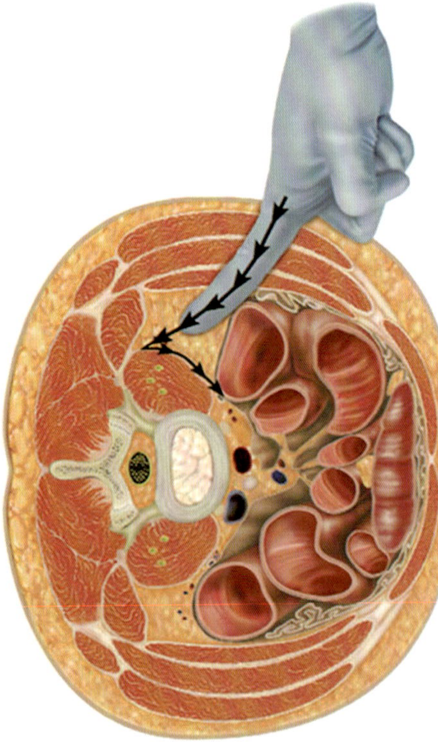

图 34.6 当手指尖滑入腹膜后间隙时，能够立刻感受到阻力减小

的方法以避免不小心穿透腔静脉。“直视”法可以用在前几个步骤。但是在穿刺椎间盘之前，术者需要用带光源的拉钩看清是否存在一个安全区域，通过此区域在椎间隙的前方置入导针和神经监测探针。神经监测探针需要在手指后方置入以保护血管结构和腹膜不被穿破（图 34.7d）。

8. 放置逐级扩张器和拉钩挡片。固定桩子放置在接近椎体终板的位置，以避开位于椎体中部的节段血管。特别是在 L4/L5 节段，拉钩尾侧的桩子一般不用，主要是考虑到此处离腰升静脉和 / 或髂腰静脉的距离已经很近。髂腰静脉是 L5 椎体的节段静脉（图 34.8a,b）。

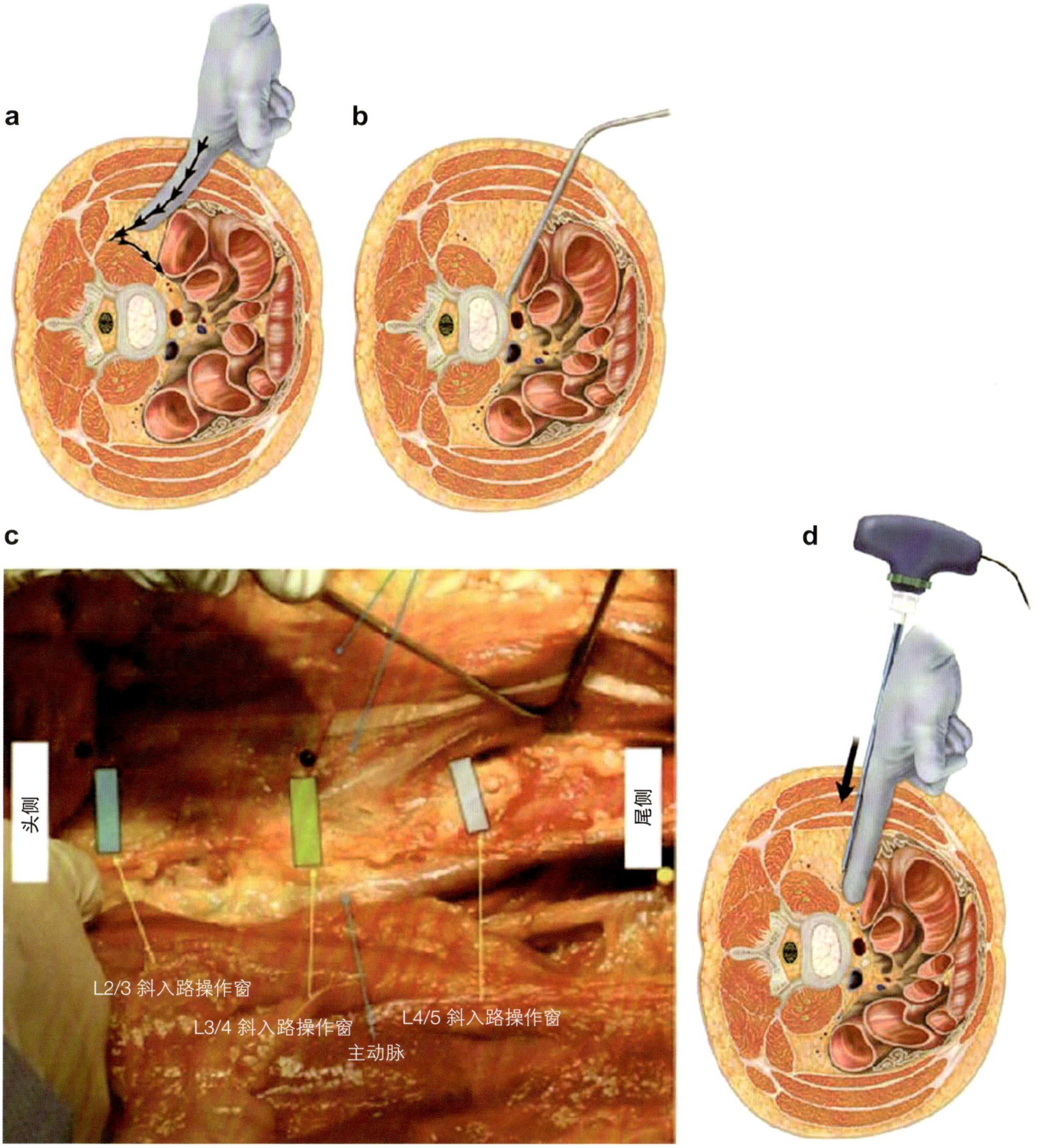

图 34.7 （**a**）图示朝向后方的分离，形成所需要的椎间隙入路。（**b**）将腹膜后间隙推向前方后暴露椎间盘，这样能够直接看到目标椎间隙。（**c**）尸体研究表明在腰大肌和大血管之间存在一个“通道”。（**d**）图示正确放置神经监测探针

因此，在 L4/L5 椎间隙前方入点处，无论髂腰静脉还是腰升静脉都不应该被损伤。但是，如果椎间盘入点靠后，损伤静脉和股神经、闭孔神经的风险就增加了。腰升静脉在主动脉分叉处下方离开髂总静脉，向外横贯 L5 椎体。髂腰静脉在主动脉分叉处下方 3 ~ 4cm 处发自髂总静脉，向外侧走行。它沿 L5 椎体自内向外走行，之后在闭孔神经和腰干之间向头侧和后方走行[3]。

9. 拉钩挡片沿着椎间盘前凸的轴线朝后放置，一旦将挡片放置在扩张器上之后，移除扩张器。挡片沿椎间盘前凸的方向撑开。这是一个需要遵守的重要操作步骤，因为它使拉钩系统形成一个向外的工作角度，从而使切除间盘、安放试模和最终放置椎间内植物变得容易（图 34.9）。

10. 用 X 线确认椎间隙前方的起始点后行纤维环切开术。纤维环必须从椎间盘和终板的边缘方形切开，以避免“瓣阀”现象。所谓“瓣阀”现象，就是在撑开器和最终的内植物进出椎间隙时未被切除的纤维环边缘会将其卡紧（图 34.10a,b）。

11. 使用常规方式行椎间盘切除，但要意识到术者有时会倾斜于椎间隙操作，有时垂直于椎间隙操作。当倾斜于椎间隙操作时可能会穿透后方纤维环进入到硬膜外间隙或神经根孔。尽管如此，因为没有必要将透视机移出或移进，当术者在操作时，可以快速进行透视检查以确定工具的位置以及距离硬膜外间隙的远近。解剖上后侧椎间隙呈凸起状，钝性器械能很好地被限制在间隙内，但是锐性器械在用力时可能会穿出椎间隙。在侧

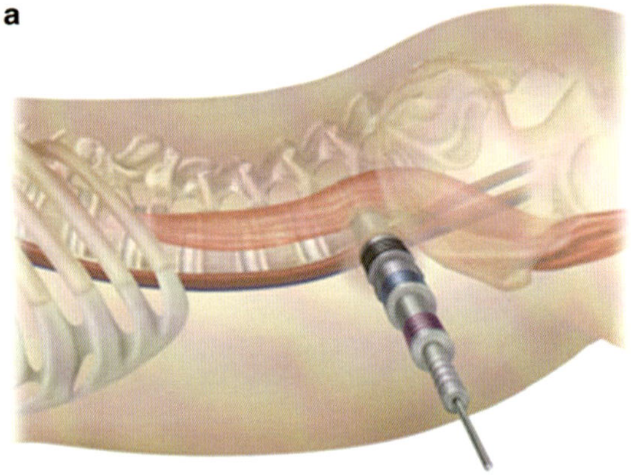

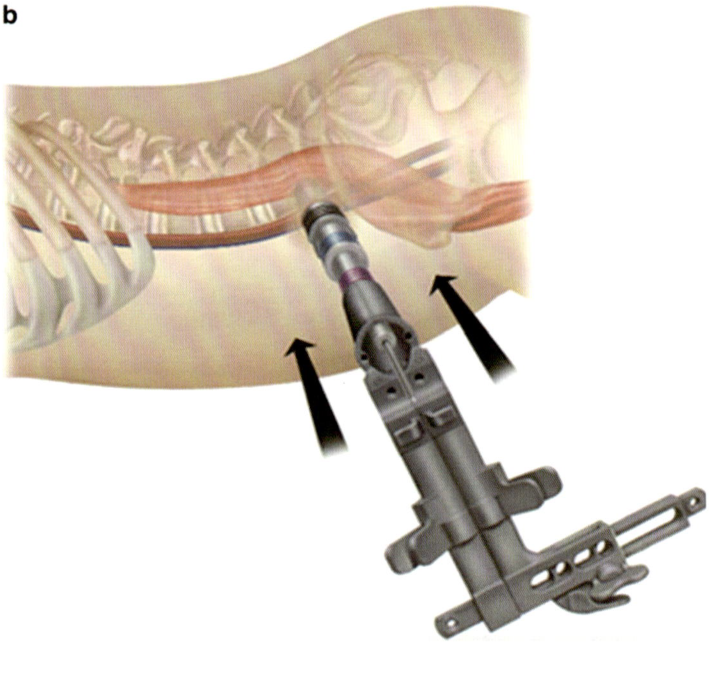

图 34.8 （**a,b**）图示扩张通道和放置最终的拉钩

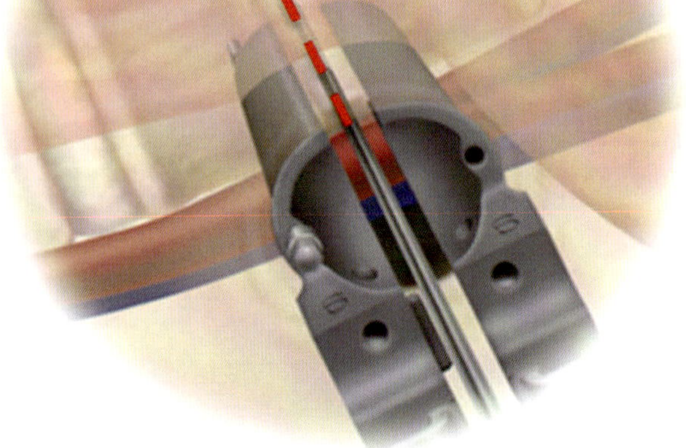

图 34.9 图示拉钩沿椎间隙方向放置，从而可以充分对椎间隙进行操作并安放内植物

方入路和前方入路时同样如此（图 34.11）

12. 间盘切除后，用钝头终板刮勺或 Cobb 骨膜起子轻锤或手敲松解对侧纤维环。可以在从后至前的几个位置上进行纤维环松解，但是需要小心，不要在太靠前方的位置进行松解，因为在右侧腔静脉位于椎间隙的前侧方（图 34.12）。

13. 逐级用试模撑开椎间隙，在椎间隙施加适当的张力，以达到间接减压的目的（图 34.13）。

14. 一旦在试模后选定椎间融合器大小，则在透视引导下将其打入椎间隙。在透视下用锤轻轻打入的初始阶段角度是倾斜的。

当内植物开始倾斜地置入椎间隙时，如果术者需要，向内打入过程中垂直旋转持器，使内植物垂直置入椎间隙而不是倾斜置入。前后位 X 线透视下将内植物置入到最终位置，使内植物最终位于椎间隙中央（图 34.14）。

a

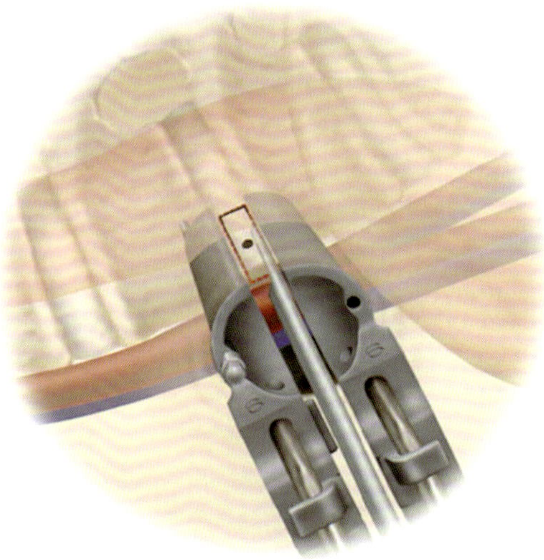

b

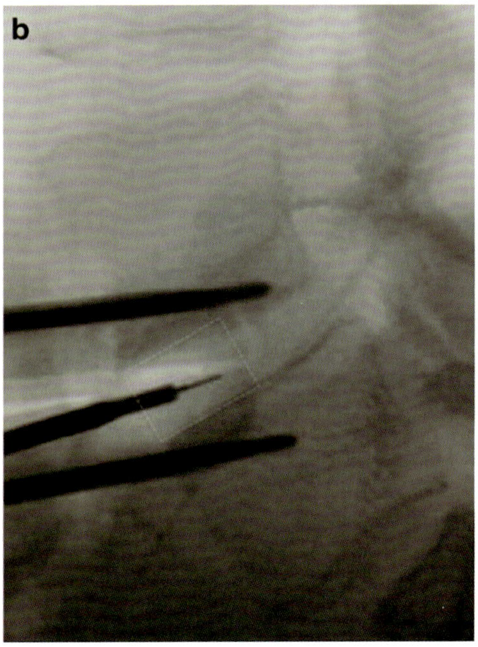

图 34.10　（a,b）图示行纤维环切开术以及对应的侧位透视影像

a

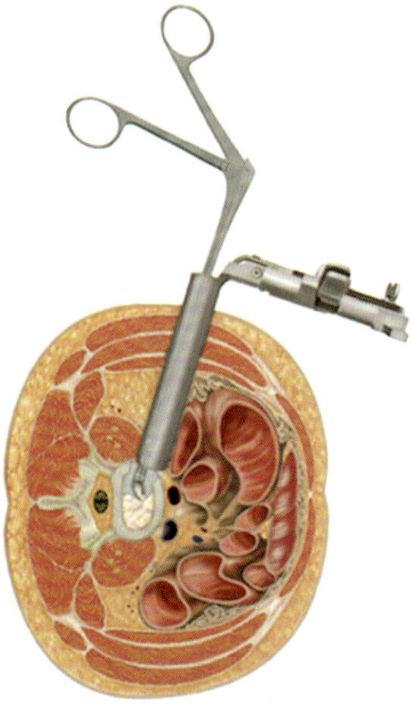

b

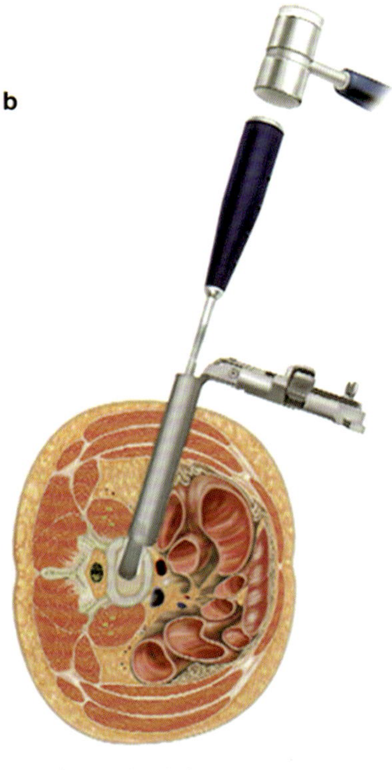

图 34.11　（a,b）间盘切除和终板准备

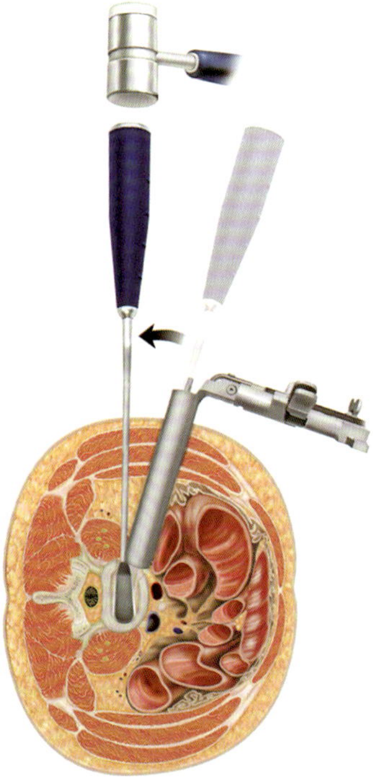

图 34.12　轴位图示对侧血管的位置以及行对侧纤维环松解的“安全区”

a

d

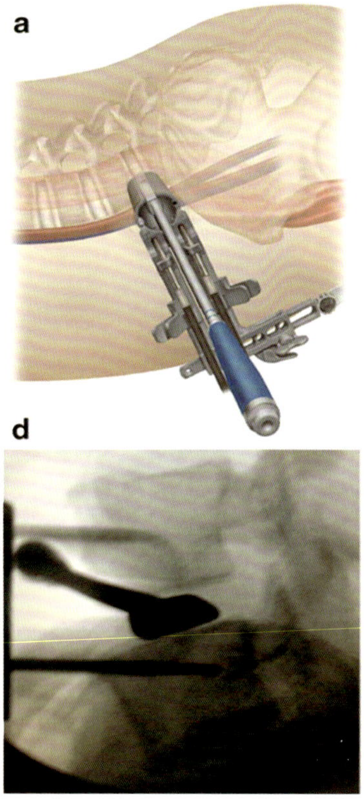

b

c

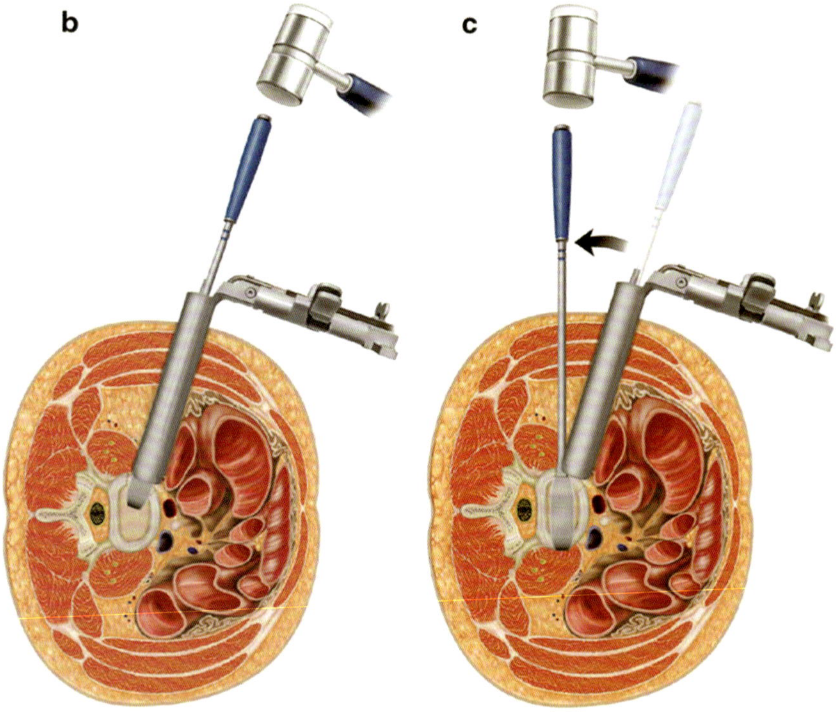

图 34.13 （a~d）逐级试模图示

a

b

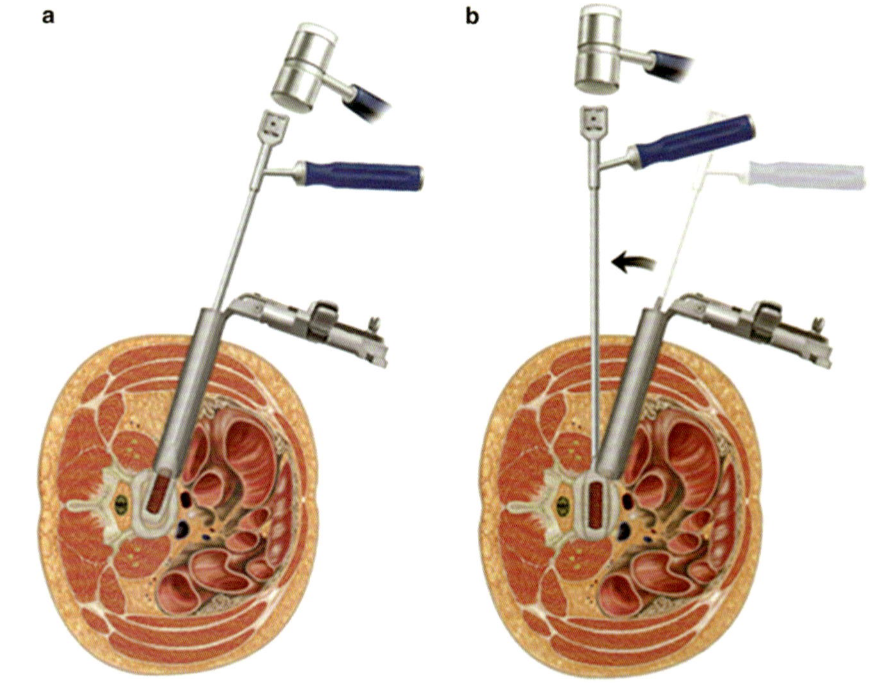

c

d

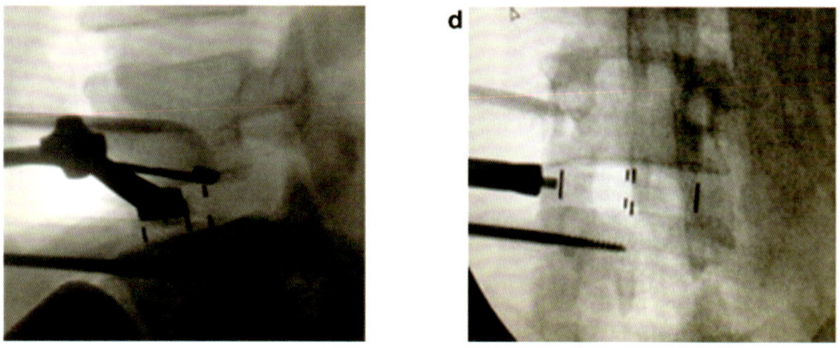

图 34.14 椎间融合器的置入。（a）初始时，内植物倾斜置入椎间隙。（b）当进入后，垂直旋转使其成为纯外侧方向置入。（c,d）内植物最终的位置

15.之后移除拉钩，在直视下去除固定桩子，观察有无出血。用微乔线连续缝合关闭切口，首先将腹内斜肌紧紧对合，之后缝合腹外斜肌和筋膜。仔细关闭肌肉和筋膜层可以避免术后切口疝的发生（图 34.15）。

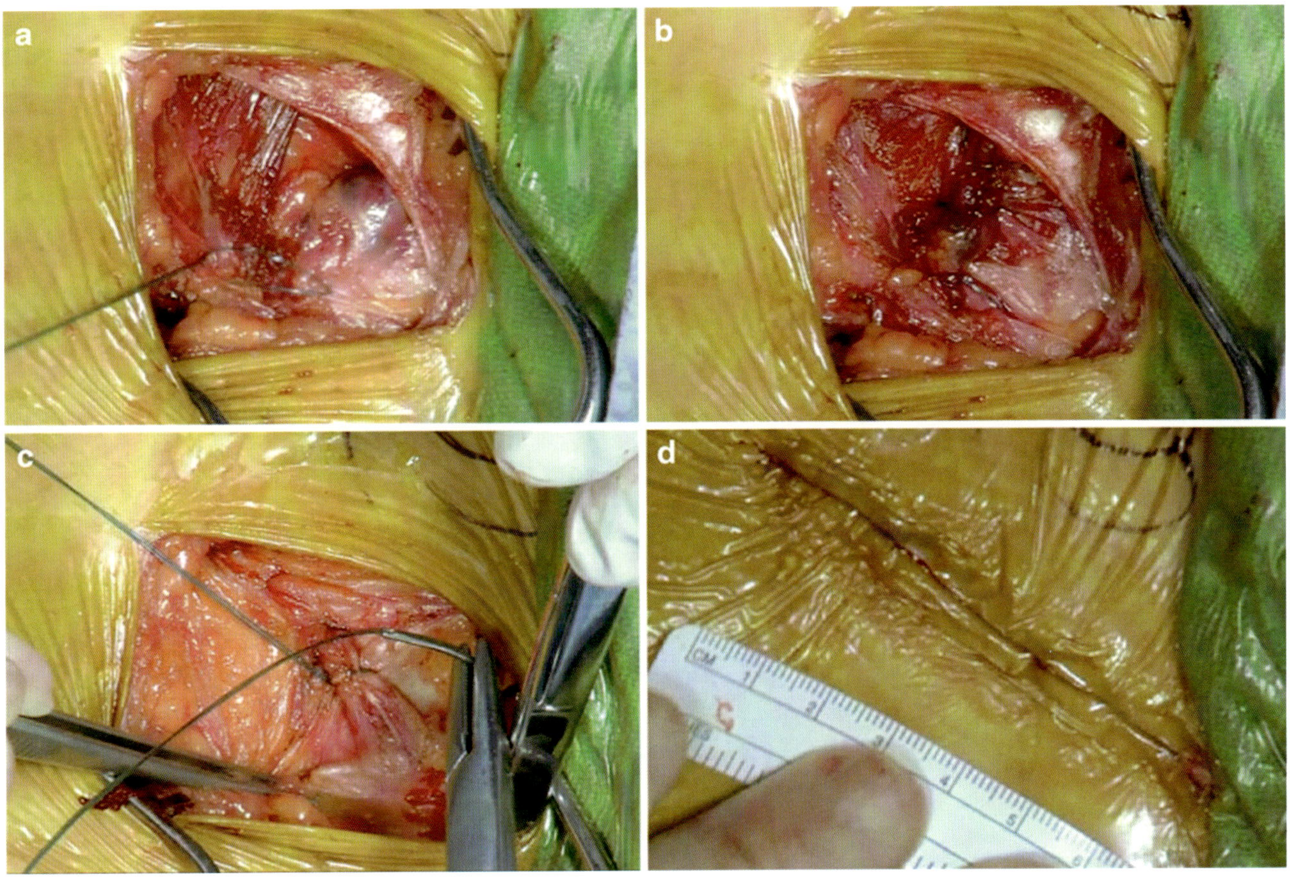

图 34.15 （**a~d**）连续缝合关闭切口

（郎　昭 译）

参考文献

1. Quraishi NA, Konig M. Access related complications in anterior lumbar surgery performed by spinal surgeons. Eur Spine J. 2013;22:S16–20.
2. Davis TT, Hynes RA, Fung DA, Spann SW, MacMillan M, Kwon B, Liu J, Acosta F, Drochner TE. Retroperitoneal oblique corridor to the L2-S1 intervertebral discs in the lateral position: an anatomic study. J Neurosurg Spine. 2014;21(5):785–93.
3. Jasani V, Jaffray J. The anatomy of the iliolumbar vein. J Bone Joint Surg Br. 2002;84-B:1046–9.

35 L5-S1 腹膜后外侧斜入路

Richard A. Hynes

L5-S1 斜入路（O51）需要详尽的腹膜后解剖知识，特别是此处和血管结构关系密切。有既往经腹和腹膜后 L5-S1 节段前入路腰椎椎体间融合（ALIF）手术经验的普外科或血管外科的入路医生参与是非常有帮助的，特别推荐给还处于学习曲线中的术者。但是，很多脊柱外科医生也有足够的能力并且习惯于不用入路医生，而自己行前方腹膜后入路 L5-S1 节段 ALIF 手术。

L5-S1 腹膜后外侧斜入路手术本质上是将传统的腹膜外 ALIF 手术移向外侧。L5-S1 腹膜后外侧斜入路对腹膜外间隙的分离明显减少，并且使用半自动拉钩通过一个小切口就可完成。但是，对于刚开始的几次显露还是建议使用标准 ALIF 拉钩系统和标准切口大小。这样脊柱外科医生和入路医生能够快速认识到 L5-S1 腹膜后外侧斜入路和 ALIF 手术之间显露上的相似性。在开始 10~20 个病例显露时，可能会搞不清外侧椎间盘的方位，但是当椎间盘广泛显露后，这个过程会很快变得常规，因为和 ALIF 手术所见没有区别。L5-S1 腹膜后外侧斜入路能够做到微创得多的显露得益于独特的拉钩和患者侧卧位时的解剖优势，这个体位能够使整个腹腔内容物下垂从而远离脊柱，因此比起仰卧位正中切口显露来说需要牵拉腹部的力量明显减少。

1. 首先画出前方到后方的标记，用以显示 L5-S1 椎间隙的倾斜度和前凸。之后继续沿相同方向画线直到腹部。线条倾斜程度可以为术者提供一些信息，以决定要进入前凸的椎间盘中，切口的最尾端需要的位置。第二条线从椎间盘的中央开始画起，其已标记在患者身上。当这条线画至患者腹部时，线的投影垂直于地面。这条线代表了椎间盘在腹部真实的节段水平（图 35.1）。

2. 如图，切口的位置在上述两条线之间，离髂前上棘和骨盆 1~2 指宽（取决于患者的胖瘦），从后方头侧至前方尾侧。切口的位置有很大的变异性，因为可以根据需要向上延伸到更高的脊柱节段，也可以向远端到达耻骨联合（图 35.2 a,b）。

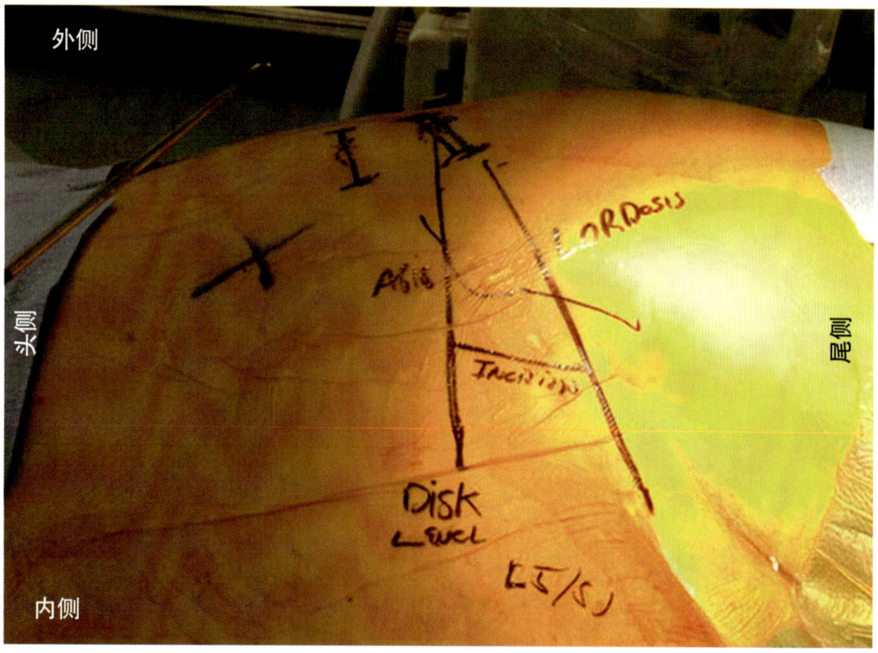

图 35.1 图示在行切口前皮肤上的标记线，用以确保 L5-S1 椎间隙得到充分暴露

3. 根据患者的个体差异，术者会遇到腹外斜肌或腹外斜肌腱膜和筋膜。打开这些结构显露肌肉。如同在 L2-L5 外侧斜入路中所述，使用手指钝性分离腹膜后间隙，完成相应显露。使用两个手指技术进行更广泛的显露以安放拉钩。在分离过程中输尿管很容易显露，因此从头侧至尾侧广泛的腹膜后分离对保护输尿管是很有帮助的，可以在向前方游离时保持输尿管附着在后腹膜上（图 35.3）。

4. 当用两个手指沿骨盆向下分离穿过腰大肌时，腰大肌会被多次从脊柱上推开离开骨盆。沿骨盆继续向前分离，同时感受明显的髂总动脉搏动。髂总静脉位于动脉内侧。越过搏动的髂总动脉后用手指继续轻柔分离，注意静脉在骶骨岬和 L5/S1 椎间隙水平刚好位于动脉的内侧（图 35.4a,b）。

5. 接着将带光源的拉钩向下放置到脊柱前方，即可显露在椎间盘和骶骨前方的外膜层（图 35.5）。

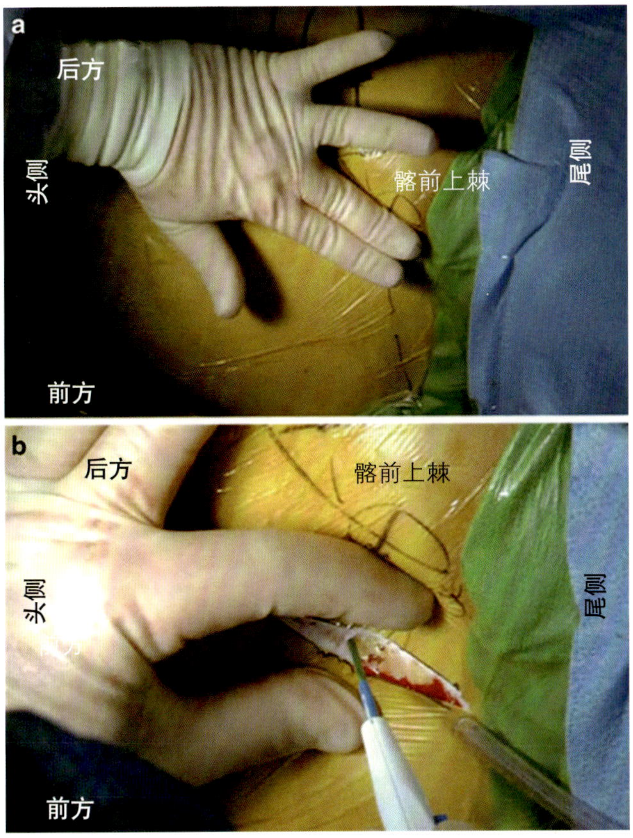

图 35.2 （a,b）示推荐的皮肤切口

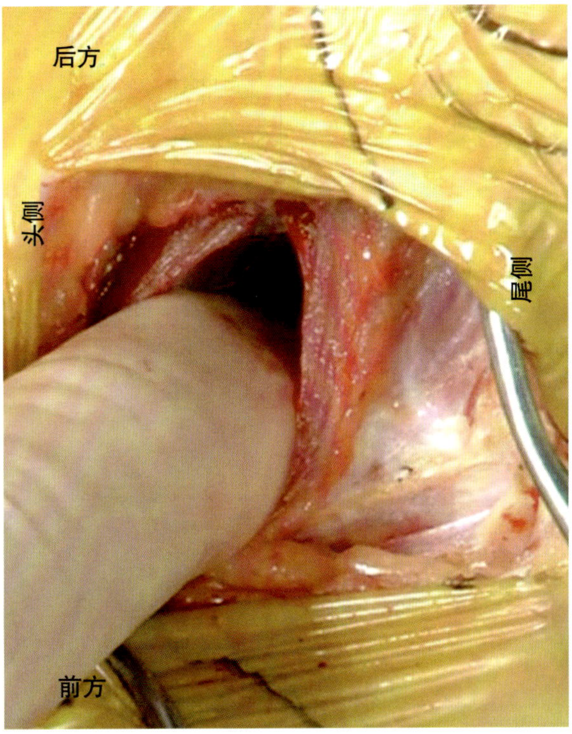

图 35.3 手指在腹膜后间隙行钝性分离

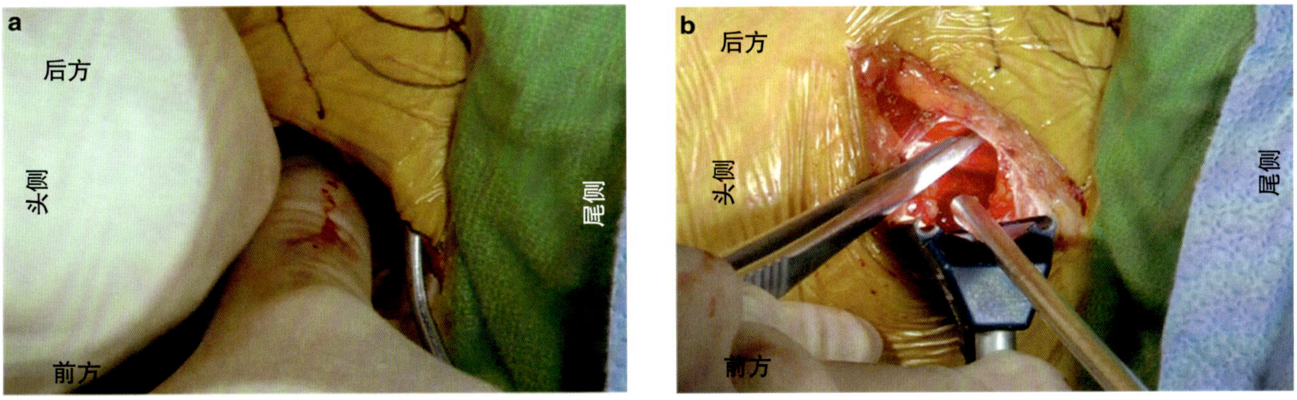

图 35.4 （a）两个手指分离组织进入腹膜后间隙。（b）显露后的髂总动脉

6. 这一层次中存在上腹下神经丛和交感神经丛的成分。这一薄的外膜层将髂总静脉附着固定在纤维环上，必须在向后牵拉静脉前将其游离。在这一层次中操作，普遍可以接受的方式是轻柔的钝性分离和避免使用电凝，这样可以减少对上腹下神经丛和静脉结构的损伤。

7. 因为 L5-S1 腹膜后外侧斜入路手术进入 L5/S1 椎间盘的通道同经典的仰卧位 ALIF 手术相同，都是在主动脉分叉下方的间隙进入，因此不需要识别或结扎髂腰静脉，这是因为向后外侧牵拉左髂动静脉不会导致髂腰静脉牵拉和造成可能的撕裂。L4/5 节段的 ALIF 术行前方牵拉，游离大血管获得椎间盘入路时，有可能损伤髂腰静脉，因此在牵拉前必须显露此静脉。在 L5-S1 腹膜后外侧斜入路时，椎间隙的入路同传统 ALIF 手术类似，而在 L4/5 节段，因为内植物斜向置入，因此不需要游离血管。

8. 在外膜层松解之后，置入侧方或后方的拉钩挡片，挡片的 D' Errico 边缘放置在髂静脉下方。这是 ALIF 术或 L5-S1 腹膜后外侧斜入路手术最重要的步骤，以确保左髂动静脉被安全地保护并被牵开。如果不松解外膜层，髂静脉前方的突出部分在拉钩挡片下会被牵拉变扁，而不是向后方游离（图 35.6）。

9. 挡片存在一个仰角，因此能 360° 全视野地看到固定桩子的安放。术者可以在直视下选择在 L5 椎体或骶骨上置入一根固定桩子，确保没有血管边缘被固定桩子勾住。此外，固定桩子是钝头的，因此能够将血管结构推开，平滑的螺纹也能防止卷入软组织。螺纹被锤入或拧入椎体，固定在一侧的挡片（图 35.7）。

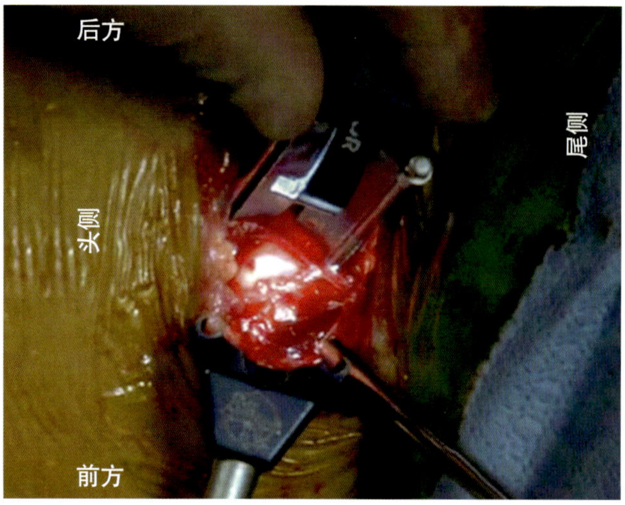

图 35.5 显露完成的位于 L5-S1 椎间隙水平的脊柱前方

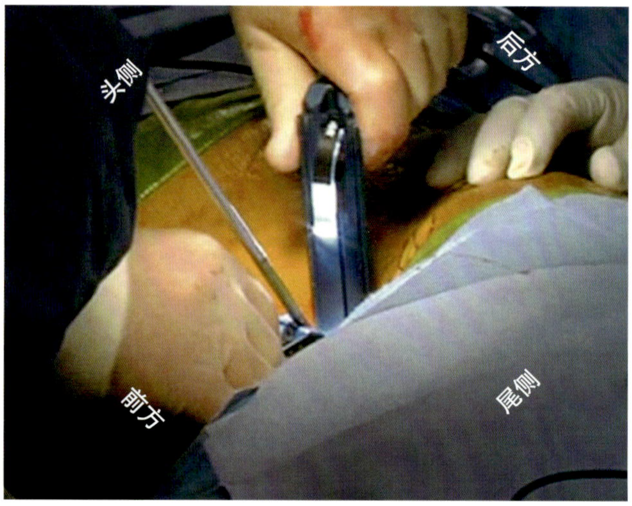

图 35.6 在髂静脉下放置侧方拉钩

10. 顺序放置拉钩，首先放置 Hohman 型钝头挡片。它包绕椎间隙右侧，可以很容易地保护右侧血管，因为相比左侧血管而言，右侧血管的位置已经靠后方了（图 35.8）。

11. 第三个和最后一个挡片放置在 L5 椎体上，以保护主动脉分叉部位。第四个挡片可以靠尾侧放置；但是，通常情况下不需要这样做，因为这样反而会妨碍手术工具的活动范围（图 35.9）。

12. 自动拉钩能够减少对周围腹部组织的压力。因为自动拉钩的灵活性，挡片可以围绕固定桩子旋转，从而有更大的活动度和角度使术者能够做到更微创的显露，同时还能置入传统的 ALIF 椎间融合器和钢板。

13. 将拉钩安放好，尽量能看到整个椎间盘，通过前后位透视影像定位椎间隙中线仍然是非常有用的做法，在椎间盘切除以及最终放置椎间移植物和钢板时有助于定位方向（图 35.10）。

14. 用 X 线确认椎间隙中央的起始点后行纤维环切开术。纤维环必须从椎间盘和椎体的边缘方形切开，以避免“瓣阀”现象。所谓“瓣阀”现象，就是在撑开器和最终的内植物进出椎间隙时未被切除的纤维环边缘会将其卡紧（图 35.11a,b）。

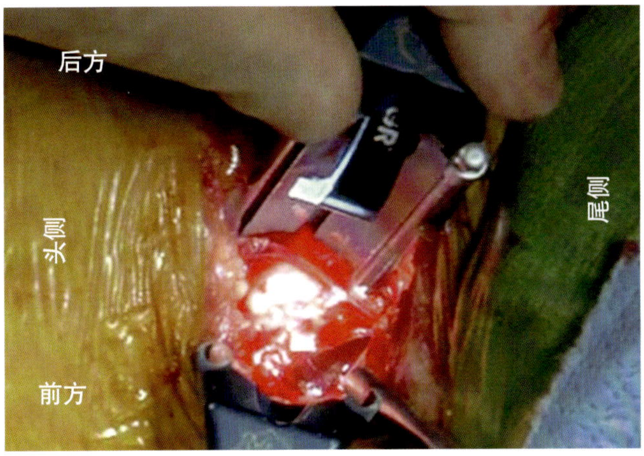

图 35.7 在 L5 椎体上安放及固定侧方挡片后 L5-S1 椎间隙图像

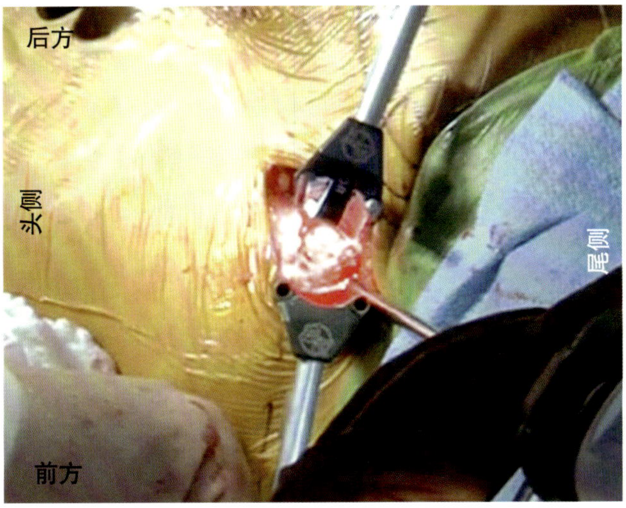

图 35.8 图示放置在侧方的挡片和椎间隙

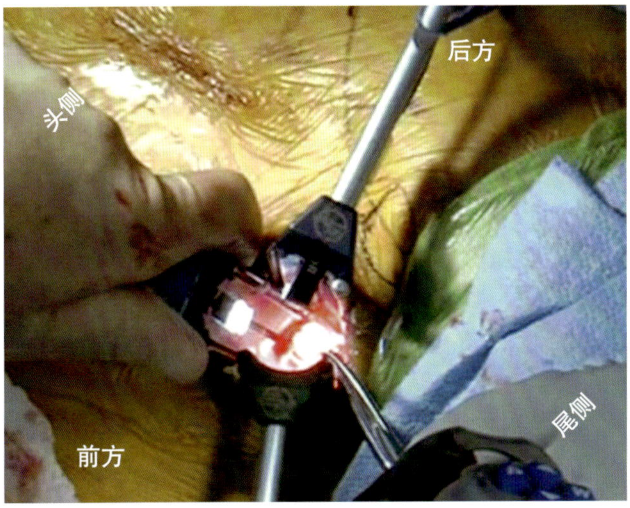

图 35.9 放置头侧挡片

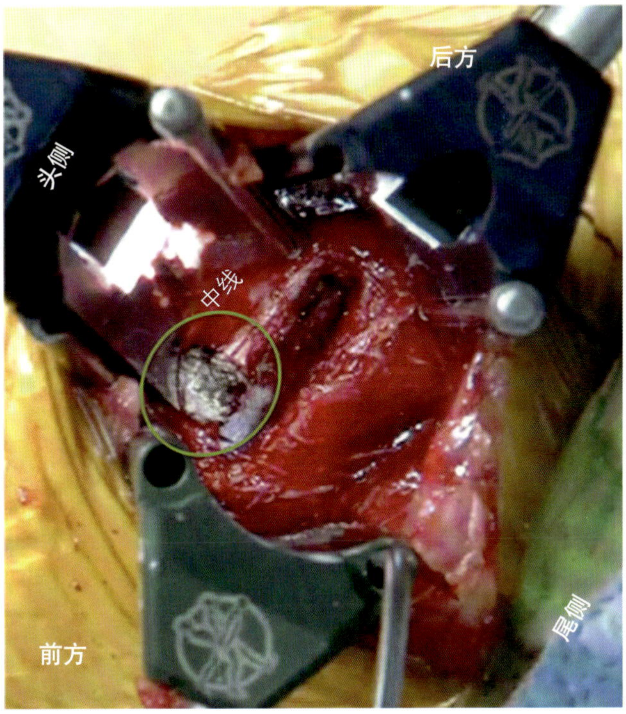

图 35.10 电凝标记椎间隙中线，有助于对椎间隙操作时定位方向

15. 使用常规方式行椎间盘切除，但要意识到术者有时会倾斜于椎间隙操作，有时在间隙内的后方操作。当倾斜操作时可能会穿透后方纤维环进入到硬膜外间隙或神经根孔。尽管如此，因为没有必要将透视机移出或移进，当术者在操作时，可以快速进行透视检查以确定工具的位置以及距离硬膜外间隙的远近（图 35.12）。

16. 逐级用试模撑开椎间隙，在椎间隙施加适当的张力，以达到间接减压的目的（图 35.13a,b）。

17. 一旦在试模后选定椎间融合器大小，则在透视引导下将其打入椎间隙（图 35.14）。

18. 一旦将内植物放置到位，在直视下去除固定桩子后取出拉钩挡片，如果需要则在针眼中置入蛋白凝胶或明胶海绵。用不可吸收缝线连续逐层缝合关闭切口，皮肤行美容缝合（图 35.15）。

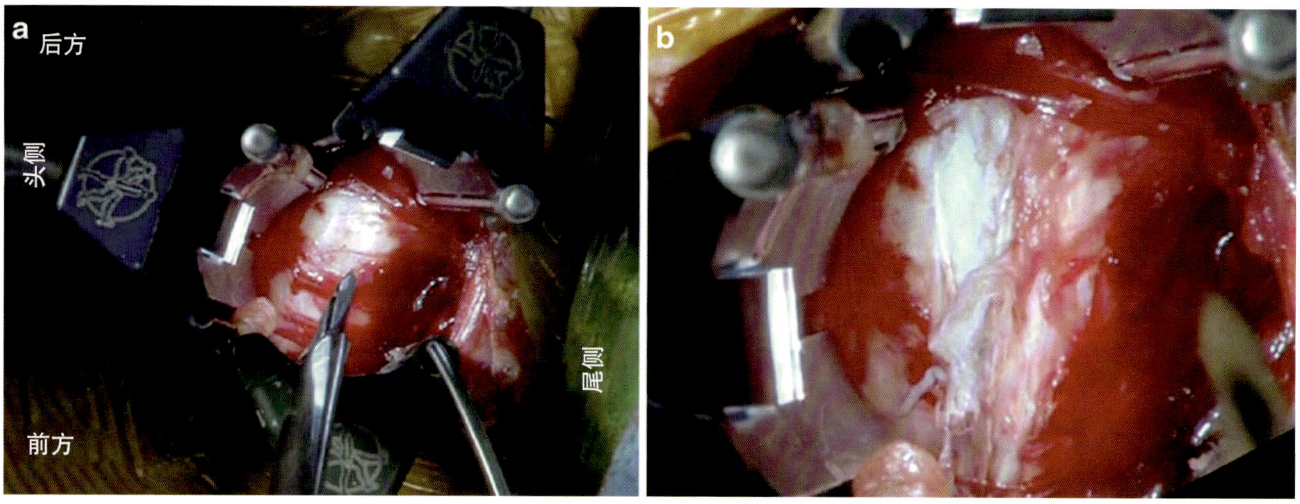

图 35.11 （**a,b**）操作完美的纤维环切开术是将两侧终板的纤维环都切除干净，从而避免在试模和内植物置入时出现“瓣阀”效应

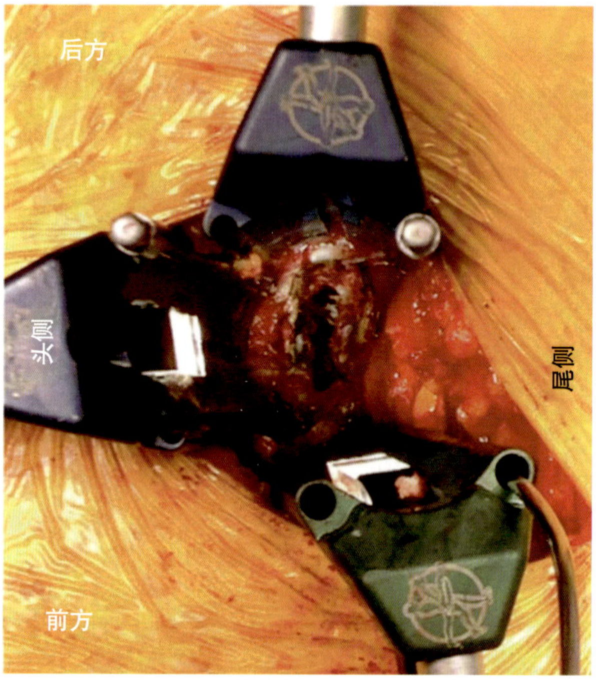

图 35.12 图示完整的椎间盘切除

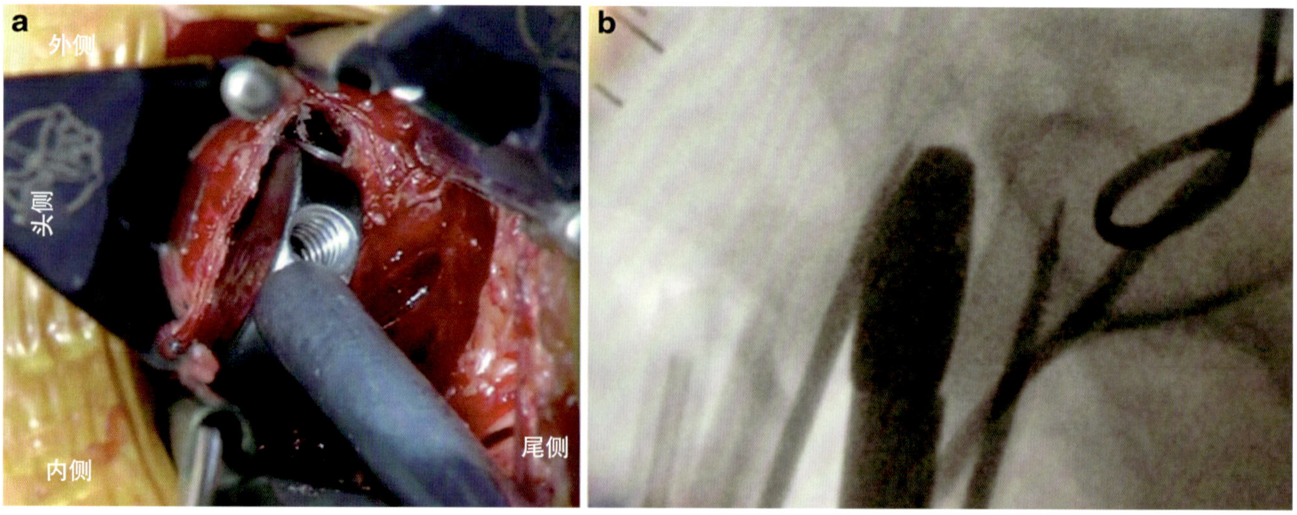

图 35.13 （**a,b**）使用试模撑开椎间隙明确内植物高度

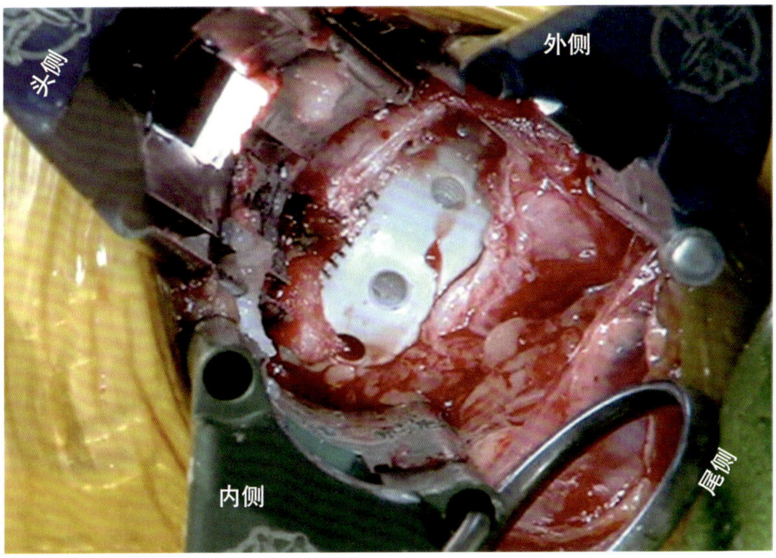

图 35.14　最终置入椎间内植物

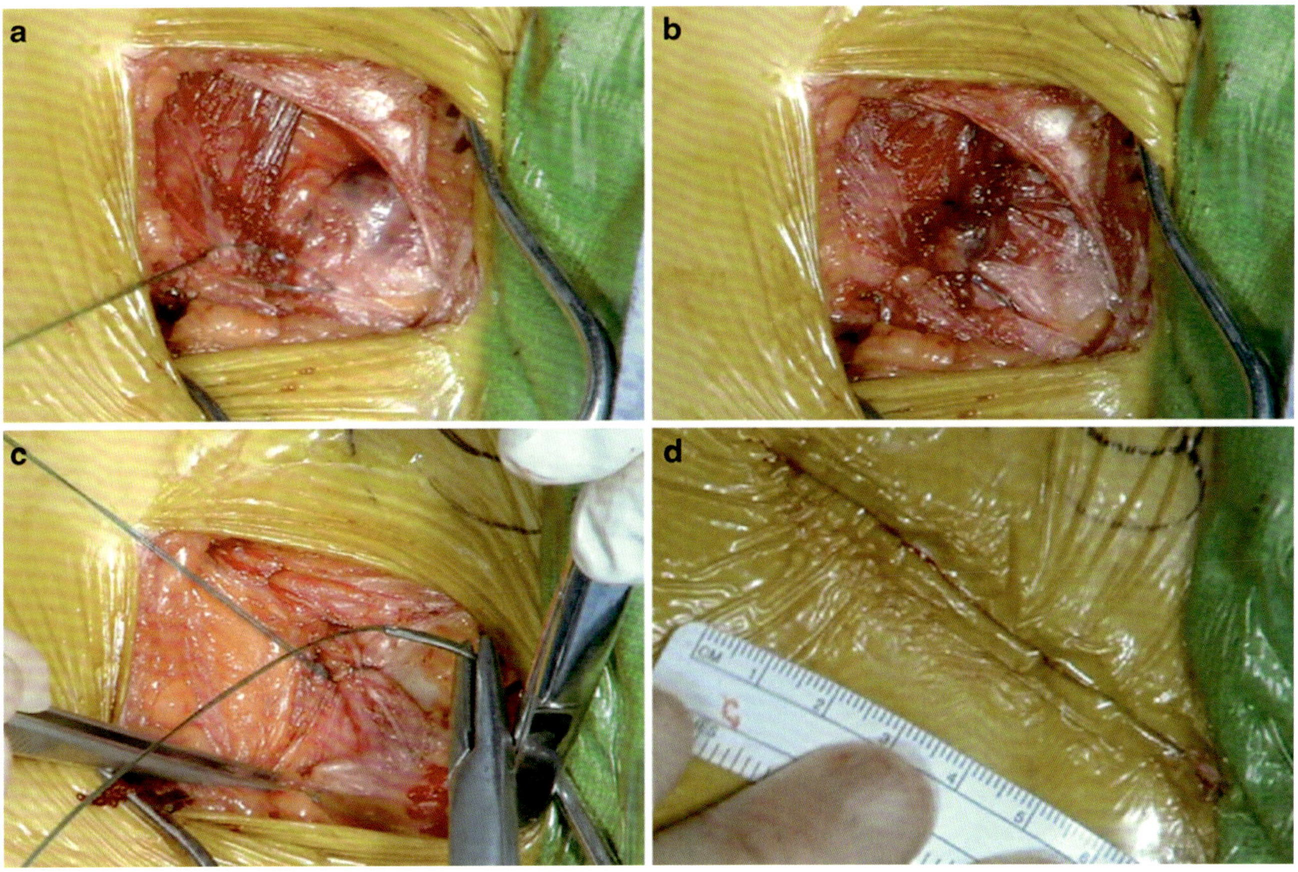

图 35.15 （a~d）四幅图像显示拉钩挡片去除后逐层关闭切口

（郎　昭 译）

参考文献

1. Quraishi NA, Konig M. Access related complications in anterior lumbar surgery performed by spinal surgeons. Eur Spine J. 2013;22:16–20.
2. Davis TT, Hynes RA, Fung DA, Spann SW, MacMillan M, Kwon B, Liu J, Acosta F, Drochner TE. Retroperitoneal Oblique Corridor to the L2-S1 Intervertebral Discs in the Lateral Position: an anatomic study. J Neurosurg Spine. 2014;21(5):785–93.
3. Jasani V, Jaffray D. The anatomy of the iliolumbar vein. J Bone Joint Surg Br. 2002;84-B:1046–9.

36 上腹下交感神经丛

Robert G.Watkins, III

主动脉前交感神经丛是胸腰段交感神经丛的延续，它在腹膜后间隙沿主动脉和椎体前方向下延伸即形成主动脉前交感神经丛（图 36.1）。下腹下交感神经丛位于 L3-L4 水平，而上腹下交感神经丛则位于 L4-S1 水平。上腹下交感神经丛有明显的解剖变异[1]。因为上腹下交感神经丛纤维在主动脉分叉处跨过 L5-S1 椎间盘，所以大多数纤维常常毗邻左髂动脉。这些纤维可能表现为多股的形式，也可表现为单根神经干。上腹下交感神经丛包含有泌尿生殖系统的交感神经功能。

泌尿生殖系统的副交感神经功能来源于 S1-L4 神经根形成的盆腔内脏神经。躯体功能来源于 S1,S2,S3,S4 神经根，主要通过阴部神经传导。

射精主要是交感神经功能，而勃起主要是副交感神经功能，通过控制阴茎的血管来实现。交感神经丛受损会导致逆向射精和不育。尽管交感神经纤维对输精管的运动也有一些影响，对于精子从附睾到精囊的运输起到重要作用[2]，但损伤上腹下交感神经丛最主要的后果还是膀胱颈不适当的关闭造成的逆向射精[2]。

逆向射精的病生理过程已被阐明。膀胱颈–尿道结合部的肌肉成分是膀胱肌肉的延续。从前列腺和射精管分泌到后尿道的精液刺激腰骶部脊髓的传入神经，之后通过自主和躯体神经通路发出传出的运动冲动。尽管副交感神经会主动的舒张外括约肌，同时躯体神经使生殖器和会阴肌肉开始不自主的节律性收缩，但是如果缺乏交感神经的刺激，膀胱颈肌肉的不自主闭合则无法维持。压力差使液体流入膀胱。逆向射精的预后是良好的[3]，并且膀胱穿刺技术已经用在难治性病例中用于获取精子。不伴逆向射精的真性不育的发生率不明。损伤上腹下交感神经丛不会造成阳痿或勃起功能障碍。以下方法可以避免损伤腹下交感神经丛[4]：

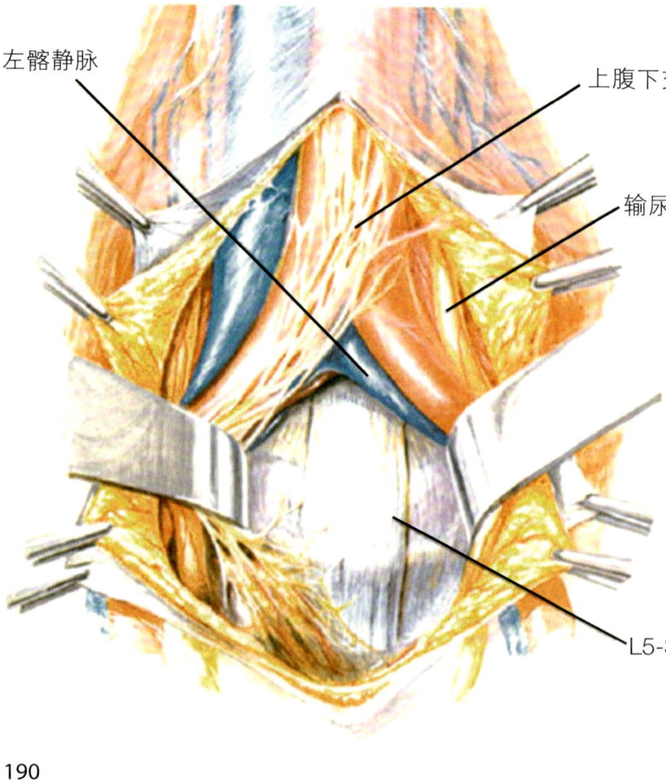

图 36.1 主动脉分叉内的上腹下交感神经丛。避免损伤腹下交感神经丛的方法：(1) 使用钝性分离、牵开和平搓去除骶骨岬的椎前组织。(2) 对于经腹正中入路，打开后腹膜要非常小心，并且要从右向左钝性分离椎前组织。(3) 使用平搓和钝性分离牵开骶正中动静脉，而不要使用电凝。在 L5-S1 椎间盘前表面避免使用电凝。如果血管很粗，可使用血管夹或缝线结扎。(4) 高于主动脉分叉水平打开后腹膜，之后沿骶骨岬表面向下延伸切口，这样做能获得更好的视野并且更容易牵开组织

1. 对于经腹正中入路，打开后腹膜要非常小心，并且要从右向左钝性分离椎前组织[5]。

2. 高于主动脉分叉水平打开后腹膜，之后沿骶骨岬表面向下延伸切口，这样做能更容易地看到并牵开组织[2-5]。

3. 使用钝性分离、牵开和平搓去除 L5-S1 椎间盘的椎前组织。

4. 使用平搓和钝性分离牵开骶正中动静脉，而不要使用电凝。如果血管很粗，可使用血管夹或缝线结扎。

5. 在 L5-S1 椎间盘纤维环清晰暴露之前，不要用刀在 L5-S1 椎间盘前方做横向切割。

6. 在主动脉分叉内避免使用电凝。

（郎　昭　译）

参考文献

1. LaBate JS: The surgical anatomy of the superior hypogastric plexus—"presacral nerve." Surg Gynecol Obstet 67:199, 1938.
2. Johnson RM, McGuire EJ: Urogenital complications of anterior approaches to the lumbar spine. Clin Orthop 154:114–118, 1981.
3. Flynn JC, Hoque A: Anterior fusion of the lumbar spine. J Bone Joint Surg 61A(8):1143–1150, 1979.
4. Duncan HMM, Jonck LM: The presacral plexus in anterior lumbar fusion of the lumbar spine. S Afr J Surg 3(2):93–96, 1965.
5. Freebody D, Bedall R, Taylor RD: Anterior transperitoneal lumbar fusion. J Bone Joint Surg 53B:617–627, 1971.

37 骶骨整块切除术

Katsuro Tomita, Hiroyuki Tsuchiya, Norio Kawahara, Masahiko Hata ,
Hideki Murakami

骶骨肿瘤切除若要达到无瘤的切除边界有时会对外科医生造成一些困难。有些低度恶性的肿瘤（如脊索瘤或软骨肉瘤），即使在原发部位呈侵袭性生长，也很少会发生转移。由于骶骨与腰骶神经丛、血管以及盆内脏器的解剖关系，切除骶骨肿瘤要达到治愈的目的可能比较困难。重建骨盆与脊柱的连续性同样困难。但是，骶骨整块切除术，可以降低肿瘤致命的局部复发，因而适用于骶骨肿瘤的治疗。本章中，我们介绍了骶骨肿瘤的分类方法以及用 T-saw（译者注：编织线锯）进行部分和全部骶骨整块切除的方法[1,2]。

骶骨肿瘤的外科分期

对于恶性骶骨肿瘤而言，尽管希望手术能够达到广泛的切除边界，但有时为了防止骶骨切除后发生膀胱 - 直肠功能障碍或丧失脊柱骨盆的稳定性而仅将肿瘤进行不彻底的切除。由于肿瘤切除不彻底可能造成局部肿瘤复发，进而危及患者的生命，因此即使“牺牲”稳定性和腰骶神经也应彻底地切除骶骨肿瘤。

Enneking 提出了骨骼肌肉系统肿瘤的外科分期系统[3]。良性 3 期侵袭性肿瘤，如骨巨细胞瘤可以行边缘或囊内切除；而低度恶性肿瘤，如脊索瘤和软骨肉瘤，理想状态下应行广泛切除或至少边缘性切除，否则仅行病变内切除必将出现局部复发从而导致治疗失败或危及生命[4]；高度恶性肿瘤，如骨肉瘤、恶性纤维组织细胞瘤、Ewing 肉瘤，如果可行的话应该在反应区外进行更彻底的切除。除手术切除之外，综合治疗还应包括化疗和 / 或放疗。

骶骨切除术后的功能障碍

根据骶骨切除水平的不同，术后可能造成不同程度的神经功能障碍和骶髂关节稳定性的丧失（图 37.1）。

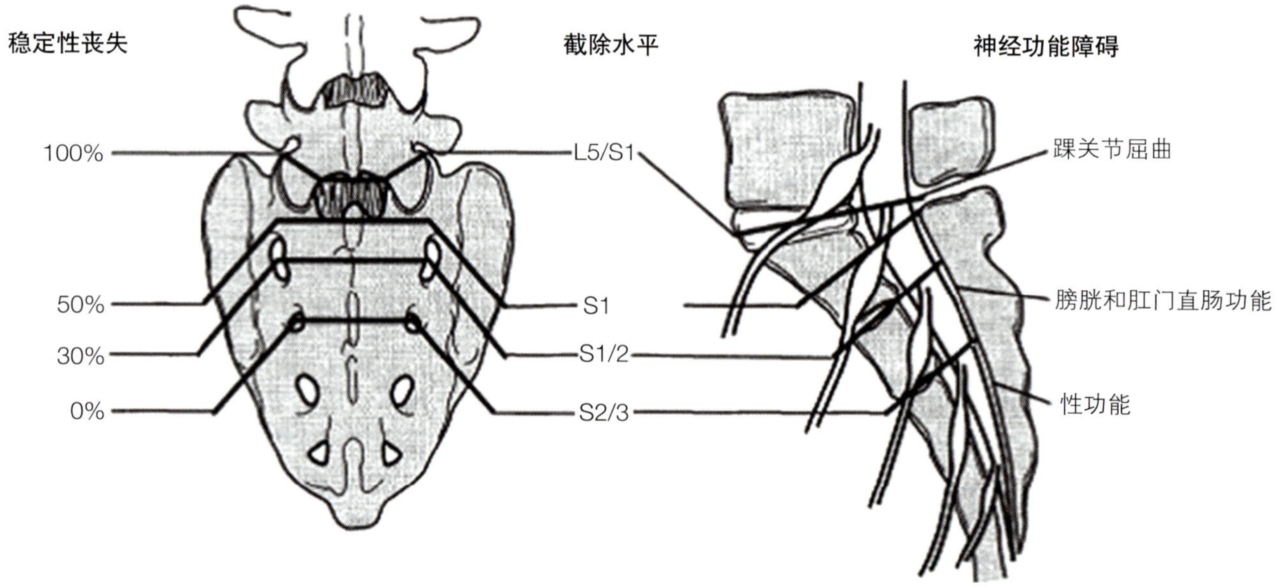

图 37.1　骶骨切除水平和功能障碍

1. 神经功能障碍

在 S2 和 S3 之间截除骶骨，由于损失 S3 以下的骶神经，因而术后可造成性功能障碍；在 S1 和 S2 之间截除则由于损失 S2 以下的骶神经而引起膀胱 - 直肠功能障碍；在 L5 和 S1 之间将骶骨完全切除，可引起骶神经功能的全部丧失，若 L5 以上的神经可以保留的话，则术后仍有行走功能。在 S3 下缘以远截除骶骨不会引起括约肌功能障碍，但若损失双侧的 S2、S3 和 S4 神经根，则可导致二便失禁和男性阳痿。应该将这些风险告知拟行高位骶骨截除术的患者。若仅保留一侧的 S2 神经根，则括约肌的控制功能减弱但仍可存在[5,6]，而同时保留一侧的 S2 和 S3 神经根却显然没有这样的效果[7,8]。患者可以通过自行导尿或增加腹压控制排尿，通过使用灌肠剂控制排便。有作者认为保留单侧的 S2 神经根即可保持完全的肛门直肠控制力，但另有作者则认为当双侧 S2 神经根都保留时[9]，括约肌功能障碍才是轻度并可恢复的，因此，导致这些功能障碍的确切机制目前仍有争议[10]。最后，术后早期开始康复治疗，经过 1 年左右可能恢复正常的膀胱功能[11]。

2. 稳定性丧失

骶骨肿瘤切除之后，需要根据脊柱与骨盆之间稳定性损失的程度进行相应的重建。骶髂关节保留与否对脊柱与骨盆之间的稳定性有重大的影响。Gunterberg 等人用尸体标本进行的研究表明，从 S1 以远截除骶骨，骨盆后弓的稳定性下降约 30%，而从 S1 水平截除骶骨，则稳定性下降约 50%[12]。如果在 S2 以远行骶骨切除，骨盆后弓的自身稳定性可得以保持。根据我们的经验，经过 S1 切除骶骨后，建议采用植骨和骶骨棒进行稳定性的重建，以防止骶骨体由于剪力造成骨折。骶骨整块切除后，骶骨与骨盆之间的稳定性需要与脊柱内固定和植骨结合起来进行重建。

骶骨肿瘤手术的外科分类（图 37.2）

根据肿瘤的范围和骶骨切除的水平，我们将骶骨肿瘤手术分为 4 型：

Ⅰ型，骶骨低位切除：经 S2 以远水平切除骶骨；

Ⅱ型，骶骨高位切除：经 S1 或 S1-S2 水平切除骶骨；

Ⅲ型，全骶骨切除：如果肿瘤侵犯 S1，则经 L5-S1 水平将整个骶骨切除；

Ⅳ型，骶骨扩大切除：如果肿瘤累及范围超过骶髂关节或向腰椎蔓延，则在行全骶骨切除的同时切除受累的髂骨、椎骨或骨盆内器官。

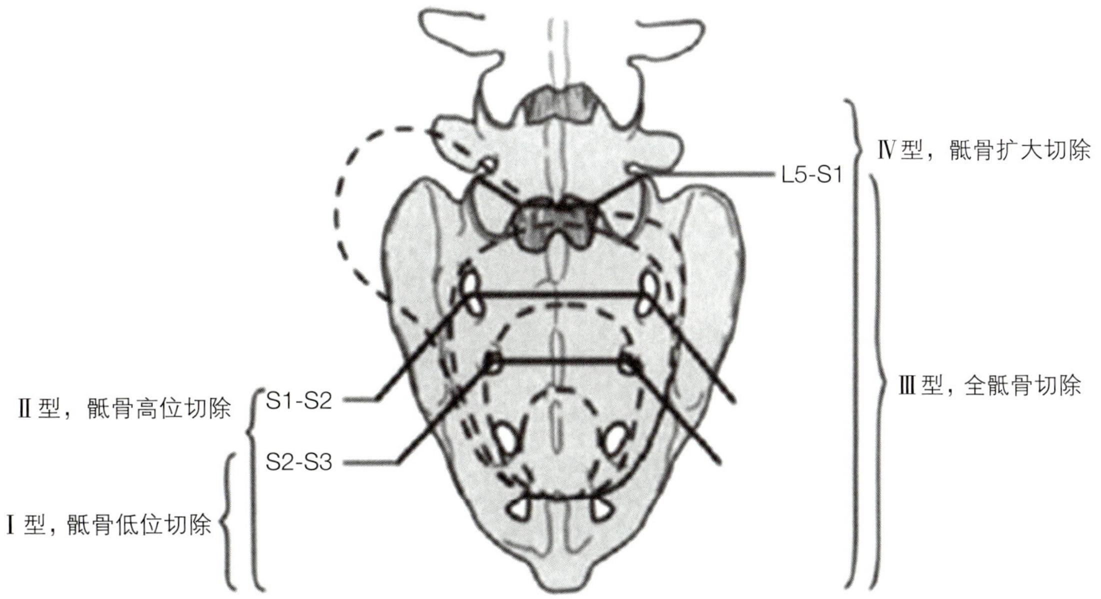

图 37.2 骶骨肿瘤手术的外科分类

手术技术

骶骨整块切除术有两个主要的入路：后侧入路和前后联合入路。后侧入路适用于Ⅰ型和Ⅱ型切除，前后联合入路适用于Ⅲ型和Ⅳ型切除。

Ⅰ型：骶骨低位切除

患者俯卧位，在下腰部采用“奔驰”切口（或称倒Y形切口）或后正中直切口（图37.3）。沿尾骨和骶骨切断提肛肌和肛尾韧带。在骶髂关节水平切断双侧臀大肌的止点。在此以远，用电刀切断梨状肌、骶结节韧带和骶棘韧带。此时可显露出腹膜和骶骨前的膜性组织，可用手将之从骶骨前面分离开。完成这些步骤之后，骶髂关节以远的骶骨部分即与周围组织游离开。切除S1、S2的椎板，结扎并切断硬膜和马尾。分别经每侧的S2神经孔导入T-saw，从同侧坐骨大孔穿出，从两侧将骶骨翼截断，然后经已有的截骨线，从S2椎体前方导入T-saw，将S2椎体从腹侧向背侧截断。位于S2以下的病变，用T-saw行简单的横形截骨即可。对于这样的患者，由于手术并未累及骶髂关节，因此没有必要进行重建。但是，当S3以远的骶神经被切除后，患者的性功能或罕见的情况下患者的膀胱功能会出现不同程度的障碍。

Ⅱ型：骶骨高位切除（图37.4）

后侧入路同样采用“奔驰”切口或纵行切口，以获得广泛的显露。用T-saw导向器将之从S1神经孔穿入，从坐骨大切迹穿出（图37.5），然后往复拉动T-saw，将髂骨翼后侧部截断（图37.6）。进行此步操作时，应特别小心臀上血管，必要时可将此血管结扎。用手将骶骨前面与腹膜和骶骨前膜分开之后，将T-saw用导向器从S1神经孔穿出置于骶骨前方，然后将S1和S2之间的椎间盘切开。经过这些步骤之后，骶骨即可从S1-S2水平截断。我们曾有行S1以远切除术后发生S1椎体应力骨折的病例，所以我们通常在切除术后，用双腓骨和骶骨棒置于后侧髂骨翼之间进行重建（图37.7）。

Ⅲ型：全骶骨切除（图37.8）

全骶骨切除是一个非常困难和具有挑战性的

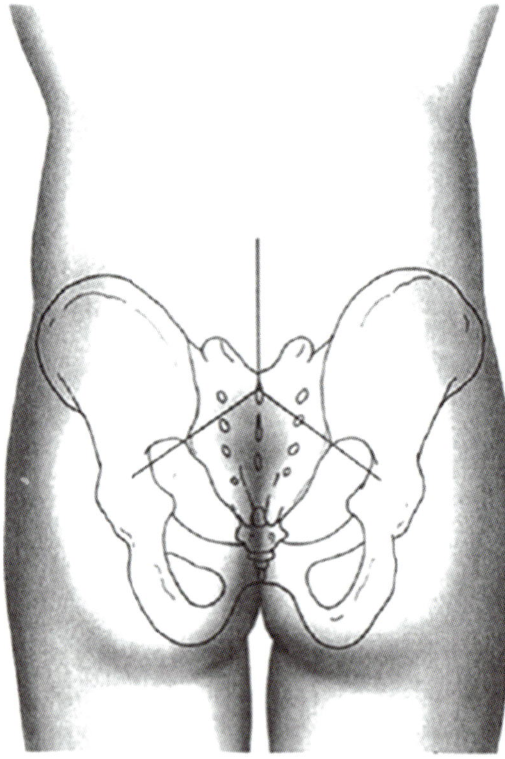

图 37.3 后路皮肤切口（“奔驰”切口）

手术，需要术者具有全面且高超的肿瘤、骨盆和脊柱手术技术。全骶骨切除包括三个步骤：(1)前侧手术；(2)后侧后术，将骶骨整块切除；(3)重建骨盆环和脊柱的连续性。

我们通常采用双侧侧腹部切口，从腹直肌旁经腹膜后到达肿瘤部位，也可采用正中纵切口或横弧形切口（图37.9）。结扎骶正中动脉和双侧髂内动脉，必要时，发自腰椎节段动脉的肿瘤血管也要结扎。但是，应尽可能避免结扎髂内静脉，以防止后路手术时因回流差而大量出血。用电刀切断骶髂前韧带、前纵韧带，切开L5-S1椎间盘（图37.10）。在可行的情况下，将S1和S2神经根在骶前孔水平切断。将T-saw置于L5-S1椎间盘的裂隙内、骶髂关节上或髂骨的截骨线上。T-saw的两端在后路手术时均可很容易地被找到。

第二步从后侧进行，取后侧“奔驰”切口，广泛显露出整个骶骨的后面。先行L5椎板切除，然后在L5-S1水平双结扎硬膜囊，再切断所有附着于骶骨上的韧带。找到T-saw的上端并拉出，往复拉动由内向外将骶髂关节或髂骨锯断（图37.11）用T-saw将L5-S1椎间盘锯开（图37.12）。提起骶骨，用电刀将所有仍然与骶骨相连的组织切断。

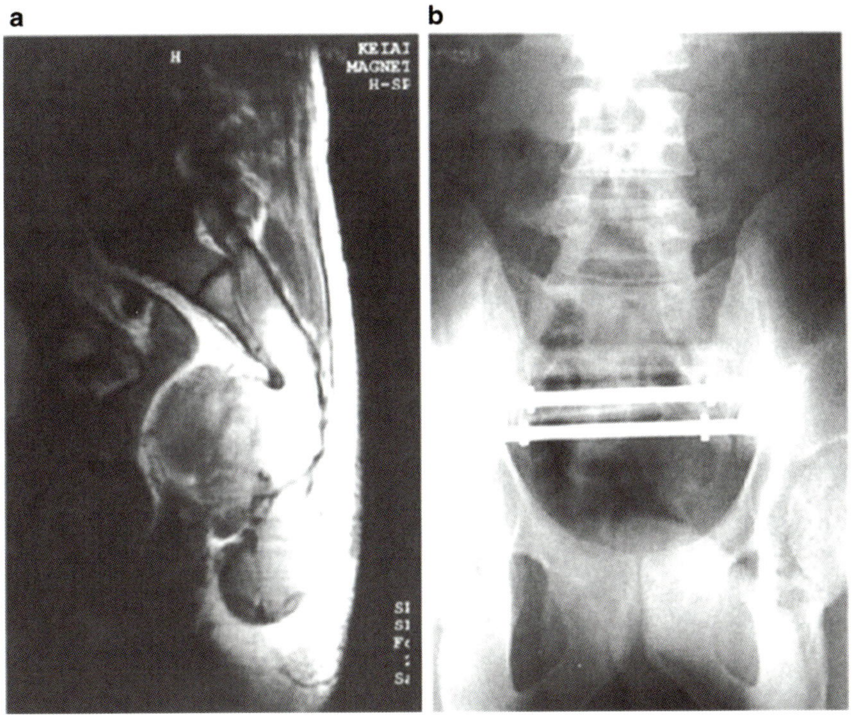

图 37.4 骶骨高位切除。(a) MRI 示脊索瘤向前方蔓延并且进入椎管；(b) 术后 X 线片示用自体腓骨和骶骨棒进行重建

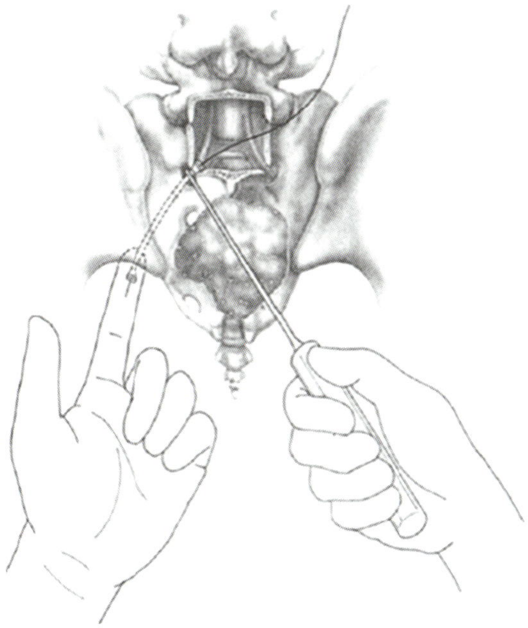

图 37.5 在 S1-S2 之间截骨时将 T-saw 从第一骶孔穿入，从坐骨大切迹穿出

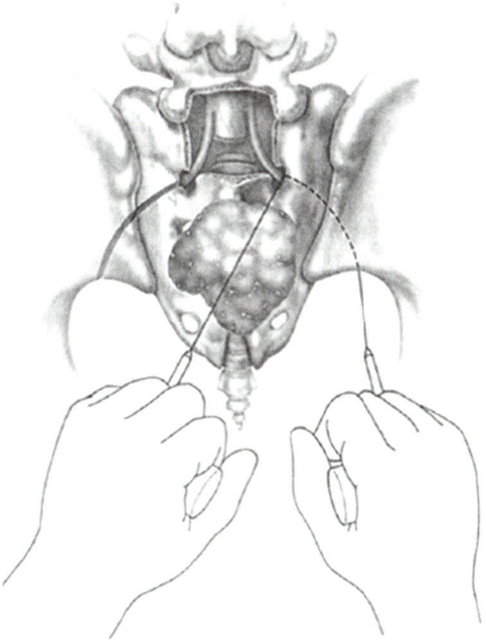

图 37.6 用 T-saw 将骶骨和髂骨翼后侧锯断

进行此步操作时，应小心避免撕裂髂总静脉和静脉丛。完成这些步骤后，即可将整个骶骨连同肿瘤从后侧一整块取出。

以三角框架结构（金字塔形）为基础进行脊柱与骨盆间的重建。先于 L3-L5 植入椎弓根钉，然后将脊柱向下牵引使 L5 靠近双侧髂骨，将骶骨棒穿入 L5 椎体，并与脊柱内固定相连接，从而使脊柱与骨盆固定到一起。然后用自体腓骨和骨条或异体松质骨进行大量植骨（图 37.13）。

Ⅳ型：骶骨扩大切除

当肿瘤累及骶骨以外的结构（如累及 L5 或

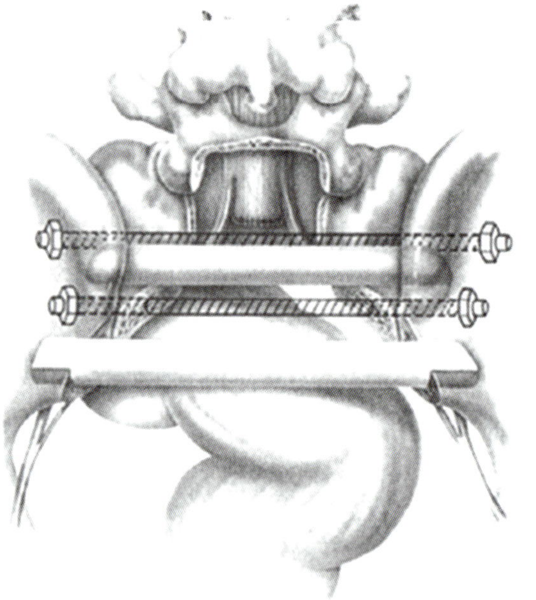

图 37.7 骶骨高位切除后用腓骨和骶骨棒加强骨盆环

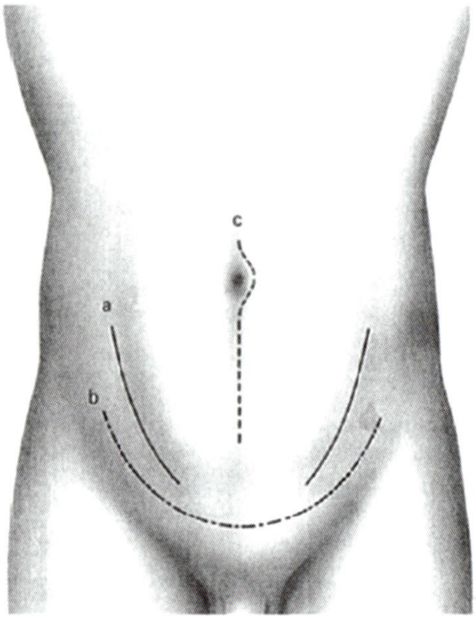

图 37.9 前侧手术的皮肤切口 :（**a**）双侧侧腹部切口 ;（**b**）横弧形口 ;（**c**）正中纵形切口

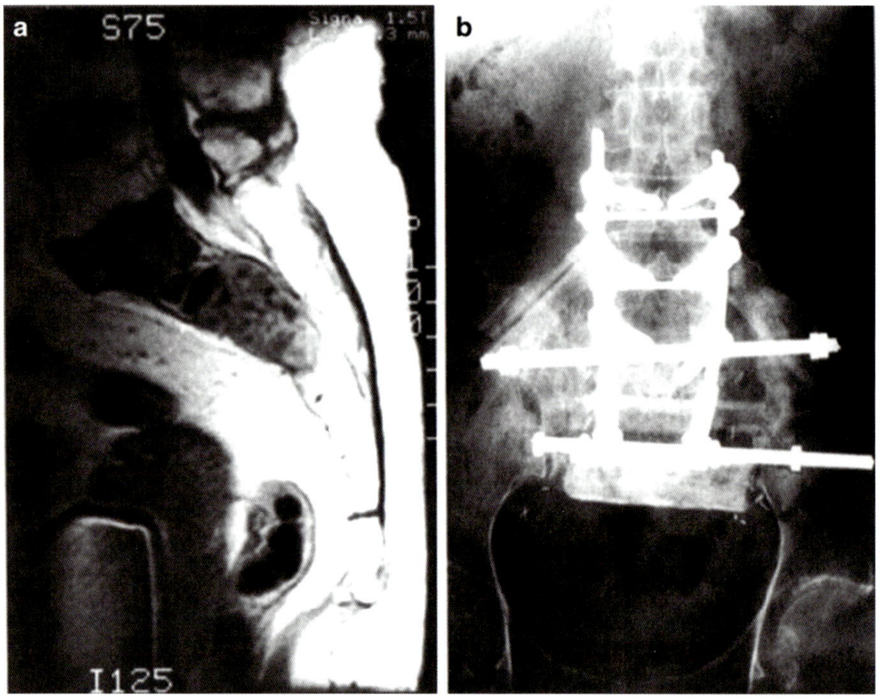

图 37.8 全骶骨切除。（**a**）MRI 示脊索瘤累及 S1 和 S2 椎体 ;（**b**）术后 X 线片示用大块自体骨联合脊柱内固定进行的重建

髂骨）时，则有必要行骶骨扩大切除。虽然手术技术与Ⅲ型切除相似，但Ⅳ型手术切除范围更广、破坏更大、技术要求更高。为了达到无瘤的切除边界，手术时需将骶骨连同髂骨和盆腔内脏器一并切除。有的病例，需要由普外科或泌尿外科医生行直肠或尿道造瘘。

手术时间、出血量及消毒

骶骨低位切除手术时间为 2~3 小时，骶骨高位切除则需时 3~6 小时，全骶骨切除则需 6~12 小时，因为每一步骤（前侧手术、后侧手术以及重建）均需 2~4 小时。术中出血量因肿瘤的病理类

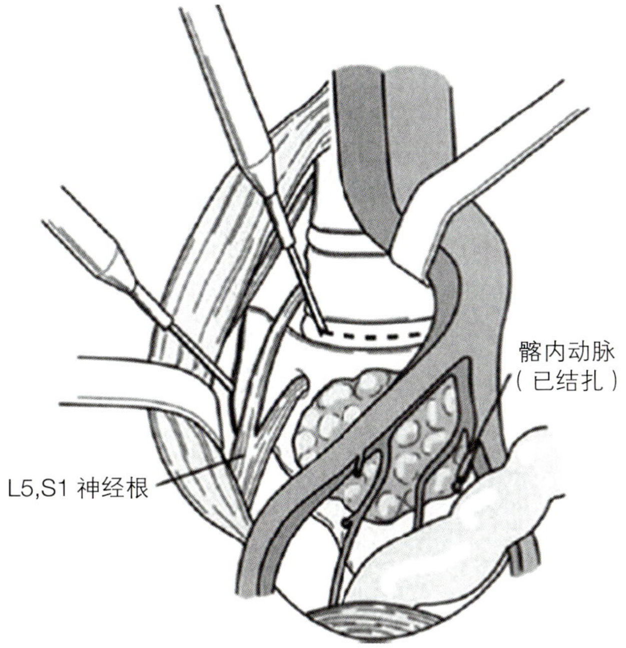

图 37.10 骶前区的显露

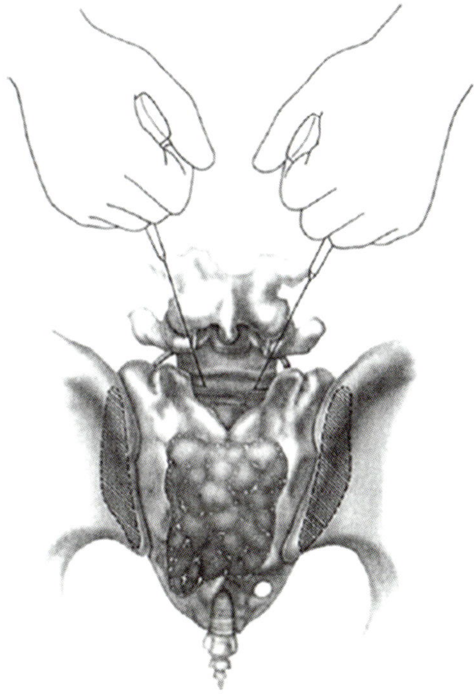

图 37.12 用 T-saw 将 L5-S1 椎间盘锯断

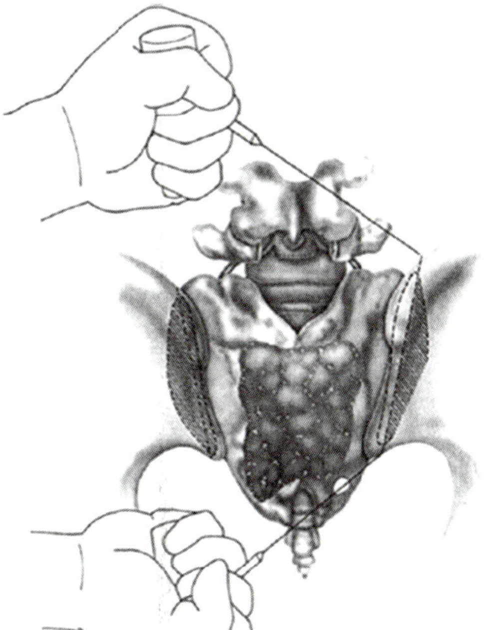

图 37.11 用 T-saw 将骶髂关节锯断

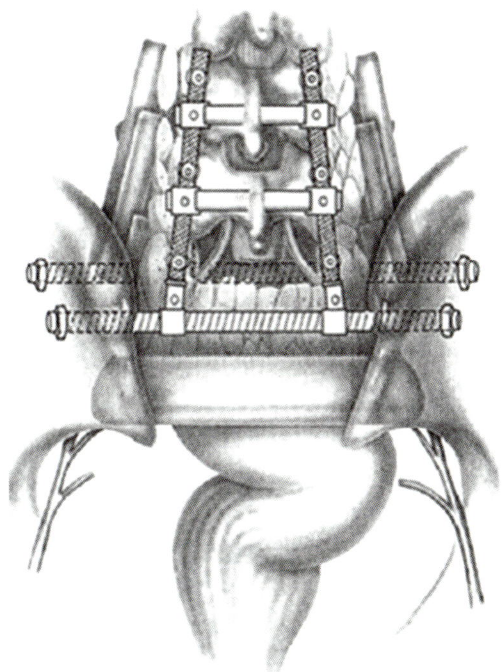

图 37.13 金字塔形框架重建脊柱与骨盆的连续性

型、大小以及血供的丰富程度而异，一般而言，骶骨高位切除失血量为 1500~3000ml，全骶骨切除失血量为 5000~8000ml。有的患者术后有必要入 ICU 病房。

骶骨肿瘤切除术由于手术时间长、肿瘤切除后造成较大的死腔、大量金属内固定物植入、伤口邻近肛门和会阴等不利因素，术后伤口极易发生感染。为减少感染的发生，负压引流（通常从后面每侧各植入一根引流管）应保留至每天引流量少于 50ml（通常需保留至术后 10~14 天）。应严格注意避免伤口被粪便或尿液污染。

结 果

1986—1996年间，我们共对13例患者施行了骶骨整块切除术。患者平均年龄为51岁（29~72岁）。13例骶骨瘤患者中，7例脊索瘤，2例软骨肉瘤，骨巨细胞瘤、恶性纤维组织细胞瘤、骨肉瘤和平滑肌肉瘤各1例。Ⅰ型切除2例，Ⅱ型切除4例，Ⅲ型切除5例，Ⅳ型切除2例。所有的病例均达到边缘或广泛的无瘤手术边界。术后随访6个月至10年（平均45个月），肿瘤无局部复发，且所有患者均无瘤生存。

讨 论

良性侵袭性、低度或高度恶性骶骨肿瘤，如果进行病变内切除，则肿瘤局部复发率几乎100%。我们根据肿瘤侵犯的程度以及骶骨切除的范围提出了骶骨肿瘤的手术分类。L5-S1椎间盘和骶髂关节是很强的阻隔肿瘤侵犯的屏障，因此有时需要行骶骨全切或扩大的骶骨全切。在这类病例中，必须重建脊柱与骨盆之间的连续性和稳定性，但是尚未确定何种重建方式是最为有效的。我们提出了金字塔形框架式重建结构，朝理想的重建方式迈进了一步。

大量出血需要得到很好的控制，为了控制来自于骨盆静脉丛的出血，结扎髂内静脉被认为是必需的。但是，因为结扎髂内静脉可导致骨盆和硬膜外静脉丛的淤血，我们估计结扎该血管可能对止血造成不利影响，为此我们做了试验来研究结扎髂内静脉对骨盆和硬膜外静脉丛的影响[13]。研究发现，结扎髂内静脉后，髂内静脉和硬膜外静脉的压力均立即上升。根据这项研究的结果，我们目前手术时只结扎髂内动脉而避免结扎髂内静脉。在可行的情况下，显露骶骨前面时，我们只结扎进入骶孔的节段静脉。

T-saw的出现使骶髂关节、L5-S1或髂骨的截骨变得容易，截骨可以从内向外进行（即从椎管向椎板、从腹侧向背侧截骨），而在此之前，用骨刀进行传统方式的截骨只能从外向内进行。T-saw的使用使截骨过程变得安全和准确[1]。

S3椎体以远水平截骨不会影响肛门和膀胱的控制功能。骶骨全切则会丧失双侧所有的骶神经根，患者会出现S1以远的感觉障碍、踝关节不能屈曲及二便功能障碍，但尽管如此，患者在短腿支具的辅助下可以行走、用自行导尿或进行腹部加压的方式可以控制排尿、使用灌肠剂可以排便。

骶骨切除手术时间长且需要较高的手术技巧，但为了挽救患者的生命和避免肿瘤复发，治疗骶骨肿瘤时应该以肿瘤学原则为基础。骶骨肿瘤只有充分切除患者才能获得较好的预后和生活质量。为此，对于这类罕见肿瘤在手术步骤、重建方法和处理神经功能障碍方面还需进一步完善。

（孙宇庆 译）

参考文献

1. Tomita K, Kawahara N: The threadwire saw—a new device for cutting bones. J Bone Joint Surg 78A: 1915–1917, 1996.
2. Tomita K, Kawahara N, Baba H, et al.: Total en bloc spondylectomy for solitary spinal metastases. Int Orthop 18:291–298, 1994.
3. Enneking WF: A system of staging musculoskeletal neoplasms. Clin Orthop 204:9–24,1986.
4. Kaiser TE, et al.: Clinicopathologic study of sacrococcygeal chordoma. Cancer 54:2574–2578, 1984.
5. Gunterberg B, Kewenter J, Peterson I, et al.: Anorectal function after major resections of the sacrum with bilateral or unilateral sacrifice of sacral nerves. Br J Surg 63:546–554, 1976.
6. Stener B, Gunterberg B: High amputation of the sacrum for extirpation of tumors, principles and technique. Spine 3:351–366,1978.
7. Shikata J, Yamamuro T, Kotoura Y, et al. Total sacrectomy and reconstruction for primary tumors. J Bone Joint Surg 70A: 122–125, 1988.
8. Tomita K, Tsuchiya H: Total sacrectomy and reconstruction for huge sacral tumors. Spine 15:1223–1227, 1990.
9. Andreoli F, Balloni F, Bigiotti A, et al.: Anorectal continence and bladder function. Effects of major sacral resection. Dis Colon Rec 29:647–652, 1986.
10. Gennari L, Azzarelli A, Quagliuolo V: A posterior approach for the excision of sacral chordoma. J Bone Joint Surg 69:565–568, 1987.
11. Torelli T, Campo B, Ordesi G, et al.: Sacral chordoma and rehabilitative treatment of urinary disorders. Tumori 74:475–78, 1988.
12. Gunterberg B, Romanus B, Stener B: Pelvic strength after major amputation of the sacrum. Acta Orthop Scand 47:635–642, 1976.
13. Hata M, Kawahara N, Tomita K: Prevention of excessive hemorrhage from venous plexus during total sacrectomy [abstract]. J Jpn Spine Res Soc 8:274, 1997.

C1-C2 后侧入路 38

Robert G. Watkins, III

1. 将患者头部固定于与手术台相连的神经外科头部固定架上，颈部铺手术治疗巾并缝合固定。屈曲颈部可使暴露更充分，但常受疾病类型所限制，通常只能达到中立位或轻度屈曲位。如存在颈椎不稳定，需行 X 线确认脊柱位置。

2. 皮肤正中切口，分离软组织至筋膜层，使用止血钳和电凝及时止血，置入自动拉钩。

3. 使用电刀沿细白色中缝继续向深部分离，避免损伤肌肉组织。 颈椎中缝是弯曲结构，不完全处于正中。切开中缝直到 C2-C3 棘突及枕部。为了避免相邻节段自发融合，儿童患者需避免暴露不必要的脊柱节段及枕部。

4. 使用 15# 刀片或电刀在棘突末端分叉处进行显露。附着于 C2 的韧带十分明显。通过术前 X 线片和术中观察确认是否有脊柱裂。置入 Cobb 剥离器，首先将 Cobb 剥离器面朝上在骨膜下翘起其尖端，然后面朝下由内向外完成骨膜下剥离，每一个节段大约剥离 1 英寸。在 C2 椎体以下，在椎板基底处辨别关节突关节的内侧缘，暴露完成后及时使用纱布填塞。如有需要，可以用剥离器暴露枕后部。置入自动牵开器以暴露颅骨底部及 C2 背侧，C1 后弓存在于两者之间，位置一般较 C2 更深。

5. 持续向两侧牵拉切口，使用锋利 Cobb 剥离器在正中线上确定 C1 后结节位置，然后骨膜下剥离至骨面。

注意：C1 后弓通常很薄，直接压力易使其骨折或器械从 C1 后弓滑过而穿透寰枕膜。如果存在寰枢椎半脱位致后侧硬膜在 C1 后弓受压，此时显露 C1 后弓会十分危险，硬膜在 C1 后弓的上部及下部都易损伤。

6. 向两侧仅分离 1.5cm。C1 后弓外侧重要的标志就是 C2 神经节，约位于寰椎椎板外侧 1.5cm 处的椎动脉沟内（图 38.1、38.2）。在动脉沟最内侧仔细辨认椎动脉，在 C1 环上缘辨别椎静脉 [1]。首先可以看见蓝色的静脉（图 38.3），看到其起始缘或静脉可以防止损伤动脉。

手术中很少需要显露到椎动脉沟外侧。椎动静脉不仅在椎动脉沟内易受到损伤，在穿过枢椎横突孔进入寰椎横突孔，靠近关节突关节的后外侧，也易受到损伤（图 38.4、38.5）[2]。

7. 椎动脉在第 6 颈椎进入横突孔向头侧上行。自寰椎横突孔穿出，沿寰椎上缘的椎动脉沟向后内侧走行，随后伴随脊髓向头侧走行进入枕骨大孔（图 38.6、38.7）。当从中线向外侧显露超过 1.5cm 时，容易穿透寰枕膜损伤椎动脉（图 38.5、38.8）。

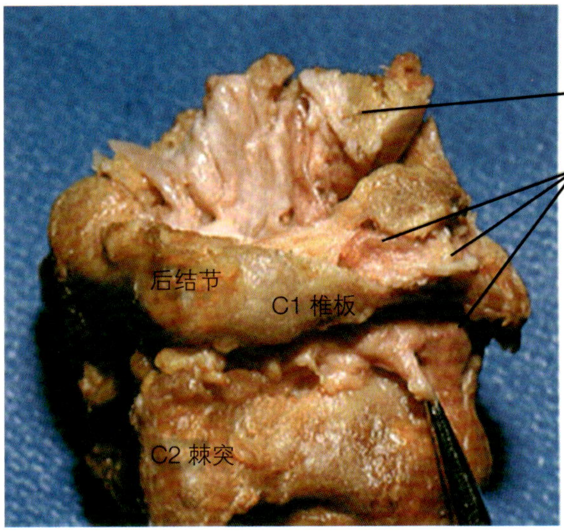

图 38.1 C1-C2 关节离体标本显示在此区域椎动脉可能损伤的两个位置。其一是 C1-C2 关节后外侧；另外一个是 C1 后弓上缘。在这个标本中，椎动脉被骨组织所包绕。通道顶部的一部分骨质已被去除，显示当显露寰椎时，确认椎动脉沟边界可以确认动脉位置并避免损伤。本标本并没有显示蓝色静脉，但术中是经常见到的。钳子所示为 C2 的神经后结及其分支，是已经接近 C1-C2 处椎动脉的警示标志

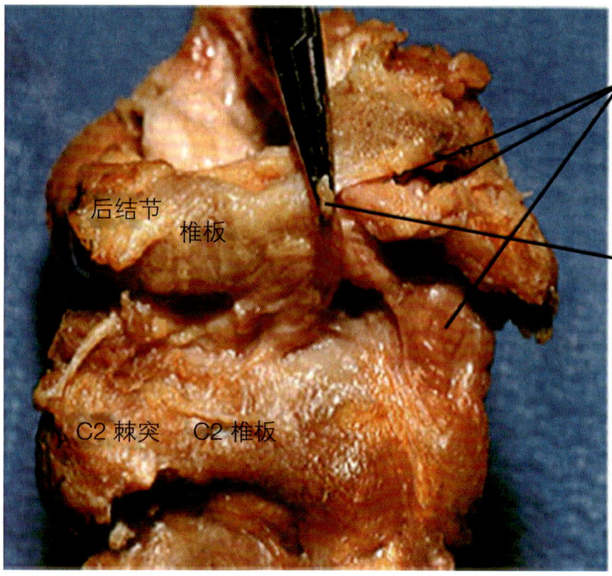

图 38.2 C2 神经节通常位于椎动脉内侧

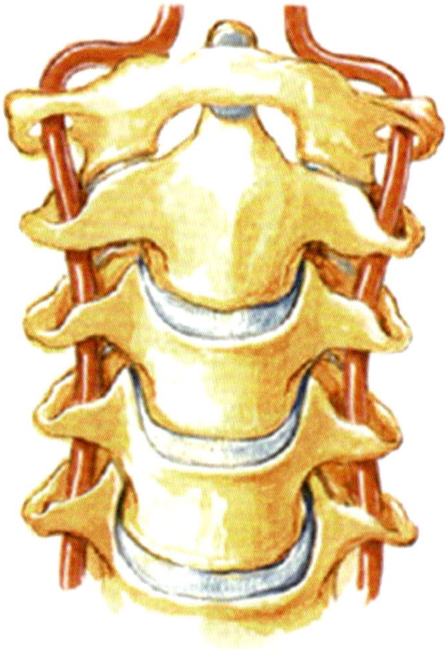

图 38.3 椎动脉自 C6 横突孔进入，在横突孔内上行，位于脊神经前方。与下颈椎相比，C1 的横突孔位置更靠后，椎动脉穿过 C1 横突孔后，沿着后弓向后内侧走行，进入椎管和枕骨大孔

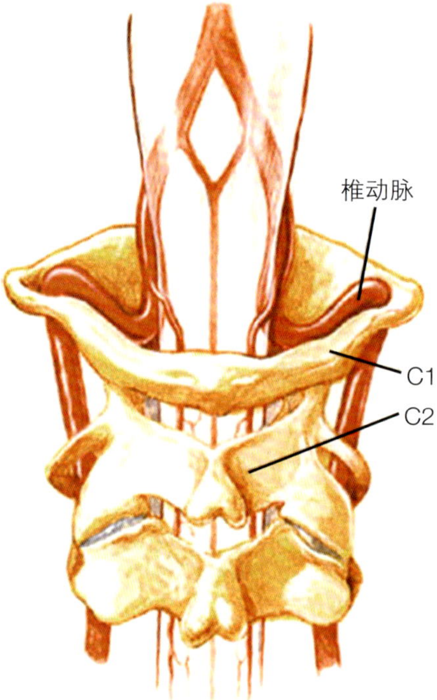

图 38.4 后面观，显露的椎动脉在 C1-C2 关节外侧，同样可见的是椎动脉在 C1 后弓上缘后内侧走行。它被包裹在 C1 后弓的骨质内或突出的骨槽内。寰枕膜包绕在 C1 环上面的椎动脉上。C2 后支可以帮助找到 C1 和 C2 之间的椎动脉

8. 除了暴露 C1 环及枕后部骨质，有些手术可能需要暴露枕骨大孔下缘的硬膜[3-5]。在没有充分暴露枕骨大孔头侧区域时，不要试图减压枕骨大孔下方的后颅窝。此步骤最好通过在枕骨中线两侧钻孔实现。钻孔的头侧范围往往取决于在颅骨上电钻的角度，常被肩部所限制。

9. 使用小剥离子穿入骨内膜和骨缘。

10. 使用咬骨钳将孔向尾端扩大。枕骨大孔边缘向下方弯曲并钩向前方。此处的颅骨骨膜经常与脊髓硬膜相连接（图 38.9）。在中线处有一个中央静脉窦，颅骨骨膜与硬脑膜骨膜交接处含有横窦。

11. 在枕骨大孔下缘置入器械进行操作可能会造成无法控制的、危及生命的后颅窝出血。所以

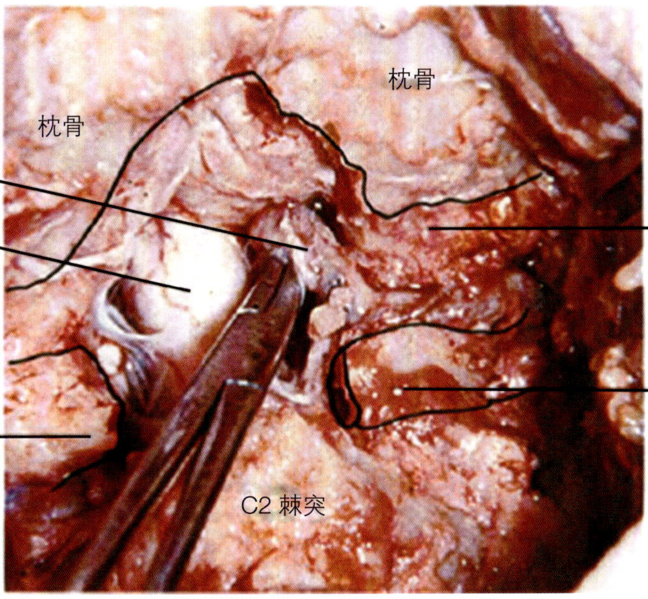

图 38.5 另一不同视图。蓝色的椎静脉可在 C1 后环上缘清楚看到。椎动脉向内侧走行与脊髓伴行进入枕骨大孔，提示穿透寰枕膜时容易损伤椎动脉

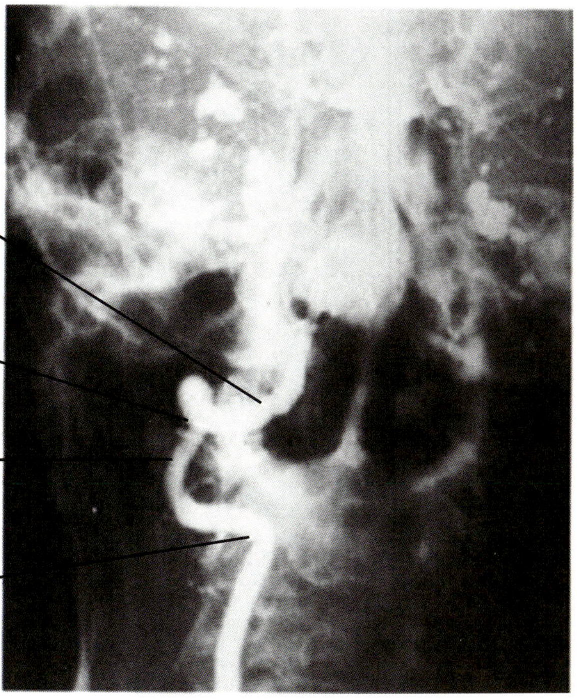

图 38.6 椎动脉穿出 C2 横突孔后，在 C1-C2 关节后外侧走行，在穿出 C1 横突孔后，向后内侧走行

要从上向下切除至枕骨大孔边缘。

12. 当对 C1-C2 小关节采用更外侧入路时，须首先确认 C1-C2 间的椎动脉。当 C1-C2 旋转移位时，在 C1 位于 C2 前方那侧，椎动脉在关节处被高度牵拉，极容易受损。

13. 关闭伤口：去除牵拉器，对合肌肉，缝合筋膜、皮下组织和皮肤。

谨 记

1. 保持切口沿正中缝以减少出血。
2. 确认 C2 较大且明显的棘突。
3. 确认位于切口深部的 C1 后结节。
4. 在 C1 环向外侧分离不要超过 1/2 英寸，或寻找到 C1 环上缘的淡蓝色椎动静脉束，或寻找 C1 环上缘的椎动脉压迹缘，或位于 C2 神经后支的

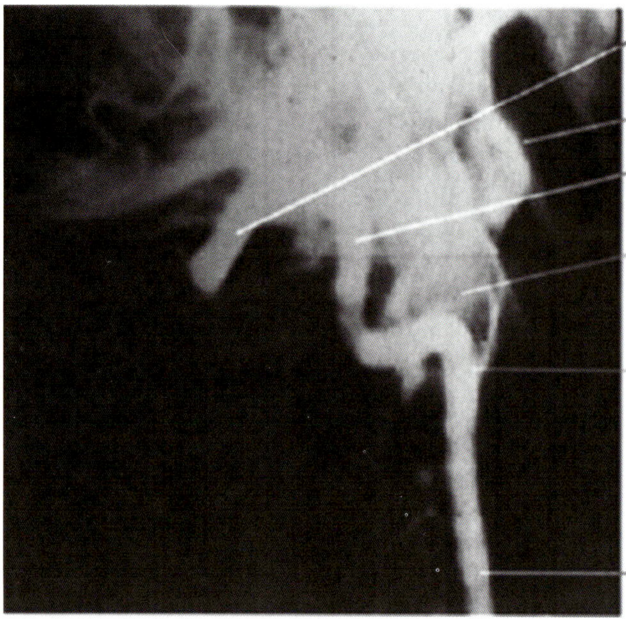

图 38.7 椎动脉在 C1-C2 关节后侧走行，穿过 C1 横突孔，随后在 C1 后弓后内侧走行

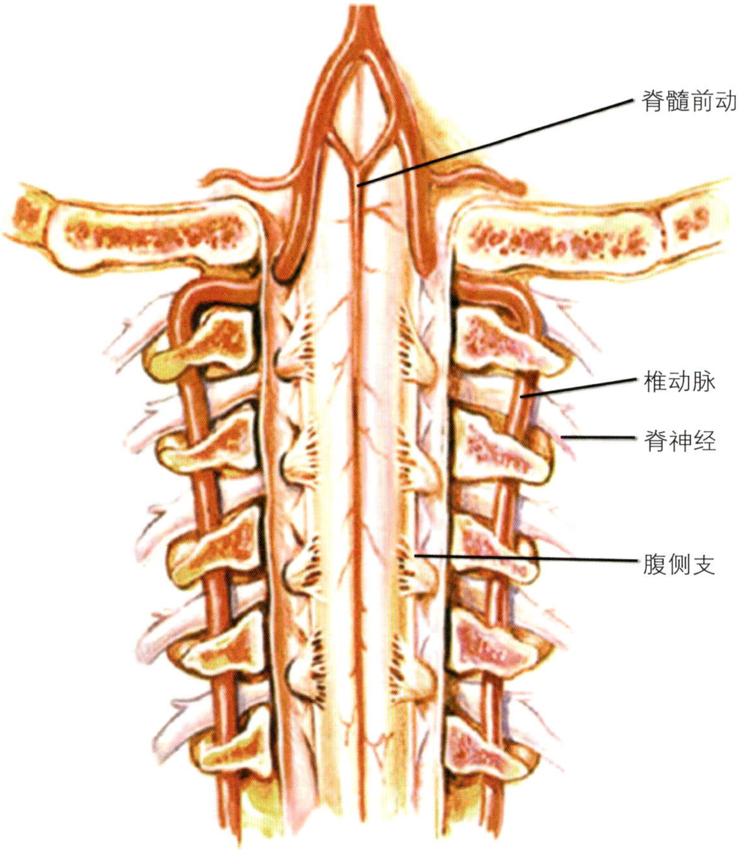

图 38.8 去除椎体的前方视图显示脊髓前动脉的形成。在形成过程中存在大量变异，从单侧椎动脉供血到无椎动脉供血

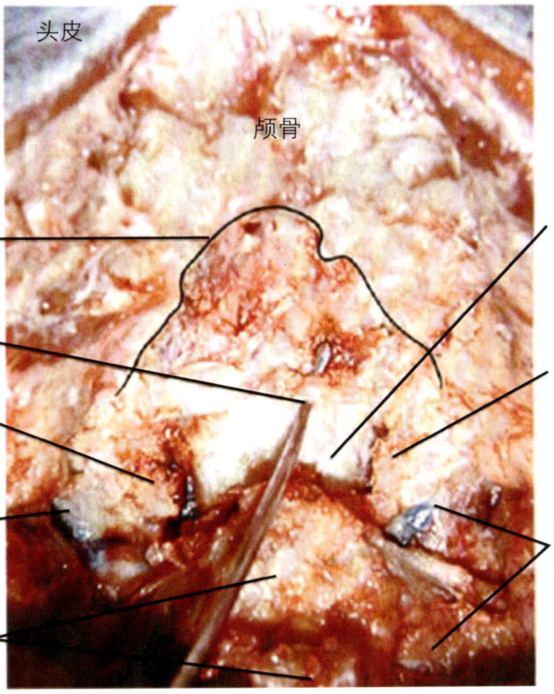

图 38.9 在枕骨大孔的后侧入路时，必须首先在枕骨大孔上方的枕骨上钻孔。使用 Harrison 咬骨钳经两侧旁矢状孔从硬膜上去除骨质。从钻孔向内侧小心分离，能够保护易受损的颅内窦，并向尾侧分离至枕骨大孔。枕骨大孔骨性边缘在水平面上是突向前方的尖唇样结构，在去除了包括它在内的枕骨后，在枕骨大孔边缘会遇到颅骨内骨膜与硬脑膜间的纤维连接。在该区域中的静脉横窦有时会出血，撕裂时更甚。若不仔细分离该区域，可能会发生硬膜漏

内侧。

5. 在显露 C1-C2 小关节时小心椎动脉。
6. 避免从 C1 后弓滑下或断裂而引起的硬膜损伤。
7. 不要从枕骨大孔下缘进行显露。
8. 在颅骨上方进行钻孔，然后向尾侧去除骨质。
9. 小心附着于枕骨大孔后缘尖部的静脉窦、骨膜和硬膜。

（韩晓光 译）

参考文献

1. Fielding JW: Personal communication.
2. Watkins RG, O'Brien JP: Anatomy of the cervical spine. Sound Slide Program, American Academy of Orthopaedic Surgeons, Atlanta, GA, 1980.
3. Robinson RA, Southwick WO: Surgical approaches to the cervical spine. American Academy of Orthopaedic Surgeons: Instructional Course Lectures, Vol. XVII. St. Louis, Mosby, 1960.
4. Rothman R: The Spine, Vol. I. Philadelphia, Saunders, 1975, pp 124–125.
5. Logue V: Compressive lesions at the foramen magnum. In Ruge D, Wiltse L (eds): Spinal Disorders: Diagnosis and Treatment. Philadelphia, Lea & Febiger, 1977, pp 249–273.

39 C1-C2 关节后侧入路

Bernard Jeanneret

后路寰枢关节显露可用于 C1-C2 经关节突螺钉植入，用于寰枢椎植骨，用于准确评估寰枢椎关节对合关系（比如，用于旋转脱位或不稳定 Jefferson 骨折复位），或用于切除寰椎侧块的小肿瘤。

本章节描述寰枢关节及寰椎侧块后方结构的显露。介绍 Magerl 报道的 C1-C2 经关节突螺钉技术[1]。我们以 Jefferson 骨折的开放复位和内固定为例，介绍此手术入路的可行性。

患者体位

使用内镜技术气管插管后，使患者俯卧于手术台，固定头部于头部固定器（图 39.1）。Halo 架可使 Jefferson 骨折切开复位或固定寰枢椎不稳定更加容易，然而作者并没有使用。患者俯卧位固定后立即行侧位透视检查寰枢椎复位情况。如果在摆体位过程中，C1 相对于 C2 向前半脱位，则在透视辅助下将头部及头部固定器一起上提，可减少 C1 相对于 C2 的移位。然后，通过调节头部固定器使上颈椎尽量屈曲，下颈椎只轻度屈曲即可。上颈椎屈曲对于正确植入 C1-C2 经关节突螺钉至关重要。

手术暴露

手术入路（图 39.2、39.3）

从枕部隆突到 C5 棘突末端做皮肤正中切口，沿中线分离肌肉至棘突末端和枕骨。C2 棘突比较突出，容易确认。附着在上面的肌肉用电刀从止点剥离。为充分暴露寰椎，从枕骨粗隆到枕骨大孔之间的枕部肌肉组织须使用 Cobb 剥离器向外侧牵开，此时助手应固定头部防止 C1-C2 过度活动。使用骨蜡控制骨面出血。使用牵开器牵开肌肉组织可获得更好视野并减少出血。充分显露枕骨和 C2 棘突，寰椎后弓就位于它们的深层。轻柔分离枕骨与 C2 棘突间的软组织直到骨面就可以显露寰椎后弓。用手术刀或电刀沿正中线将附着于寰椎后弓的肌肉组织切开，继续骨膜下分离显露寰椎后弓约 2cm 宽。仔细显露后弓的中间部分是安全的，但当分离到侧方时一定要小心，因为椎动脉在寰椎后弓的头侧走行，在寰椎侧块后方进入椎管。因此，只有当需要钢丝穿过寰椎后弓时，才显露后弓上缘，且只显露中间部分。

经骨膜下显露 C2 和 C3 的棘突、椎板以及关节突，不要损伤 C2-C3 的关节囊。持续的软组织牵拉可获得足够的显露，而这些肌肉可以被强力牵开以获得最好的手术视野。

骨膜下显露寰枢椎关节

使用小号锐性剥离器（4~5mm 宽）显露 C2

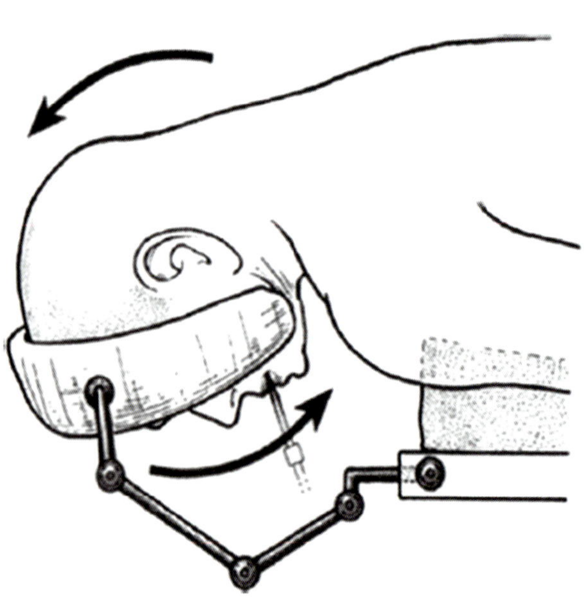

图 39.1 患者俯卧于手术台，头部固定器固定头部，寰枢椎尽量屈曲但下颈椎只需轻度屈曲

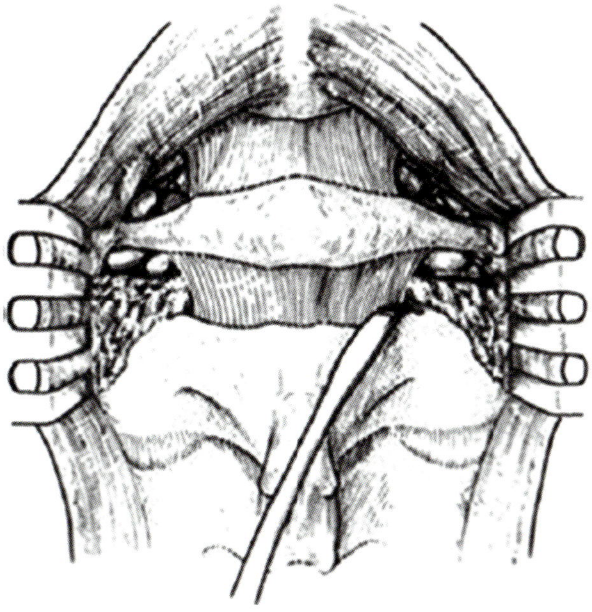

图 39.2 骨膜下显露枕骨后、寰椎后弓、C2-C3 的后部组织（棘突，椎板，关节突）后，显露 C2 椎板头侧部分，随后继续经骨膜下向峡部显露，保持在椎板嵴上

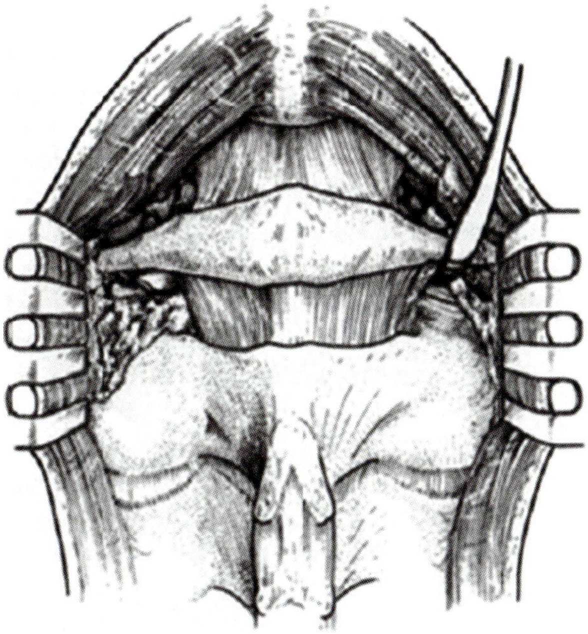

图 39.3 剥离器头侧的软组织包含 C2 神经根及其周围静脉丛。用剥离子轻轻牵开这些组织。一旦到达寰枢椎关节的后部时，可用同一剥离子打开并牵开关节囊，暴露寰枢椎关节的后部

椎板的头侧（图 39.2）。剥离器沿椎板嵴轻柔往前方分离软组织，骨膜下显露 C2 峡部。剥离器头侧的软组织包括 C2 神经根以及周围静脉丛。使用略带弧度的剥离子牵开这些结构显露峡部，继续沿着椎板嵴向前骨膜下分离。在峡部前部，可触摸一向上台阶，用于定位 C2 上关节突。关节囊比较薄，可以使用剥离子打开。使剥离器面朝上，轻柔地刮骨面，骨膜下显露寰椎侧块的后方。使用剥离子上抬关节囊，显露关节（图 39.3）。如需要可使用克氏针直视下穿入寰椎侧块后方（图 39.4a）。克氏针必须是有轻度弹性的，比如 1.6mm 直径的。使用此克氏针牵拉软组织可看见寰枢椎关节的软骨（图 39.4b）。可在关节囊内、侧块外侧放置小型剥离子，以充分显露关节的后外侧部分。

在显露峡部过程中，C2 神经根周围的静脉丛可能会损伤导致出血。可在静脉丛和 C2 峡部之间放少量胶原进行止血，但需注意的是后续必须拿出以免对寰椎峡部造成额外压力。预防该出血最好的方式是在分离组织时一定要保持在骨膜下分离，并且小心拉开 C2 神经根及其周围静脉丛。

暴露 C1 侧块后方结构

为了更好地显露 C1 侧块后方结构，有时也需要从头侧开始显露，即从寰椎后弓开始（如切除侧块后方的小肿瘤或复位不稳定的 Jefferson 骨折）。使用锐性剥离子或剥离器，骨膜下显露寰椎后弓尾侧，直至与侧块交界处。避免显露后弓头侧，以免损伤椎动脉。到达侧块后部时，从侧块附着处游离 C2 神经根，这样可清楚地看到侧块的后方结构及寰枢关节的头侧和尾侧。理论上，为了充分显露的需要，C2 神经根可以切断和结扎。

C1-C2 经关节突螺钉固定

适应证

C1-C2 经关节突螺钉固定（图 39.5）往往与融合（见下文）一起应用，适应证如下：

1. 疼痛性寰枢关节骨性关节炎。

2. 由以下原因引起的急性或慢性寰枢椎关节不稳定

- 发育异常，[如齿突小骨（图 39.6）、齿突发育不良、寰枕融合]
- 创伤（如齿突骨折或齿突假关节、横韧带撕裂、Jefferson 骨折）

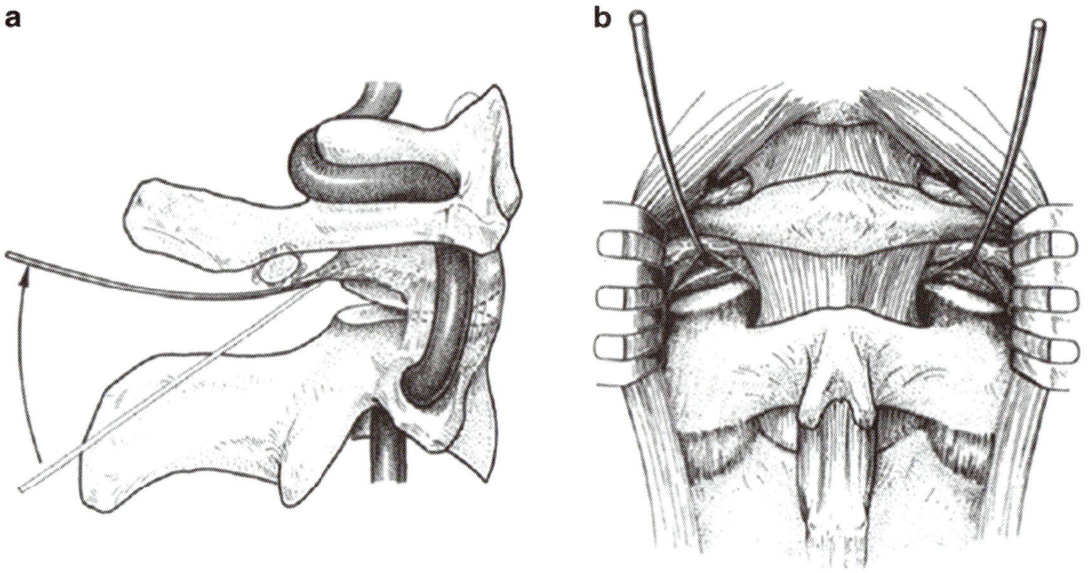

图 39.4 （a）为了更好地观察寰枢椎关节，可在侧块后部、关节囊下方植入克氏针。通过抬高克氏针，含有 C2 神经根的软组织牵向头侧，可以显露关节。（b）克氏针牵向头侧后，寰枢椎关节的后面观

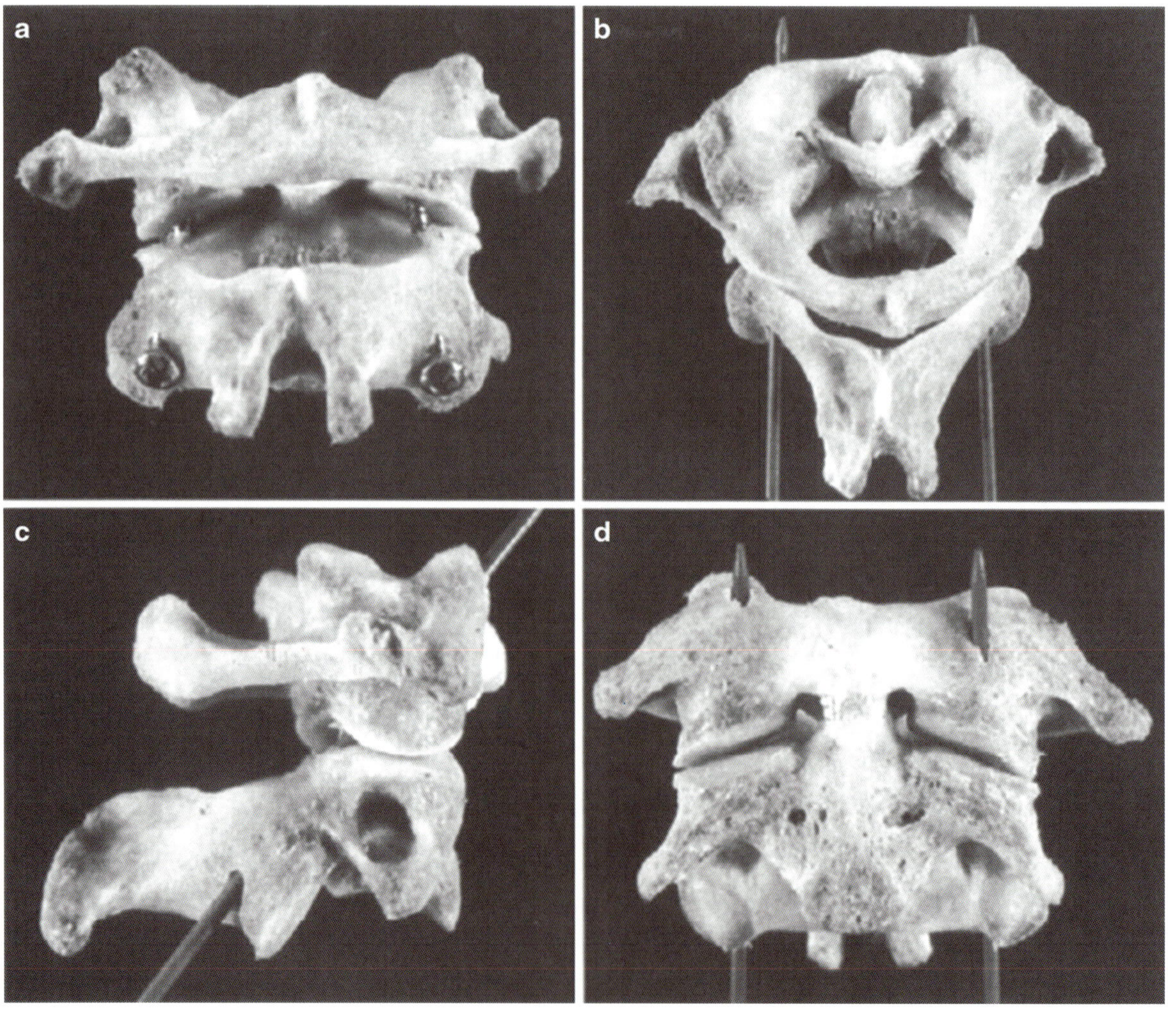

图 39.5 解剖模型显示经关节突螺钉的置入。（a）螺钉在 C2 椎板的尾部植入，在 C2 下关节突内侧缘的头侧和外侧大约 2mm 处。（b）螺钉沿矢状线方向置入。（c）螺钉方向朝向 C2 峡部，在靠近上关节表面的后缘离开 C2，穿过 C1-C2 关节，并且进入寰椎侧块，然后在颅底的前正下方离开。（d）螺钉在 C1 的穿出位置在颅底的正下方

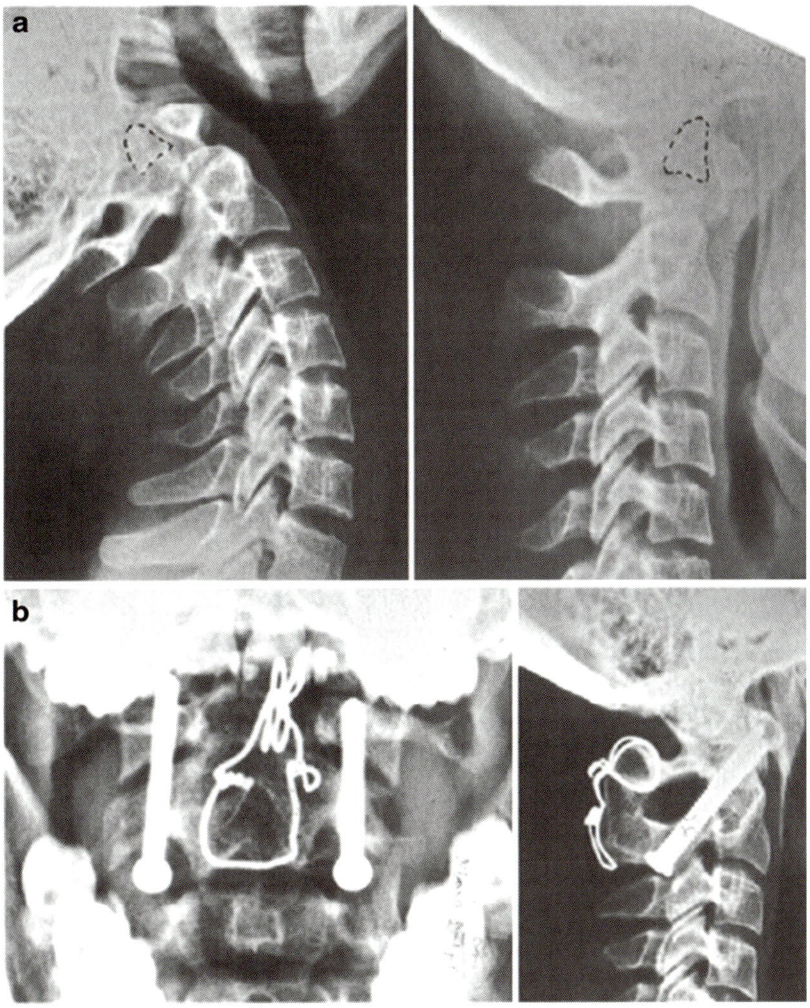

图 39.6 一名 21 岁的女性伴有颈部慢性疼痛。(a) 过屈 / 过伸 X 线片显示由齿突小骨引起的 C1-C2 不稳定。(b) 根据 Gallie 技术，实施经关节突螺钉固定 C1-C2，后路植骨术。术后随访 24 个 月时，骨性融合

- 无菌性炎症反应（如类风湿关节炎、牛皮癣）
- 感染（如结核）
- 肿瘤

3. 与钢板或连杆协同用于枕颈融合。

禁忌证

该技术不能用于伴有 C2 椎体塌陷的患者，其常由如类风湿或其他少见情况引起的 C2 侧块大量破坏导致。在这种情况下，朝向寰椎前弓的钻孔可能导致损伤 C2 水平的椎动脉。

优势

该技术十分有效且应用广泛。与 Gallie 或 Brooks 融合技术相比，经关节突关节螺钉更加稳定[2-4]。该技术可在绝大多数情况下维持复位后位置，并且即使寰椎后弓破坏或缺失也可以固定[5-8]。

C1–C2 经关节突螺钉置入技术

在 C1-C2 行经关节突螺钉置入时，通常不需要显露寰枢椎关节或寰椎侧块后方结构。必须充分暴露峡部才能在直视下正确置入螺钉。如果 C1 后弓完整并且计划使用 Gallie 技术后方融合（见骨移植部分），在螺钉置入前应首先将缆绳从寰椎后弓穿过，因为此步骤在螺钉植入后再操作可能会更加危险或无法实现。

当钛缆穿过寰椎后弓（图 39.7）并且两侧峡部都清晰确认后，侧位透视再次确认寰枢关节复位情况。当存在 C1 相对 C2 持续前脱位时，可使用 Kocher 钳推压 C2 棘突或轻柔牵拉环绕 C1 后弓缆绳进行复位。另一方面，当存在 C1 相对 C2 后脱位时，可牵拉 C2 棘突或推 C1 后弓进行复位。目前 3.5mm 钛钉孔道常在侧位透视下使用 2.5mm 钻

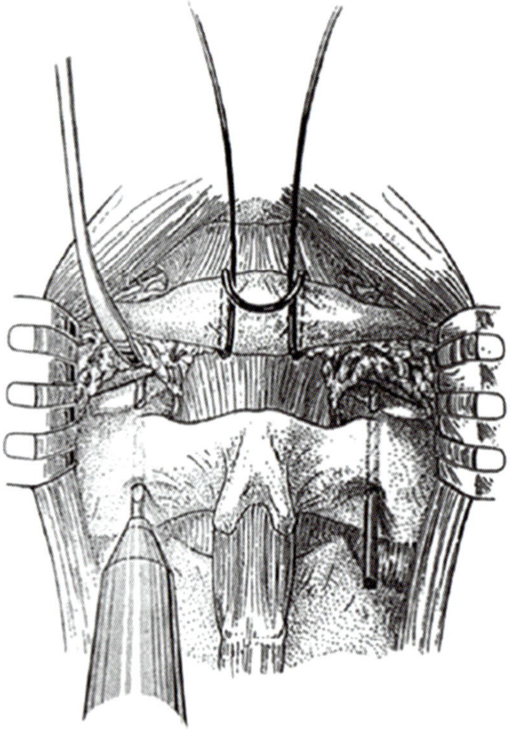

图 39.7　将环形缆绳穿过 C1 后弓后，按照正文中所述准备螺钉孔。在该图中，首先准备了右侧螺钉孔：将该钻头留在原位以防止 C1 在 C2 再脱位，同时钻左侧的孔。使用弯型剥离子轻柔牵拉含有枕大神经和周围血管的软组织，以暴露 C2 峡部，进而正确地钻孔

头钻孔。钻孔入点位于 C2 椎板尾端，经峡部内侧缘的失状线上距 C2 下关节突内侧缘的头侧和外侧各约 2mm 位置。钻头应沿矢状面径直向前，朝向峡部内侧部分及寰枢椎关节的后部。透视下需获得充分的头尾倾斜角度，钻头必须朝向寰椎前弓的中部或头侧。有时由于颈部肌肉和肩部阻挡会导致获得正确的头尾钻孔角度较为困难，为解决这一问题可用巾钳把 C2 棘突轻柔向头部牵拉以获得较好的钻孔角度或是经皮穿过颈部肌肉置入钻头。

所谓的丝攻钻孔方法（tap-drilling）常被用于更安全地钻取钉道。电钻在靠近 C2 峡部后表面处穿过峡部，在上关节后缘处离开 C2，穿过 C1-C2 关节，进入寰椎侧块，然后在颅底前正下方离开。在钻了第一个孔之后，保留该钻头在原位以稳定 C1-C2，防止 C1 在 C2 上再次脱位，同时钻对侧的孔。钻对侧孔的同时置入一个 3.5mm 的 AO 钛皮质螺钉；测量螺钉长度，并在透视影像的控制下进行丝攻。丝攻必须跨过 C1-C2 关节并且进入寰枢椎关节侧方，以防止在插入螺钉时引起再脱位。

植　骨

有三种不同的植骨方法：

1. 若寰椎后弓是完整的，可用常规的 Gallie 融合方法（图 39.8）。但是，在经关节突螺钉置入前必须先将缆绳穿过 C1 后弓，否者后续再将缆绳穿过 C1 后弓会十分危险甚至不可能完成。为了术后可以做 MRI 检查，尽量选择钛缆。

2. 若寰椎后弓发育不良或缺如时，寰枢关节可用于植骨融合（图 39.9）。为此寰枢椎关节须跟上文所述那样充分暴露。寰枢关节暴露后，可用刮勺、凿子或钻头将关节软骨去除。在 C1-C2 螺钉孔道准备好后，在置入螺钉之前先将骨组织填满寰椎关节间隙。

3. 在寰椎后弓骨折时，小条状的移植骨可以放置在寰椎后弓和 C2 峡部上方。

术后

术后第 1 或第 2 天，患者可以下地行走。如果加用 Gallie 融合方式，术后须穿戴费城颈托保护 6 周。卧床时颈托可以拆除。如果未采用 Gallie 融合方式，该颈托保护周期应延长至 12 周，同时卧床时需戴软的颈领。

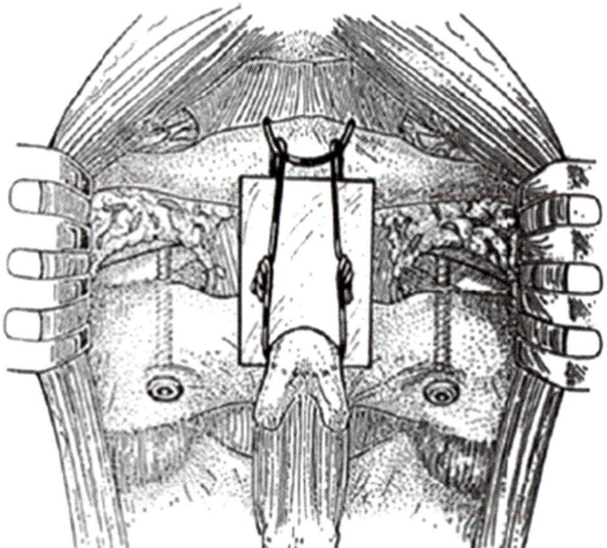

图 39.8　在置入两枚螺钉后，根据 Gallie 技术将皮质松质骨放置在后方，并且使用缆绳固定

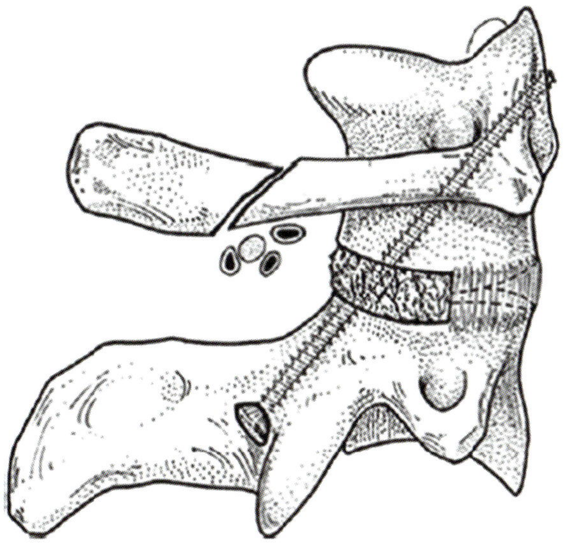

图 39.9 在发育不良、双侧骨折或寰枢椎后弓缺失的患者中，如果有必要可以使用寰枢椎关节间植骨，使用小刮勺或者钻移除软骨和软骨下骨，螺钉置入后即可植骨

切开复位和固定不稳定 Jefferson 骨折

手术治疗原理

不稳定 Jefferson 骨折（根据定义可知是同时存在横韧带断裂）是治疗难点。通过 Halo 架闭合复位是几乎不可能的，即使成功也很难保持复位效果。前方切开复位和固定该类型骨折是可行的，但此项技术只强调了骨折并没有着眼于由于横韧带撕裂或断裂而导致的危及生命的寰枢关节不稳定。因此，一些作者提倡一期寰枕融合术或是寰枢关节融合术来同时解决寰枢关节不稳定。尽管寰枕融合术肯定可以阻止 C0-C1 和 C1-C2 水平的移位，在此我们所描述的切开复位、C1-C2 经关节突螺钉内固定的优势是可以保持 C0-C1 关节活动度。

显露

为切开复位 Jefferson 骨折，必须充分显露双侧侧块后方，以准确评估侧块的移位程度及直视下进行侧块复位。

侧块的切开复位

如上文描述方法骨膜下分离显露双侧侧块后，使用特殊设计的钳子，轻柔伸入寰椎侧块的后外侧角，钳子每个腿分别伸入 1cm，复位骨折侧块，需始终保持骨膜下操作（图 39.10）。钳子与进入 C1 横突孔的椎动脉相邻近，因此必须十分小心地进行骨膜下分离。钳子两个腿伸入后，闭合把手，在侧块施加压力（图 39.11），进而挤压 C1 环，复位移位的侧块。复位过程需直视下观察 C1 侧块外侧缘相对于 C2 上关节突外侧缘的位置，两侧都需要齐平。

此外，另一种复位方法为使用 2 枚坚硬克氏

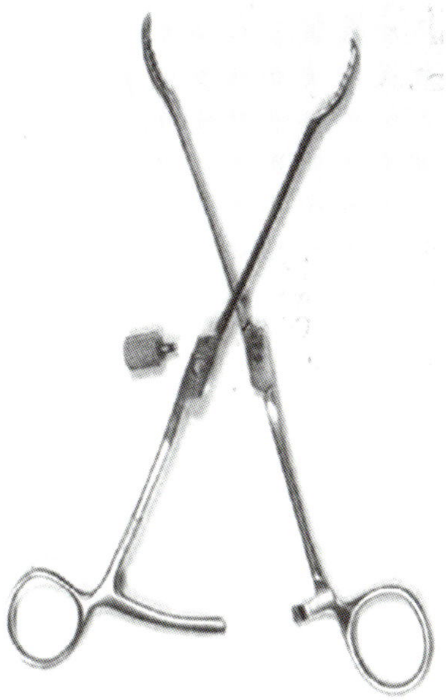

图 39.10 Ullrich, St. Gallen, Switzerland 生产的复位钳

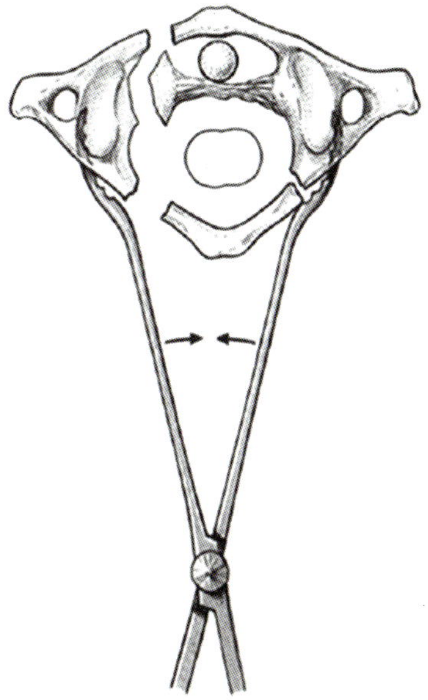

图 39.11 使用图 39.10 所示的钳子对 Jefferson 骨折进行切开复位。钳子的双脚分别置入 C1 侧块附近，随后连接。C2 神经根走行于钳子头侧，椎动脉在它外侧。通过施加前方压力进行复位，这需要在直视下进行

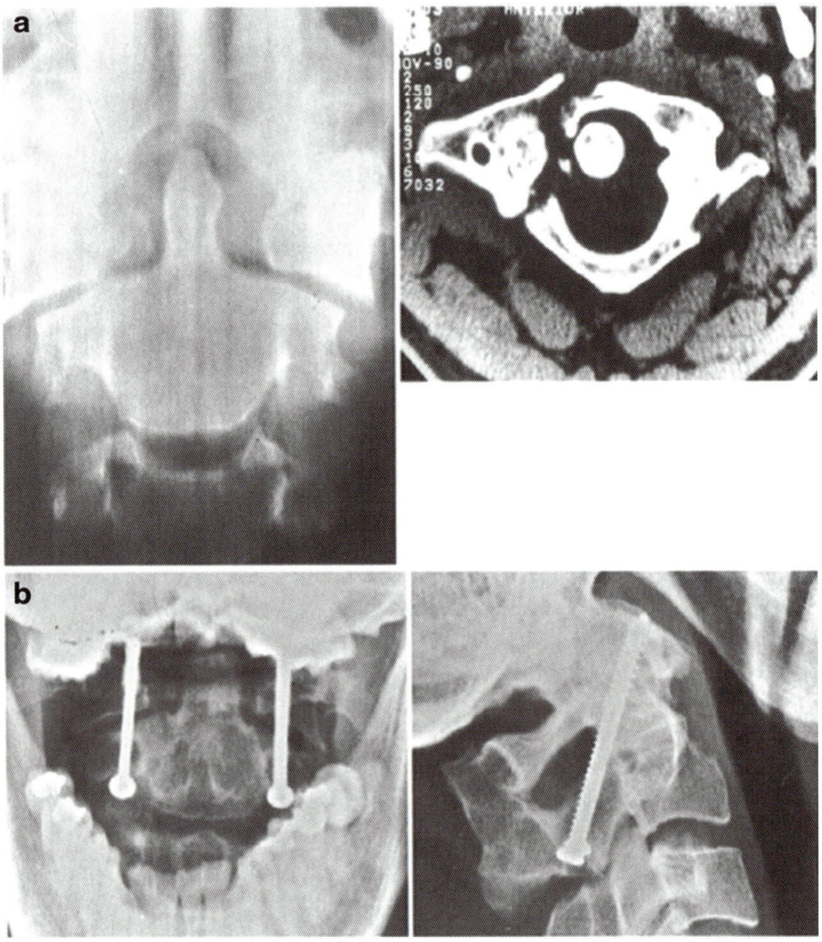

图 39.12 一位 34 岁男性由于煤气罐爆炸时头部着地导致不稳定性 Jefferson 骨折。正位片显示寰椎侧块移位，CT 显示横韧带损伤。事故 2 周后行开放内固定手术。植骨块放置于 C1 和 C2 后弓之间，无需固定。术后使用 4 柱支具固定 3 个月；30 个月时后方融合。患者有些颈部疼痛，并且由于受伤时引起的脑震荡致不能精力集中

针在后方垂直置入寰椎侧块。通过类似用于手指的外固定架施加压力以获得复位。

固定 C1 于 C2

一旦侧块复位，使用上文描述技术，在 C1-C2 两侧置入经关节突螺钉（图 39.12）。

植骨

条状植骨块可以放置在骨折的寰椎后弓和 C2 椎板。当伤口关闭后软组织可以保持植骨块稳定，并且当寰椎骨折愈合后植骨块可变成一个坚固融合以保持寰枢关节稳定。

术后处理

患者术后第 1 或第 2 天允许下床活动。需要佩戴 4 柱支具 12 周。每天皮肤护理时可去除颈托。夜间需要换上柔软的颈托。

（韩晓光 译）

参考文献

1. Magerl F, Seemann P-S: Stable posterior fusion of the atlas and axis by transarticular screw fixation. In Kehr P, Weidner A (eds): Cervical Spine, Vol. I. Springer, Wien, 1987.
2. Grob D, Crisco J, Panjabi M, Dvorak J: Biomechanical evaluation of four different posterior atlantoaxial fixation techniques. Spine 17:480–490, 1992.
3. Hanson PB, Montesano PX, Sharkey N, Rauschning W: Anatomic and biomechanical assessment of transarticular screw fixation for atlantoaxial instability. Spine 16:1141–1145, 1991.
4. Wilke H-J, Fischer K, Kuger A, Magerl F, Claes L, Wörsdörfer O: In vitro investigations of internal fixation systems of the upper cervical spine. Stability of posterior atlanto-axial fixation techniques. Eur Spine J 1:191–199, 1992.
5. Jeanneret B: Posterior transarticular screw fixation of C1–C2. Tech Orthop 9:49–59, 1994.
6. Grob D, Jeanneret B, Aebi M, Markwalder T: Atlanto-axial fusion with transarticular screw fixation. J Bone Joint Surg 73B:972–976, 1991.
7. Müller ME, Allgöwer M, Schneider R, Willenegger H: Manual of Internal Fixation. Techniques Recommended by the AO-ASIF Group. Springer, Berlin, 1991.
8. Jeanneret B, Magerl F: Primary posterior fusion Cl/2 in odontoid fractures. Indications, technique and results of transarticular screw fixation. J Spinal Disord 5:464–475, 1992.

枕骨-C2后侧微创入路 40

Roberto Diaz, Miguel E. Berbeo

寰枢椎复合体是由寰椎、枢椎椎体、它们之间的关节以及一些重要韧带组成。由于其纤细、复杂的结构，使其可完成屈曲、后伸、侧弯及旋转等活动。当外伤、炎性疾病、恶变或先天畸形导致其上述结构受损时将导致寰枢椎不稳定[11]。

头部50%旋转活动是由寰枢椎复合体完成。因此，相比下颈椎而言，寰枢椎的融合率是个问题[1]。

出现很多技术试图解决此问题，从外固定到前-后路内固定。每种技术都有优点、手术风险、不同的成功/失败率[11]。

很久以来，颈椎不稳定的治疗只有外固定，但其融合率低同时并发症发生率高，促使医生寻找更有效的治疗方式。1910年，Mixter和Osgood首先报道了颈椎不稳定的手术治疗，他们使用粗的缝合线将C1后弓与C2棘突进行了固定，此后很多其他方法相继出现：1939年的Gallie固定手术，1978年的Brooks-Jenkins椎板钳固定手术，Margerl的经关节突螺钉内固定术，Harms的C1-C2钉棒系统，以及C2经椎板固定技术。虽然Gallie和Brooks-Jenkins固定技术相对简易，但需要较多植骨量和术后较长时间的头环背心外固定，对于多发创伤、老年患者及伴随风湿关节炎患者并不是特别合适。应用螺钉固定术后只需颈托固定。经关节突螺钉固定的生物力学性能优于其他技术，其融合率接近于100%[3,11,15]，但由于螺钉需要按角度植入，技术要求较高，有一定的椎动脉损伤风险，概率大约为8.2%。1994年Goel介绍了一种C1-C2固定技术，C1侧块和C2峡部各植入螺钉，通过钢板连接固定，可减少椎动脉损伤风险，Goel使用了单皮质骨螺钉与钢板连接[7]。他强调清除关节面软骨并植骨对实现良好稳定的重要性。此外，Goel提倡切断C2神经根以获得充分暴露，实现更好的重建和避免椎动脉损伤[8]。2001年Harms和Cols介绍了新型C1-C2固定技术，植入C1侧块螺钉及C2椎弓根螺钉，并使用棒进行连接固定，可减少椎动脉的损伤风险。这种固定技术提供了充分的生物力稳定，且其难度小于经关节突螺钉固定术[9,21]。

在最初文章中，作者强调不需要在寰椎后弓使用任何种类的内固定器械，这种方法能在术中复位寰枢椎复合体并使其稳定。Harms的系列报道没记录内固定物失效或神经损伤的病例，没有椎动脉损伤或硬膜破裂发生；6个月时X线片提示完全骨性融合[9]。

Harms的最初技术要从枕骨至下颈椎水平进行骨膜下剥离，这导致术后疼痛，更重要的是破坏了后方韧带的张力带作用[9]。

应用微创手术技术（MIS）进行C1-C2后方固定术，可减少对肌肉血供应和神经支配的损伤，更好地保护后方韧带的张力带作用，这意味着更少的术中出血、术后疼痛以及更短的住院时间[14,18]。

手术解剖

为了评估微创技术在寰枢椎关节的可行性，我们在微创手术实验室研究了颈背部肌肉的解剖标志。将颈后部肌肉组织切开后，需要牵开斜方肌和头半棘肌来显露深部肌肉组织。在此界面离正中线2cm处，我们发现，沿着C2棘突平行的点，存在由头后大直肌与头下斜肌交叉形成的解剖区域。这个区域相对无重要神经血管，可是在深处，寰枢椎关节表面有静脉丛，有出血的风险（图40.1）。椎动脉的第三段在正中线外侧3cm向C1后弓走行（图40.2），再转后内侧走行，在这位置穿入侧块螺钉有出血的风险。

此外，我们对C1侧块和C2椎弓根进行了测量，发现可以植入螺钉的直径至少为3.5~4.0mm。这个值在不同患者间也有区别，所以需要做充分

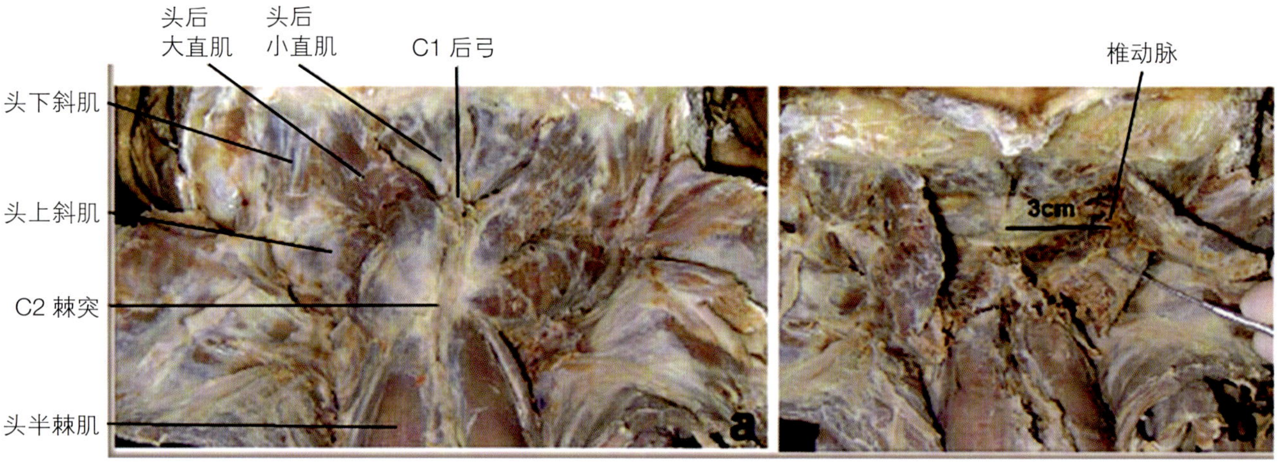

图 40.1 （**a, b**）颈后部解剖

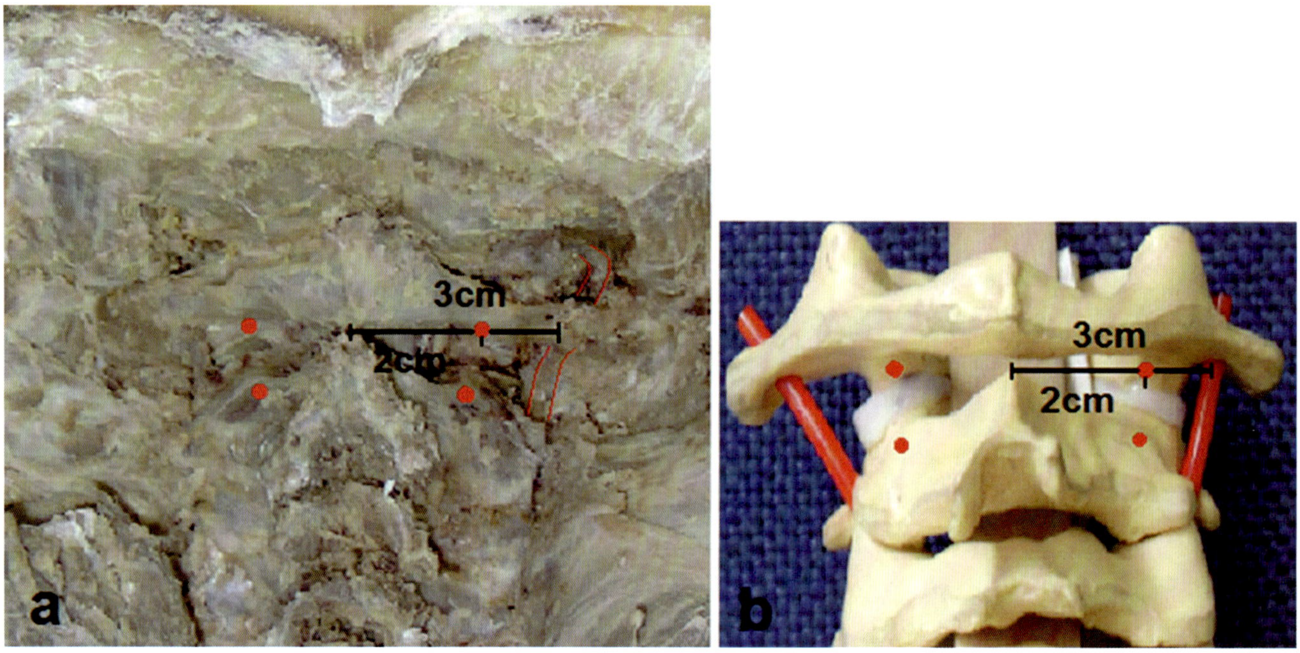

图 40.2 （**a, b**）椎动脉在正中线外侧 3cm 向 C1 后弓走行

术前准备和术中透视检查来确认[9,10,20]。

手术技术

为了保留枕 - 颈张力带功能，减少传统手术方法并发症及术后疼痛，从 2007 年 5 月开始，我们做了一组前瞻非随机研究[2]，使用微创经肌间入路在双侧取 2.5cm 旁正中皮肤切口（图 40.3a），利用 MIS Maxcess®（Nuvasive Inc., San Diego, CA, USA）设备（图 40.3b），根据改良的 Harms 技术植入螺钉（图 40.3c）。

这个入路采用逐步管型扩张系统通过颈后部浅表肌（斜方肌和头半棘肌），随后通过之前描述的头后大直肌与头下斜肌之间的解剖区域。然后植入带光纤灯的三阀 Maxcess®，使手术区域获得良好显露和光线（图 40.3b）。在透视引导下，系统锚定在 C2 椎弓根的入点处，在牵开器打开时尽量避免阻挡 C1 后弓。使用单极电刀暴露 C2 的骨表面，直到完全显露 C1-C2 关节的外侧缘。在此处，经常会遇到硬膜外静脉丛出血，可以用双极电刀和 Spongostan® 联合控制出血。显露 C1-C2 关节表面，确认 C2 神经根，随后将其凝固并切断，

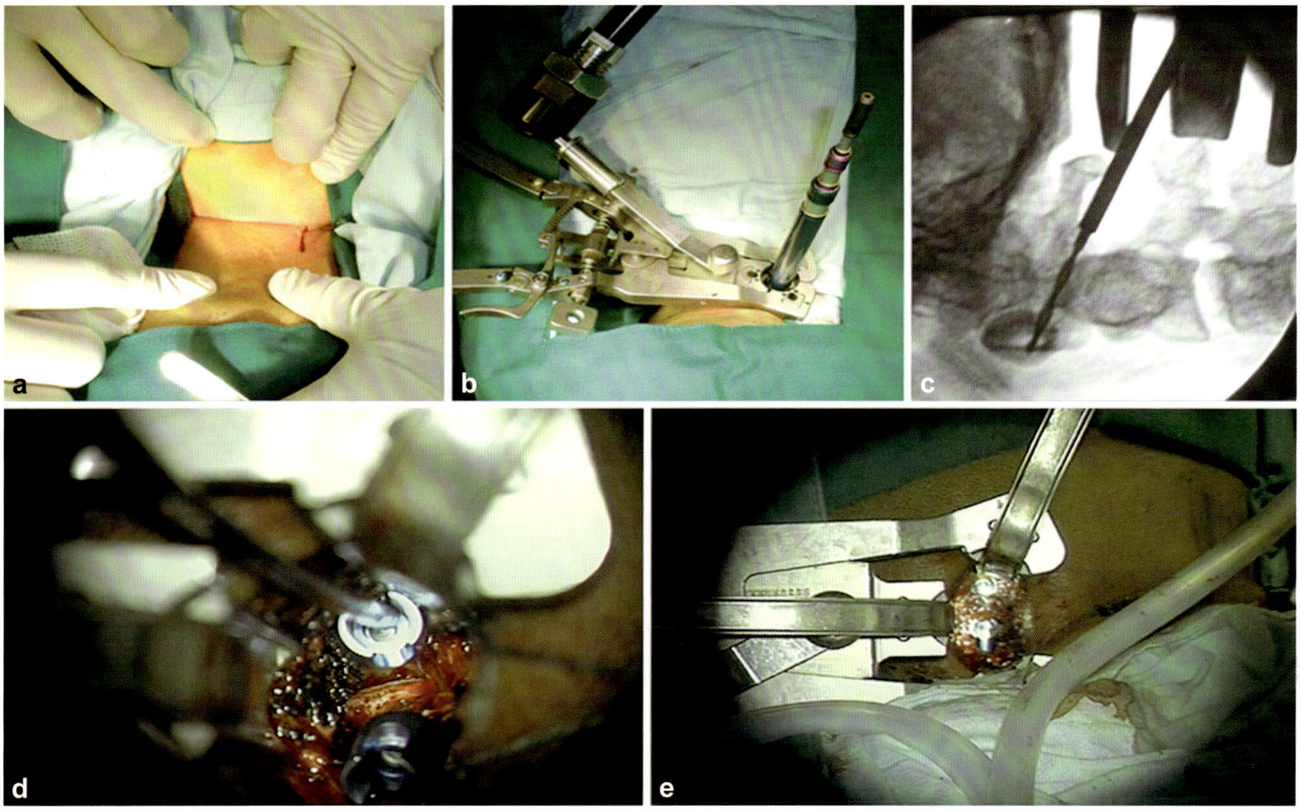

图 40.3 （a~e）旁正中侧入路应用管型牵开器在 C1 和 C2 置入螺钉

以便于螺钉顺利置入。在此处应用 Harms 技术置入直径 3.5mm 的多轴螺钉（图 40.3c, d）。使用微型刮匙清理 C1 和 C2 的关节面，并将骨髓抽吸物（BMA）与脱矿质骨基质（DBM-Putty, Osteotech, Inc., New Jersey, USA）混合植入关节内以获得继发融合（图 40.3d,e）。以相同的步骤在对侧进行相同的操作。

临床经验

到 2012 年 12 月，共有 21 名患者接受该技术治疗，平均年龄为 57.5 岁。9 例患者为不稳定的 C2 骨折，12 例患者为类风湿关节炎继发的寰枢椎不稳定。平均手术时间和出血量分别为 193.7 分钟和 403.5ml。患者术后疼痛较轻，术后 46.8 小时出院。此外，没有出现内固定物失效。

临床病例

病例 1

47 岁男性患者，主诉 3 天前摔倒致颈部屈曲受伤，随后出现颈背部疼痛、枕部疼痛及左侧肢体肌力下降。

神经检查提示双侧 C2 皮节疼痛，左侧肢体轻度偏瘫，肌力 4 级，Babinski 征阴性，左半肢体感觉下降。

颈部 X 线片显示不稳定性齿突 Ⅱ 型骨折（图 40.4a,b）。

我们使用直径 3.5mm 多轴螺钉进行了微创 C1-C2 融合手术。术中无并发症发生，出血量约 300ml。住院时间 43 小时，在术后早期患者运动功能出现恢复（图 40.4c,d）。1 年后随访，患者没有疼痛或肌力下降，内固定物位置良好。

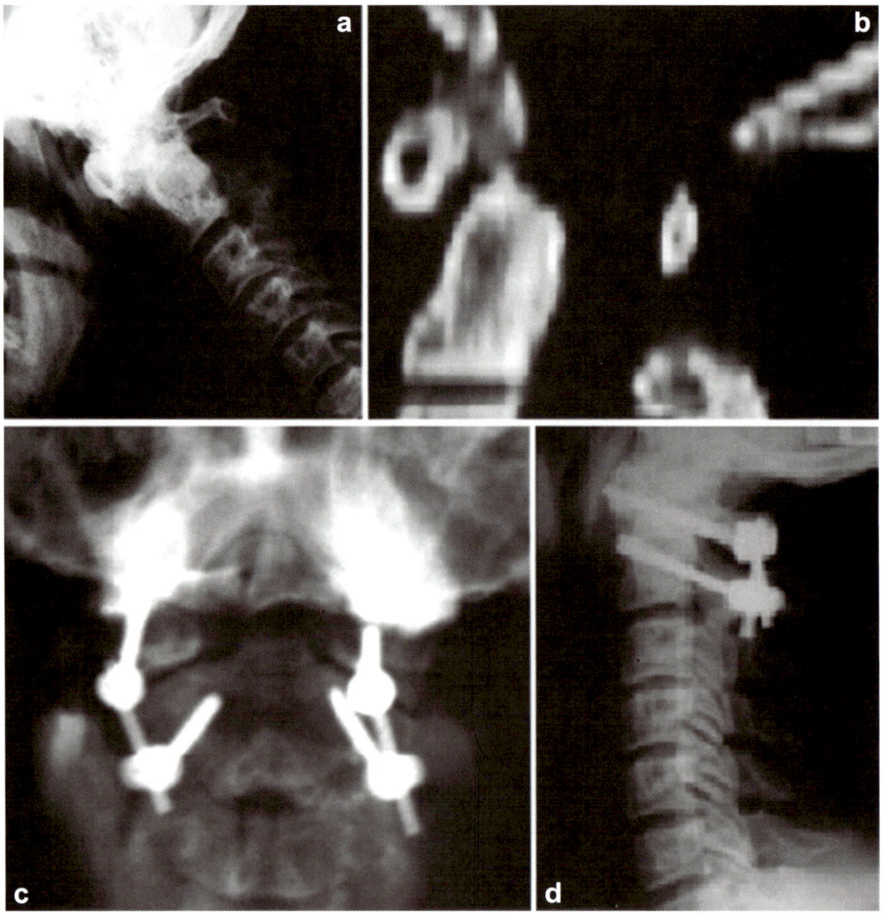

图 40.4 （**a~d**）病例 1 术前和术后 X 线片

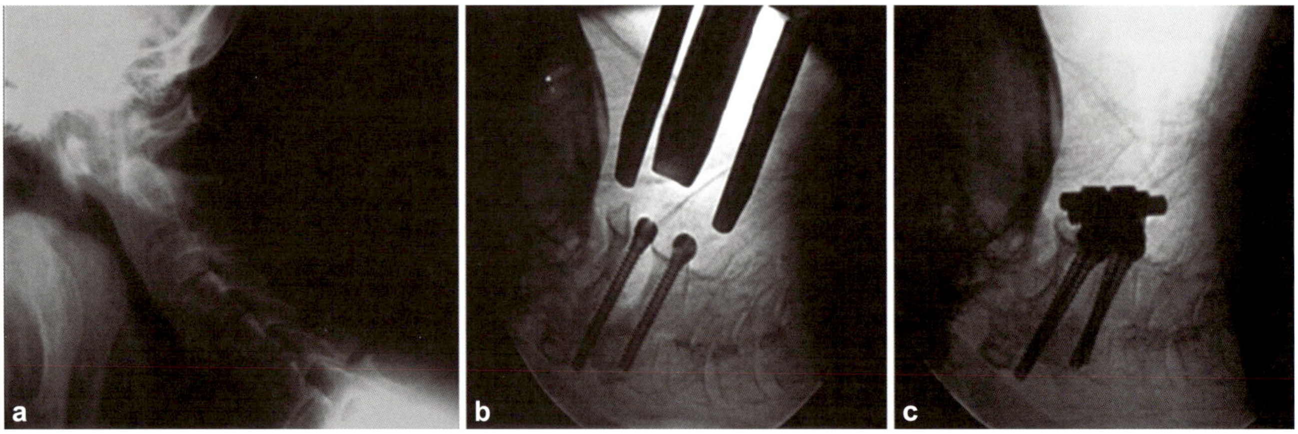

图 40.5 （**a~c**）病例 2 术前、术中和术后 X 线片

病例 2

70 岁女性患者伴类风湿关节炎病史 30 年，在活动时有颈部不稳定感和“卡塔”声，伴有颈背部疼痛放射至上背部，上肢麻木、无力。

体格检查发现，患者双侧反射亢进，双侧霍夫曼征（Hoffman 征）阳性。MRI 显示齿突上翳样改变，齿突后移，脊髓受压但无 T2 信号的脊髓病变。动态 X 线片显示寰椎 - 齿突间距超过 5mm（图 40.5a）。

双侧使用直径 3.5mm 多轴螺钉完成微创 C1-C2 融合手术（图 40.5b）。无并发症发生，出血量为 250 ml，住院时间为 48 小时。在 1 年后随访，患者颈部疼痛减少，X 线片显示 C1-C2 不稳定得到复位（图 40.5c）。

病例 3

患者 18 岁男性，有颈部疼痛病史。就诊前 3 个月摔伤头颈部，神经检查无运动或感觉异常体征。X 线片提示不稳定性Ⅱ型齿突骨折（图 40.6a）。

我们在双侧使用直径 3.5mm 多轴螺钉进行微创 C1-C2 融合手术（图 40.6b,c）。无术中并发症，术中出血约 280ml（图 40.6d）。住院时间为 36 小时。在最后一次随访之后，患者没有疼痛或肌无力症状，内固定物位置良好（图 40.6e,f）。

讨　论

毫无疑问，微创技术用于稳定 C1-C2 复合体具有诸多优势。首先，保留了由颈后肌和韧带提供的张力带功能，为复合体提供更多的生物力学稳定性。第二，患者没有受到广泛而痛苦的枕 - 颈暴露，术后恢复更快，并发症少[4-6,10-13,17,19]。

目前治疗寰枢椎不稳定的手术方法很多，在选择某个特定术式时必须仔细考虑其优点和缺点。一方面，我们有钛缆固定技术，其操作简易要求不高，但融合率较低（66%~82%）并伴有较高的假关节形成风险（在一些系列报道中可达 36.3%），此外，术后需要长期外固定。螺钉内固定提供接近 100% 融合率，较低的假关节风险和较短的术后固定时间，但其技术要求高，为降低血管损伤风险，需要术前解剖学研究及术中反复透视[1,3,15,16,21]。

有些研究进行了不同螺钉固定技术间的比较：经 C1-C2 关节突螺钉、C1 侧块加 C2 椎弓根螺钉和 C1 侧块加 C2 经椎板螺钉。有证据表明彼此间融合率或并发症率没有明显差异。另一方面，生物力学研究通过比较术后颈椎侧屈和旋转功能表明，C1 侧块加 C2 椎弓根螺钉固定技术优于 C1 侧块加 C2 经椎板螺钉固定技术[1]。

因为我们的实验室解剖研究显示微创方法手术入路安全，因此我们选用了 Harms 技术。

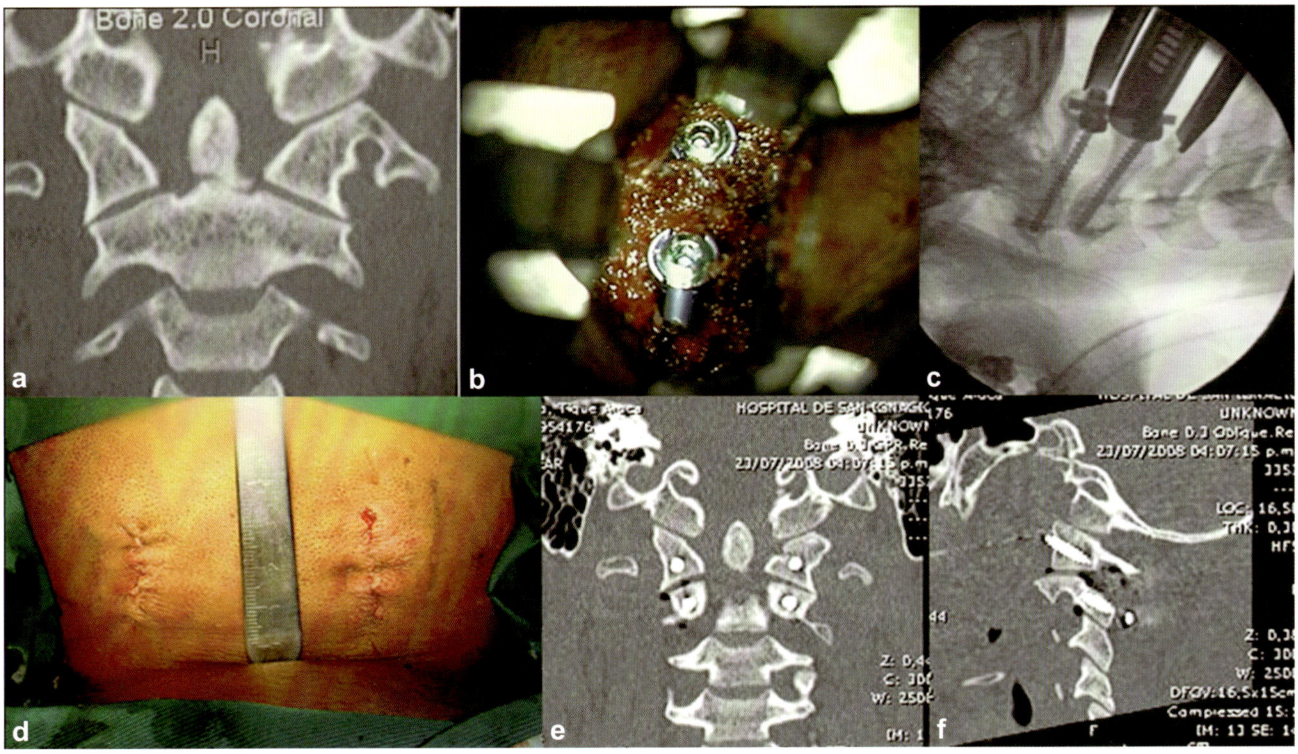

图 40.6　（**a~f**）病例 3 术前、术中和术后 X 线片

（韩晓光 译）

参考文献

1. Claybrooks R, Kayanja M, Milks R, Benzel E. Atlantoaxial fusion: a biomechanical analysis of two C1-C2 fusion techniques. Spine J. 2007;7:682–8.
2. Diaz R, Berbeo M, Vergara M, Villalobos L. Minimally invasive posterior C1-C2 screw fixation through an anatomical corridor preserving occipital-cervical tension band. Prospective 21 months clinical and radiological study. Oral presentation, Spine Arthroplasty Society global symposium on motion preservation technology (SAS 9), London, England, May 2009.
3. Farey I, Nadkarni S, Smith N. Modified Gallie technique versus transarticular screw fixation in C1-C2 fusion. Clin Orthop Relat Res. 1999;359:126–35.
4. Fessler R, O'Toole J, Eichholz K, Perez-Cruet M. The development of minimally invasive spine surgery. Neurosurg Clin N Am. 2006;17:401–9.
5. Gala VC, O'Toole JE, Voyadzis JM, Fessler RG. Posterior minimally invasive approaches for the cervical spine. Orthop Clin N Am. 2007;38(3):339–49, abstract v.
6. Gerszten PC, Welch WC. Spine: minimally invasive techniques. Prog Neurol Surg. 2006;19:135–51.
7. Goel A, Laheri V. Plate and screw fixation for atlanto-axial subluxation. Acta Neurochir (Wien). 1994;129:47–53.
8. Goel A, Desai KI, Muzumdar DP. Atlanto axial fixation using plate and screw method: a report of 160 cases treated patients. Neurosurgery. 2002;51:1351–7.
9. Harms J, Melcher R. Posterior C1-C2 fusion with poliaxial screw and rod fixation. Spine. 2001;26(22):2467–71.
10. Joseffer S, Post N, Cooper P, Fremong-Boadu A. Minimally invasive atlantoaxial fixation with polyaxial screw-rod construct: technical case report. Neurosurgery. 2006;58 Suppl 2:ONS-375.
11. Menendez J, Wright N. Techniques of posterior C1-C2 stabilization. Neurosurgery. 2007;60 Suppl 1:103–11.
12. Neo M, Sakamoto T, Fujibayashi S, Nakamura T. A safe screw trajectory for atlantoaxial transarticular fixation achieved using an aiming device. Spine. 2005;30(9):236–42.
13. O'Toole JE, Eichholz KM, Fessler RG. Minimally invasive approaches to vertebral column and spinal cord tumors. Neurosurg Clin N Am. 2006;17(4):491–506.
14. Powers C, Isaacs R. Minimally invasive fusion and fixation techniques. Neurosurg Clin N Am. 2006;17:477–89.
15. Reilly T, Sasso R, Hall P. Atlantoaxial stabilization: clinical comparison of posterior cervical wiring technique with transarticular screw fixation. J Spinal Disord Tech. 2003;16(3):248–53.
16. Shad A, Shariff S, Teddy P. Craniocervical fusion for rheumatoid arthritis: comparison of sublaminar wires and the lateral mass screw craniocervical fusion. Br J Neurosurg. 2002;16(5):483–6.
17. Shchedrenok VV, Ivanenko AV, Sebelev KI, Moguchaia OV. Minimally invasive surgery of degenerative diseases of the spine. Vestnik Khirurgii Imeni II Grekova. 2010;169(2):102–4.
18. Wang M, Levi A. Minimally invasive lateral mass screw fixation in the cervical spine: initial clinical experience with long-term follow-up. Neurosurgery. 2006;58:907–12.
19. Winder MJ, Thomas KC. Minimally invasive versus open approach for cervical laminoforaminotomy. Can J Neurol Sci. 2011; 38(2):262–7.
20. Xiang-Yang M, Qing-Shui Y, Zeng-Hui W, Hong X, Jing-Fa L, Shi-Zhen Z. Anatomic considerations for the pedicle screw placement in the first cervical vertebra. Spine. 2005; 30(13):1519–23.
21. Yoshida M, Neo M, Fujibayashi S, Nakamura T. Comparison of the anatomical risk for vertebral artery injury associated with the C2-pedicle screw and atlantoaxial transarticular screw. Spine. 2006;31(15):513–7.

颈椎椎间孔切开术：指征和技术 41

Peter Dyck

首先定义以下几个在本章中反复出现的名词：神经孔、神经根和椎间孔切开减压术。

两个连续的椎体排列在一起时，在外侧形成一个类似圆柱型的孔道，节段神经根从此穿出。从手术解剖角度来看，腹侧为椎间盘和相邻的钩椎关节，背侧为重叠的上下关节突关节。相应椎体的椎弓根构成神经孔的骨性上界和下界。以上结构组成了神经孔。

神经根是穿过神经孔的最重要结构，被周围脂肪所包绕并与硬膜外静脉伴行（图 41.1）。神经根是由感觉神经节、其近端的节前轴突和节后运动轴突组成，节后运动轴突由脊髓的前角细胞发出，止于其所支配的肌肉纤维。这些感觉和运动结构都在脑脊液中，并被硬膜囊外翻形成的硬膜囊神经套袖所包绕。以上结构可以在术中暴露时看见。

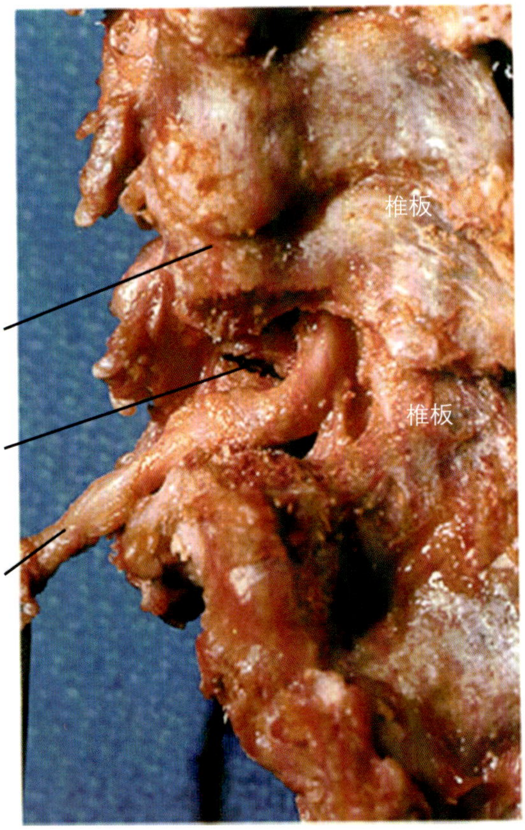

图 41.1 腹侧牵拉神经根显露椎间盘

C5 神经根走行于神经孔时与脊髓成 45° 角，这个角度随着椎体节段增加而逐渐增大，因此 C8 神经根从脊髓发出时基本成直角。

椎间孔切开减压术是指通过去除神经孔内或周围的占位病理结构以起到减压神经根作用。腹侧突出的椎间盘或骨赘需要去除；尤其是钩椎关节，当其过度肥大时往往会侵犯神经孔内的神经根。背侧减压可以通过高速电钻切除上下关节突关节的内侧缘实现。

术前通过不加重神经症状下屈曲颈部以确定患者颈部活动范围是十分必要的。

1. 尽管存在空气栓塞的风险，与俯卧位相比笔者更倾向于坐位（图 41.2）[1,2]。可以使用 Mayfield 头枕，骨针固定也是一种选择，但是笔者更倾向于使用“马蹄”形头枕。枕骨下必须充分备皮以方便胶带固定头部于手术台上，并提供充分的手术范围。当颈部屈曲或向病灶对侧轻度侧屈时，可以牵开关节突关节便于暴露。

2. 通过体表标志如突出的 C7 棘突，来决定后正中皮肤切口长度和对应的颈椎节段。仔细止血非常重要，可使用 Raney 止血夹，稍微分离皮下软组织。

3. 放置自动拉钩，切开斜方肌筋膜并向两侧牵拉肌肉。

4. 之后使用骨膜剥离子或 Bovie 切割电刀将夹肌、头半棘肌、颈半棘肌下部和多裂肌从棘突及连续的椎板上剥离。

5. 当使用电凝时需使用无菌盐水反复冲洗伤口以降低手术区域温度，此方法可有效预防空气栓塞。切除棘突分叉处的骨性突起有助于更好的肌肉剥离（图 41.3）。

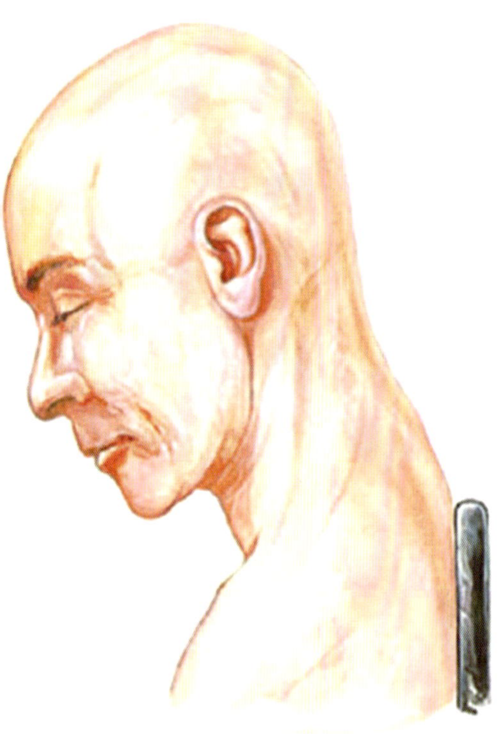

图 41.2 相比较于俯卧位，笔者更愿意选择坐位。可使用 Mayfield 头架固定头部，骨针固定也是一种选择，但笔者更倾向使用“马蹄”形头枕。枕部头皮需要充分备皮以方便胶带固定头部，并提供充分的手术范围。颈部屈曲或向病灶对侧轻度侧屈时，可以牵开关节突关节便于暴露。在坐位手术时有潜在的空气栓塞风险

6. 将目标节段椎板暴露后，影像透视进一步证实。随后继续向侧方分离，暴露目标关节突关节的内侧 2/3，尽管对助手来说相对困难，但最好使用手持式 Meyerding 牵开器维持显露。

7. 使用高速磨钻去除上关节突关节，去除一小部分下关节突关节。上位椎体椎板的下外侧部分和下位椎体椎板的上外侧部分都要磨掉（图 41.4、41.5、41.6）。中间的黄韧带在去除骨组织时一同被去除，相比于下腰部，此操作在颈椎十分危险。使用骨蜡进行髓内止血。

8. 仔细分离神经孔内结构组织，分离脂肪组织显露神经根袖以及常存在的硬膜外静脉（图 41.7）。当这些静脉破裂出血，虽很恼人但并不是严重问题，可以使用小的脱脂棉压迫或双极电凝止血。

9. 如果遇到软的间盘突出，通常由髓核实质部分突出引起，需切除突出的间盘和容易切除的部分间盘，但并不需要尝试切除整个间盘，更激进的间盘切除术只会增加脊髓病变的发生（图 41.8、41.9）。

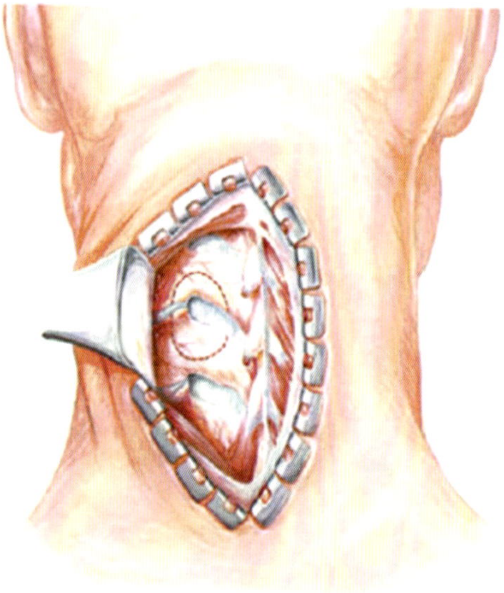

图 41.3 手术切口应以目标节段为中心，向上下更延长 2 个棘突。切开皮肤和皮下软组织，轻柔显露皮下组织，使用 Raney 夹充分止血。放置自动牵开器，切开斜方肌筋膜。向两侧牵拉肌肉。使用骨膜剥离子或切割电刀丛棘突和椎板上剥离棘突旁肌肉。从棘突尖部开始，找到骨膜下层面，然后开始在椎板上剥离。切除棘突末端分叉可有效帮助暴露。使用生理盐水充分冲洗。充分止血

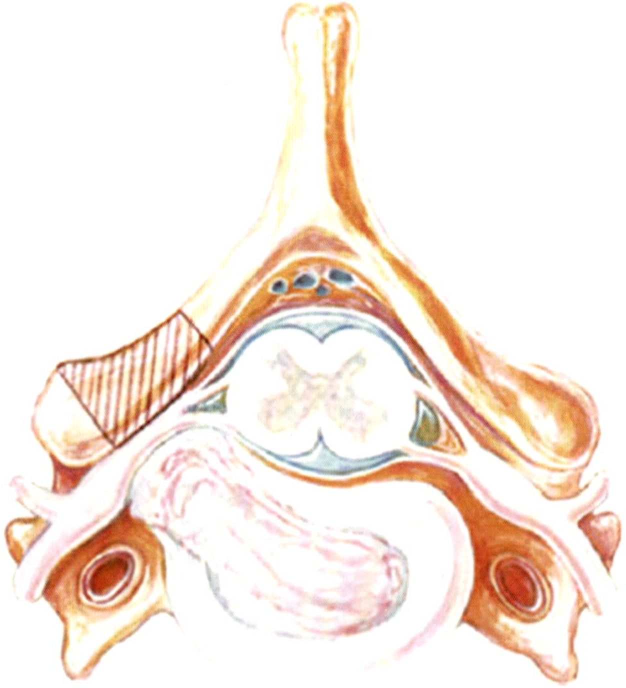

图 41.4 X 线确定节段后，显露关节突关节内侧 2/3 区域，使用手持式 Meyweding 牵开器维持显露。为了显露特定间盘间隙，如 C5-6，去除 C5 下关节突和一小部分 C6 上关节突

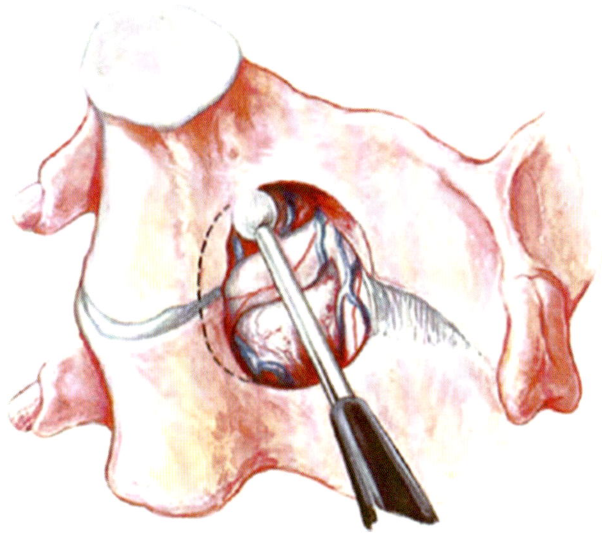

图 41.5　使用电钻去除上位椎体的下外侧椎板和下位椎体的上外侧椎板。中间的黄韧带在去除骨组织时一同被去除。一定要非常小心

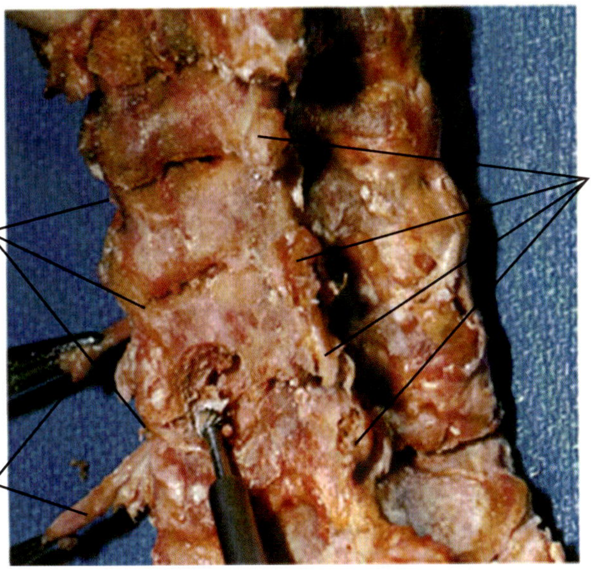

图 41.6 去除目标节段的椎板、小关节和黄韧带

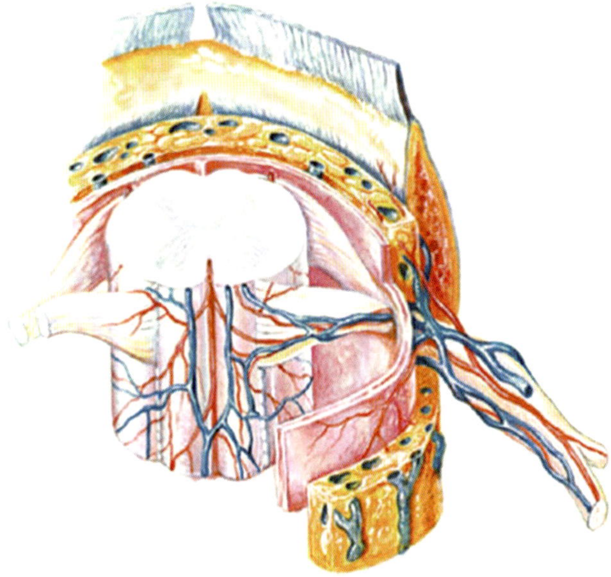

图 41.7　仔细分离神经孔内组织结构，分离脂肪显露神经根。小心常覆盖于神经根表面的硬膜外静脉。当这些静脉破裂出血，可以使用小的脱脂棉压迫或双极电凝止血

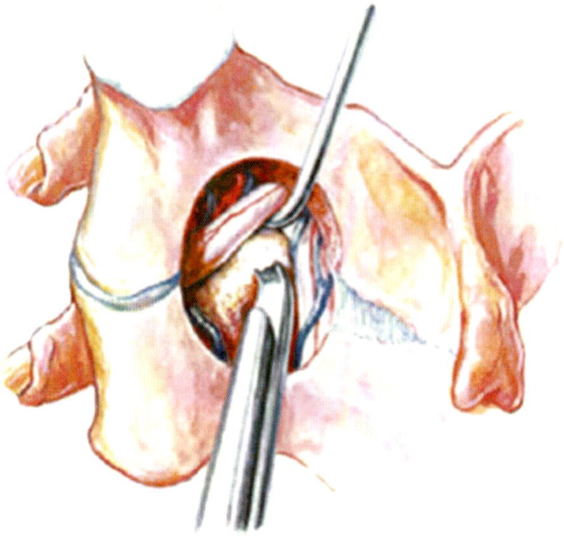

图 41.8　钝的神经探钩可用来指导骨性切除范围。向一侧牵拉神经根后可从椎间隙去除硬的椎间盘物质

10. 如果碰到硬的间盘组织，小的、弯曲的或笔直的形态，可使用 Cloward 刮匙去除来源于椎间隙的骨赘或来自钩椎关节的腋性骨赘（图 41.10）。

11. 钝性神经钩可以用来指导骨性切除范围，达到充分神经减压的同时避免过多地去除骨组织（图 41.8~41.12）。

12. 关闭：确切止血后，将可吸收的明胶海绵放置于椎间孔减压处，伤口逐层关闭，不放置引流。用非可吸收线缝合筋膜，用可吸收线缝合皮下组织，用尼龙线缝合关闭皮肤。

13. 若存在寰椎根性神经痛导致的功能障碍，可使用浸泡于明胶海绵的 20mg 醋酸甲泼尼龙直接贴附于暴露的神经根上，此步骤可减轻局部疼痛但也可能会导致局部感染。因此，在此种情况下笔者术中常预防使用抗生素。笔者尚未遇到因此而局部感染的病例，不管是颈部或是下腰部。

14. 术后患者 40° 半卧位以减少手术部位的静脉淤滞。不需额外的颈部外固定装置，但佩戴软

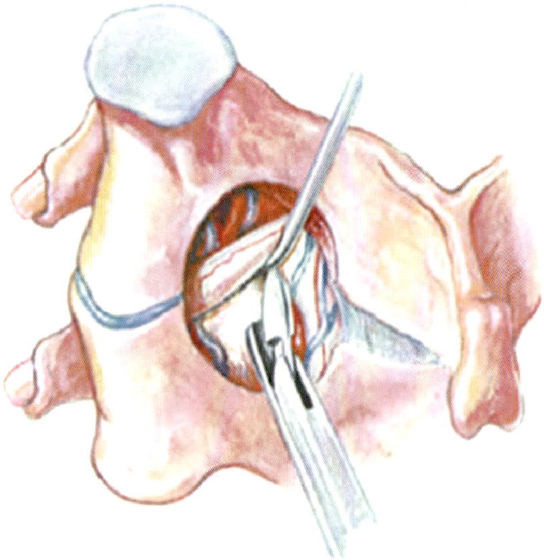

图 41.9　使用垂体咬骨钳去除这些组织

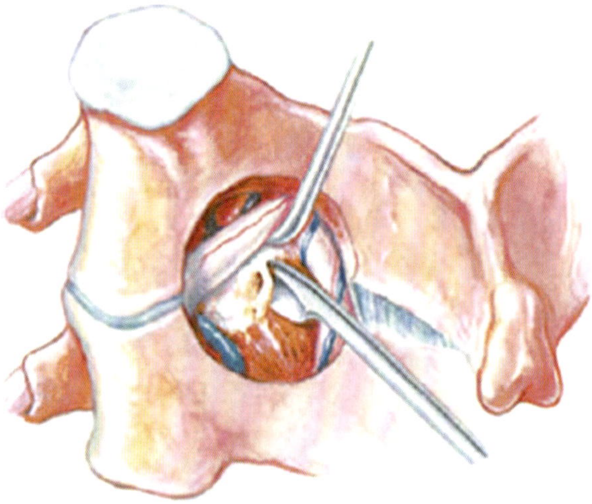

图 41.10　使用骨凿和刮匙去除来源于椎间隙的骨赘和来自钩椎关节的骨赘

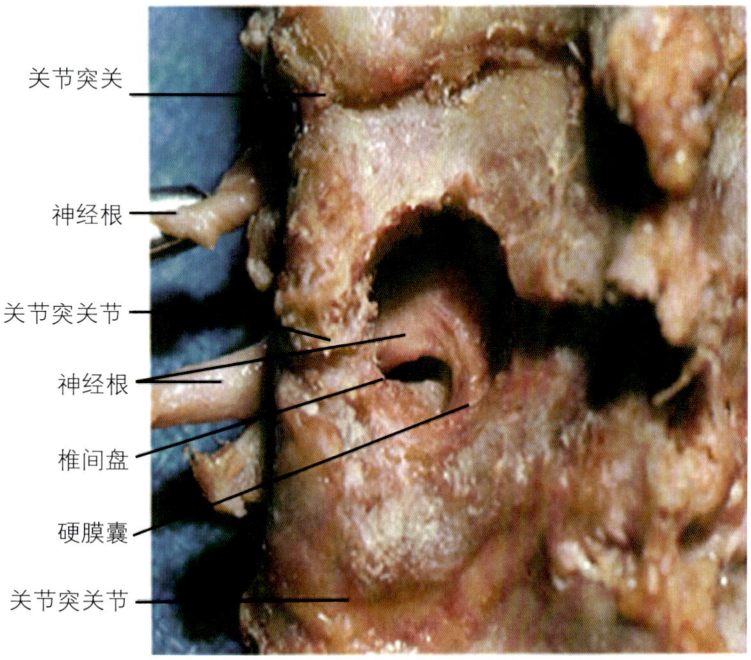

图 41.11　在椎间孔可见神经根和间盘间隙

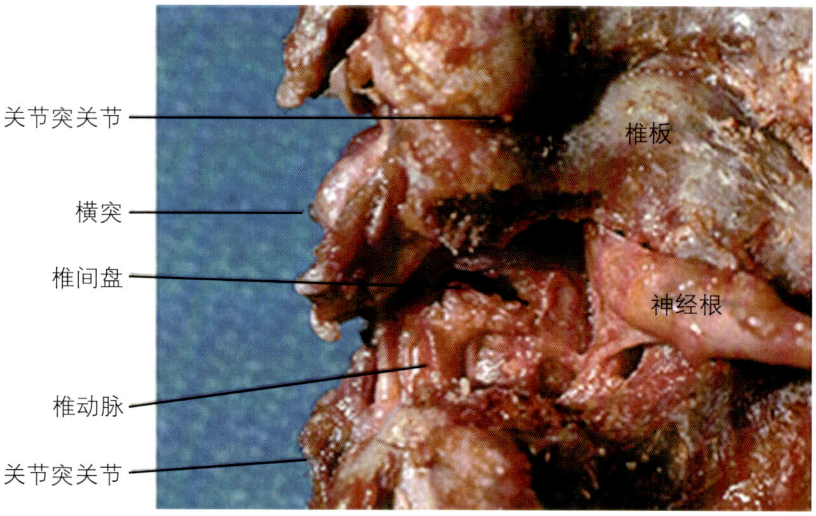

图 41.12　在非解剖性牵开神经根后，可以清楚看到钩椎关节和突出的椎间盘

颈托常会使患者感觉更加舒服。

有大量文献报道了颈神经根病的外科治疗方法。很难说哪一种方法更好。笔者常更倾向于后路神经根减压术，而不是前路减压加椎体融合术。尽管后路减压在术后最初几天并发症多一些，但其并不融合椎体，可一次手术减压多个节段，可对受损的神经根进行更充分的减压，并且没必要延长颈部制动时间，也可避免髂骨移植部位的疼痛。

对于有经验术者，即使是双节段本手术可以在不到一个小时内完成。

谨　记

1. 术前确认不引起神经症状的颈部最大活动范围。
2. 电刀切除时需充分灌洗。
3. 向外侧分离，显露关节突关节外侧 2/3。
4. 使用电钻获取钻孔，更多地去除头侧关节突关节。
5. 切除软组织碎片但不要激进地行椎间盘切除术。
6. 用神经钩指导分离。
7. 用填塞法、双极电凝和止血材料辅助等方法进行止血。
8. 深刻理解椎间孔的解剖。

（韩晓光 译）

参考文献

1. Brain WR, Wilkinson M: Cervical Spondylosis and Other Disorders of the Cervical Spine. Philadelphia, Saunders, 1967.
2. Bucy PC, Chenault H: Compression of the seventh cervical root by herniation of an intervertebral disc. JAMA 126:26–27, 1944.
3. Lee CK, Weiss AB: Isolated congenital cervical block vertebrae below the axis with neurological symptoms. Spine 6:118–124, 1981.
4. Semmes RE, Murphey F: Syndrome of unilateral rupture of the sixth cervical intervertebral disc, with compression of the seventh nerve root. JAMA 121:1209–1214, 1943.
5. Spurling RG: Lesions of the Cervical Intervertebral Discs. Springfield, Thomas, 1956.
6. Tisovec L, Hamilton W: Newer considerations in air embolism during operation. JAMA 201:376–377, 1967.

42 颈椎椎间孔显微切开术：一种治疗顽固性神经根性疼痛的后路技术

Robert Warren Williams

微创颈椎椎间孔减压术（microcervical foraminotomy，MCF）被本文作者定义为对治疗顽固性颈神经根性疼痛有极好效果的后路微创手术技术[1]。该技术出现于1972年，沿着受累神经根后方和下方进行完全的神经减压和骨性椎间孔减压，并可最大程度减少椎板切除范围和对关节突关节的损伤。一次体位最多可做6个椎间孔的减压。术中不损伤椎间盘、起稳定作用的骨性结构及神经孔内神经根前方的病理结构。尽管该术式主要用于治疗难治性神经根性疼痛或病变，但对治疗颈椎前路减压或椎板切除治疗无效的持续性神经根性疼痛也同样有效。

临床基本原理

作者5年的随访经验发现术后颈椎神经根性疼痛缓解效果并非都满意，促使其1971年对失败患者进行了重新分析。排除神经系统疾病，在先前手术中没有发现或无法处理的持续性神经孔病变是最可能病因。因为椎间孔内前方病变受到椎动脉遮挡，甚至在不严重损伤椎间盘前提下，前椎间孔入口都无法触及。一种显微手术技术被开发，可行后方椎间孔病变的减压术和神经松解术，这种技术被称为微创颈椎间孔减压术（MCF）。

患者选择

自1972年起，1571个有颈神经根疼痛症状患者的中574个患者接受了这种颈椎后路手术。最多一次体位做C4到C8的6个神经根的减压。在没有内在神经系统病变情况下，由于这种手术可治疗的椎间孔病变大部分都在椎管外，所以术前的异常影像学检查和症状神经节段相关性变得不重要了。MCF的手术指征是顽固性疼痛或是严格保守治疗无效或颈部手术无效的神经根分布区域的神经功能受损。无论术前影像学检查显示的结构性病变如何，该术式只适用于与临床症状相关的椎间孔水平。熟练掌握颈椎神经根的解剖包括皮表分布和肌肉分布以及反射定位，都是定位有临床症状的颈神经根及神经孔所必需的[2]。

仪器、麻醉和体位

手术显微镜和仪器

Zeiss Opmi 1 直双目手术显微镜1个和300mm镜头可提供清晰视野和灵活性。使用中度到高度放大倍数。使用外侧挡片（宽1cm，厚5cm）、内侧钝性拉钩的自动拉钩进行单侧切口牵开（Williams' Microlumbar Discectomy Retractor; Codman and Shurtleff, Randolph, MA）。除了手术刀及电刀外，还需的器械包括钝的90°微型拉钩、45° 1.5mm的咬骨钳、90° 1mm的咬骨钳和微型刮匙（图42.1）。最合适的微型刮匙包括一个直的，和两个分别15°和30°成角的刮匙。刮匙的成角应该在距尖端1cm左右成角。

患者术前准备、麻醉和体位

术前完善常规医学检查及肺功能检查。入院前使用提供的无菌浴用海绵和洗发水进行淋浴。患者取坐位使用Mayfield针型头托，下颌轻度屈曲以减少颈椎前凸，行气管插管全身麻醉，进行机械通气，使用心脏多普勒和中心静脉压监测器来检测和处理可能出现的空气栓塞。包好双下肢，使用血管加压药维持收缩压在120mmHg以上。

手术时间

包括伤口切开、关闭在内，单侧、单个椎间

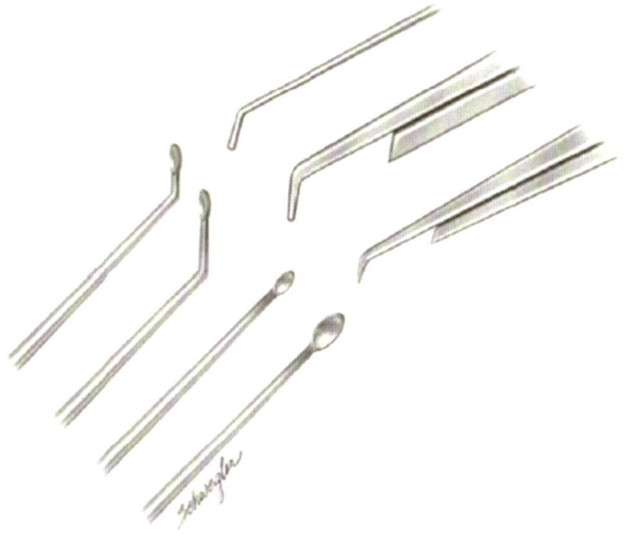

图 42.1　用于颈椎微创椎间孔减压术（MCF）的器械。顺时针从左上角开始的图示为 90° 微型探钩，45° 1.5mm 咬骨钳，直微型刮匙，90° 1mm 咬骨钳和 45° 1mm 咬骨钳。没在图中的器械还包括手术刀、电凝器、电刀、小号骨膜剥离子，以及作者通过弯曲直微刮匙而成的 15° 和 30° 角微型刮匙 (Redrawn with permission from Williams RW. Microcervical foraminotomy: a surgical alternative for intractable radicular pain. Spine 1983;8(7):708-716.)

孔减压术约需要 1 小时。每增加一个椎间孔减压术，手术时间就再延长约半个小时。

皮肤切口

皮肤切口的精确定位对于减少手术时间和减少出血至关重要。在触摸到目标棘突后，将 1 英寸的细针插入中线外侧并通过侧位透视确认。在确认细针插入的解剖位置后在中线取 1.5 英寸皮肤切口。切开后，用咬骨钳在棘突咬个凹槽便于定位，并使用金属钳子夹持棘突尖部，然后进行第二次颈部侧位 X 线透视以确认椎体节段。拿出钳子后，使用手指沿着凹槽标记的棘突向下分离直至有症状的椎板间水平。置入自动牵开器便于看清深部组织。

已经证明椎间孔水平的精确定位对于这种技术非常有必要，因为即使最有经验的脊柱外科医生也极其容易在较深的颈部伤口中分辨不清节段。如果对定位有疑问，可多次检查，直到确定相关的椎板间水平。这种手术对减轻神经根性疼痛非常有效，如果在术后 24 小时疼痛未缓解提示手术定位可能不准确。

手术技术

分离至椎板

1.5 英寸的后中线切口对于两节段的椎间孔减压足够。如果要进行双侧操作，可每次只显露一侧，这将减少手术出血，避免因静脉大量出血而延长手术时间。患者坐位手术时，除非出现未及时处理的静脉损伤，一般不会发生空气栓塞。

本文提及的椎间孔减压术，在处理与外科医生优势手同侧椎间孔时操作更加困难。也就是说，对于右手为优势手的外科医生来说右侧椎间孔减压术更加困难。当朝向优势侧操作时，使用咬骨钳和微型刮匙需要长时间的手腕伸展动作。而在处理非优势手侧椎间孔时则不会出现这些动作。因此要优先处理技术上较困难的一侧，这样可显著减少外科医生的疲劳，进而缩短手术时间和减少出血量。

切开皮肤后，使用电刀在单侧从棘突上分离椎旁筋膜，椎板和黄韧带的位置较浅在，因此使用电刀操作时需非常小心。然后将示指穿过筋膜开口，施加适当的压力将椎旁肌移向侧方。很少使用骨膜剥离器。用手指仔细触摸有助于椎板间隙精确解剖定位。使用电凝彻底止血，注意避免电刀与黄韧带接触，以避免椎管内神经结构被烧伤。然后置入如前所述的单侧自动牵开器，显露术区。

椎间孔减压术

与症状神经根相对应的椎板间隙准确定位后，用直微型刮匙从黄韧带与上椎板附着处从外向内分离黄韧带。这个分离区域通常不超过中线外 1cm。如果椎板间隙较窄或由于骨关节炎疾病致相对的椎板边界不清，则可以用电钻小心地重新建立组织界面。

黄韧带分离后，将适当大小的咬骨钳插入外侧椎板下方，并向上方用力小块去除骨组织（图 42.2），直到可通过钝性微型探钩辨识椎间孔入口（图 42.3）。尽量保留黄韧带，因其可以保护下方

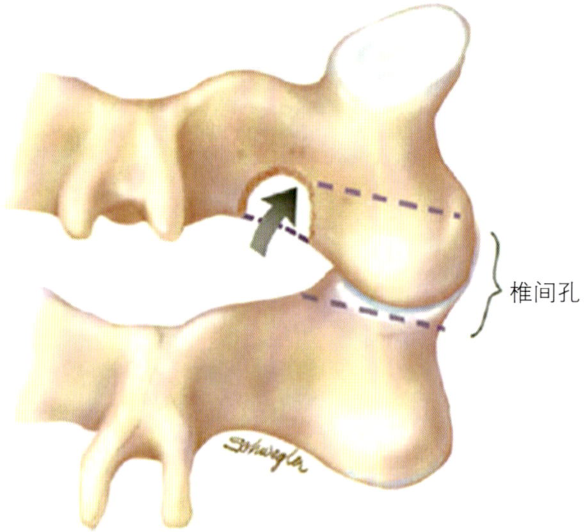

图 42.2 利用颈椎微创椎间孔减压（MCF）技术，在上椎板最外侧去处部分骨质（箭头）。不要将咬骨钳开口部转向外侧，因为它会导致关节突关节骨折损伤滑膜。操作时注意保护黄韧带，因为其对下面的硬膜和脊髓液间隙有保护作用 (Redrawn with permission from Williams RW. Microcervical foraminotomy: a surgical alternative for intractable radicular pain. Spine 1983;8(7):708-716.)

的硬膜和神经组织。最重要的是，在去除椎板时，不要将咬骨钳的开口向转向侧方进入关节突关节或滑膜。

通过钝头微型探钩定位椎间孔入口并评估其可能存在的病理改变可为外科医生提供宝贵的信息。骨性关节炎狭窄的程度、神经后方和下方周围粘连的程度以及椎间孔离开椎管的角度都可以通过这种盲法操作来评估。当严格遵守 MCF 技术时，神经周围软组织和颈神经根将得到最大程度的保护。

应用微型探钩定位椎间孔入口位置和评估神经根后方粘连程度后，使用成角微型刮匙，向外侧及腹侧轻轻推动，从椎间孔后壁逐渐分离神经组织（图 42.4）。这是一种盲手术操作，必须非常仔细地进行，特别是当根部与硬膜和骨之间粘连较重时。恢复神经周围组织界面非常重要，而且必须包括椎间孔出口在内的整个椎间管后方。只有这样，医生才可以在神经根套袖处清晰看到动脉样搏动。这样的搏动是神经周围组织已与椎间孔后壁充分分离的关键标志。

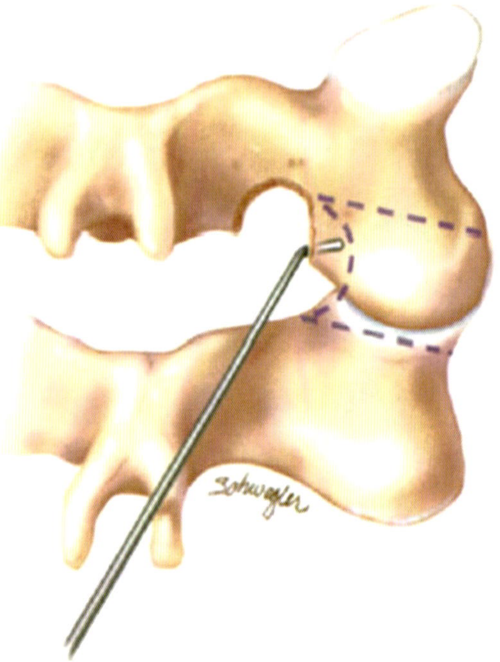

图 42.3 在完成上椎板一小部分切除术后，使用钝头 90° 微型探钩来定位和探查椎间孔的入口。虽然这是一种盲手术操作，但是操作者在椎间孔后方减压前可以评估椎间孔狭窄程度和神经周围粘连程度

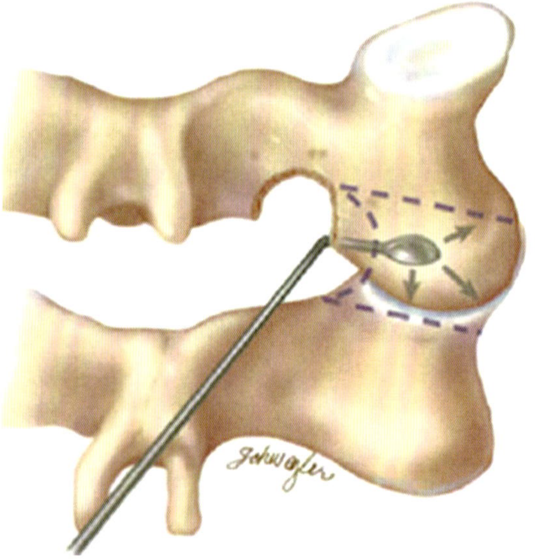

图 42.4 将不同角度的微型刮匙穿过椎间孔入口后方，尖头紧贴于骨面。刮匙光滑背侧朝向神经，轻柔向外侧施加压力，将神经周围组织与椎间孔后下壁分离，同时保护神经根部免受尖锐器械损伤。因为椎间孔内部是盲手术区域，在确认神经根后硬膜与椎间孔骨膜充分分离前，避免刮匙向内侧滑动

神经周围组织界面重新建立后，可以用成角微型刮匙和 1mm、45° 的咬骨钳进行后部和下部的椎间孔骨性减压（图 42.5、42.6）。继续从椎间孔入口向外，减后同时避免对神经根的机械压迫。除非外科医生损伤了神经，否则运动功能反应不常见，在减压时要十分小心，因为术后出现运动功能损伤加重，虽然通常是一过性的，但大部分都因外科医生操作失误所致。

狭窄病变在老年人中可能是极硬的骨质引起，在其他年龄时可能是骨性关节炎引起。在任一情况下，利用微型刮匙行骨性减压被认为是保护神经同时解除狭窄的最安全方法。使用微型刮匙解除狭窄所造成的压力后，再开始用 1 mm、45° 角咬骨钳重建椎间孔后壁是比较安全的。通过类似的技术除去神经根腋下中的骨赘。只有神经周围组织界面得到完全重建，神经根搏动明显，并且解除了所有后部压迫点，椎间孔切开术才被认为充分完成。

当需要处理双侧椎间孔时，在处理完一侧后再处理对侧。取出牵开器，将湿海绵放在单侧伤口中以排出空气，然后再显露对侧椎板间的解剖结构。MCF 手术未出现过脑脊液渗漏，手术中对关节突关节及其滑膜的损伤较小。出血量很少超过 100ml。在闭合伤口时，不要在椎旁肌中进行缝合，这种预防措施将显著降低术后肌肉痉挛的发生。

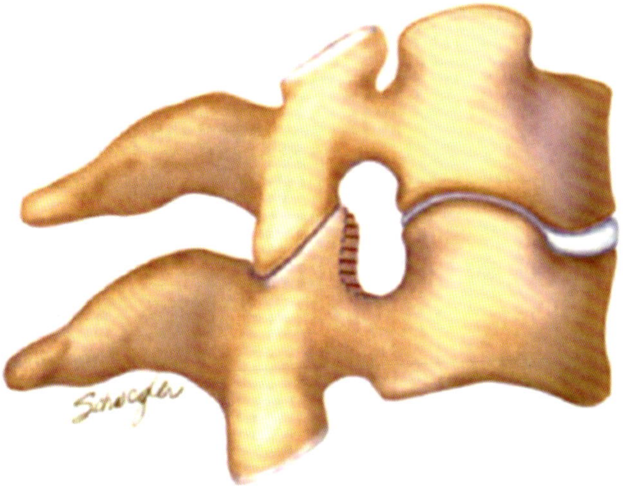

图 42.5 作者的侧方示意图，显示骨性关节炎病变引起的椎间孔狭窄和微型颈椎椎间孔减压术（MCF）需要完成的任务。用微型刮匙背侧靠向神经根硬膜，通过向外侧推动操作将神经周围组织与椎间孔后下壁分离开。神经周围组织从骨壁分离后，使用刮匙轻柔地减压椎间孔后方和下方引起狭窄的病理组织，同时使椎间孔变得光滑 (Redrawn with permission from Williams RW. Microcervical foraminatomy: a surgical alternative for intractable radicular pain. Spine 1983;8(7):708-716.)

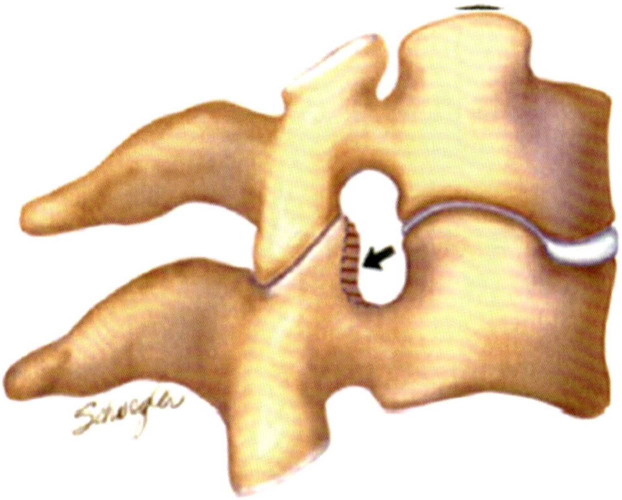

图 42.6 完成减压后，操作者使用钝的微型探钩（箭头）可感觉椎间孔的后部和下部已经充分减压。注意，不要尝试纠正椎间孔前面的病理组织。当狭窄和神经周围粘连完全得到减压后，可以观察到神经根的动脉搏动。如果没有搏动，外科医生必须怀疑可能存在后孔壁的硬膜粘连或骨赘。唯一例外是罕见的亮红色水肿性神经根 (Redrawn with permission from Williams RW. Microcervical foraminatomy: a surgical alternative for intractable radicular pain. Spine 1983;8(7): 708-716.)

术后护理

颈部冰袋是恢复期间的主要辅助措施。患者根据需求在医院内可早期下地，出院带药包括口服肌肉松弛剂、抗生素和非麻醉性止痛药。在术后 24 小时内，可给予抗生素。除非重建了多个椎间孔，通常在术后第 3 天出院。

手术技术

1. 需要两张颈椎侧位 X 线片来定位颈部深层解剖结构。首先，用针作为标记，通过浅表标志来决定皮肤正中切口位置。然后在切开皮肤后行第二次侧位 X 线检查。外科医生应在手术准备初期放置好胶片夹持器和 X 线管。在铺巾前获取第一次侧位X线片，并保持X线管和胶片夹持器位置不变。切开皮肤后再获取第二次X线片。X线定位深部颈椎解剖的重要性无需强调，随着手术的进行就会发现。

2. 在为了识别椎间孔入口而咬除椎板的上外侧部分时，尽量少去除，最好使用1.5mm、45°的咬骨钳进行，较大的器械将破坏关节突关节并显著增加术后长期肌肉痉挛发生率。另外，为了更好地保护其下方的硬膜及脊髓液间隙，MCF操作时尽量不要去除黄韧带。

3. 椎间孔入口距中线距离很少超过1cm，定位要非常精确，因为在手术这个时期迷失方向可能会导致灾难后果。

4. 神经周围软组织在颜色、质地和体积上变化很大，这取决于椎间孔后壁炎症的持续时间和程度。神经周围组织在这被定义为包括硬膜、脂肪、结缔组织和血管组织。正常椎间孔在放大镜下，硬膜呈黄灰色、皱皱的湿质地，脂肪为亮黄色、球状，结缔组织为白色、渔网外观，毛细血管在硬膜套袖和其他周围神经组织表面，很容易看到。

在只有神经根性疼痛症状的患者中，可看到白色、有闪光血管的硬膜开始粘连于椎间孔骨膜，脂肪和结缔组织虽然存在，但较为稀疏。当临床症状的严重度从仅有神经根性疼痛演变为神经根性疼痛伴神经性病变（运动性轻瘫增加，感觉丧失，最终肌肉萎缩），神经周围组织出现明显的变化。在轻度慢性神经根病中，硬膜呈蓝色，起皱，有少量血管，而神经周围脂肪和结缔组织开始萎缩和纤维化。在严重的神经根病变中，周围的脂肪和结缔组织将完全消失，硬膜呈紫色，萎缩，无血管，并且与孔壁紧密粘连。

这些情况唯一的例外是对任何保守治疗都无效的急性严重烧灼性神经根疼痛患者。患者的症状无创伤原因性发作，常因疼痛保持患臂不动，肌力减弱但无萎缩，并有严重的烧灼性感觉异常。这些患者中近50%有潜在的糖尿病，并且这种综合征从未在双侧发病。手术时，有症状的神经根明显呈亮红色，因减压而明显肿胀。只有这类患者在MCF完成后可能不会存在动脉性脉搏，要告知有烧灼性神经痛的患者症状需要术后几个星期才能缓解。

5. 椎间孔与脊柱间的角度随患者不同而差异很大。当使用1mm、45°角的咬骨钳来减压与脊柱成前外侧30°的椎间孔时较困难。在这种情况下，使用咬骨钳时，可能会出现对神经根的直接机械损伤或关节突关节的骨折。这就是为什么在分离神经周围组织及减压狭窄椎间孔时，需要先用微型刮匙。外侧成角20°~30°的椎间孔可提供看见椎间孔后方所有病理组织的“枪管”样视图。通常医生无法直视的许多操作，在这里都可以有信心地进行。

6. MCF唯一重要的技术并发症是当患者醒来时有严重的神经根性麻痹，其程度在手术前不存在（2%）。C5神经根是迄今为止对于椎间孔减压最敏感的，尤其是潜在糖尿病患者或临床表现为慢性疼痛、明显肌力下降伴肌肉萎缩以及感觉丧失的长期神经根性病的患者。手术时，这些神经根表现为枯萎、紫色，并在减压后可能明显增大。虽然术后麻痹较为严重，在最多4个月内将能恢复术前最好状态，神经根性疼痛也会立即缓解。这种现象的生理机制仍不清楚。然而，通过术前诚实告知患者和术后根性疼痛的迅速缓解，所有经历这种并发症的患者最终表示对他们的手术结果满意。需要告知慢性C5神经根病变的患者可能会发生这种并发症。

总　结

顽固性颈神经根性疼痛是一种常见且易致残的临床问题。在22年对574例患者1571个有症状神经根的手术经验中，神经根性疼痛通常隐匿发生（60%），神经功能受损常常超过一个神经根节段。15%患者的神经损伤已经发展到肌肉萎缩。神经解剖教科书已经证明可通过临床检查来确定引起神经根性疼痛和功能障碍的神经根节段的可靠性[2]。

掌握使用手术显微镜和显微手术器械可以用来研究颈神经根穿过椎间孔时的后部解剖。有多种观察到的病理变化可导致神经通道狭窄，最常见的是部分钙化物沉积（又称为骨赘），同时伴有椎间孔粘连。虽然在MCF后神经根性疼痛可得到缓解，但神经功能损伤的恢复与病理的严重程度和持续时间相关。症状持续时间越长，神经周围组织萎缩和变色的程度也将增加。在最严重的情况下，通过这个手术，只能使神经症状不再加重或获得极少的缓解。

严格来说，这种技术主要适用于神经周围病理刺激引起的神经根性疼痛。手术不涉及颈椎间盘或椎间孔前方解剖结构，所以必须对神经根后方进行充分的减压，并允许神经根远离前方的病理刺激，才可以缓解疼痛。不管什么机制，行椎间孔减压后可看到神经根出现节奏性动脉搏动。这些搏动可能是通过之前缺血的神经血管或来自前面的椎动脉传播。脑脊液不是引起搏动的原因，此外，MCF 后神经根套管的脑脊液流动模式似乎未发生改变，且没有脑脊液外漏。

一大部分患者（40%）表现为与神经根性疼痛相关的椎间盘源性疼痛综合征[3]。这些症状在 MCF 后也会缓解。因为这个技术不涉及到颈椎间盘，椎间盘性疼痛的病理生理机制仍不清楚。此外，术前放射学检查只是在排除不适合该手术的伴有脊髓疾病的患者具有价值，然而，当神经根性疼痛是最突出症状时，椎间孔病变是最常见的病因，而此时放射影像学检查意义不大。

大多数神经根疼痛将引起单侧 C6 和 C7 支配区域症状。因为 40% 的患者术前都有无症状的脊髓病变，其中只有 7% 的患者将会出现症状，对于无临床症状的椎间孔不要进行手术。对于需要进一步了解 MCF 的读者，请参考 1983 年发表的最初 10 年手术系列报道[1]。尽管在过去 12 年中有额外 339 例患者接受了后续治疗，但 MCF 手术的综合表现和统计分析基本没变。

（韩晓光　译）

参考文献

1. Williams RW: Microcervical foraminotomy: a surgical alternative for intractable radicular pain. Spine 8(7):708–716, 1983.
2. Chusid JG: Correlative neuroanatomy and functional neurology. In Cutaneous Innervation, 17th edn. Los Altos, Lange, 1979, pp 204–210.
3. Cloward RB: New method of diagnosis and treatment of cervical disc disease. In Clinical Neurosurgery, Vol. 8. Baltimore, Williams & Wilkins, 1957, pp 93–127.

43 颈椎后侧经通道入路

Raqeeb M. Haque, Tarek Y. El Ahmadieh,
Sunjay M. Barton, Richard G. Fessler

引　言

颈椎微创技术在过去20年间取得了显著进步[1]。目前，微创技术广泛应用于多种颈椎疾病，与传统开放手术相比，可减少软组织损伤，减轻术后颈部轴性疼痛，缩短术后恢复时间[2-4]。目前，新的挑战在于对于不同疾病如何确定最佳手术入路及技术，以确保最佳临床效果和最低并发症风险。颈椎退行性病变是常见的颈椎病变之一，常表现为神经根病变、脊髓病变或二者兼而有之。针对该种病变常用的微创手术入路包括前侧入路及后侧入路，二者各有利弊。具体方式根据颈椎病变特点、临床及影像诊断结果以及医生的个人经验及判断而定[5]。尽管目前前侧入路仍为治疗方案的主流，后侧入路在近年得到了越来越广泛的重视。后侧入路能够避免气管及食管穿孔、颈动脉及椎动脉损伤、喉返神经麻痹、颈神经根损伤及邻椎病加重等并发症[3,4,6]。本章主要讨论目前颈椎退行性疾病的治疗进展，着重讨论微创后侧入路技术。本章将详细分析比较颈椎内镜下椎间盘切除术 / 椎间孔成形术（cervical microendoscopic discectomy/foraminotomy, CMED/F）及颈椎内镜下椎管狭窄减压术（cervical microendoscopic decompression of stenosis, CMEDS）的技术差异及并发症。此外还将对比这两种治疗方式患者术后短期及长期恢复情况。

颈椎退行性疾病：自然病程及争论

颈椎退行性疾病可分为三类：(1) 颈椎神经根病变；(2) 脊髓型颈椎病；(3) 以上两者的混合型。这些病变都是由于脊柱神经结构即颈椎神经根或脊髓受到突出的椎间盘、肥大的黄韧带、关节突关节和 / 或椎体骨赘挤压而导致的。单纯的神经根病变极少导致不可逆的神经损伤，而手术治疗可引起医源性损伤，因此在决定是否采取手术治疗时，医生需进行充分的收益 - 风险评估。尽管一些回顾性研究报道患者手术效果良好[7-11]，一般情况下只患有颈椎神经根病变的患者普遍先采用保守治疗，直至出现明确减压手术指征时再进行手术[12,13]。明确的减压术指征包括保守治疗无效和（或）神经症状进展伴或不伴有功能受损等[14]。因此，在治疗颈椎退行性疾病时，正确辨别脊髓型颈椎病、合并神经根及脊髓型颈椎病与单纯颈椎神经根疾病就变得极为重要。

与大多数颈椎神经根病变患者不同，脊髓型颈椎病患者常出现神经功能损伤加重[15]。脊髓型颈椎病的病情发展相对不可预测，即使病情长时间保持稳定，也可能突然发生严重并发症[16]。不时有文献报道脊髓型颈椎管狭窄患者通过不同手术入路进行手术减压，可促进神经功能恢复[3,4,17-20]。尽管如此，对于脊髓型颈椎病，特别是早期患者的治疗仍存在广泛争论。目前，对于轻度脊髓型颈椎病患者接受减压手术能否有效防止未来神经功能衰退还未明确。因此，需要对脊髓型颈椎病患者进行前瞻性随机试验以评估手术治疗的有效性。Kadanka 等为此进行了一项为期2年的研究，研究结果表明保守治疗与手术治疗在结果上无显著差别[21]。在另一项最近10年的前瞻性随机试验中，64位脊髓型颈椎病患者被分为保守治疗组和手术治疗组[22]。研究结果显示两组患者的神经情况同样无显著差别[22]。诚然，部分严重并发症可能潜伏十数年甚至数十年，因此若随访时间延长，可能手术治疗组会逐渐显示出优势。此外，对于研究中常未包含的严重脊髓型颈椎病患者来说，手术也应成为一个治疗选择。

颈椎微创后侧入路基本原理

当今科学技术及手术方式的发展使得手术治疗颈椎退行性疾病有了更多选择。如管状牵开器可在手术切口极小的情况下使术者能够直达手术部位[23]。同样，内镜及光纤技术也使通过极小手术切口直接观察内部组织成为可能。与开放手术相比，颈椎微创手术具有降低慢性颈痛及脊柱后凸风险的优势。目前，开放减压术后，特别是椎板成形术后患者出现慢性颈部疼痛是常见的医源性并发症[17,24]。这种疼痛常被认为是暂时的且无法避免的，在之后的长期随访中大部分可以缓解。然而，术后出现颈痛且持续可达 3 个月的患者比例高达 60%[17]。而减轻术后颈痛必将显著提高患者的生活质量。在开放手术中，尤其是行后路减压术时，剥除椎旁肌肉、切除椎体关节突及切除椎板、脊柱棘突和棘间韧带都会使脊柱丧失稳定性，使患者容易出现脊柱后凸情况[25]。可导致脊柱后凸的因素包括多节段减压、关节突切除、术后稳定性降低及骨不成熟等[26]。而微创手术则能有效防止疼痛、肌肉痉挛及脊柱后凸造成的神经功能损伤加重等。

此外，微创后路颈椎减压术还具有传统后路手术的优势，即避免损伤颈部组织，如气管、食管、喉返神经、颈动脉、脊椎动脉、颈神经根及交感神经丛[3,4,6]。这些技术同样也可避免开放后侧入路造成的术后长期颈痛。目前针对颈椎退行性病变常用的两种微创后路颈椎减压术是颈椎内镜下椎间盘切除术 / 椎间孔成形术（CMED/F）及颈椎内镜下椎管狭窄减压术（CMEDS）。在 2000 年，Burke 等首次使用管状牵开器在尸体上进行了一例颈椎内镜下椎间孔成形术 / 椎间盘切除术[27]。在报告中，作者认为神经根减压和骨切除效果与开放手术没有明显差别[27]。近年来，CMEDS 有所发展，对颈椎病的治疗产生了一定影响[23,28]。该技术本质上与相对成熟完善的腰椎减压术十分类似[29]，在 CMEDS 中，可在极小的手术切口下使用管状牵开器由后侧两旁入路、在最多三个节段进行减压。

适应证及禁忌证

患有由外侧型椎间盘突出和 / 或单节段或多节段椎孔狭窄造成的颈椎神经根病变患者，如影像学确认，则适宜接受内镜下椎间孔切开 / 椎间盘切除术[4]。但由于该病常可自行缓解而且神经根损伤很少是不可逆的，因此建议患者先使用药物治疗，确认无效后再考虑手术治疗。但对于持续疼痛或功能丧失时，应考虑手术治疗。内镜下椎间孔切开 / 椎间盘切除术的适应证还包括接受颈椎间盘前路切除融合术后，神经根症状持续或复发患者，及不适宜前入路的疾病[4,23]。内镜下椎间孔切开 / 椎间盘切除术的禁忌证包括脊柱后凸畸形、症状性中央椎间盘突出及后纵韧带弥漫性骨化等[4]。

颈椎内镜下椎管狭窄减压术（CMEDS）的适应证包括经影像学检查确认的，由韧带肥大或小关节增生导致的脊髓型颈椎病。与颈椎神经根病变不同，脊髓型颈椎病自然病程的不可预知性，有易在长时间无症状后病情突然加重的特点，使得手术干预更为理想。术前存在颈椎后凸是术后出现进行性后凸的危险因素，因此这些患者更适合接受前路微创或开放手术，进行融合。另外，需要在三个以上节段进行减压的病例，不适合接受微创手术，应选择开放手术。

术前评估

对于所有考虑接受手术干预的患者来说，都有必要记录完整病史及进行详细的体格检查。患者应积极提供完整病史并参与讨论，以权衡手术风险及短期和长期手术受益。这些患者的影像学检查应包括 MRI 或椎管造影后的 CT 检查，此外还包括颈椎前后位及侧位，以及动态 X 线检查。然后基于这些结果仔细确定颈椎的病理位置。另外，可辅助使用肌电图（EMG）、神经传导测试（NCS）及神经阻滞来明确受损神经。对于颈椎神经根病变、脊髓型颈椎病，或混合型患者来说，治疗方案应因人而异。医生应对病情进展做详细评估，同时结合考虑患者的身体及心理影响。不同的患者对疼痛的忍耐力和对行动能力的感知都有所差别，这些差别也可能影响治疗方案的选择。

最后，与所有手术一样，医生应在术前对患者伴随疾病进行细致的检查及预评估，与患者及家属针对手术风险、预期效果、其他治疗方案进行全方位谈话。

手术器械

为保证这两类颈椎手术取得满意结果，需在术前确保手术室设备器械齐全。这些手术需要的主要器械有：(1) 配套的 Mayfield 或其他头架固定；(2) 管状牵开器系统，包括连续扩张器、内镜及摄像设备；(3) 内镜设备，包括钻、咬骨钳及微型刮匙；(4) 术中影像设备（C 臂）(图 43.1)。

一般手术环境

患者处于全身麻醉状态下，气管插管，使用动脉导管确保血压处于一定控制下，避免脊髓灌注不足。对于持续时间较短的手术无需尿管。术中持续使用肌电图进行神经电生理监测，连接体感诱发电位及运动诱发电位以对术中可能发生的神经损伤进行及时监测。围术期静脉给予抗生素，部分情况可在术前或术中根据个体情况或术者判断考虑使用皮质类固醇。颈椎后侧入路手术时患者可采用俯卧位或坐位，其中坐位出血较少，可有效减少硬膜外出血，同时术中侧位成像视野更佳（图 43.2）。因此，作者（RGF）更倾向于使患者坐位接受手术[30]。患者取坐位后，头部用三钉式 Mayfield 头架固定，保持颈部直立，与地面垂直，头部有轻度屈曲以防止阻塞气道，便于颈静脉回流。所有骨性突起使用衬垫覆盖，上肢给予适当支撑。为保证患者坐直不会滑下，一个小窍门是在患者臀部下放置一个枕头（图 43.1a）。C 臂仪器应置于便于操作、容易取得侧位图像的位置。然后在手术部位同侧，距中线约 1.5cm 处标记一约 1.8cm 的纵向切口（图 43.2）。

手术技术

对颈椎进行无菌消毒和铺单。使用克氏针定位，术中透视确定手术节段。然后沿着标记切口注射局麻药物（0.5% 布比卡因加肾上腺素），使用锐利刀片切开皮肤。随后使用双极电刀进行止血。稍微牵开皮肤可更清晰地观察深层筋膜，之后使用 Bovie 电刀切开。使用 Metz 剪刀进行钝性扩张直至外侧骨质。接着，在透视技术引导下用最小号扩张器插入颈椎后方肌肉组织。建议扩张器朝向外侧，置入手术节段椎板小关节交接处。该方法可避免伤及位于内侧的椎管。之后使用逐渐增大的扩张器，直至 16mm 或 18mm 的显微内镜管状（METRx）牵开器，并固定在椎板小关节交接处。之后使用固定于床旁的柔性牵开器固定臂固定该牵开器，并移除扩张器（图 43.2）同时使用术中透视确定牵开器位置（图 43.1）。植入 25° 角的内镜，并使用圆柱形塑料摩擦耦合器与管状牵开器相连接。用 Bovie 电刀和垂体咬骨钳从椎板上去除剩余软组织，再使用上弯型刮匙确定椎板下间隙，轻轻移除黄韧带。对于 CMEF/D 及 CMEDS 各自的手术技巧将在下文中详述。

内镜下椎间盘切除术 / 椎间孔切开术（CMED/F）技巧：内镜下椎间孔切开 / 椎间盘切除术首先用咬骨钳或高速钻进行半椎板切除及椎间孔减压。在该术中，建议由关节突关节内侧开始，逐渐向外侧进行，必要时使用骨钻，直至完成充分减压，使用小神经探钩可触及上、下椎弓根的内侧外壁。使用这种方法可以在保护脊柱生物力学完整性的同时充分暴露椎间孔内的神经根[31]。使用小型切割工具及可调节式护筒可在钻骨过程中保护重要的神经结构不受损伤。椎板切开术完成后，可以将肥大韧带向内侧移动，暴露硬膜及神经根近端（图 43.3）。完成这些操作后，可以直接观察到骨赘或椎间盘对神经根的压迫。这时，可以使用小型成角剥离器检查神经根前方是否有仍有压迫（图 43.3）。在整个过程中，应避免过度牵开。建议使用骨钻去除尾椎弓根上内侧四分之一，以取得更佳显露。在此节段确保所有压迫均已去除，对于术后疼痛及手术整体效果非常重要。减压术完成后，手术部位需用大量抗生素进行彻底清洗，使用 Gelfoam 明胶海绵进行止血，确保已移除所有手术器械，筋膜及皮下组织已分层缝合，使用皮下缝合并闭合皮肤。

颈椎内镜下椎管狭窄减压术（CMEDS）技巧：CMEDS 首先是在患侧手术节段行完全的椎板切开减压术。与内镜下椎间孔切开 / 椎间盘切除术

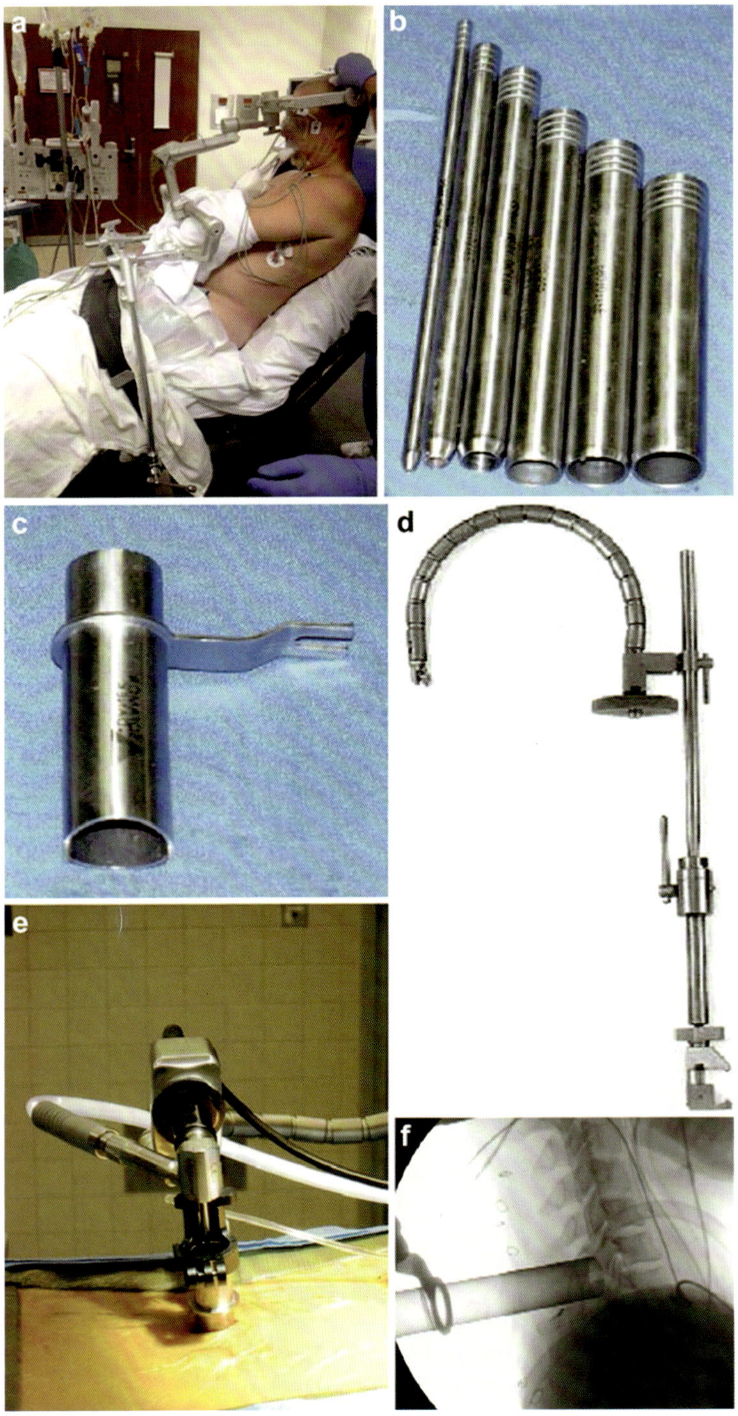

图 43.1 （**a**）患者取坐位，使用 Mayfield 头架；（**b**）管状牵开器系统，包括不同型号的扩张器；（**c**）牵开器导槽；（**d**）床旁活动牵开器固定臂；（**e**）显示导槽、牵开器臂及内镜的术中影像；（**f**）术中造影系统（C 臂）

不同的是，在本手术中肥大韧带无需切除，而是留作硬膜的天然保护。椎板切开减压术完成后，工作套筒将被重新置于内侧，与中线成 45° 角，朝向对侧。之后使用高速骨钻和护筒移除对侧椎板进行减压，直至到达对侧关节面（图 43.4）。之后再结合使用小刮匙和咬骨钳剥离和移除肥大韧带。随着减压的进行，硬膜暴露面积越来越大，如发现任何可能造成硬膜损伤或压迫的多余骨质都应使用骨钻破坏或使用咬骨钳进行去除（图 43.4）。减压术完成后，可以使用小号探针确认对侧椎间孔已完成恰当减压。之后再将工作套筒恢复至原始位置进行患侧减压。该部位相邻的节段如需手术减压，可将工作套筒向上或向下成角，进行相同操作，最终保留完成减压的搏动脊髓及硬膜。与上文提到的结束步骤相同，接下来应使用大量抗生素对手术部位进行清洗，并进行止血和闭合的操作。

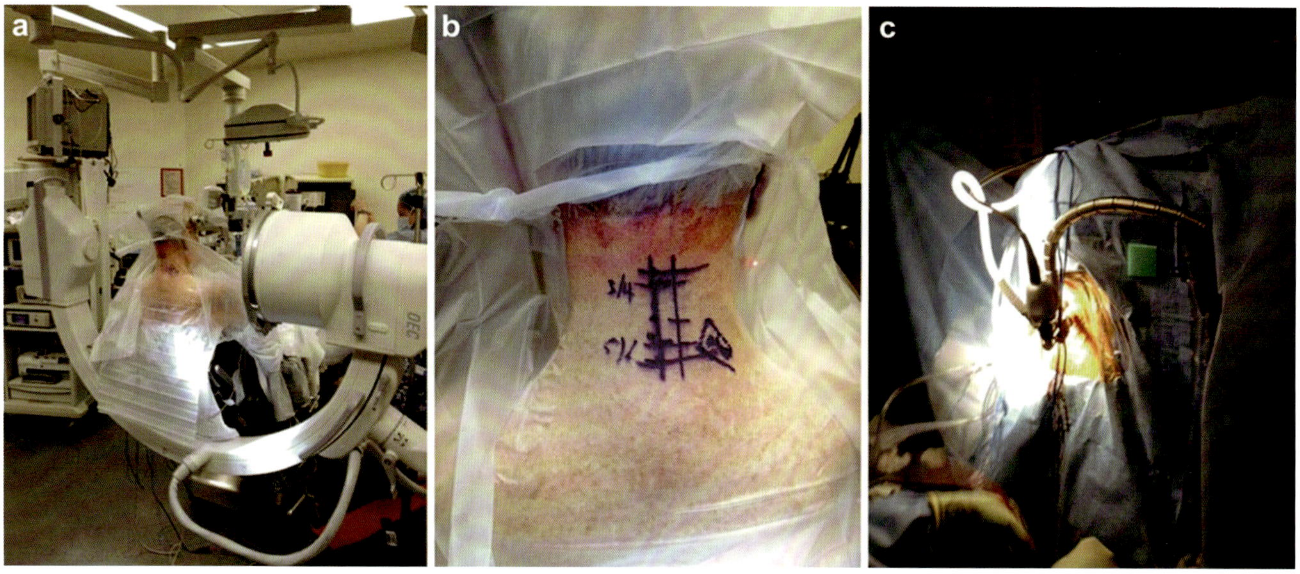

图 43.2 （a）坐立位手术；（b）切口标记；（c）使用床旁活动牵开器臂固定工作导槽

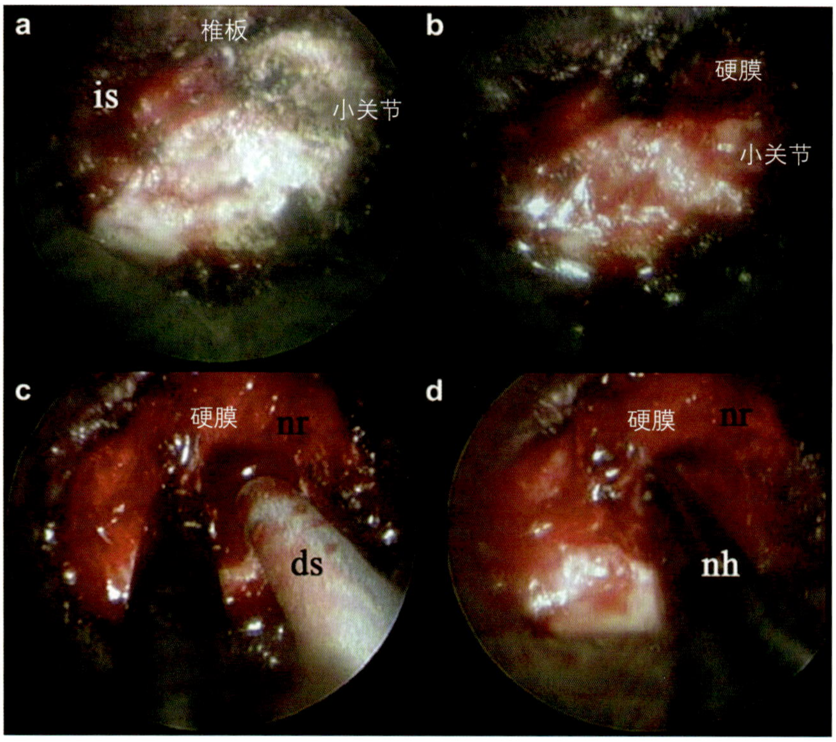

图 43.3 手术减压——CMEF/D：软组织移除后暴露表层骨骼结构。（a）椎板切开后可见硬膜侧边；（b）使用咬骨钳及钻进行椎间孔切开及显露神经根（c）；神经钩在神经根下搜寻遗留的椎间盘碎片（d）。is 椎板间隙，ds 钻筒，nr 神经根，nh 神经钩

临床结果

一些研究结果显示内镜下椎间孔切开 / 椎间盘切除术效果良好，87%~97% 的患者术后症状都得到了显著改善[3,6,32-35]。与开放手术相比，该方式的效果更好、手术后遗症更少，住院时间也更短[6,33]。Lawton 及本文作者（RGF）最近对于前瞻性数据库进行分析后发现，他们的 38 位患者接受了内镜下椎间孔切开 / 椎间盘切除术，患者短期随访（1 年）及长期随访（3~6 年）结果均有显著提升[3]。在这些病例中，只有一例术后产生了“硬膜切开”并发症，但无需进一步干预治疗[3]。另外一例由于未治愈的神经根病变而需要前侧入路减压（及融合）[3]。该手术方式的平均手术时长、失血量及

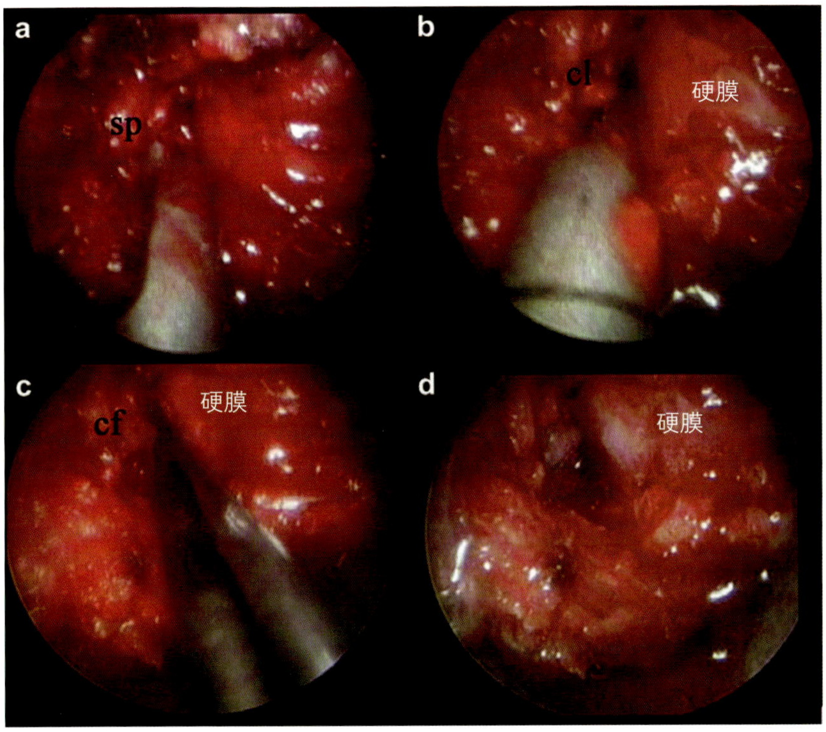

图 43.4 手术减压——CMEDS：向内侧棘突底部及对侧腹侧椎板进行减压。（**a,b**）对侧完成减压后触及椎弓根；（**c**）完成减压后硬膜搏动（**d**）。sp 棘突，cl 对侧椎板，cf 对侧椎间孔

住院时长分别为 154.27 ±26.79 分钟、27.92ml 及 21.22 ±14.23 小时[3]。此外，Lidar 等对于接受了内镜下椎间盘切除（仅行椎间盘切除术）的 32 位椎间盘突出患者术后情况的调查研究也显示该手术方式效果良好。该组患者的随访时间中位数为 39 个月（20 至 67 个月不等）[32]。在该组患者中也出现了一例术中硬膜撕裂并发症及一例未治愈的颈痛[32]。与此同时，在 Khou 与几位作者进行的一项对比研究中，研究人员将 25 位接受了内镜下椎间孔切开术的患者与 26 位接受了开放手术的患者术后效果进行对比，数据显示该手术方法手术时长、失血量及住院时长均优于开放手术（手术时长 115 分钟 *vs* 171 分钟，失血量 138ml *vs* 246ml，住院时长 20 小时 *vs* 68 小时）[6]。因此，作者得出结论，微创手术入路与开放手术可以达到同样的效果，同时手术过程更加顺利、术后恢复更加理想[6]。

与此同时，CMEDS 在一系列临床观察及研究中也显示了更理想的手术效果及安全性[36-38]。Yabuki 等曾对 10 位患有脊髓型颈椎病并接受内镜下椎板部分切除术的患者术后情况进行了随访，发现所有患者术后的症状均有所减轻[36]。该手术方法手术时长为 164 ± 3 分钟，术中失血量为 45.5 ± 27ml[36]。因此作者得出结论，除开放手术之外，对于脊髓病患者来说，微创后侧入路手术也不失为一个好的选择[36]。在 Boehm 等为时 17 个月的随访中发现，9 位接受了 CMEDS 的脊髓病患者中有 4 位完全康复，另外 5 位症状也有了显著减轻[37]。尽管关于 CMEDS 的一些临床研究结果不错，但目前还缺少随机对照研究的验证。

并发症

与开放手术相比，微创颈椎后侧入路手术（CMED/F 及 CMEDS）的并发症发生率较低[3,6,32]。可能的并发症包括伤口感染及脑脊液漏[6]。截至目前，本文作者还未遇到伤口感染的病例。另外，术后发生意外硬膜撕裂及脑脊液漏的概率也在逐年下降，目前为 1%。对于小型撕裂，可以使用组织修补（脂肪或肌肉）或纤维蛋白胶进行修补。对于较大撕裂，通常建议进行腰椎脑脊液引流。由内镜下椎间孔切开 / 椎间盘切除术及颈椎后路减压术导致的硬膜破裂通常修补效果较好。此外，在进行 CMED/F 及 CMEDS 时，手术器械在椎间孔内进行操作，或围绕椎管至神经根或神经束进行操作，可能造成损伤并由此导致其他并发症。若伤及或压迫脊椎动脉，也可能造成致死性

失血和 / 或动脉剥离。这些损伤可以借由早期观察脊椎动脉周围静脉丛，并在术中尽量避免手术器械触及该部位而避免。其他并发症还包括复发性椎间盘突出、过度切除关节面导致的颈椎不稳定等。Caglar 等在对 84 位接受了内镜下椎间孔切开 / 椎间盘切除术的患者的观察中发现脊柱后凸的发生率为 1.2%[39]。

（韩晓光 译）

参考文献

1. Thongtrangan I, Le H, Park J, Kim DH. Minimally invasive spinal surgery: a historical perspective. Neurosurg Focus. 2004;16(1):E13.
2. Celestre PC, Pazmino PR, Mikhael MM, et al. Minimally invasive approaches to the cervical spine. Orthop Clin N Am. 2012;43(1):137–47, x.
3. Lawton CD, Smith ZA, Lam SK, Habib A, Wong RH, Fessler RG. Clinical outcomes of microendoscopic foraminotomy and decompression in the cervical spine. World Neurosurg. 2012.
4. Gala VC, O'Toole JE, Voyadzis JM, Fessler RG. Posterior minimally invasive approaches for the cervical spine. Orthop Clin N Am. 2007;38(3):339–49, abstract v.
5. Riew KD, Cheng I, Pimenta L, Taylor B. Posterior cervical spine surgery for radiculopathy. Neurosurgery. 2007;60(1 Suppl 1):S57–63.
6. Fessler RG, Khoo LT. Minimally invasive cervical microendoscopic foraminotomy: an initial clinical experience. Neurosurgery. 2002;51(5 Suppl):S37–45.
7. Grieve JP, Kitchen ND, Moore AJ, Marsh HT. Results of posterior cervical foraminotomy for treatment of cervical spondylitic radiculopathy. Br J Neurosurg. 2000;14(1):40–3.
8. Henderson CM, Hennessy RG, Shuey Jr HM, Shackelford EG. Posterior-lateral foraminotomy as an exclusive operative technique for cervical radiculopathy: a review of 846 consecutively operated cases. Neurosurgery. 1983;13(5):504–12.
9. Bohlman HH, Emery SE, Goodfellow DB, Jones PK. Robinson anterior cervical discectomy and arthrodesis for cervical radiculopathy. Long-term follow-up of one hundred and twenty-two patients. J Bone Joint Surg Am. 1993;75(9):1298–307.
10. Klein GR, Vaccaro AR, Albert TJ. Health outcome assessment before and after anterior cervical discectomy and fusion for radiculopathy: a prospective analysis. Spine. 2000;25(7):801–3.
11. Ruetten S, Komp M, Merk H, Godolias G. A new full-endoscopic technique for cervical posterior foraminotomy in the treatment of lateral disc herniations using 6.9-mm endoscopes: prospective 2-year results of 87 patients. Minim Invasive Neurosurg. 2007;50(4):219–26.
12. Saal JS, Saal JA, Yurth EF. Nonoperative management of herniated cervical intervertebral disc with radiculopathy. Spine. 1996; 21(16):1877–83.
13. Persson LC, Carlsson CA, Carlsson JY. Long-lasting cervical radicular pain managed with surgery, physiotherapy, or a cervical collar. A prospective, randomized study. Spine. 1997;22(7):751–8.
14. Sampath P, Bendebba M, Davis JD, Ducker T. Outcome in patients with cervical radiculopathy. Prospective, multicenter study with independent clinical review. Spine. 1999;24(6):591–7.
15. Clarke E, Robinson PK. Cervical myelopathy: a complication of cervical spondylosis. Brain. 1956;79(3):483–510.
16. Nurick S. The natural history and the results of surgical treatment of the spinal cord disorder associated with cervical spondylosis. Brain. 1972;95(1):101–8.
17. Ratliff JK, Cooper PR. Cervical laminoplasty: a critical review. J Neurosurg. 2003;98(3 Suppl):230–8.
18. Kumar VG, Rea GL, Mervis LJ, McGregor JM. Cervical spondylotic myelopathy: functional and radiographic long-term outcome after laminectomy and posterior fusion. Neurosurgery. 1999;44(4):771–7, discussion 777–8.
19. Benzel EC, Lancon J, Kesterson L, Hadden T. Cervical laminectomy and dentate ligament section for cervical spondylotic myelopathy. J Spinal Disord. 1991;4(3):286–95.
20. Lesoin F, Bouasakao N, Clarisse J, Rousseaux M, Jomin M. Results of surgical treatment of radiculomyelopathy caused by cervical arthrosis based on 1000 operations. Surg Neurol. 1985;23(4):350–5.
21. Kadanka Z, Bednarík J, Vohánka S, et al. Conservative treatment versus surgery in spondylotic cervical myelopathy: a prospective randomised study. Eur Spine J. 2000;9(6):538–44.
22. Kadanka Z, Bednarik J, Novotny O, Urbanek I, Dusek L. Cervical spondylotic myelopathy: conservative versus surgical treatment after 10 years. Eur Spine J. 2011;20(9):1533–8.
23. Siddiqui A, Yonenobu KS. Posterior cervical microendoscopic discectomy and laminoforaminotomy. In: Kim DH, Fessler RG, Regan JJ, editors. Endoscopic spine surgery and instrumentation: percutaneous procedures. New York: Thieme; 2005. p. 66–73.
24. Hosono N, Yonenobu K, Ono K. Neck and shoulder pain after laminoplasty. A noticeable complication. Spine. 1996;21(17):1969–73.
25. Saito T, Yamamuro T, Shikata J, Oka M, Tsutsumi S. Analysis and prevention of spinal column deformity following cervical laminectomy. I. Pathogenetic analysis of postlaminectomy deformities. Spine. 1991;16(5):494–502.
26. Albert TJ, Vacarro A. Postlaminectomy kyphosis. Spine (Phila Pa 1976). 1998;23(24):2738–45.
27. Burke TG, Caputy A. Microendoscopic posterior cervical foraminotomy: a cadaveric model and clinical application for cervical radiculopathy. J Neurosurg. 2000;93(1 Suppl):126–9.
28. Khoo LT, Bresnahan L, Fessler RG. Cervical endoscopic foraminotomy. In: Fessler RG, Sekhar L, editors. Atlas of neurosurgical techniques: spine and peripheral nerves. New York: Thieme; 2006. p. 785–92.
29. Khoo LT, Fessler RG. Microendoscopic decompressive laminotomy for the treatment of lumbar stenosis. Neurosurgery. 2002;51 (5 Suppl):S146–54.
30. Karam YR, Fessler RG. Percutaneous and minimally invasive approaches to decompression and arthrodesis of the cervical spine. In: Benzel EC, editor. Spine surgery: techniques, complication avoidance, and management. 3rd ed. New York: Elsevier; 2012. p. 465–74.
31. Raynor RB, Pugh J, Shapiro I. Cervical facetectomy and its effect on spine strength. J Neurosurg. 1985;63(2):278–82.
32. Lidar Z, Salame K. Minimally invasive posterior cervical discectomy for cervical radiculopathy: technique and clinical results. J Spinal Disord Tech. 2011;24(8):521–4.
33. Adamson TE. Microendoscopic posterior cervical laminoforaminotomy for unilateral radiculopathy: results of a new technique in 100 cases. J Neurosurg. 2001;95(1 Suppl):51–7.
34. Teramoto T, Ohmori K, Takatsu T, Inoue H, Ishida Y, Suzuki K. Long-term results of the anterior cervical spondylodesis. Neurosurgery. 1994;35(1):64–8.
35. O'Toole JE, Sheikh H, Eichholz KM, Fessler RG, Perez-Cruet MJ. Endoscopic posterior cervical foraminotomy and discectomy. Neurosurg Clin N Am. 2006;17(4):411–22.
36. Yabuki S, Kikuchi S. Endoscopic partial laminectomy for cervical myelopathy. J Neurosurg Spine. 2005;2(2):170–4.
37. Boehm H, Greiner-Perth R, El-Saghir H, Allam Y. A new minimally invasive posterior approach for the treatment of cervical radiculopathy and myelopathy: surgical technique and preliminary results. Eur Spine J. 2003;12(3):268–73.
38. Perez-Cruet M, Samartzis D, Fessler R. Microendoscopic cervical laminectomy. In: Perez-Cruet M, Khoo L, Fessler R, editors. An anatomic approach to minimally invasive spine surgery, vol. 16. St. Louis: Quality Medical Publishing; 2006. p. 1–7.
39. Caglar YS, Bozkurt M, Kahilogullari G, et al. Keyhole approach for posterior cervical discectomy: experience on 84 patients. Minim Invasive Neurosurg. 2007;50(1):7–11.

肋横突切除术 44

Robert G. Watkins, III

肋横突切除术（costotransversectomy）是一种胸椎手术入路，有两种体位选择：俯卧位[1,2]或向前倾斜 20° 的侧卧位[3]；有两种皮肤切口：正中切口或棘突旁切口；以及有三种筋膜切口：正中切口、纵行棘突旁切口或横行棘突旁切口。病理疾病决定手术入路方式。当显露一个椎间盘或行椎体活检时，可将患者置于俯卧位，沿正中切开，向两侧牵开棘突旁肌肉（图 44.1），必要时可行棘突旁筋膜和肌肉的横行切开。当进行 Harrington 棒置入后的减压手术时，长正中切口可充分向侧方牵开，显露肋横突关节，切除横突，切除椎弓根，并进行椎管减压[4]。俯卧位、正中切口的手术入路，对于椎体间充分融合较为困难，切除整个椎体和两个椎间盘后进行植骨融合的最佳显露方法是：半侧卧位，棘突旁皮肤切口和棘突旁筋膜切口[3]。

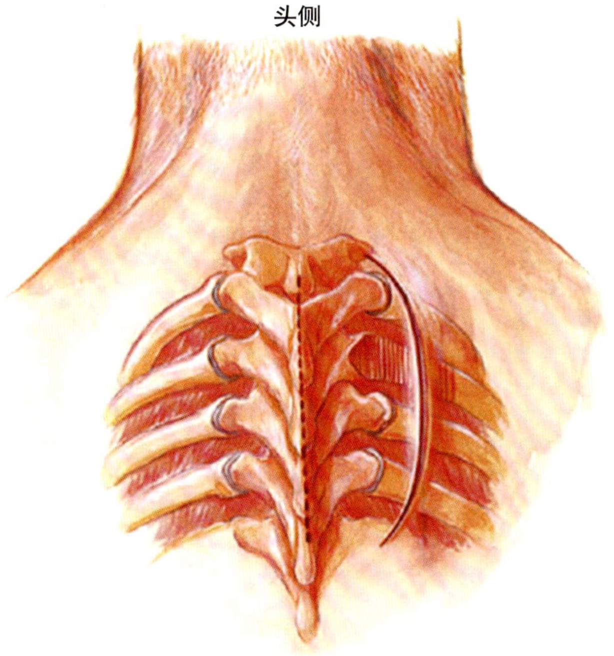

图 44.1 肋横突切除手术入路。病人俯卧位。行正中皮肤切口，向外侧牵拉棘突旁肌肉。可能需要棘突旁筋膜和肌肉的横行切口。切口要足够长以便于充分地外侧牵拉。或者，可选用切口中点距中线 6cm、切口两端距中线 3cm 的环形切口，以直接暴露棘突旁肌肉的外侧缘。对于外侧切口，从外向内分离棘突旁肌肉。对于正中切口，从内向外分离棘突旁肌肉

1. 患者俯卧于配有合适框架的手术台。具有两个胸垫的马蹄形垫子或由可透射线材料制成的手术框架能给予胸部支撑并使胸部充分扩张。对于上胸椎手术，应将患者手臂置于侧面，头部应小心置于头架上，前额和颧骨仔细垫衬。需特别注意双眼，避免被压迫；牢固固定气管插管。对于下胸椎手术，与腰椎手术相似，将患者手臂置于与胸部成 90° 的位置，肘部垫衬保护。患者的头部可以转动。

2. 术前常规消毒和铺巾，做足够长的正中切口以便于充分牵开棘突旁肌肉，进而可在肋横突关节侧方进行操作（图 44.1）。或者，可选用切口中点距中线 6cm、切口两端距中线 3cm 的环形切口，以直接暴露棘突旁肌肉的外侧缘。

3. 同其他脊柱后路手术一样，沿正中切口依次显露，使用电刀分离至棘突，并用骨膜剥离器从椎板上剥离肌肉（图 44.2）。继续向两侧骨膜下剥离肌肉和筋膜，直至肋椎关节上面的肋骨。单侧显露时可使用单齿椎板自动拉钩，单齿侧置于棘突，宽侧挡片置于棘突旁肌肉下方。棘突旁切口在外侧切开胸腰筋膜，将棘突旁肌肉向内侧牵拉。

4. 使用锋利的骨膜剥离器剥离肋骨骨膜、肋横突关节囊以及覆盖在横突上的肌肉和筋膜组织（图 44.2）。

5. 切开肋横突关节。使用咬骨钳咬除横突尖端至其与椎弓根、椎板和上关节突相关节处（图 44.3）。

6. 在手术视野下方，确认在肋骨下缘走行的神经血管束（图 44.4、44.5、44.6）。应牢记，神经血管束在肋骨下缘。这些血管从位于横突基底

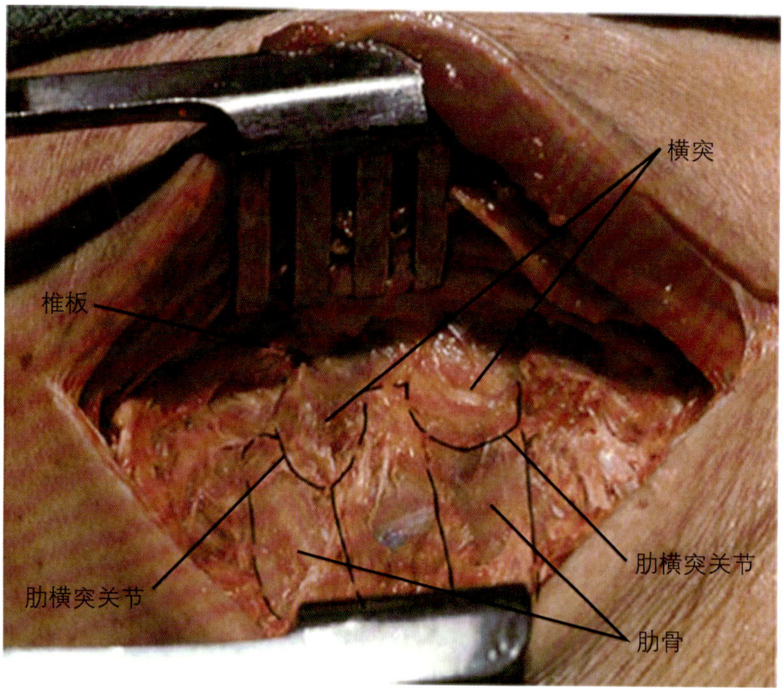

图 44.2 锐性分离，去除肋骨上的骨膜和肋横突关节的关节囊，打开肋横突关节

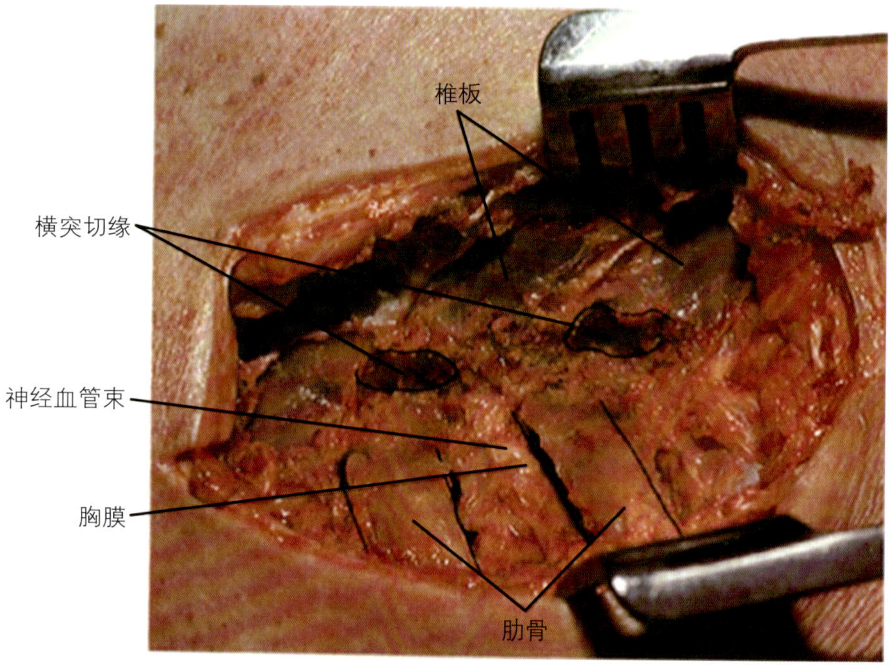

图 44.3 咬骨钳咬除横突尖端至其与椎弓根、关节突相关节处。确认肋骨下方的神经血管束。使用电刀切开肋骨外表面的骨膜。骨膜下分离肋骨后骨膜至肋椎关节。去除肋骨周围骨膜。去除肋骨前骨膜时要小心，避免损伤位于肋弓正下方的胸膜

尾侧的椎间孔穿出，并走行于肋骨下缘。肋骨从内到外向尾侧成角。肋椎体关节位于椎体头侧。在肋骨角水平，肋骨位于椎体中间水平。因此，在椎间孔和肋下缘区域走行的神经血管束需要被显露。

7. 用电刀切开肋骨外表面骨膜。用深自动拉钩撑开切口。Cloward 自动拉钩或 Beckman 型拉钩能够促进显露。

8. 骨膜下分离肋骨后骨膜至肋椎关节。从肋骨上环形去除周围骨膜。当去除肋骨前骨膜时要小心，以避免损伤位于肋弓正下方的胸膜。

9. 外侧在肋骨角处切断肋骨（图 44.4）。

10. 使用骨钳提起肋骨，在直视下分离肋骨的前表面，以减少损伤胸膜风险。在肋椎关节处，小心地把胸膜和胸内筋膜从脊柱上钝性剥离。从椎体直接撕脱肋骨时常导致关节处出血，因此常用咬骨钳从关节处咬除肋骨（图 44.3），虽然需要

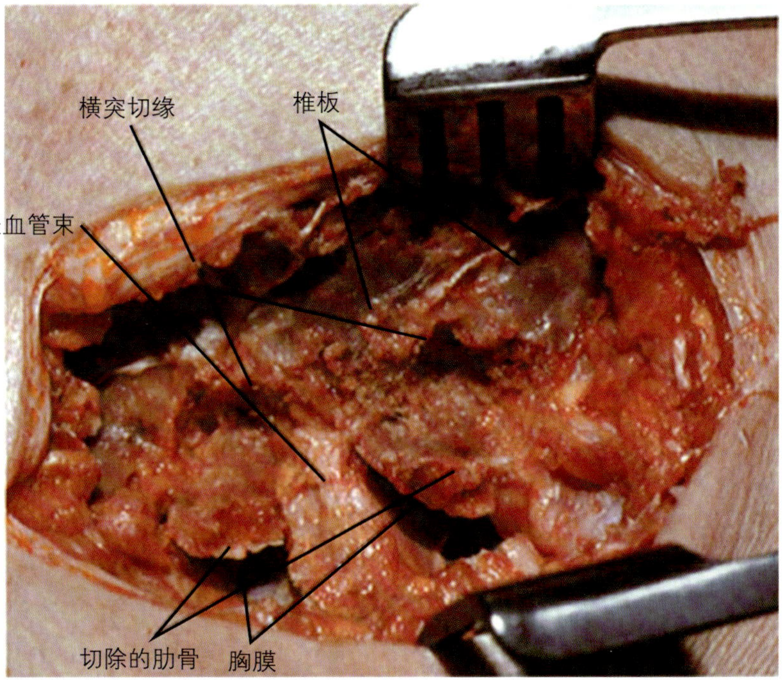

图 44.4　切除肋骨，首先在外侧切断，用骨钳提起，并且从肋骨分离骨膜其余部分直至肋椎关节。在切口深处，骨膜和胸廓内筋膜对胸膜有保护作用。钝性分离前方的骨膜、筋膜和胸膜。识别并分离神经血管束。去除肋骨直至肋椎关节。记住：从肋椎关节直接撕脱肋骨可能会产生不必要的出血

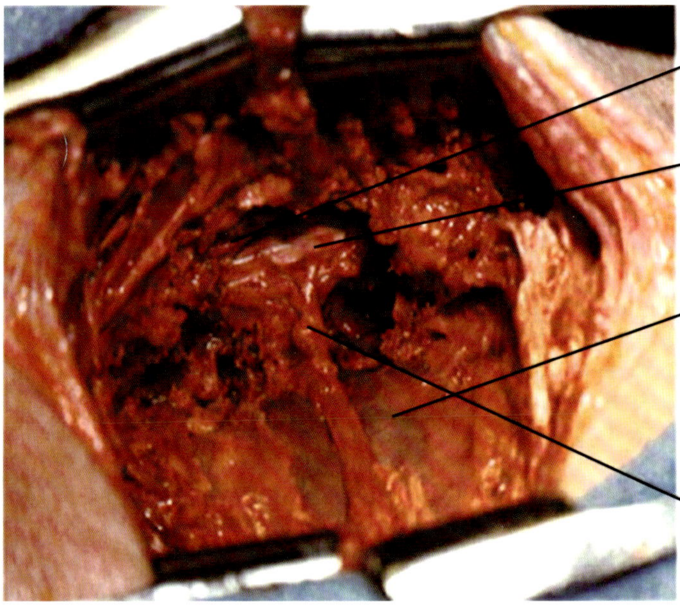

图 44.5　在去除软组织并分离至骨面后，切除横突剩余部分和椎弓根。确认切口深部的椎间盘间隙和椎体。分离神经血管束。肋骨横突切除术可以在两个节段进行，显露两组神经血管束。任何两组神经血管束之间的椎间盘可被显露。在识别神经和神经血管束之后，牵引神经可以显露硬膜和椎管。在椎管减压时保持硬膜时刻处于视线中以防止被损伤

较长时间，但可减少出血。

11. 从肋椎关节去除肋骨（图 44.4）。在切口深处，骨膜和胸内筋膜可以保护深层的胸膜。识别并分离神经血管束。

12. 分离横突基底部，沿椎弓根分离至椎体，分离横突基底、椎弓根和肋椎关节之间的区域。识别出上方的椎体和椎间盘（图 44.5）。

13. 注意保护下方最头侧的神经血管束。通过这两个节段的切除，即切除两肋弓和两横突，两节段间的神经血管束就能被清楚地识别。然后分离神经血管束的内容物以确认神经。

14. 轻柔地牵拉保护神经，向内侧分离神经，识别在椎间孔中的硬膜袖和前后硬膜。确认和牵开硬膜后，必要时可使用 Kerrison 咬骨钳去除椎弓根、椎板和关节突。关键是通过神经找到硬膜及脊髓。

15. 脊柱前方分离时，需小心提起椎前筋膜。通过看到椎体后壁、椎间盘和前方结构可以显露骨折，可经此切口进行椎体活检。

16. 强烈推荐在此区域的任何手术均应通过 X

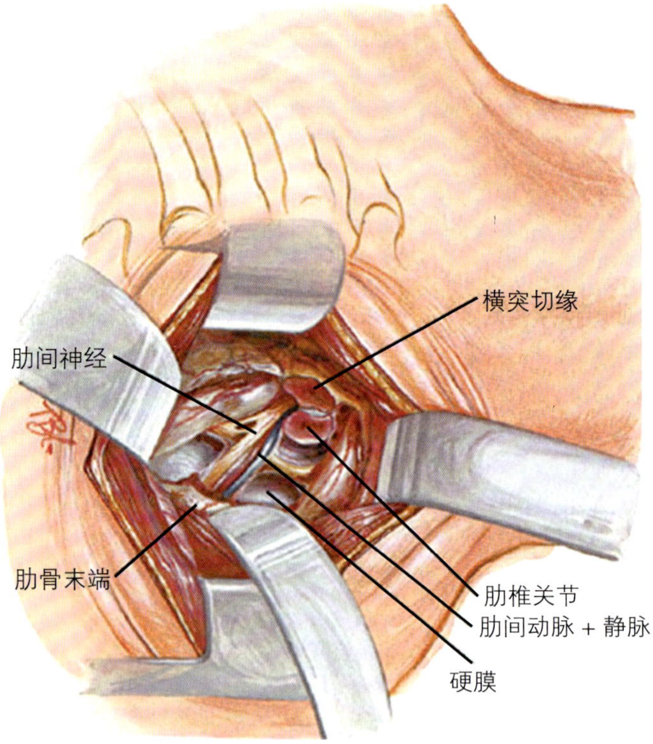

图 44.6 神经血管束、胸膜和被切除的横突和肋骨的合成图

线明确脊柱节段。

17. 关闭切口：闭合筋膜、皮下组织和皮肤。

谨 记

1. 识别肋横突关节。
2. 分离横突。
3. 确定尾端至横突和肋骨尾侧的神经血管束。
4. 向外侧清除肋骨的内骨膜及胸膜。
5. 避免肋骨床的暴力撕脱。
6. 注意上述的神经血管束。
7. 沿着神经血管束向椎管处操作。

（韩晓光 译）

参考文献

1. Cloward R: Hyperhidrosis. J Neurol 30(5):545–551, 1969.
2. Capner N: Evolution of a lateral rizotomy. J Bone Joint Surg 36B(2): 173–179,1954.
3. Bohlman H, Eismont F: Surgical techniques of anterior decompression and fusion for spinal cord injuries. Clin Orthop 154:57–73, 1981.
4. Fiesch JR, Lemer LL, Erickson DL, Chou SN, Bradford DS: Harrington instrumentation and spine fusion for thoracic and lumbar spine fractures. J Bone Joint Surg 59A:143, 1977.

胸椎间盘后侧和后外侧入路　45

Paul H.Young

胸椎间盘后路及后外侧入路方法主要包括：a, 椎板切除 - 关节突关节切除术；b, 经椎弓根入路；c, 有限肋横突切除术（图 45.1）[1-21]。

注意：临床有症状的胸椎间盘突出较罕见（仅占所有间盘手术的 0.15%~0.8%）。胸椎间盘退变向中央突出较侧方突出多见。突出的间盘组织常有钙化及与硬膜层发生粘连。因此有症状胸椎椎间盘常通过急性和慢性压迫、动态机械损伤和内在或根动脉血运不足等多因素致使脊髓易受到损伤。因此，针对特定类型胸椎间盘突出的解剖特点需要规划好手术入路，选用既可得到良好硬膜减压同时对脊髓损伤风险最小的手术方式（图 45.2)。

手术步骤

1. 行全身麻醉、气管插管，患者俯卧于胸垫、毯枕或 Wilson 脊柱架上，可为胸部和腹部提供足够支撑，同时保证其下方有充分空隙（从而促进硬膜外静脉引流和充分的肺部气体交换）。手术床（或 Wilson 架）轻度屈曲，从而增加胸椎椎板间及椎弓根间隙。30° 屈曲膝关节，并应用弹力袜促进静脉回流。在所有骨突压力点处放置软垫物，特别注意避免股外侧皮神经和腓总神经的压迫。头部放在软垫上并转向一侧，要注意防止压迫眼眶。肩部和肘部轻度屈曲将双臂以自然姿势向上放置（注意避免牵拉损伤臂丛神经 ）。将垫衬放置在肘部下方以保护鹰嘴窝处的尺神经。仔细检查乳房和生殖器防止存在不适当压迫。

注意：需要为患者提供合适支撑，以便在手术过程中，手术台可以随时安全地向远离手术医生的对侧倾斜。此外，当术中胸膜被无意损伤时，麻醉医生可进行充分的肺充气。

2. 棘突、横突和相应的肋后结节是定位中有用的体表标志。医生使用指甲（或标记笔）轻轻地按压（或标记）皮肤以标记目标棘突和相应横突及肋结节。

要注意第 1、第 11 和第 12 肋骨头部仅与它们相应的椎体相连，而其他所有肋骨头均具有两个小关节面和与它们相应的椎体和其上一个椎体相关节（即第 8 肋骨与 T7 和 T8 椎体相关节并横跨 T7-T8 椎间盘）（图 45.3）。

应用碘伏消毒术区，静脉给予 1g 头孢类药物

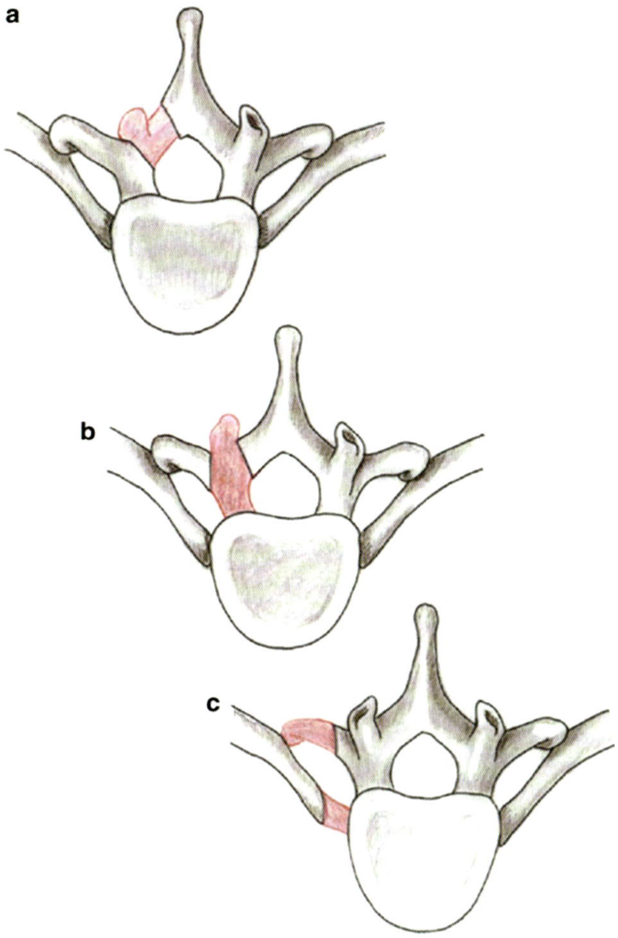

图 45.1（a）椎板切除 - 关节突关节切除术；（b）经椎弓根入路；（c）有限肋横突切除术。红色标志代表每种方法要切除的骨

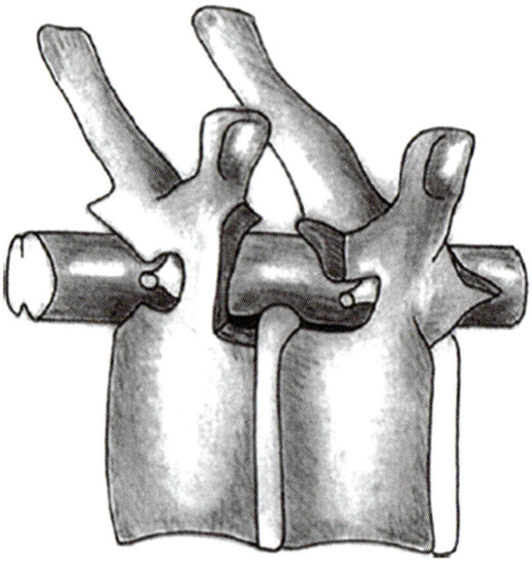

图 45.2 通过后路和后外侧入路可充分显露椎管以及椎间盘

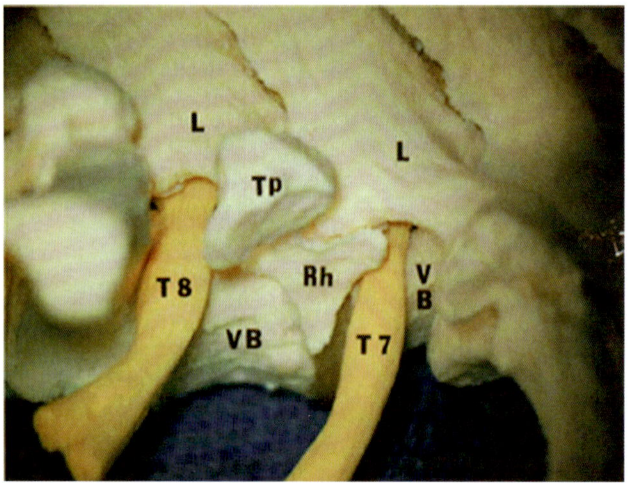

图 45.3 解剖关系。第 8 肋与 T7 、T8 椎体相关节（VB），横跨 T7-T8 椎间盘间隙（L 椎板，TP 横突）

（或 80mg 庆大霉素，根据药敏结果）。将 18 号脊柱定位针穿入相关的棘突间，并获得侧位 X 片以确定深层解剖结构；确保皮肤切口与相应的病变部位及骨性结构一致。大部分胸椎间盘突出发生于下位胸椎（容易定位）；排第二位的是中段胸椎间盘突出；幸运的是，有临床意义的上位胸椎间盘突出（获得相应的放射图确像认病变水平较困难）相当罕见。

3. 以相应椎间隙为中点，沿椎旁肌或其内侧取旁正中或正中皮肤切口（长度 3~5cm）。选取从症状的一侧或椎间盘突出最明显一侧进行分离。在没有这些指征情况下，采用左侧入路（对于右利手医生）。

皮肤切开后应用双极电凝止血。放置小型自动牵开器，并用电刀切开皮下组织。

椎板切除 – 关节突关节切除术入路

4. 在距中线 1cm 处取与棘上韧带平行的弧形切口，切开胸腰筋膜。使用弯型骨膜剥离器及小型 Cobb 骨膜下分离脊旁肌和肌腱止点。沿着棘突和椎板轻轻推动海绵纱布助于分离。向侧方分离至关节突关节。注意应用剥离器不要过度用力以避免穿入棘间韧带、椎板间韧带以及关节突关节（尤其关节面）。置入 McCulloch 微型椎间盘切除自动牵开器。

注意：为了提高椎板间手术视野，牵开器的内侧叉应小心地置入棘间韧带。

注意：附着在棘突基底上、黄韧带和椎板上的软组织有必要时可进行去除（图 45.4）。

5. 最初通过脊柱后方解剖标志尤其是椎板与其下面组织的关系（特别是椎间盘区和相应神经根）指导显露椎管。胸椎水平处椎板的尾侧部分覆盖相应的椎间盘，因此显露椎间盘时应该切除该椎板间隙对应椎板的尾侧部分。T7-T8 椎间盘的充分暴露需要部分或完全去除 T7 半个椎板。应用高速钻或咬骨钳完成椎板减压术（在放大镜下）（图 45.5）。

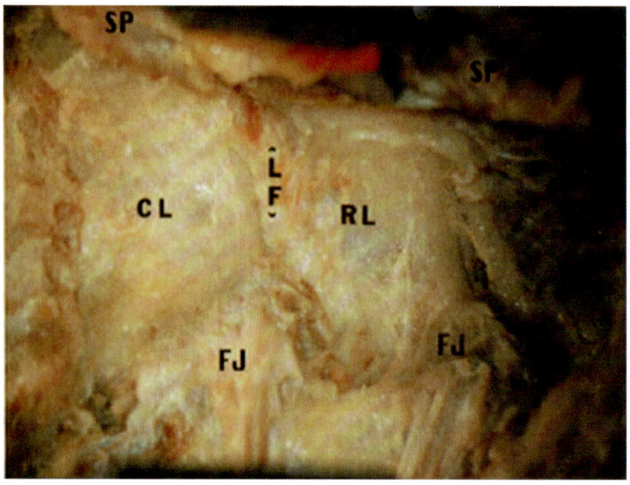

图 45.4 初步显露椎板间隙可见黄韧带（LF）、头侧椎板（RL）和尾侧椎板（CL）、内侧棘突（SP）和外侧关节突关节复合体（FT）

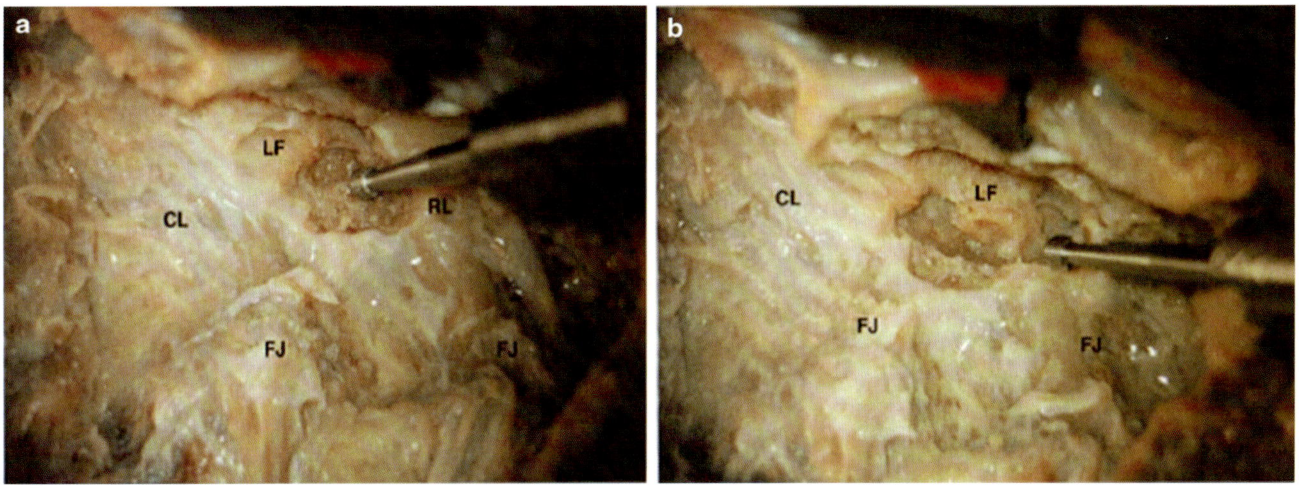

图 45.5 （**a**）应用高速磨钻去除椎板尾端（RL）;（**b**）显露其下方的黄韧带（LF）

注意：在使用高速磨钻时要小心，避免在伤口中存在任何纱布或棉状物，其可能缠绕钻头，并对周围组织造成严重的鞭打伤害。

6. 最初去除韧带时，沿其较薄的内侧缘进行操作最容易。用手术刀在韧带顶部切开，然后将弯 Kerrison 咬骨钳小心插入韧带下方进行移除。另外可以去除足够椎板，使得下面的黄韧带在头侧止点处被切断，这种方式可较容易地进入硬膜外间隙。在此情况下，可以简单地使用成角 Kerrison 咬骨钳（2 mm 或 3 mm）从韧带头侧向尾侧切除（图 45.6）。注意黄韧带由横束和垂直束两部分组成，使得韧带从内向外逐渐变厚。

7. 常需要去除关节突关节内侧部分以便充分显露椎管。下关节突通常与相连的部分椎板一起切除。上关节突通常与黄韧带的垂直束一起切除（图 45.7）。充分去除黄韧带的外侧部和关节突关节的内侧（尤其上关节突）后，可以充分看见相应椎弓根的内侧部分（图 45.8）。

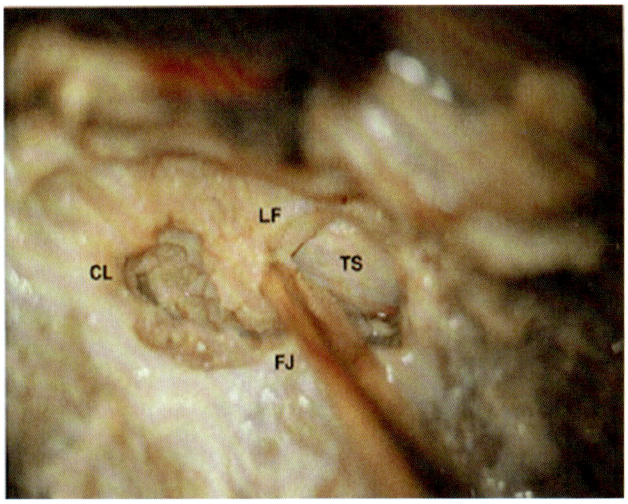

图 45.6　黄韧带（LF）头侧部分打开后，应用弯 Kerrison 咬骨钳渐渐从头侧向尾侧切除黄韧带。TS, 硬膜囊

注意：在切除黄韧带的垂直部分和关节突内侧面时，要小心地进行，以避免压迫硬膜囊内容物。使用手术显微镜（有助于更好的照明，可变放大率和提升立体视野）是非常有益的。

8. 经椎板、小关节充分显露后，在硬膜囊外侧和在相邻椎弓根间建立充分操作空间，在不需要牵拉硬膜囊情况下，鉴别外侧突出的椎间盘病变。彻底探查椎管外侧硬膜外间隙（关节下区），以确定穿出神经根的位置和状态（图 45.8），椎间盘突出的位置和关系，以及可能存在的其他病理病变（如隔离的碎片，关节突和钩突骨刺，或椎间孔占位）。使用双极电刀在侧隐窝止血。

注意：通过此手术入路，难以识别或处理位于旁正中或中央的椎间盘病变，并且不要牵拉已经压迫的硬膜囊。

9. 识别并进入硬膜囊旁的椎间盘（图 45.9）。

注意：以椎板切除 - 关节突切除入路切除旁正中和中央型胸椎间盘突出症的手术治疗效果已被否定，可能与切除硬膜囊前方的病理间盘时，需要不同程度牵拉硬膜囊有关。

10. 逐层缝合（用可吸收线缝合深筋膜、浅筋膜、皮下组织；皮肤用订皮机）。

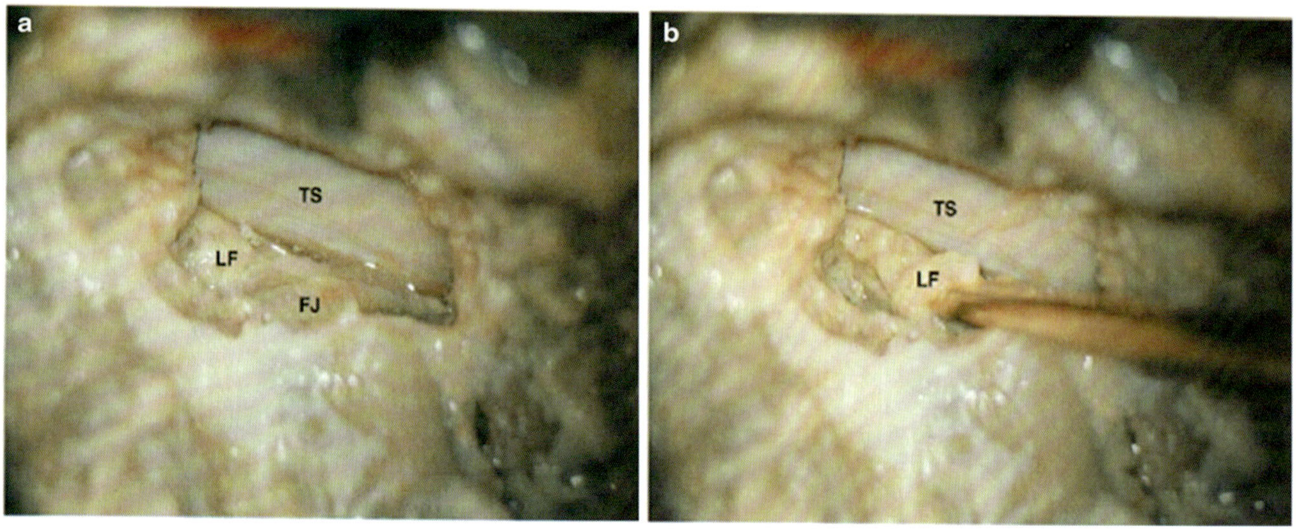

图 45.7　（**a**）黄韧带的垂直束（LF）与关节突关节的内侧部分同时去除（FT）；（**b**）这个步骤可应用高速磨钻或弯 Kerrison 咬骨钳来完成

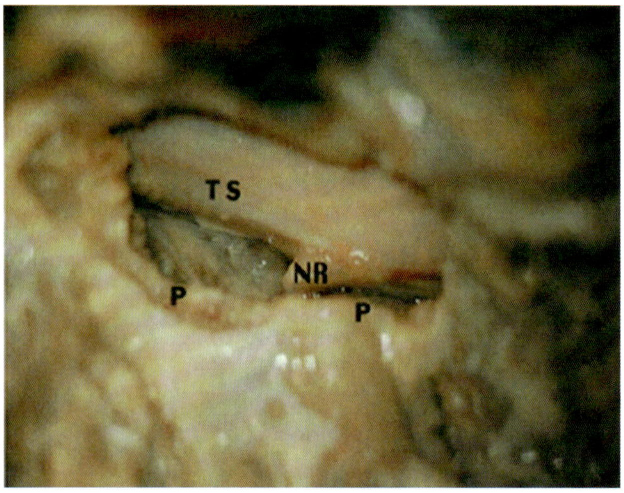

图 45.8　充分的经椎板关节突关节切除后，在硬膜囊外侧（TS）和相邻椎弓根之间（P）可建立充分的操作空间。穿出神经根被显露（NR）

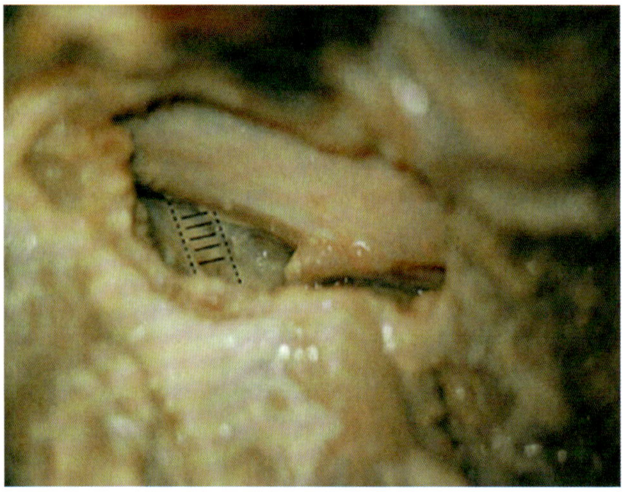

图 45.9　可以清楚地观察到椎间盘外侧

经椎弓根入路

重复步骤 1~3，完成患者术前准备。

4. 沿棘突、椎板和关节突关节进行骨膜下剥离脊旁肌，直至横突尖端（超出关节突关节囊的外侧边界）（图 45.10）。

5. 使用高速磨钻，逐渐移除相应椎间盘后方的关节突关节。去除下关节突关节至与椎弓根尾端平齐（图 45.11a）。去除上关节突关节及其椎弓根至与椎体下缘的头端平齐。通常需要去除椎弓根头端大约三分之一（图 45.11b）。

注意：单侧进行时，该椎弓根 - 小关节切除术不会导致所涉及节段的不稳定。

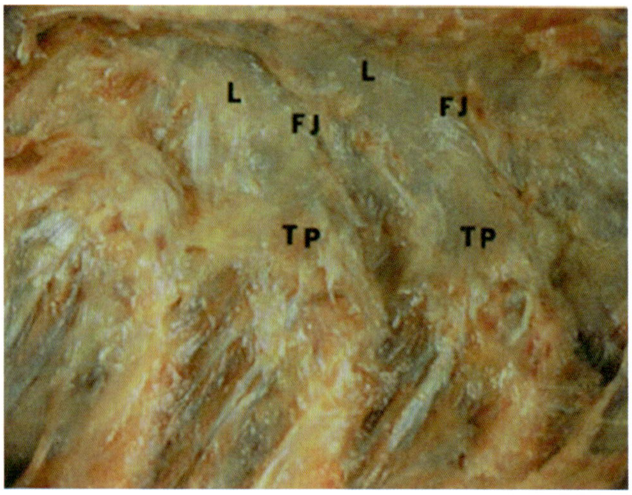

图 45.10　显露椎板（L）、关节突关节（FJ）和横突（TP），为经椎弓根入路做准备

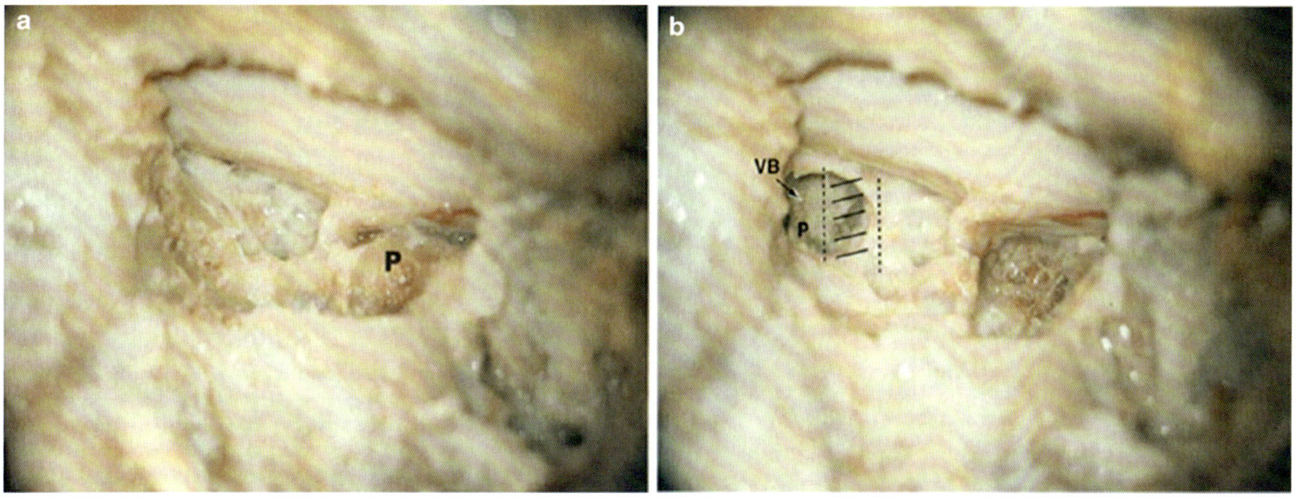

图 45.11 （a）应用高速磨钻逐渐去除椎间盘后侧的关节突关节，清楚显露椎弓根（P）。（b）上关节突与椎弓根（P）已被去除至与下邻边椎体（VB）的头端平齐，以完全显露椎间盘。椎间孔顶部被去除，可观察到走行的神经根

6，在移除下关节突关节后，椎间孔顶部被去除，可容易识别从相应椎弓根下方走行的神经根（图 45.11）。应沿神经根内侧和外侧进行探查，以确保神经根从关节突下区至椎间孔，及随后进入与肋骨头相邻的椎间孔外侧区域均无压迫。应用各种长度和角度的钝性神经钩在此步骤中是非常有帮助的。

7. 在椎弓根切除后，可建立足够的椎间盘外侧空间（1.5~2.5cm 的操作空间），并获得椎间盘以及硬膜囊旁正中部分的清晰视野（图 45.11）。

8. 进入椎间盘柔软的中心部分，首先从椎间盘的核心部分去除退变椎间盘组织（图 45.12）。在椎间盘中心区形成充分空洞后，逐渐去除椎间盘后部组织，从最侧方开始逐渐向内侧（图 45.13）。反向刮匙在这步操作中有助于将更坚硬的椎间盘组织从后方推入椎间盘中心的空洞。

9. 最后将移位的椎间盘组织和相关的后纵韧带（特别是当钙化或黏附在硬膜上时）推入因去除椎间盘中心组织而形成的空洞内。

注意：这种方法的局限性在于没有充分牵拉硬膜囊时，对于严重突出于中线的钙化椎间盘或骨赘手术视野较差。

10. 逐层缝合伤口。

局限性肋横突切除手术入路

重复步骤 1~3 准备患者。

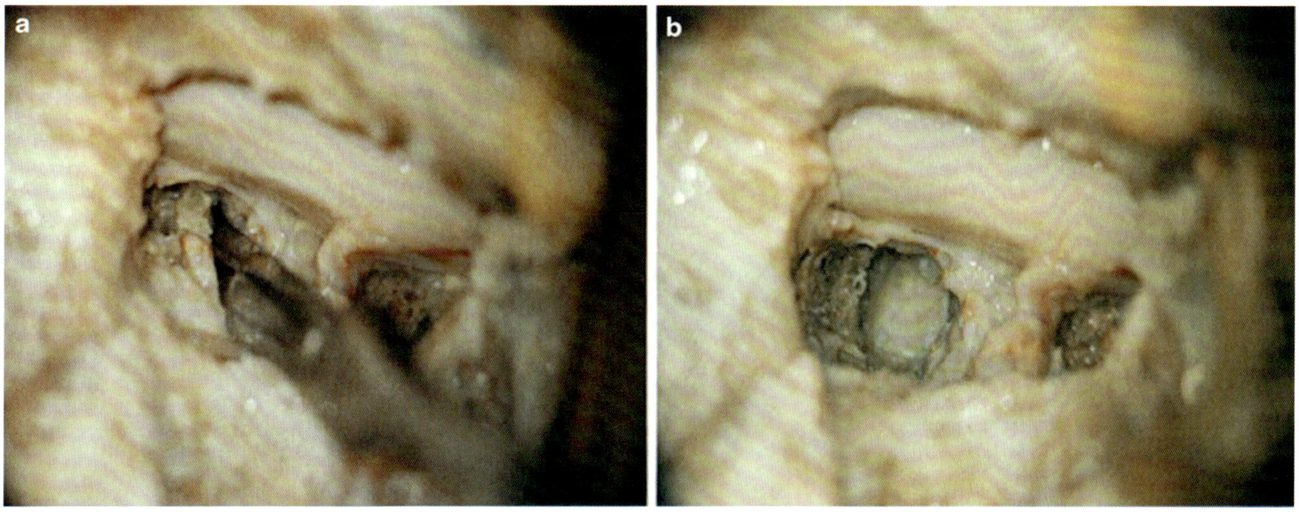

图 45.12 （a）穿入椎间盘中央部；（b）去除剩下的软组织

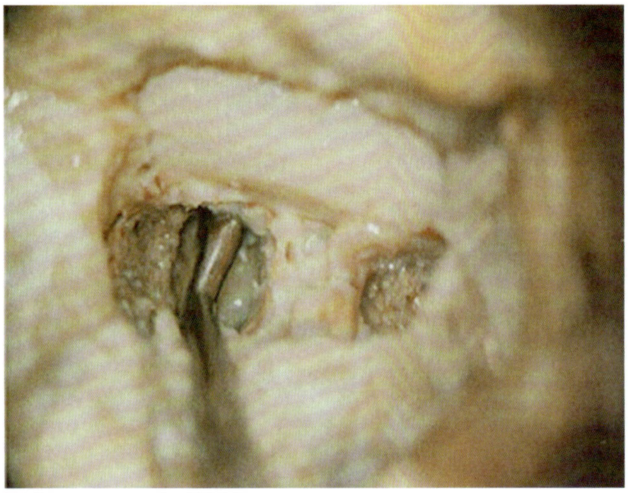

图 45.13　椎间盘后部组织被移到中央空洞

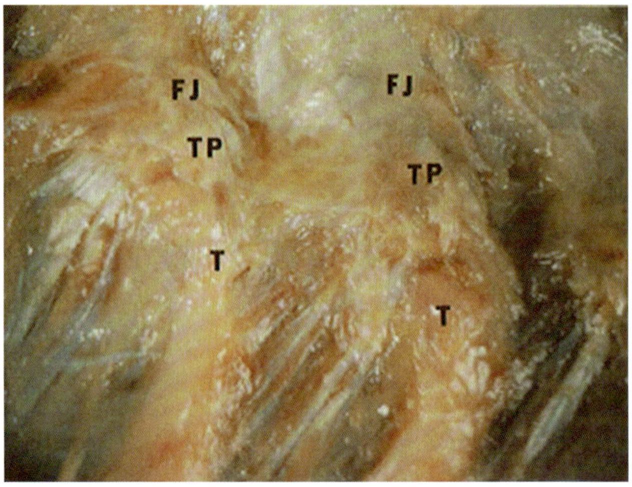

图 45.14　肋横突切除入路中，显露肋骨结节（T）、与横突相邻近的肋骨颈（TP）以及关节突关节囊（FJ）外侧缘

4. 切开椎旁肌显露相应的肋骨结节及其颈部、整个相连的横突以及小关节囊的外侧缘（外侧峡部）（图 45.14）。

5. 使用高速磨钻渐渐去除横突、相应的横突间肌肉和肋横突关节直到与峡部外侧齐平（图 45.15）。

6. 肋横韧带和囊状韧带切断之后，使用高速磨钻逐渐从外向内移除肋骨头，直到识别与其相邻的椎体和椎间盘（图 45.16）。

注意：在这个操作中要小心保护肋间神经、节段动脉和下面的胸膜。手术显微镜有助于完成此操作。

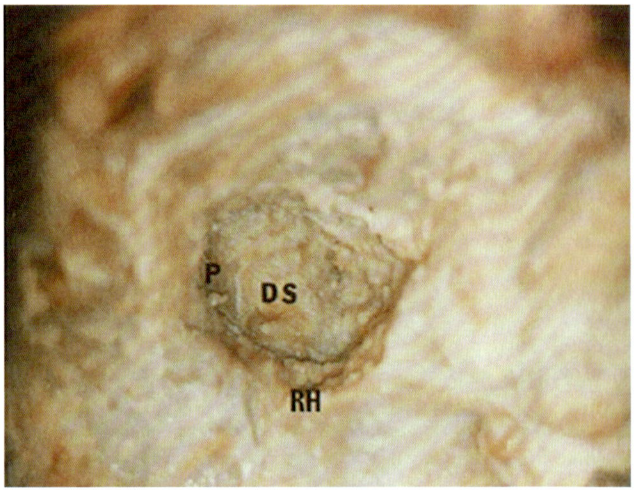

图 45.15　应用高速钻去除横突直至椎间盘（DS）。RH 肋骨头；P 椎弓根

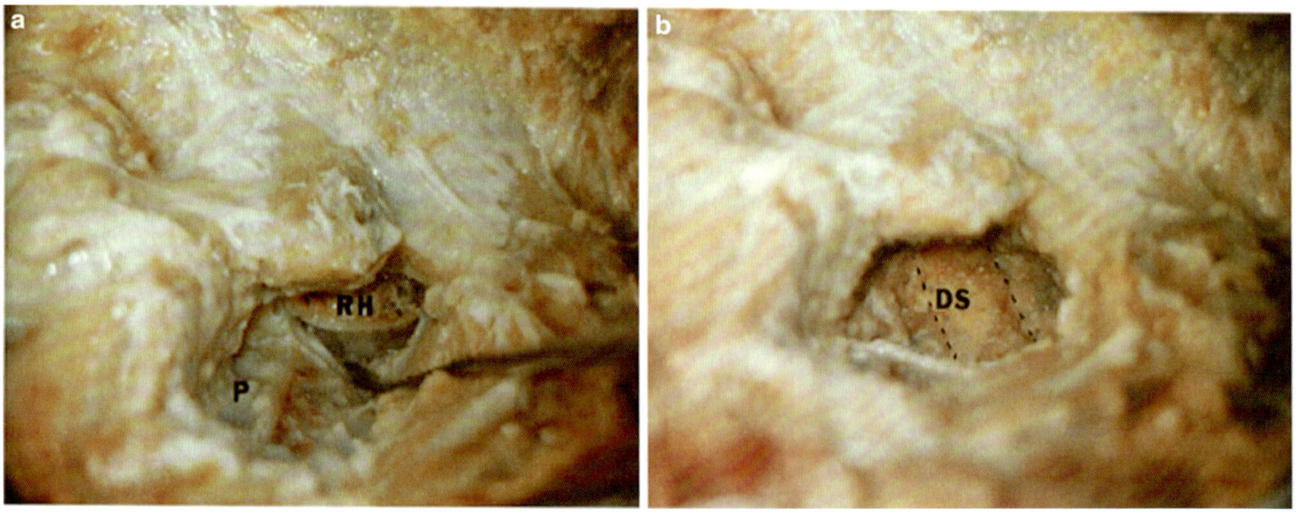

图 45.16　（**a**）逐渐去除肋骨头（RH）；（**b**）进入椎间隙（DS）。P 硬膜

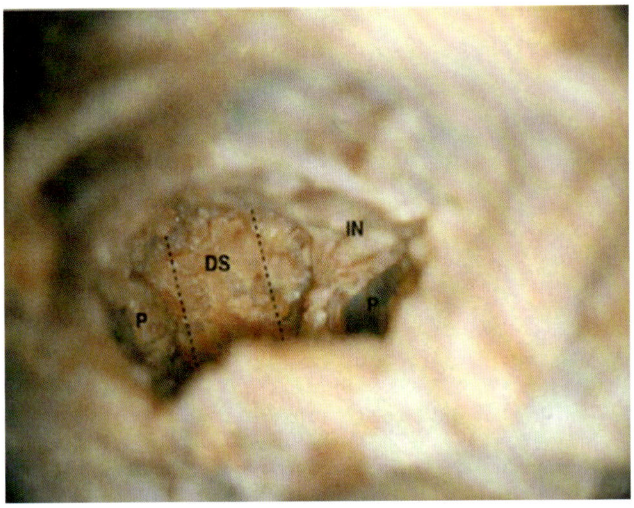

图 45.17　向内侧分离肋间神经（IN）行椎间孔定位。P 椎弓根；DS 椎间盘

7. 向内侧分离肋间神经，清楚显示椎间孔（图 45.17）。注意保护节段动脉。肋间神经在椎间孔头半侧穿出；椎间盘邻近椎间孔尾侧。肋间动脉沿着椎体走行，在肋间沟中位于神经上方。

8. 目标椎间盘上位椎弓根尾部及下位椎弓根的头部组成椎间孔边界，可通过钝性神经探钩进行辨别。然后可使用高速磨钻去除椎弓根的一部分以扩大操作空间。充分切除相邻椎弓根，可使目标椎间盘上方和下方的椎管充分显露。

9. 使用刮匙、咬骨钳，如有钙化使用高速磨钻，将突出椎间盘切除至椎管腹侧 1cm 处。椎间盘摘除应该包括退化的髓核、纤维环以及连续的软骨终板。

10. 对于位置较深且靠后的突出物，可使用高速磨钻去除几毫米邻近椎体，以产生空洞，随后，将突出物逐渐推离硬膜囊（从而避免甚至最轻微的对硬膜囊结构的扭曲）（图 45.18）。在这个节段，在一些情况下可以切除突起的基部，使其完整地去除；在其他情况下，必须以较小的碎片去取突出物（图 45.19）。在该操作中切除的椎骨的量不足以损害脊柱的稳定性，因为椎板和关节突关节未被破坏。

11. 在去除突出椎间盘的后部和中心部（导致椎髓损伤的主要部分）之后，可以使用小镜子或内镜来检查椎管腹侧面，确定减压效果（图 45.20）。这个入路的优点是可以更好地观察硬膜囊的前方，尤其是中部。

12. 切口逐层缝合。

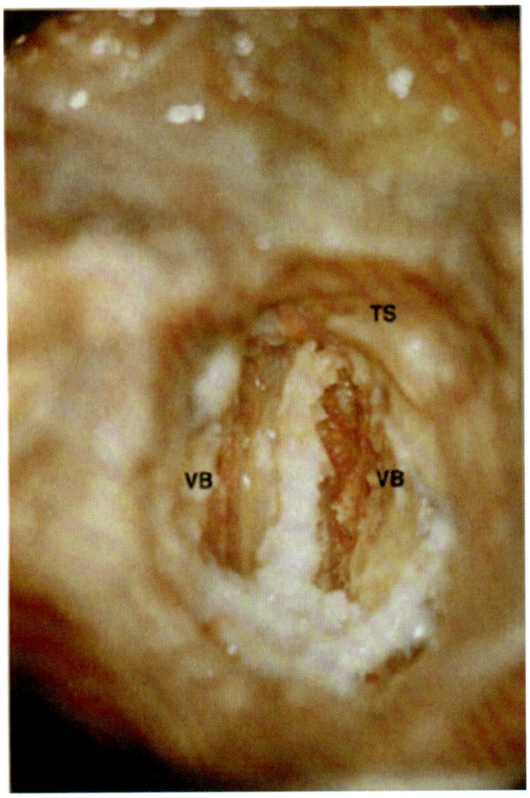

图 45.18　在突出物下方建立一个空洞，这样可将突出物逐渐推离硬膜囊（TS）

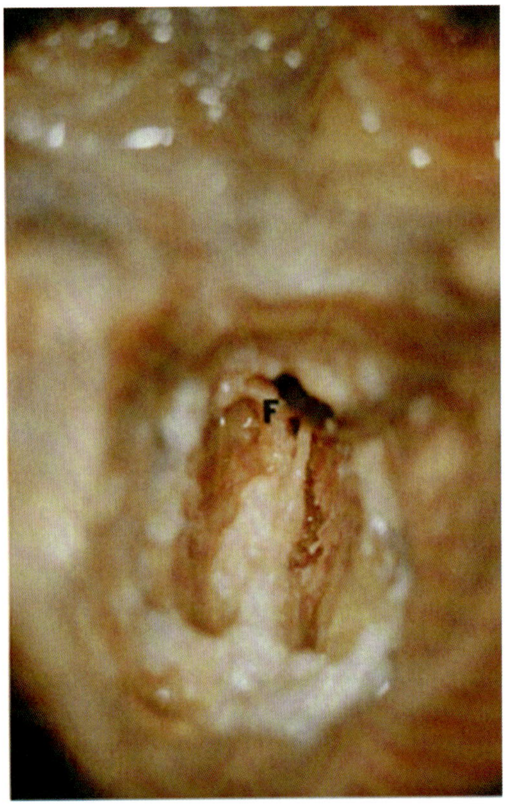

图 45.19　移位的突出物（F）被推移到空的椎间隙

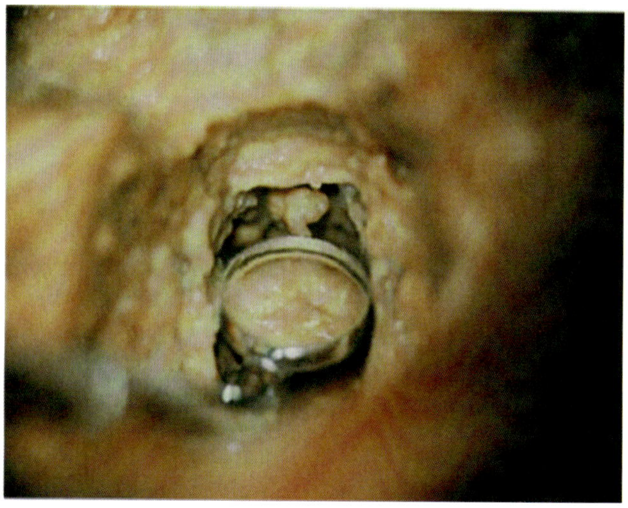

图 45.20 应用小镜子来确保硬膜囊减压的效果

谨 记

这些概念对于胸椎成功减压十分关键。

1. 充分显露，最小程度去除骨和韧带结构以防止不稳定。
2. 通过完全摘除移位的椎间盘组织或骨赘来充分减压硬膜囊和椎间孔内容物。
3. 少接触脊髓或牵拉脊髓。
4. 对肋间神经的最少操作。
5. 保留根部胸廓血管供应。
6. 绝对避免损伤胸腔及其内容物。

（韩晓光 译）

参考文献

1. Ahlgren BD, Herkowitz HN: A modified posterolateral approach to the thoracic spine. J Spinal Disord 8(l):69–75, 1995.
2. Alexander GL: Neurological complications of spinal tuberculosis. Proc R Soc Med 39:730, 1946.
3. Capener M: The evolution of lateral rhachotomy. J Bone Joint Surg 36B:173–179, 1954.
4. Carson J, Gumpert J, Jefferson A: Diagnosis and treatment of thoracic intervertebral disc protrusion. J Neurol Neurosurg Psychiatry 34:68–71, 1971.
5. Dietze DD, Fessler RG: Thoracic disc herniations. Neurosurg Clin N Am 4(l):75–90,1993.
6. Dott NM: Skeletal traction and anterior decompression of the management of Potts paraplegia. Edinb Med J 54:620, 1947.
7. Hulme A: The surgical approach to thoracic intervertebral disc protrusions. J Neur Neurosurg Psychiatry 23:133–137, 1960.
8. Jefferson A: The treatment of thoracic intervertebral disc protrusion. Clin Neurol Neurosurg 78:1–9, 1975.
9. Larson SJ, Hoist RA, Hemmy DC, Sances A: Lateral extra-cavitary approach to traumatic lesions of the thoracic and lumbar spine. J Neurosurg 45:628, 1976.
10. Logue V: Thoracic intervertebral disc prolapse with spinal cord compression. J Neurol Neurosurg Psychiatry 15:227, 1952.
11. LeRoux PR, Haglund MM, Harris AB: Thoracic disc disease: experience with the transpedicular approach in 20 consecutive patients. Neurosurgery 33(l):58–66, 1993.
12. Maiman DJ, Larson SJ, Luck E, Lel-Ghatit A: Lateral extra-cavitary approach to the spine for thoracic disc herniation: report of 23 cases. Neurosurgery 14:178–182, 1984.
13. Menard V: 82 ETUDE Pratique Sur le Mai de Pott. Paris, Maison CE, 1900.
14. Pasztor E, Benoist G: Modified pediculofacetectomy in ventral compression of the thoracic spinal cord. Neuro-Orthopaedics 8:97, 1990.
15. Patterson RH, Arbit E: A surgical approach to the pedicle to protruded thoracic disc. J Neurosurg 48:768–772, 1978.
16. Rogers MA, Crockard HA: Clin Orthop Relat Res 300:70–78, 1994.
17. Sekhar LN, Jennetta TJ: Thoracic disc herniation: operative approaches and results. Neurosurgery 12:303–305, 1983.
18. Simpson JM, Silveri CP, Simeone FA, Balderston RA: Thoracic disc herniations: re-evaluation of the posterior approach using a modified costo-transversectomy. Spine 18(13):1872–1877, 1993.
19. Stillerman CB, Weiss MH: Clin Neurosurg 38:325–352, 1992.
20. Walker AE: A History of Neurological Surgery. London, Bailliere, Tindall and Cox, 1951.
21. Hawk WA: Spinal compression caused by ecchondrosis of the intervertebral fibrocartilage. Brain 59:204, 1936.

下腰椎后侧入路 46

Robert G. Watkins, III

1. 通过患者合适体位可降低腹内压力从而避免脊柱静脉压力增加，有效减少腰椎手术出血。有多种框架可避免腹部受压。将患者置于常规手术台上，俯卧于带有单独肩垫的马蹄形 Pheasant 垫上。将患者髂嵴连线置于垫子成角处。屈曲手术台，抬起患者头部使背部保持水平。放置橡胶垫于膝关节下，放置枕头垫于胫骨和足前缘下。使用 60° 木楔子屈曲膝盖，需要加置衬垫。使用 TED 袜，需经常检查脉搏。主要目的是降低腹部压力和使胸部自由扩张。使用框架可以在屈曲或伸展手术台时，仍能降低腹部压力并使胸部良好扩张。肩柱可使胸部充分扩张。上臂与躯干间不超过 90°，使用垫衬保护尺骨滑车，以防止尺神经损伤。

2. 切开皮肤仅至真皮层。通过真皮层切口将 1∶500 000 肾上腺素盐水注入皮下组织。随后向下垂直切开直至棘突骨面。使用止血钳或电凝进行止血，助手用手压迫伤口边缘止血十分重要。用电刀分离棘突。如果使用 Cobb 剥离器进行分离棘突，则最初选用小号 Cobb 剥离器骨膜下分离，然后使用中号 Cobb 剥离器于骨膜下从椎板分离软组织。

3. 棘突的尖端具有球状结构；剥离器首先切割面朝背侧，分离至球状缘之下（图 46.1）。分离至骨面，然后切割边缘朝外分离椎板（图 46.2）。显露分离时需注意在棘突尖端的动脉，它通常在棘突头侧的三分之一处进入，可以通过深的正中切口和骨膜下剥离来避免出血。

4. 应用中号 Cobb 剥离器分离椎板附着的软组织直至关节突关节，然后用 4×8 纱布进行填塞（图 46.3）。取出纱布，冲洗，用两个中号 Cobb 剥离器在椎板上牵拉。用电刀切除棘突间的软组织（图 46.4、46.5）；用最宽的 Cobb 剥离器清理小关节外侧至椎板内侧的组织（图 46.5）。

5. 置入小型自动牵开器，或使用合适深度的 Taylor 牵开器，将尖端放置于关节突关节外侧。然后使用纱布裹成吊带状一侧固定于医生脚处，另一侧固定于 Taylor 牵开器手柄处，这样可以保持关节突关节间隙的适当牵开。冲洗和观察每个节段的椎板间隙。可以使用各种自动牵开器。

6. 尽早显露骶骨。使用 Lewin 钳测试每个棘突的活动。逐个叩击椎板辨别骶骨的浊音，并参考术前前后位（AP）X 线片，以排除 L5 骶化。做

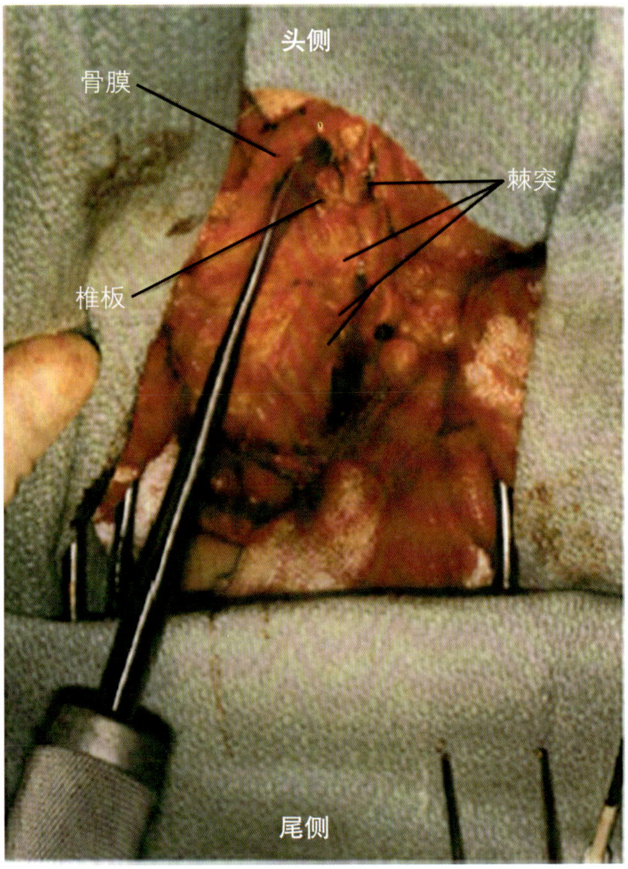

图 46.1 使用 Cobb 剥离器显露腰椎，从棘突的尖端开始，用最小号的 Cobb 分离至骨面，去除棘突尖端的附着组织。沿着棘突球状根部逐渐向外侧分离，将 Cobb 面向上转动，从球状尖端向椎板的骨膜下分离。在中线处直接分离至中线，可有效避免棘突尾侧尖端的动脉出血，可用电刀在球状尖端下进行骨膜下分离

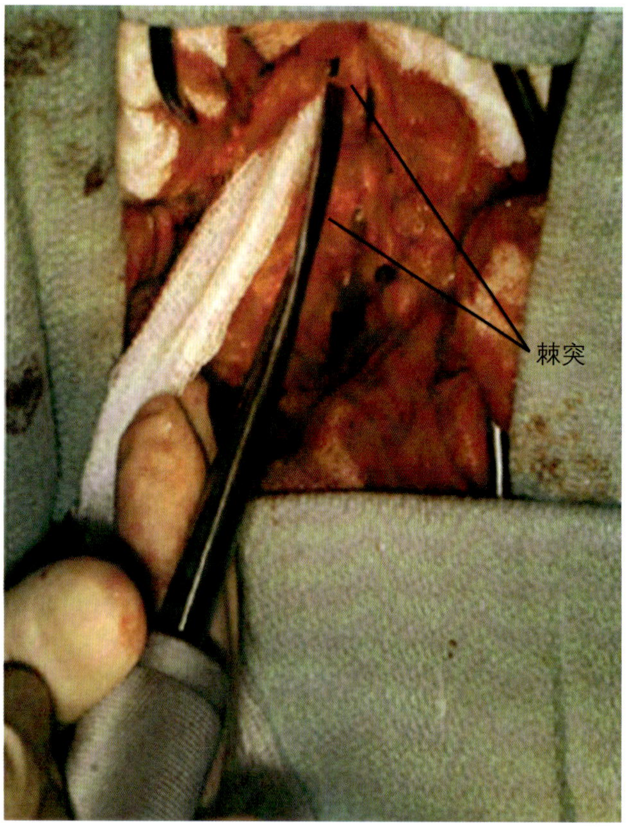

图 46.2　在椎板骨膜下去除软组织

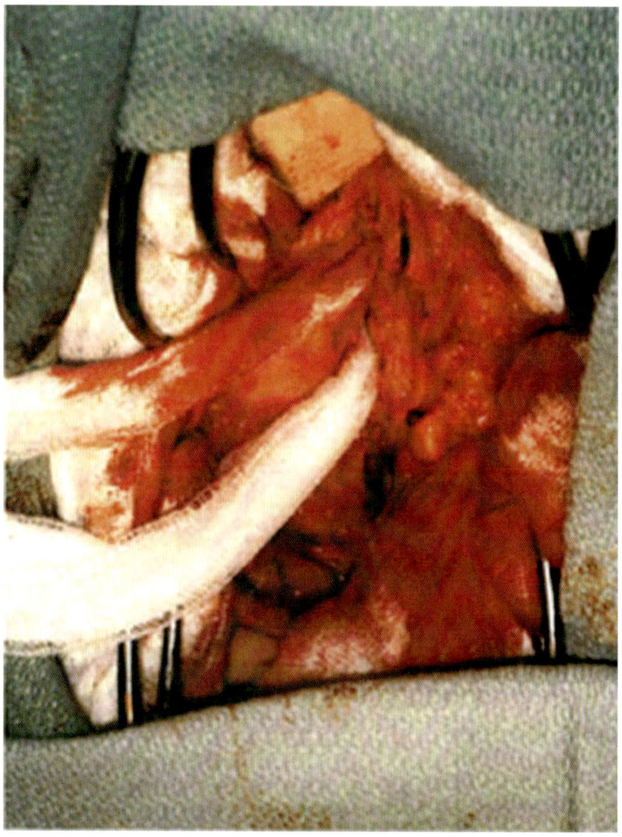

图 46.3　在每个节段重复操作步骤并用 4×8 海绵纱布填塞

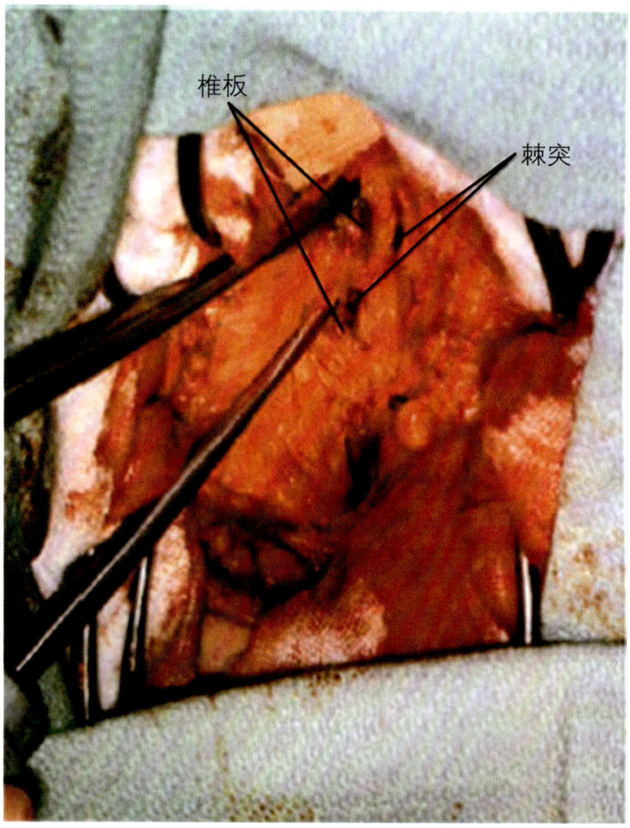

图 46.4　移除海绵纱布，植入两个剥离器将软组织向外侧牵拉

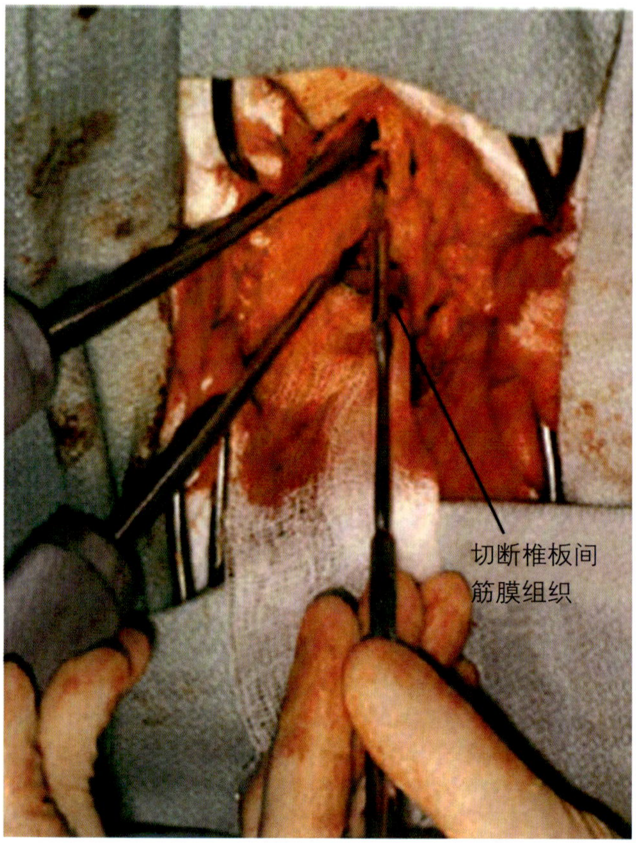

图 46.5　使用电刀或 15# 刀切除椎板间残余软组织。应用最宽 Cobb 自椎板间向外侧清理软组织至关节突关节。应用 4×8 海绵纱布进行填塞

出明确定位并获取 X 线图像。

7. 在观察脊柱后部结构时，通过三维思考对脊柱前部结构进行定位是最重要的。例如，当通过椎板间隙对椎弓根和椎间盘进行定位时，请记住 L5-S1 椎间盘位于椎板间隙水平处，椎弓根在椎间盘尾侧、S1 椎板下。当越向脊柱头侧分离时，椎间盘相应地位于椎板间隙头侧。所以显露 L2-L3 水平时，因椎间盘更靠近头侧，所以需去除大部分 L2 椎板。在显露脊柱的初始，关节突关节是定位脊柱结构的重要标志。确定关节突关节后，要记住，上关节突在下关节突的前外侧。关节囊是带有光泽和横形条纹的结构。识别关节突关节后可确定横突的位置。横突自上关节突基底向外侧和头侧突起。椎弓根在上关节突基底的前侧。这个三维三叉结构由其旁矢状位的上关节突、水平面向前方走行的椎弓根、冠状面向外侧突起的横突共同组成（图 46.6~46.9）。

8. 在冠状面画横突的中分线和上关节突外侧的垂直线，它们的交点即为椎弓根的入点。椎弓根的方向为从该点到中线间从外向内约 20°（图 46.7、46.8）。越靠近头侧椎弓根的角度逐渐减小，并且椎弓根的横断面变得更为椭圆。对于需要进

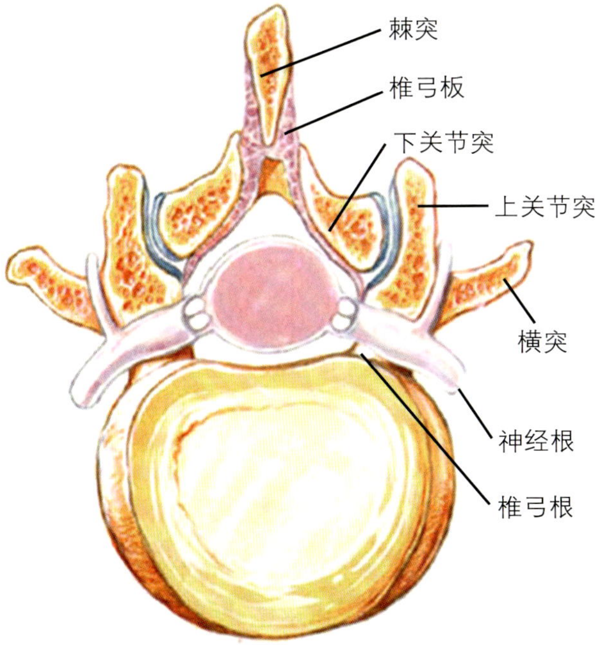

图 46.6 腰椎神经运动单元的横切面，显示横突、上关节突和椎弓根的方向组成三叉结构。关节突关节被视为侧隐窝的顶部。在每节段，神经根从椎弓根下方穿出。神经根分为背侧主要支支配 1~3 个关节突关节，腹侧主要支支配肢体运动和感觉

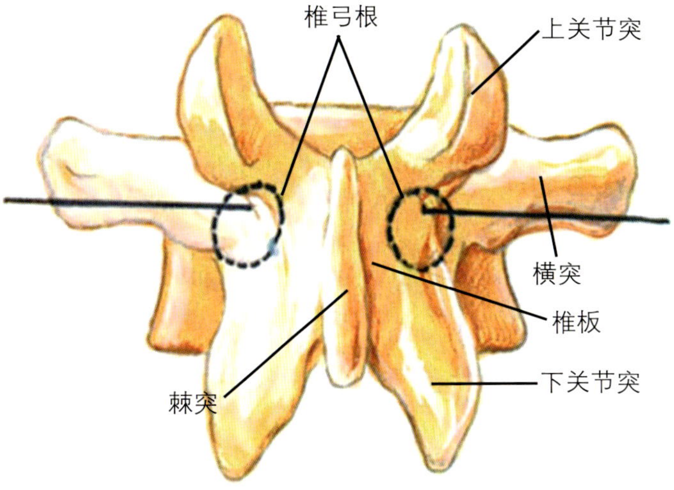

图 46.7 在脊柱手术中，最先确定的结构为棘突。随后为其前方的椎板，向外侧走行。第二个重要识别结构是关节突关节。三维空间思维对于准确完成脊柱手术至关重要，需要形成从后部结构确定椎管内部结构的能力。确定关节突关节后，横突在小关节的头侧和外侧。小心显露横突，不需要穿过横突间区

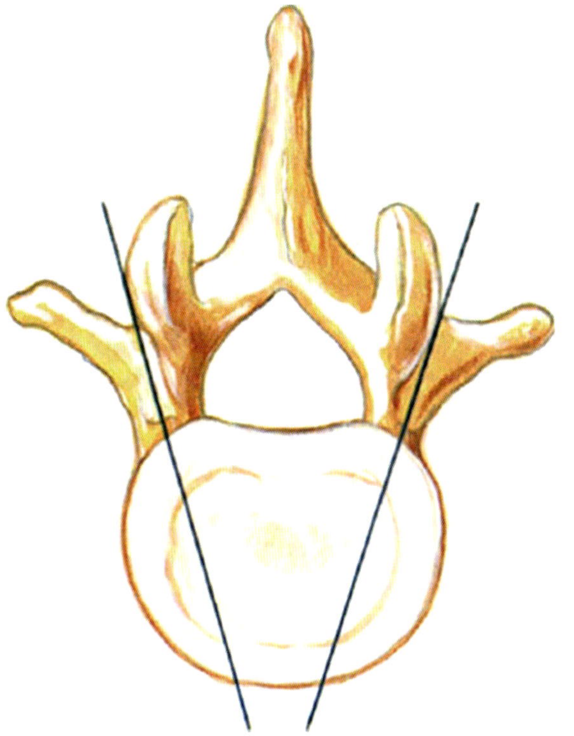

图 46.8 椎弓根是椎管解剖结构的关键。识别关节突关节和横突后可以确定椎弓根。通常，椎弓根的中心是由三条线交叉所形成，一条线穿过横突的横中轴面，一条为上关节突关节的外侧旁正中线，另一条与椎弓根横截面成 20° 角。在下腰椎这角度越来越大。所以通过辨认后方结构的椎弓根突起后可以将开路器穿过后方结构和椎弓根进入椎体

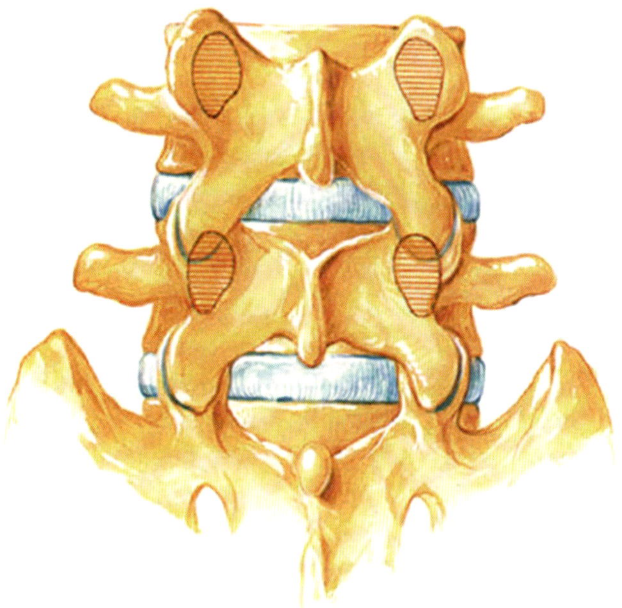

图 46.9 椎管内解剖的关键是确定椎弓根。通过识别椎弓根，可以准确地判断椎间盘和神经根的位置。椎弓根头侧 1cm 内是椎间盘。椎弓根尾侧是穿出的神经根。不要在椎弓根内侧区进行广泛探查，因为椎弓根静脉丛会出血。通过后部结构确定椎间盘位置非常重要。记住，越靠近腰椎头侧，椎间盘相对于椎板间隙更偏向头侧。因此，L5-S1 椎间盘大约在 L5 和 S1 的椎板间隙。L2-L3 椎间盘在 L2 椎板下方，而不在 L2 和 L3 之间椎板间隙。黄韧带覆盖椎板间区域。阴影区域表示椎弓根

入椎弓根的手术如椎体活检，或使用螺钉固定椎体，使用上面提到的标记点，用钻头慢速钻入椎弓根[1]。

9. 对于横突的操作，例如横突间融合，横突位于上关节突基底头侧。使用电刀切开关节囊，向下切至横突基底部。

10. 使用 Cobb 剥离器，在横突上分离关节囊和韧带，使用旋转动作而不是深压刮除。要始终记住血管正位于横突尖端深部走行。横突骨折或无意的从横突尖端的划出可引起大量出血并且可渗透到腹膜后间隙。在许多患者中，横突很薄并且容易断裂。对于横突间融合的显露，关节突关节下方的浅窝和横突基底部是重要的区域，应清除所有软组织，用于放置骨移植物。在将软组织从横突清除后，通过将横突间软组织向外侧横突尖处推移，建立横突间平面。

注意：在横突冠状位表面清理横突间软组织，不要滑入横突前面。可能会有出血，并且可能进入腹膜后间隙。同样，一旦小关节被定位，可以定位横突。

11. 第三个感兴趣区域是黄韧带的解剖结构。黄韧带具有浅层和深层。在关节突关节内侧，使用刀切开浅层黄韧带外侧缘。在椎板间隙使用刮匙从外向内去除黄韧带浅层。黄韧带覆盖每个节段椎板内侧，起自下椎板上缘向头侧延伸至上位椎板下表面约 50%（图 46.10）。使用 Kerrison 在上椎板做椎板切除术。上位椎板 1/2 处以下的硬膜由黄韧带保护。

12. 用刀将黄韧带内侧做一弧形切口切至最内层，直到透过纤维可看到蓝色。用刀柄打开最后一层纤维。在黄韧带外侧插入棉球，并用大号 Kerrison 去处剩余黄韧带。

黄韧带在中线处较薄。在完全椎板切除术后，将 Penfield 剥离器从头侧向尾侧穿入黄韧带下方，中线处使用剪刀纵行打开完整显露的黄韧带。然后在侧方插入棉球，从内向外切除黄韧带。必须了解黄韧带解剖结构才能完全显露。黄韧带延伸到小关节内侧面和椎管侧隐窝的椎弓根处（图 46.11）。

13. 黄韧带是侧隐窝中软组织主要部分（图 46.12~46.15）。神经根在侧隐窝走行，绕椎弓根穿出椎间孔。在切除黄韧带的内侧水平部分后，可以使用 40° 角的 Kerrison 切除在侧隐窝的黄韧带外侧垂直部分。硬膜和神经根必须要向内侧牵拉保护。

14. 以完全不同的方式牵拉黄韧带，黄韧带可以从外侧骨面上切断，翻向内侧，可缝合于棘间韧带，之后可放回于硬膜，尽管机械强度受到损伤，但可保留其覆盖硬膜的功能。从下位椎板的前缘开始，使用刮匙从骨面上切除黄韧带。从近端外侧开始操作，直到硬膜处，然后植入棉球。使用 90° 角长刮匙切除头部椎板附着的黄韧带。

15. 椎弓根是椎管内解剖关键标志和关键参考点（图 46.14）。用探子定位椎弓根。神经根绕椎弓根尾侧走行，从椎弓根向内侧的任何牵引将牵拉神经根（图 46.9、46.10）。椎间盘位于椎弓根头侧不到 1cm 处。识别椎弓根，然后显露椎间盘。将两个棉球在椎间盘水平同时置入硬膜囊外侧，一个置于头部，另一个置于尾部。使用硬膜剥离子清除椎间盘脂肪和静脉。放置三个棉布：一个

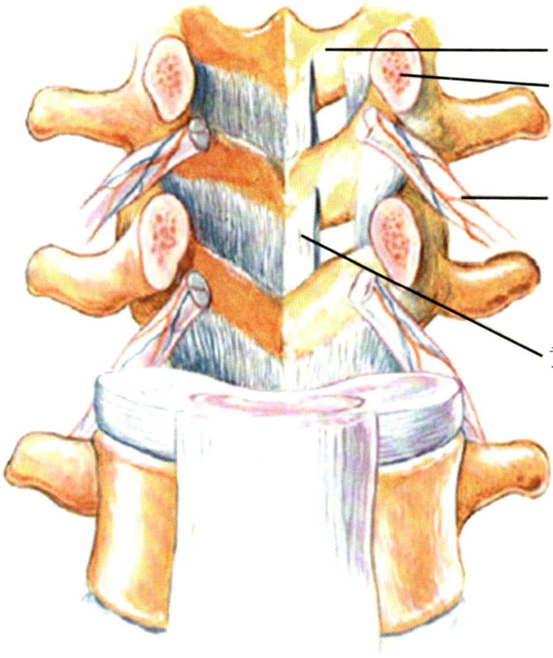

图 46.10 黄韧带大约始于头侧椎板中间止于尾侧椎板的头部边缘。通过椎管观察后方结构可显示黄韧带在椎板上的止点。黄韧带是后部结构的主要稳定韧带。脊柱稳定性常取决于后柱软组织结构，特别是黄韧带的完整性。对于椎板垂直骨折，黄韧带主要功能仍存在。相反的，椎板横行骨折时，黄韧带的完整性被破坏。黄韧带在中线处较薄。可以在该中线处插入 Penfield 剪刀，沿中线打开。韧带的两部分可向外侧牵拉打开。这种中心裂缝在使用椎板线固定该节段时非常有用

头部，一个尾部，一个在 IVF 外侧。在椎间盘的表面使用神经根牵开器，向内侧牵拉硬膜。

注意：椎弓根区域的静脉引流很丰富。在这个区域过度探查将产生不必要的静脉出血。

注意：注意椎间盘上的硬膜隐藏褶皱。牵开器应平行于神经根的角度，并且压力保持时间要短。

谨 记

椎管内解剖的关键是椎弓根的定位，一旦确定椎弓根位置，椎间盘位于头侧，神经根位于内侧，椎间孔在尾侧。

16. 关节突关节方向对于理解椎管解剖也是非常关键的。下腰椎关节突关节常常是冠状位的。手术中，向内侧突起的冠状位关节突常常与椎管的底部不易鉴别（图 46.16、46.17）。在该区域中许多退变的小关节常具有旁矢状位和冠状位的双平面构象。为了充分减压，小关节突关节的任何内侧突出应该被去除至椎弓根内侧壁的旁矢状位水平。

17. 腰椎手术先要培养适当的立体深度思维，即能够识别后部结构并通过这些后部结构识别与其对应的前部结构。经常从后向前阅读 X 线片，

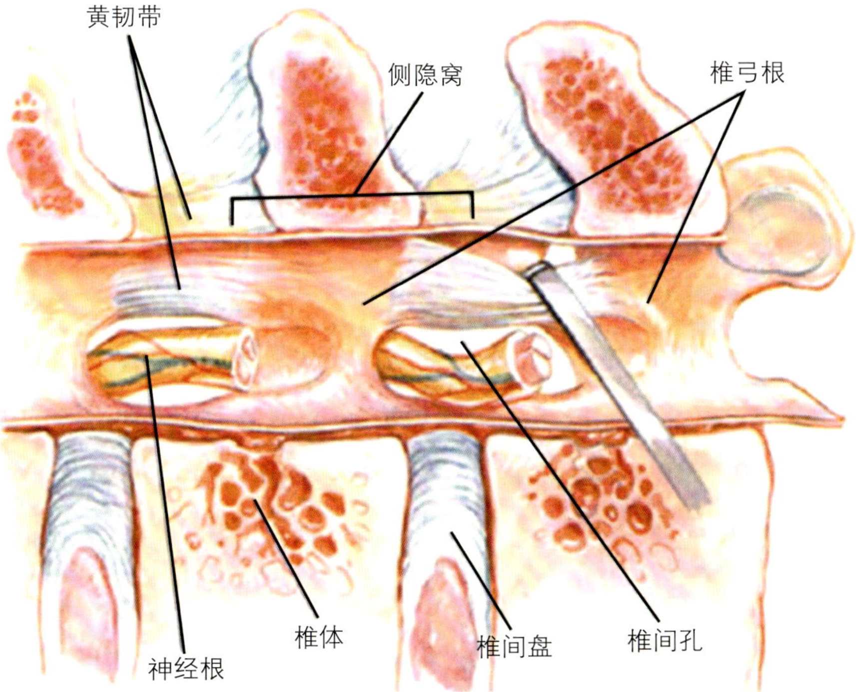

图 46.11 椎管的旁矢状位视图，显示黄韧带的前外侧止点。黄韧带在椎板间区止于小关节囊内侧和椎弓根。这部分黄韧带是侧隐窝的主要软组织部分，可用弯 Kerrison 咬骨钳从手术台对侧来完成侧面显露及减压

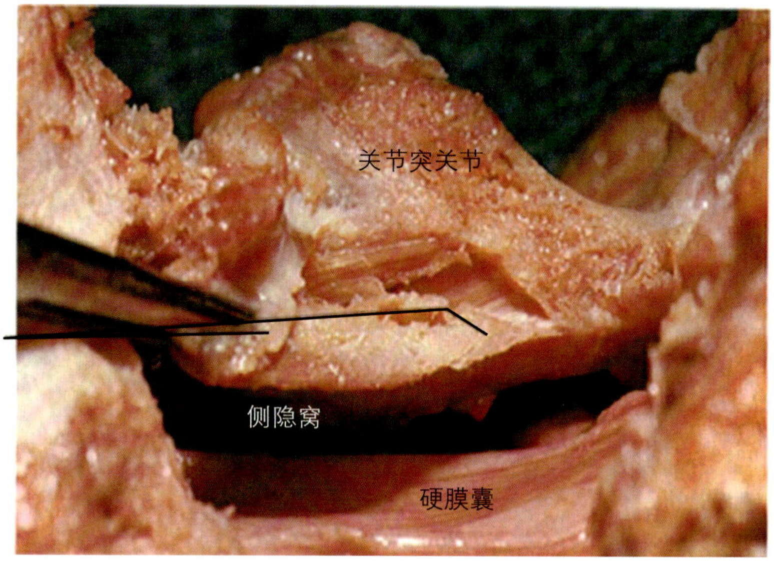

图 46.12 侧隐窝下可见黄韧带在椎板下方走行，其止点在椎弓根和关节突关节，是侧隐窝软组织的重要成分

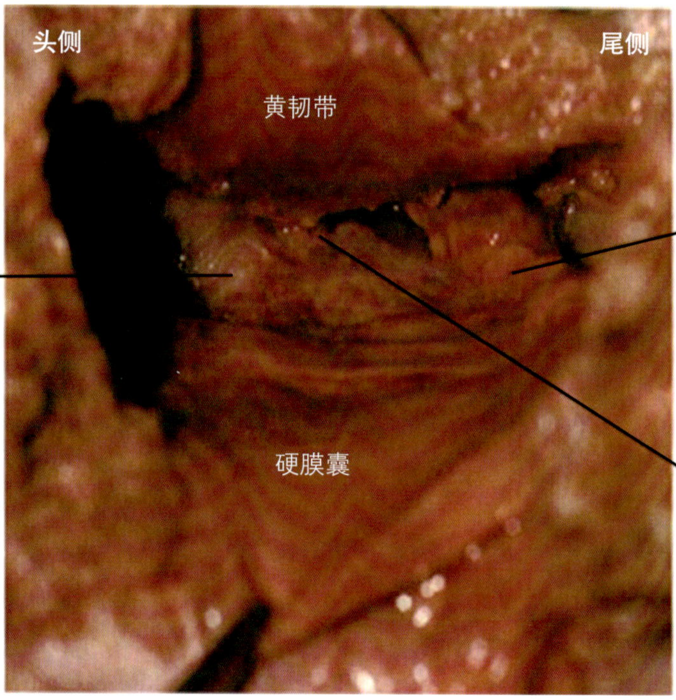

图 46.13 侧隐窝内黄韧带下方的椎弓根、椎间盘以及神经根

有助于训练术中通过后方结构判断前方结构的能力。当阅读腰椎骨折 X 线片时，我们强调从后到前逐渐识别每个腰椎节段结构的流程（图 46.18）。因此，从棘突开始，判断是否有骨折存在，是否存在棘突旋转或分离。椎板由于相互重叠难以观察，但椎板的病变需要辨别。辨别椎板垂直骨折与横行骨折具有重要的临床意义。然后观察同节段的关节突关节和峡部。观察是否存在小关节错位、关节突关节的完整性和可能经峡部的骨折。下一步观察的是横突。是否有横向还是纵向骨折？它们是否完整？然后观察椎弓根：与相邻上下节段相比，是否存在分离？有无骨折线？随后观察椎体后壁，椎弓根增宽提示存在椎体后壁破裂，观察椎体后壁是否完整。使用侧位 X 线可以更好地观察椎体前柱。观察骨性前柱是否完整，包括椎体上终板和椎体。软组织前柱包括前纵韧带、后纵韧带、纤维环和椎间盘。腰椎解剖应该分为软组织后柱、骨性后柱、软组织前柱和骨性前柱。黄韧带、棘间韧带和椎板间韧带包括在软组织后柱中。

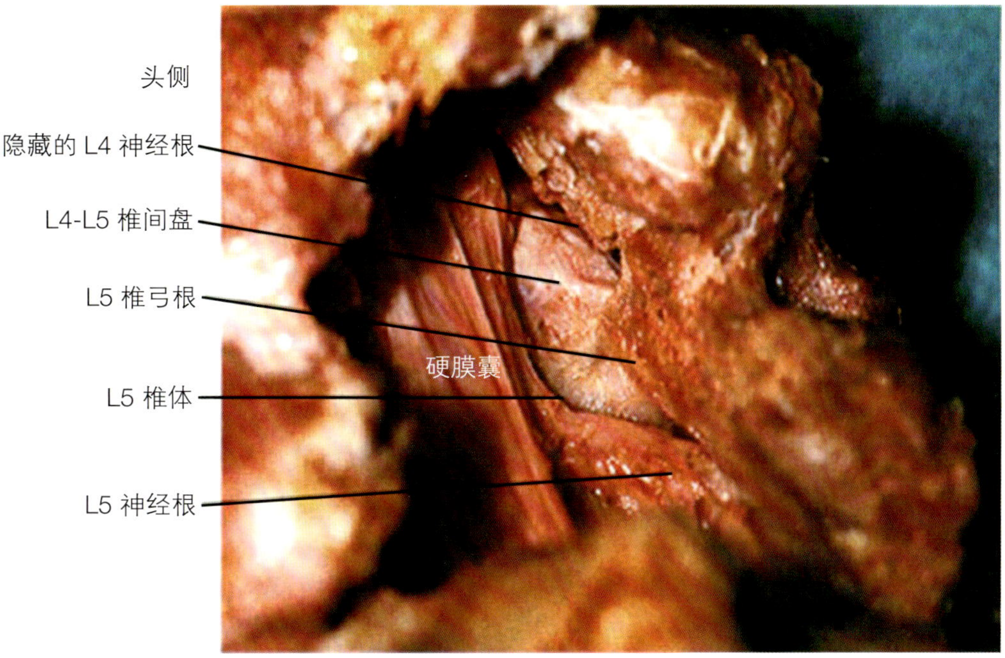

图 46.14 去除静脉的标本，在部分椎板切除后可见椎间盘与椎弓根之间关系。椎间盘在椎弓根头侧，神经根绕椎弓根穿出

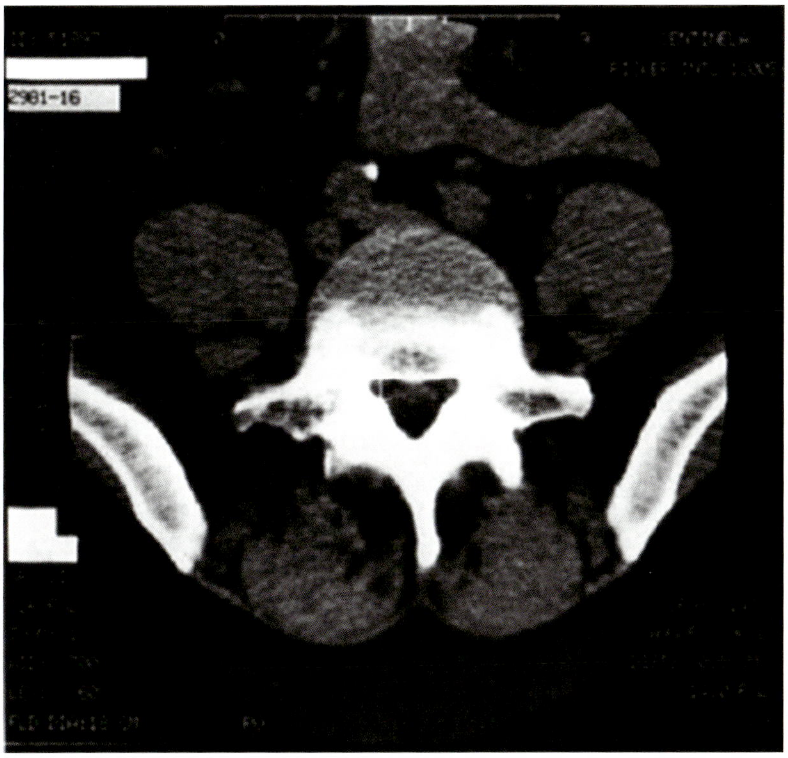

图 46.15 CAT 扫描所示侧隐窝，在椎弓根上缘测量上关节突下表面至椎管底计算侧隐窝的高度

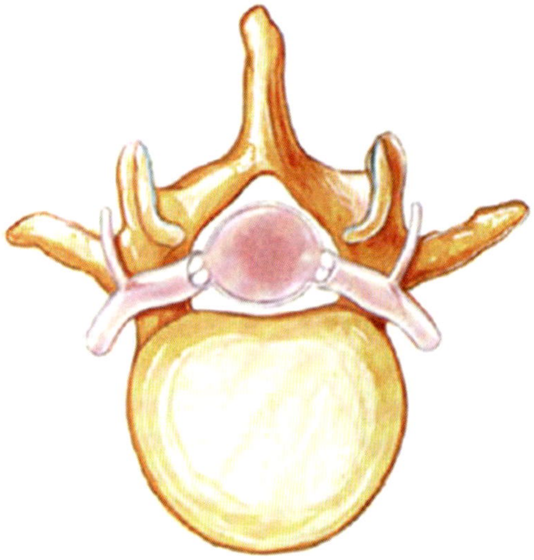

图 46.16 关节突关节有矢状面和冠状面两个方向结构，小关节的冠状面部分形成侧隐窝的顶部，常引起此区域的狭窄

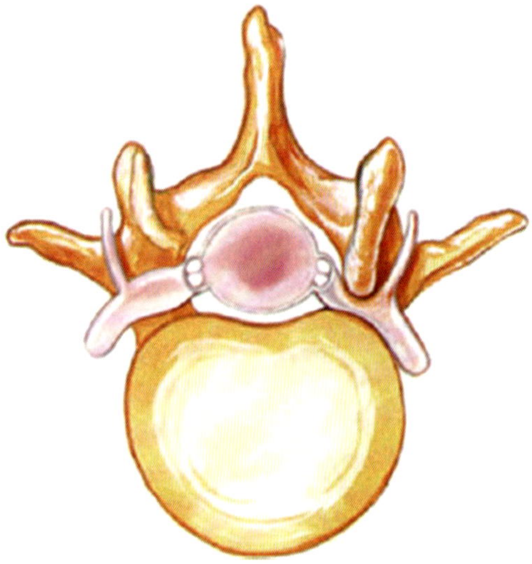

图 46.17 小关节对位不良、关节突关节营养不良、单侧关节突旋转受损不仅影响神经运动单元的基本生物力学功能，而且可导致增生和退变引起神经根管狭窄

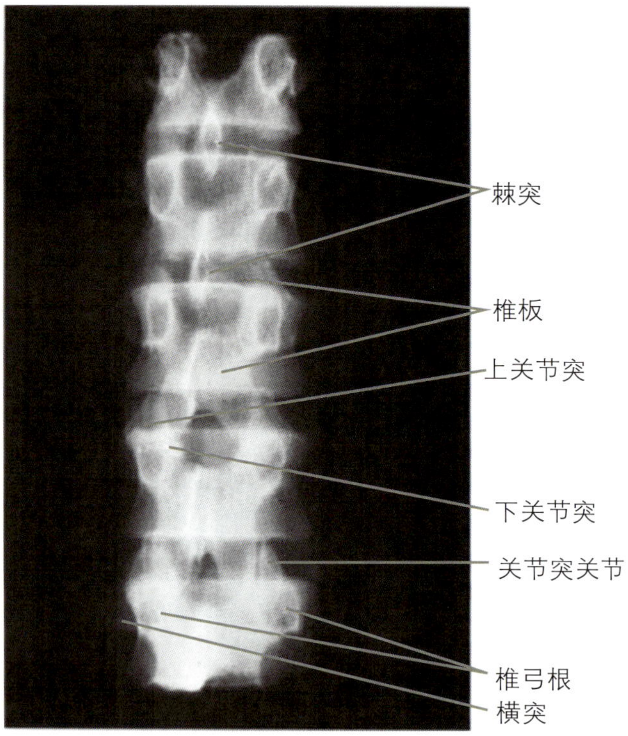

图 46.18 对于腰椎和胸椎的外伤，识别前后（AP）X线片上的每个结构是至关重要的。绝大多数后部结构的骨折可以在X线片上发现，从最后开始并且逐渐向前。这种深度感知思维在理解脊柱解剖学中是非常重要的。我们强调要从棘突开始，并评估棘突骨折、分离或旋转的存在。椎板由于相互重叠而经常难以辨别，但应该发现可能的椎板病理改变。接下来，观察小关节和峡部。评估小关节是否分离，关节突的完整性，及可能穿过峡部的骨折。下一个是横突。它是垂直骨折，撕裂还是损坏？接下来，看椎弓根：与相邻上下节段相比，椎弓根是否存在分离，是否有骨折线？接下来考虑椎体后壁。椎弓根的分离提示椎体后壁中断。侧位X片通常用于评估前柱，而斜位X线片有助于识别小关节和峡部区域

18. 关闭创口：使用大针和可吸收缝线行褥式缝合。缝合下端在椎旁肌通过棘突间隙，上端只通过筋膜。行皮下缝合以及皮肤缝合。

谨 记

1. 第一个标志是关节突关节。
2. 第二个标志是黄韧带。
3. 第三个标志是椎弓根。

（韩晓光 译）

参考文献

1. Magerl F: Clinical application of the thoracolumbar junction and the lumbar spine. In Mears D (ed): External Skeletal Fixation. Baltimore, Williams & Wilkins, 1980.

侧卧位腰椎椎板切开术、椎间孔切开术、神经根减压术和椎间盘切除术

47

Michael L.J. Apuzzo

椎间盘突出手术的主要目的是对病变神经根和马尾的减压，恢复椎管和神经根管内的正常解剖位置。确保尽量少地牵拉神经结构非常重要，因为在手术区域本身的解剖环境就能够避免神经根卡压复发。

侧卧位能够在生理位置下，最大程度地暴露腰椎硬膜和神经根的侧方结构。同时，能够最大程度地暴露椎板间间隙、黄韧带、椎体间区域，并不需要增加腹内压或者胸腔内压以及继发硬膜外静脉丛扩张。

1. 体位摆放关键。全麻满意后，摆放侧位位时患者疼痛一侧位于上方。在体位摆放初期，我们发现至少一个医生和三个助理是能够轻松摆放体位的理想人数。目标节段放在屈曲手术床的中间，而患者背部靠近术者一侧的手术床沿。然后将手术床充分屈曲，患者髋关节、膝关节屈曲，在膝关节折弯处使用肾型衬垫保护。上肢充分伸展，中间使用两个枕头保护，一个在大腿水平，另一个在小腿中间。这时使用几束 3 英尺的布胶带从手术床的一侧拉到另外一侧，保持骨盆处于屈曲位置。这些操作用来确保：(1) 腰椎前凸被拉直，甚至转为后凸；(2) 手术节段的黄韧带和椎板间间隙被牵开；(3) 充分暴露并延长椎管上方的神经根鞘，并能够看到椎管内的侧隐窝；(4) 向后方和上外侧牵开椎体间间隙，确保能够充分清理并看到椎体间间隙。

腋下通过腋卷来支撑。上肢可以用摇篮支撑或者 Mayo 枕。通过操作手术床摆放反 Trendelenburg 体位使胸部和地面平行。然后将手术床向远离术者的一侧倾斜，从而使腰椎区域偏离垂直平面 15°~20°。

2. 使用软笔标记腰背部并铺单。首先辨认并标记髂嵴后上方。在髂嵴之间连线上方能摸到的第一个间隙是 L5-S1 棘突间隙。辨认并标记该间隙。为了帮助辨认手术节段，从髂嵴往中线做一垂线，通过腰骶椎前后位（AP）片判断其与 L4-L5 椎间的关系。我们发现使用辨认髂骨和 L5-S1 水平来标记 L4-L5 减压区域的方法比用 X 线片定位更有效。在定位更高的节段时，需要使用术中 X 线定位。

为讨论方便，在此仅描述切除 L5-S1 水平突出椎间盘，以及 S1 神经根减压暴露 L5-S1 的过程。根据患者体型决定切口长度。在 L5 和 S1 水平的骨膜下和椎旁肌平面使用 0.5% 利多卡因混合肾上腺素做局部浸润。每个节段大概使用 5~7ml。在切口标记的皮下组织层使用相同的溶液进行浸润麻醉。我们的铺单系统包括 3 块治疗巾，一块在上，一块在下，还有一块在术野内侧。使用 3M Steridrape 放在三块治疗巾上，将带有袖套的一侧放置在侧方，作为一个后续腹部切口铺单的固定点。

铺单后，术者在手术过程中可以坐位或站位。如果主刀是右利手的话，刷手护士站在其右侧，而助手在左侧。将 Mayo 台架放在术者和护士中间，使用另外一个手术桌来放置手术中可能用到的一些关键器械。在术者左手侧放置 9 号法式吸引器，右手侧放置钝头双极电凝方便操作（图 47.1）。

患者使用胶带卷固定在该位置。腋下使用腋卷支撑，上肢放置在摇篮里。通过将手术台设置成反 Trendenlenburg 体位使患者胸椎平行于地面。手术床向远离术者的一侧倾斜使得腰椎从垂直方向倾斜 15°~20°。总之，摆放好体位从而能够：(1) 拉直或使腰椎前凸向后凸；(2) 牵开黄韧带和椎板间间隙；(3) 最大程度看到椎管内的侧隐窝；(4) 向后方和上外侧牵开椎体间间隙，确保能够充分清理并看到椎体间间隙。

3. 切口及椎板暴露。切开皮肤及皮下组织后，在 L5-S1 棘突旁开 1cm 左右辨认腰背筋膜。使用 Michel 夹控制皮下边缘出血点，同样能够避免无

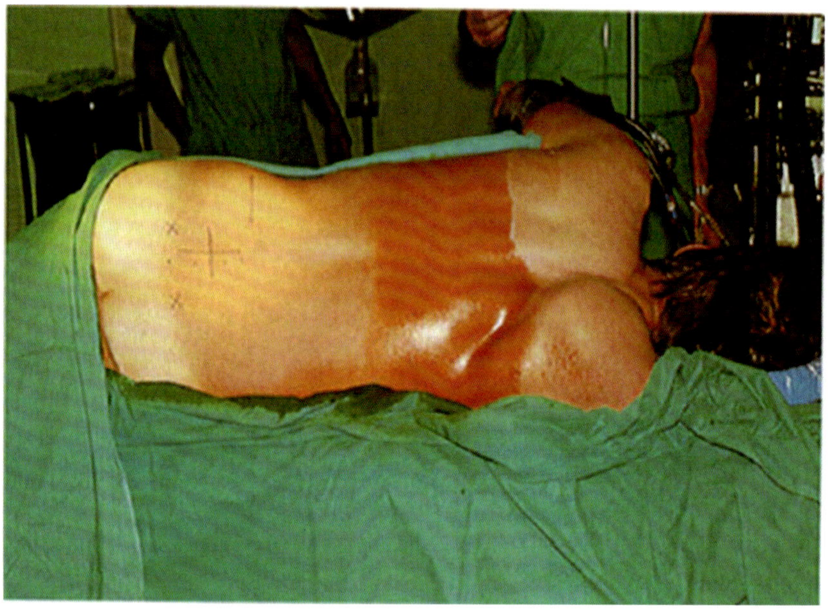

图 47.1 腰椎手术中侧卧位能够在生理条件下最大程度地暴露硬膜囊和神经根。侧卧位能够最大程度地暴露椎板间隙、黄韧带和椎体间隙。侧卧位也不会增加胸腔内或腹腔内压力导致硬膜外静脉曲张。对于术者来说无论坐着还是站着都很方便，也为教学提供了良好的视野。手术节段放置在手术床折弯处，患者后背紧靠手术床边缘。下肢屈曲并使用软垫保护，上肢由两个枕头支撑并充分伸展

菌单从伤口周围移动。触摸明确 L5-S1 的棘突，在腰背筋膜上平行于 L5 和 S1 棘突切开，暴露椎旁肌（图 47.2）。助手放置手动 Meyerding 拉钩，使用 20mm Hoen 骨膜剥离器，在 S1 棘突水平向下剥离至椎板。一旦暴露椎板，旋转骨膜剥离器向侧方暴露至关节突关节水平。在分离椎旁肌过程中助手使用纱布海绵协助（图 47.3）。然后用同样的方法处理 L5 棘突，之后使用 Mayo 剪刀剪开多裂肌附着在两个棘突间的肌束。结束分离后，将填塞纱布去除，在关节突关节水平放置手动 Meyerding 拉钩。触摸并辨认 L5 椎板和髂骨，牵开椎旁肌并使用 Hoen 自动拉钩维持。为了将其放置在理想位置，首先将自动拉钩的棘突部分放在中间，然后将撑开肌肉的挡片放在手动 Meyerding 拉钩上，然后移除拉钩。最后将自动拉钩的手柄与两侧挡片相连，即可达到满意撑开。可以使用髓核钳咬除残余部分肌肉。

4. 椎板切开术、关节突部分切除术和椎间孔切开术。使用 4mm 刮匙沿 L5 椎板下缘明确椎板和黄韧带之间的间隙。如上所述，侧卧位时黄韧带处于充分拉伸的位置，所以应该可以充分暴露椎板间隙。充分辨认出 L5 椎板和黄韧带之间的自然间隙后，可以使用 Leksell 咬骨钳进行椎板切开术。我们倾向于依次使用 3mm、5mm、7mm 带 45° 角平台沿椎板开口向上方和侧方延伸。如果碰到肥厚增生或者巨大的关节突，可以使用 Leksell 咬骨钳联合使用刮匙和椎板咬骨钳去除关节内侧部分。

充分暴露黄韧带后，使用 15 号刀片平行于棘突沿内侧切开，将小的棉片和脱脂棉填塞入硬膜外间隙，使用 15 号刀片切开黄韧带，在这过程中使用硬膜外间隙的棉片保护硬膜。首先沿 S1 椎板边缘做切口，然后沿 L5 椎板边缘。将黄韧带向侧方翻开，使用大的咬骨钳或者在关节突关节区域横行切开切除黄韧带（图 47.4）。

切除黄韧带之后的操作均在手术显微镜放大后进行（250~275mm 镜头，放大率为 6 倍或 10 倍）。

切除黄韧带后，移除上方和侧方的骨赘。值得注意的是，在神经根减压和椎间盘切除过程中，充分暴露侧隐窝和椎管侧方结构进入神经根管至关重要，并且能够在减压和清除椎间隙过程中减少对神经根不必要的牵拉。使用带角度椎板咬骨钳先向上方然后向侧方建立骨性通道，最后使用刮匙进行扩大。重要的是在操作前放置棉片减少硬膜撕裂或者神经损伤的风险。如果神经结构明显向背侧移位的话，则不建议将带底的工具塞入骨性侧隐窝，这种情况下应该使用锐利的刮匙或者高速气钻来达到满意的骨性暴露（图 47.5）。

5. 神经根，寻找并且移除破碎组织块。在切除游离破碎组织块或者探查椎间隙之前骨性暴露的目标是完全看到椎管的侧方，神经根的肩部、腋部和至少 2cm 神经根。侧方椎间盘突出常会导致神经根向背侧中间移位，而充分暴露椎管侧隐

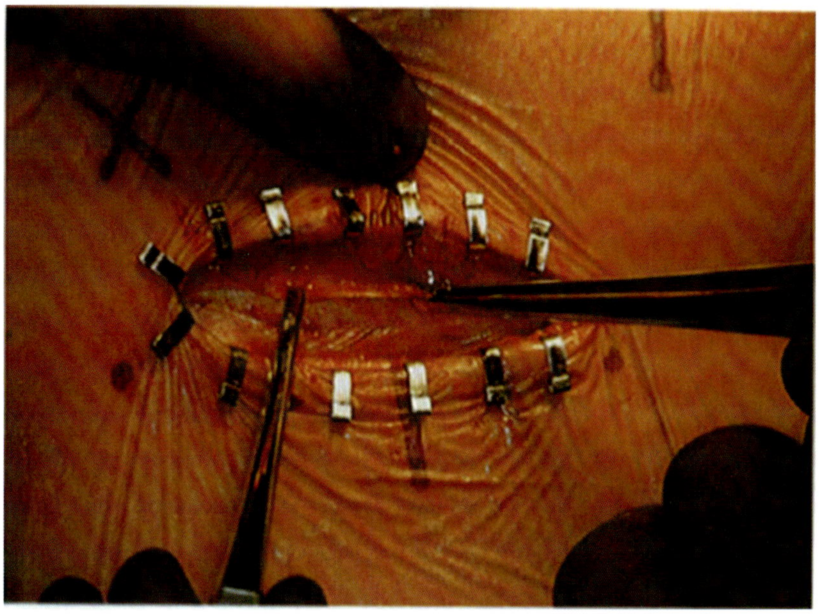

图 47.2 在中线切开皮肤和皮下组织。在伤口边缘放置 Michel 夹。平行于 L5-S1 棘突切开腰背筋膜，使用骨膜剥离器暴露椎板和椎板间隙。在手术节段从骨膜下暴露椎板。如图 46.9~46.13 那样充分暴露椎板间区域。在关节突关节外侧插入 Taylor 撑开器或者 Hoen 自动拉钩来充分牵开椎旁肌肉

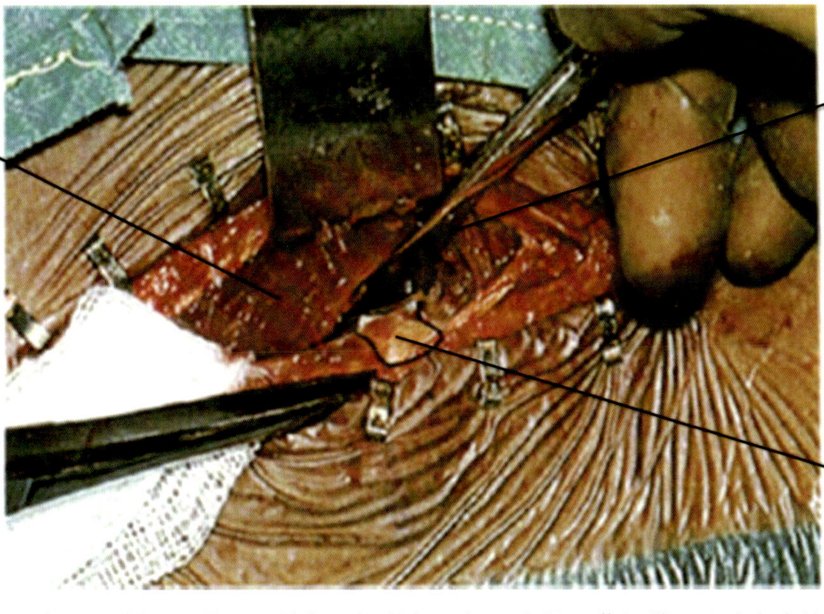

图 47.3 通过在内侧椎板的外侧、关节突和峡部之间软组织切开来暴露黄韧带。从外向内使用刮匙清除浅层黄韧带。该位置水平拉伸的纤维很容易通过其材质和颜色来明确。对于头端和黄韧带附着处可以通过刮匙在头端椎体的椎板下方分离。在行椎板切开时使用咬骨钳咬除椎板尾端。继续使用 Kerrison 咬骨钳向外侧截骨直到椎板开窗大小合适。骨性暴露应该在分离黄韧带之前进行，暴露得越充分越好。通过内侧沿黄韧带纤维从头向尾切开来达到标准的黄韧带切除，直到看到淡蓝色的硬膜。可以使用刀柄推开硬膜来清理最后一束黄韧带，在外侧放置棉片，从而在切除黄韧带时避免损伤硬膜

窝后可以清楚地看到椎间盘碎片。这时候将棉片向上放置在神经根肩部，以及神经根的侧方和远端，这样可以进一步暴露侧隐窝区域。使用钝头或小头的双极电凝以及 7 号或 5 号法式 Frazier 吸引器，分离区域内的硬膜外脂肪或者粘连。如果无法看清楚正常的解剖平面，则需要使用放大装置。我们认为手术显微镜在显露方面远远优于头戴放大镜和光源，因为显微镜的多功能性和光源

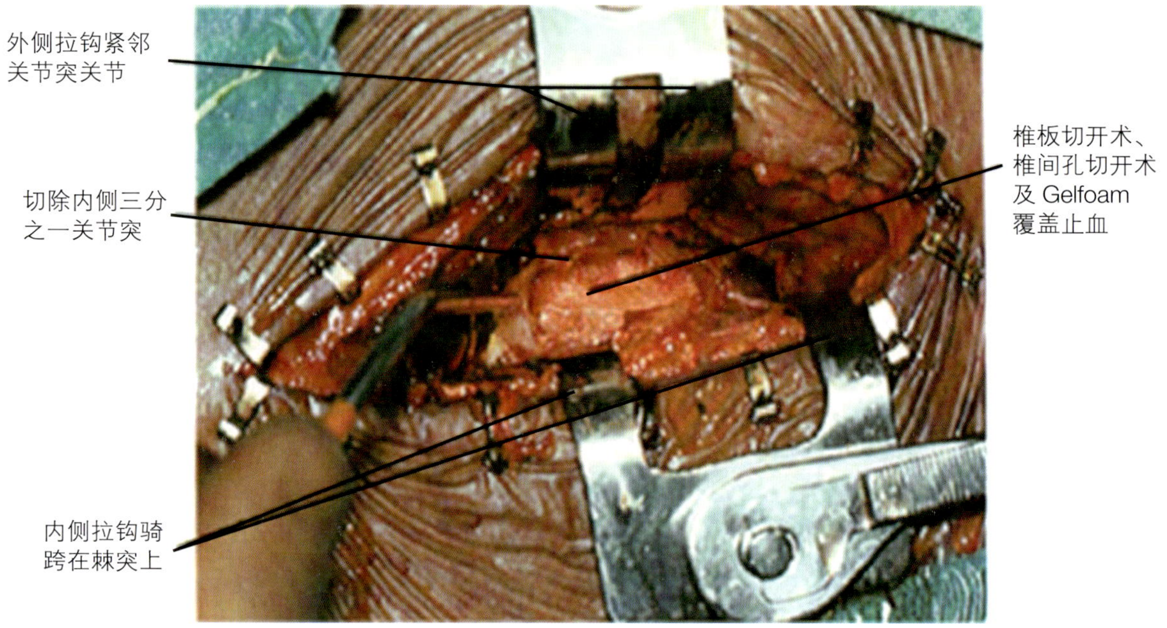

图 47.4 已切除黄韧带，完成椎板切开术。暴露侧隐窝和椎板外侧部分进入神经根管非常重要，并且是减少减压和清理椎体间隙过程中神经根不必要牵拉的首选手术操作。这一操作使用带角度咬骨钳和刮匙完成。棉片能够在侧方减压过程中保护硬膜和神经根免受带角度器械损伤

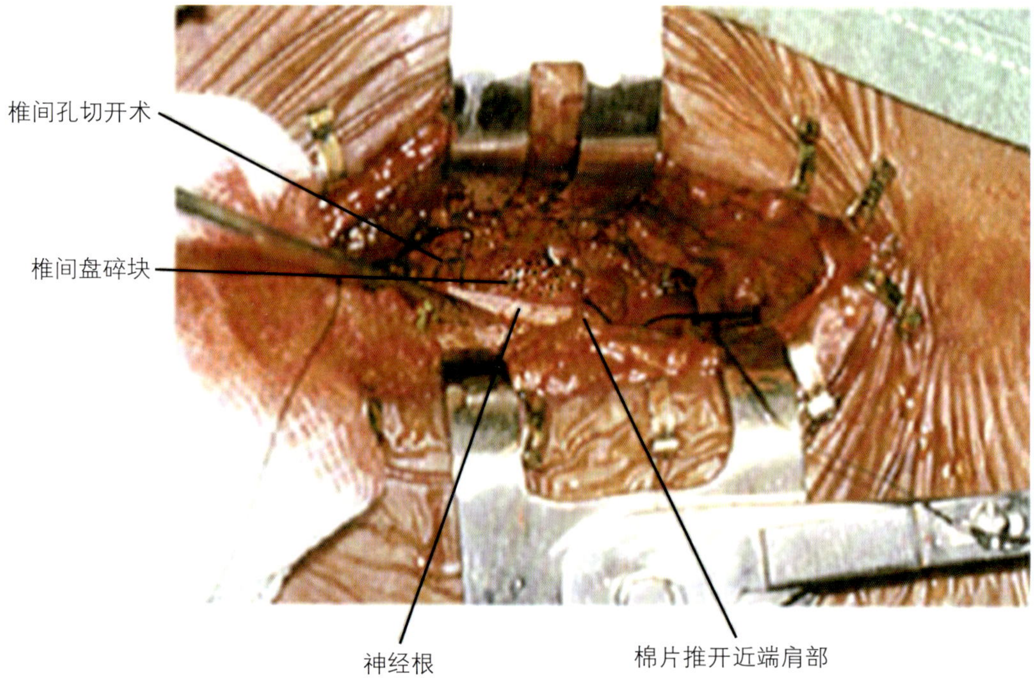

图 47.5 骨性暴露最终目的是在移除碎块或者探查内部间隙之前完整看到主要硬膜管侧方、肩部、腋部和至少 2cm 神经根。在切除侧方游离碎块之前必须使用硬膜分离器仔细分离粘连。在神经根肩部上方放置棉片，以及在神经根侧方远端来将结构轻微挤向中间，并增加侧隐窝区域的暴露

强度都明显更好。为了减少对于神经根的损伤，在取出神经根腹侧的髓核碎片之前必须仔细分离该区域的粘连。尤其是对于侧方椎间盘突出，很少需要放置拉钩移动神经根来暴露椎间盘碎块或者维持椎间隙的暴露（图 47.6）。因此，通过把棉片放置在适当的位置可以进一步暴露椎间盘碎片，使用双极电凝对其背侧的硬膜外静脉丛进行止血。然后在纤维组织上行十字切开，使用小的髓核钳

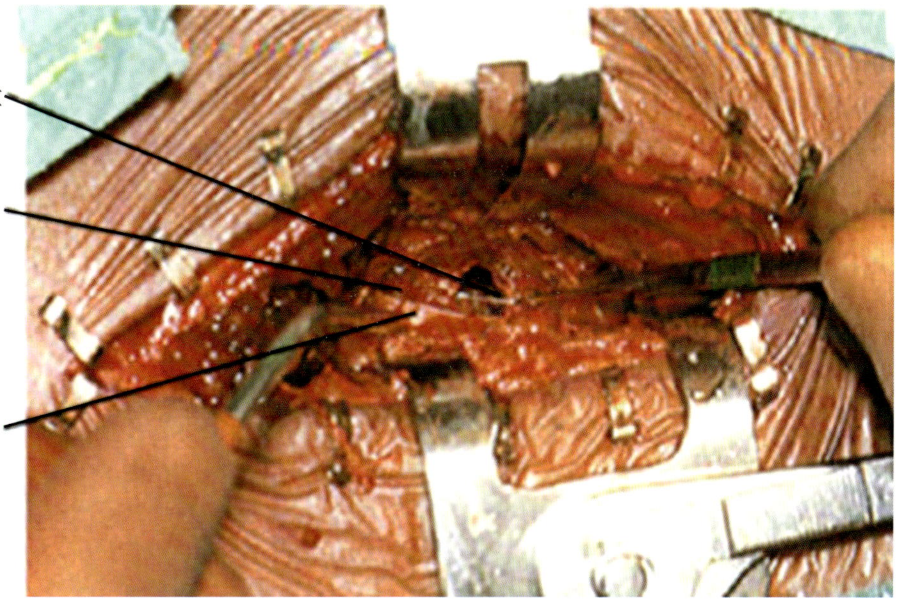

图 47.6 在椎间盘间隙和膨出的椎间盘中行十字切开，使用小的髓核钳去除椎管内的碎块。使用 11 号刀片切开纤维环，使用髓核钳摘除内容物。去除软的、退变的以及容易切除的椎间盘。小心勿穿破前方纤维环进入腹膜后间隙

或者 Rhoton 镊小心取出椎管内的碎块。切除碎块后，该区域的神经结构会进一步松弛。如果无法看到碎块，又已经在侧方通过截骨达到了足够的暴露，则建议使用带角度的器械，比如神经探钩或者 Frazier 硬膜导针，来探查神经根的背侧和腹侧，以及神经根肩部和腋部区域的椎管腹侧。这时候能够发现椎间盘碎块或者突出。

另一种有价值的操作是通过使用 20 号腰穿针和 Luer-lock 注射器向椎间隙区域打入生理盐水。正常的椎间隙能够容纳稍高于 0.5ml 的生理盐水，而退变的椎间隙则毫无阻力。注射生理盐水后，可以通过水外流的部位发现纤维环撕裂口，并帮助找到椎间盘碎块。

6. 椎间盘切除。使用 11 号刀片切开后纵韧带和纤维环，形成椎间隙的窗口，并移除椎间盘碎块，在此过程中注意确认其上下缘分别是在相邻椎体的上下边缘，在侧方扩大过程中注意避免损伤在椎弓根外侧走行的上位神经根。这一步操作后可以看到整个椎间隙。这时候，使用一个小的髓核钳深入椎间隙，逐步移除椎间盘组织。我们的经验是仅移除变软的、退变的以及缺乏弹性的椎间盘组织。我们认为 Scoville 软骨刮匙对于完全清理椎间盘非常重要，因此我们在清理退变椎间盘的过程中组合使用直头、45° 和 90° 角刮匙。在椎间隙中间形成一个死腔后，将刮匙深入椎间盘将碎块刮入死腔内，并在直视下清除坏死组织。如果切除范围较大的话，则需要使用 45° 和 90° 角刮匙将椎间盘碎片推到椎间隙中间，并使用髓核钳取出。在清理椎间隙过程中要注意避免穿破前方纤维环，进入腹膜后间隙。如果纤维环后方和后纵韧带开口足够大的话，则可以在直视下清理，减少此类事件发生的可能（图 47.7）。清理完退变椎间盘后，可以通过直视和钝头器械触摸两种办法检查椎间隙。我们曾使用过带角度内镜来检查椎间盘移除的边缘。使用杆菌肽溶液（50000u 溶于 500ml 生理盐水）充分冲洗椎间隙。

7. 结束椎间孔切开术，最后探查。再次将注意力放回到神经根区域，移除放置的棉片，使用带角度咬骨钳或刮匙完成椎间孔切开术。结束时至少能够看到 2~2.5cm 的神经根。最后使用神经探钩探查神经根管的背侧和腹侧，然后再用 Frazier 硬膜导针重复探查一遍，确保该区域没有突出的椎间盘碎块或者骨性压迫。然后在上下平面内探查椎管的腹侧，首先使用神经探钩，然后使用 Fraizer 硬膜导针确保没有残留的椎间盘。使用杆菌肽充分冲洗，将含杆菌肽凝胶海绵留置在椎间孔和椎板切开处。

8. 仔细止血后逐层缝合，避免肌肉层出血，这往往是术后神经激惹和痉挛的主要来源。仔细缝合伤口，尤其是在腰背筋膜这一层。

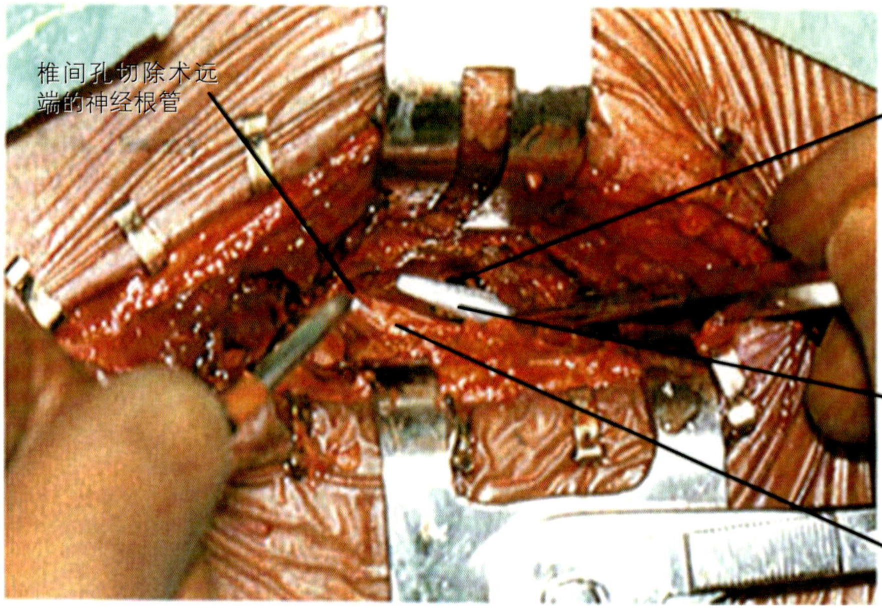

图 47.7 使用带角度咬骨钳和刮匙完成椎间孔切开术。至少应该完整看到 2~2.5cm 神经根。使用眼肌钩沿神经根管的背侧和腹侧进行探查，然后使用 Frazer 神经探钩反复探查确保该区域没有椎间盘碎片和碎骨块。同样探查椎管的腹侧

谨 记

1. 充分的骨窗暴露。尤其在侧隐窝和关节突关节区域，无论何时都要注意保护正常的解剖结构。
2. 减少对病变神经根或其他神经根的操作和牵拉。通过将牵拉神经根的复位和放置棉片的方法来获得侧隐窝区域椎管外侧的充分暴露。
3. 降低手术对于生物力学稳定性的影响。仅仅移除已退变的椎间盘结构。
4. 在手术显微镜下分离对于恰当地处理神经结构和正确的解剖层次非常重要。
5. 椎间孔充分切开减压，使用带角度器械探查神经根的所有腹侧区域。
6. 鼓励患者术后早期活动。这对于减少痉挛和功能受限、建立患者对自己活动能力的信心非常重要。

（蒋继乐 译）

显微镜下腰椎间盘切除术 48

Robert G. Watkins, III

显微镜下腰椎间盘切除术是一种移除椎间盘碎块的理想手术方式。适应证包括：

（1）内科合并症严重程度和时间并不影响手术进行。

（2）下肢根性疼痛，疼痛剧烈程度大于腰痛50%，并且疼痛分布区域符合神经根支配区域。

（3）神经源性损伤和运动感觉反射消失，术者能够明确哪根神经累及。

（4）影像提示解剖肿块与患者症状符合。该解剖肿块位于引起症状的部位，通常是突出的椎间盘、突出的椎间盘碎块、脱出的椎间盘碎块或者局部侧隐窝狭窄区域。

我们的减压技术使用显微镜下操作来达到三个目的：

（1）移除椎管内的压迫和神经根表面的椎间盘碎块。

（2）直视下看到神经和血管从而更好地加以保护。

（3）通过更好的视野、光源和暴露来尽可能小地减少对正常结构的损伤。

我们有信心通过移除根性疼痛的来源，例如突出的椎间盘碎块，再和术后良好的康复训练相结合，使患者术后完全恢复正常活动。

在手术室仔细研读患者X线片，并在全麻诱导后，将患者放置于Andrews架上。消毒局部皮肤，将2~3枚针头插入椎旁肌位置（图48.1）。首先行侧位X线透视。使用这些针头和椎间盘位置作为引导，在椎间盘水平行皮肤切口。通常，从椎间盘中部开始，向头端延伸2cm。在透视后移除针头，在皮肤上垂直于脊柱用记号笔标记针头位置。然后进行消毒和铺单。用记号笔将皮肤切口设置于椎间盘水平。然后使用皮肤切口宽度的Cobb剥离器在棘突位置从皮下脂肪向筋膜层分离。使用Cobb剥离器撑开棘突边缘的腰背筋膜，然后在其膨大边缘做筋膜切口。使用Cobb拉开筋膜，使用电刀或者手术刀切开筋膜。切开范围足够大之后将Cobb伸入棘突下方。将其刀头一面朝内，仔细分离并向外侧刮开。然后将Cobb刀头转向外侧并向侧方拉开。触摸头尾两端的椎板将椎板间的肌肉仔细剥开。在撑开肌肉的同时，放置Williams桨片点状撑开器。长钉放置在棘突间区域，其挡片长度触及关节突关节囊。打开拉钩，暴露椎板间区域。撑开器放置后，在椎板间区域放置Kocher（图48.2）。该区域不需要大量的暴露。通过触摸确定头尾两端的椎板，然后通过X线透视明确合适的椎板间区域。脊柱椎板间隙相对于要暴露的椎间盘来说是偏尾端的。Kocher应该放在皮肤标记的尾端来标记椎间盘，并且在X线片上位于椎间盘的尾端。在使用X线透视椎板间的标记后，使用显微镜并在直视下移除Kocher。从第二次透视之后使用显微镜。我们使用大的髓核钳摘除椎板间隙的软组织，就可以暴露黄韧带浅层了。

向侧方切除浅层黄韧带，向内侧分离或者将其从尾端椎板切下游离，从尾端向头端分离。暴露深层黄韧带（图48.3）。我们通过以下三种方法之一处理深层黄韧带。一种是在黄韧带中外1/3做纵行切口，然后使用4号Penfied保护神经，使用Kerrison咬骨钳咬除外侧三分之一黄韧带。另一种更常见的方法是使用小的磨钻切开头端椎板直至黄韧带附着处。椎板切开术可以做得很小，仅切除头端的外侧角来暴露外侧黄韧带。使用刮匙将附着在头端椎板的黄韧带刮断。使用神经探钩游离黄韧带并从头侧向尾侧剥离。神经探钩能够将黄韧带挑起来然后用Kerrison移除。

我们选择的方法使用刮匙将深层黄韧带从尾端椎板的边缘和关节突侧壁上分离下来（图48.4）。通过Kerrison，做一个小的椎板切开术打开硬膜外

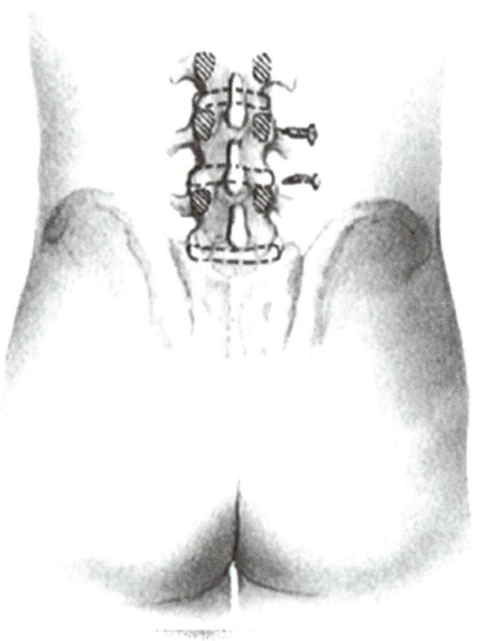

图 48.1 在椎间盘水平将两枚针放置在脊柱侧方。不要使用棘突作为标记，因为它与椎间盘之间的关系变异较大。对于椎间盘的手术，皮肤切口最好在椎间盘上方间盘中心并向尾端延伸 2cm

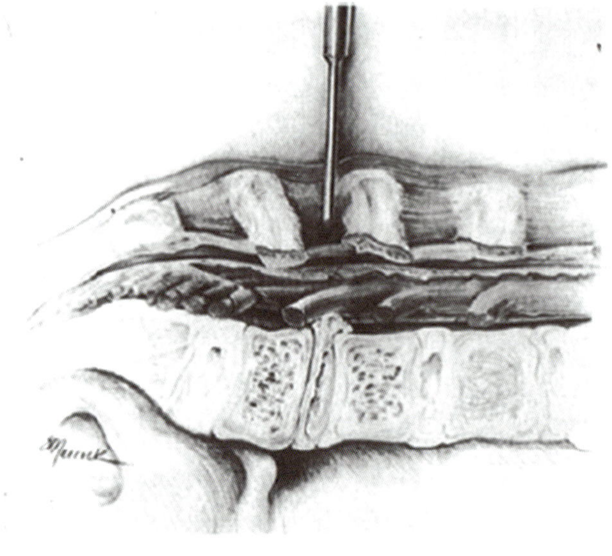

图 48.2 三维思维能力很重要。必须明白棘突、椎板、椎板间隙、关节突关节和横突与椎间盘之间的相对关系。椎板间隙指向椎间盘。在椎板间区域放置 Kocher 并拍摄第二张 X 线片

间隙（图 48.5）。使用 Kerrison 从尾向头移除黄韧带。黄韧带由于有弹性，能够卷曲起来从而帮助分离。向侧方和头端分离韧带（图 48.6）。为了保证足够的侧方暴露，需要用 Kerrison 依次打磨下

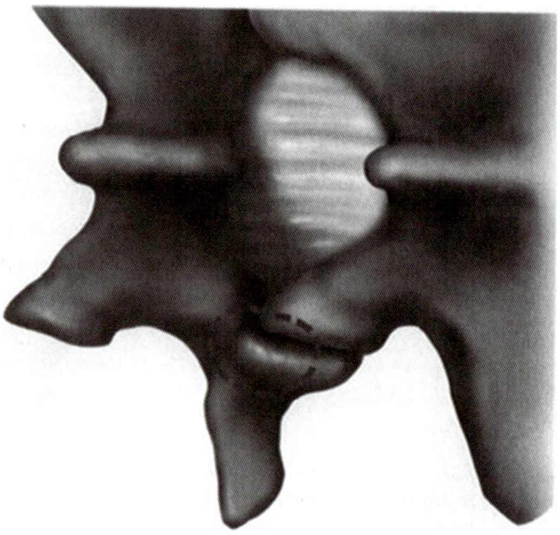

图 48.3 从椎弓根上方俯视暴露好的右侧椎板间区域。通过切除关节突关节囊上附着点和向内侧使用刮匙分离来去除黄韧带浅层。这一动作能够暴露黄韧带深层的黄色纵行纤维。图中间隔线标志椎弓根

关节突和上关节突（图 48.7）。通过触摸明确椎弓根位置。应该对于椎管内结构有一个清晰的认识。椎弓根是椎管内的关键结构（图 48.8）。一旦辨认椎弓根，你就知道椎间盘位置位于其头端不到 1cm。行走根就在椎弓根的内侧，而出口根在椎弓根的尾侧。下方的椎间孔位于椎弓根尾侧，上方的椎间孔位于椎弓根头侧。该节段的出口根位于椎间盘和椎弓根的头侧。行走根变成下一节段的出口根。例如，第 5 神经根是 L4-L5 神经运动节段（水平）的行走根，而是 L5-S1 水平的出口根。L4-L5 水平的出口根是第 4 神经根。

这张图显示了：

1. 进入椎间盘的安全位置
2. 椎弓根的内侧壁
3. 行走根
4. 出口根

在 L4-L5 水平，例如，#1 是 L4-L5 椎间盘，#2 是 L5 椎弓根，#3 是第 5 神经根，#4 是第 4 神经根。

黄韧带附着在尾端椎板的前缘，以及头端椎板不到 50% 的表面。当切除突出椎间盘时并不需要移除所有的黄韧带。移除黄韧带的多少取决于术者评估切除突出椎间盘后神经的收缩性以及在切除前辨认神经和椎间盘的能力。如果有侧隐窝狭窄的话，则需要移除关节突内侧的一部分，然

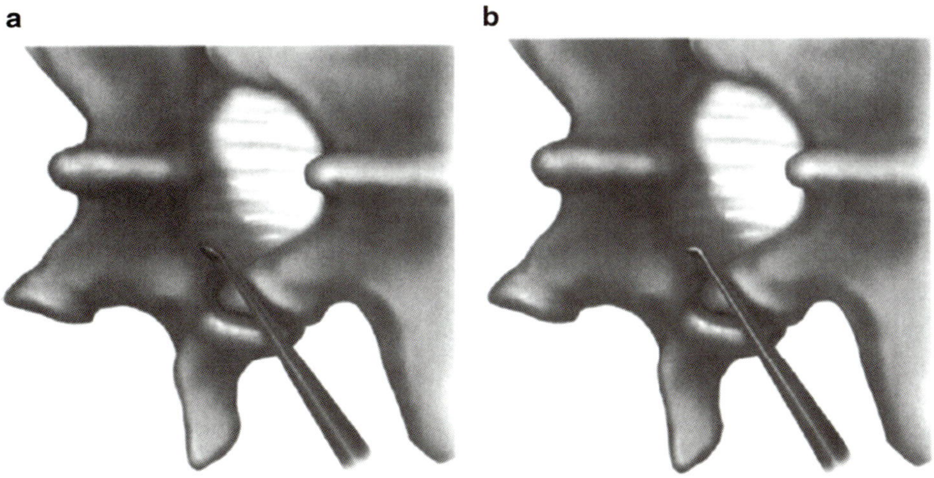

图 48.4 先使用直的（a），然后使用弯的（b）刮匙去除黄韧带在尾侧椎板头端的附着。黄韧带直接附着在边缘处。黄韧带弹性使得它能够轻微蜷缩，从而有助于从尾侧椎板上分离。然后，使用刮匙从关节突关节内侧向外侧分离

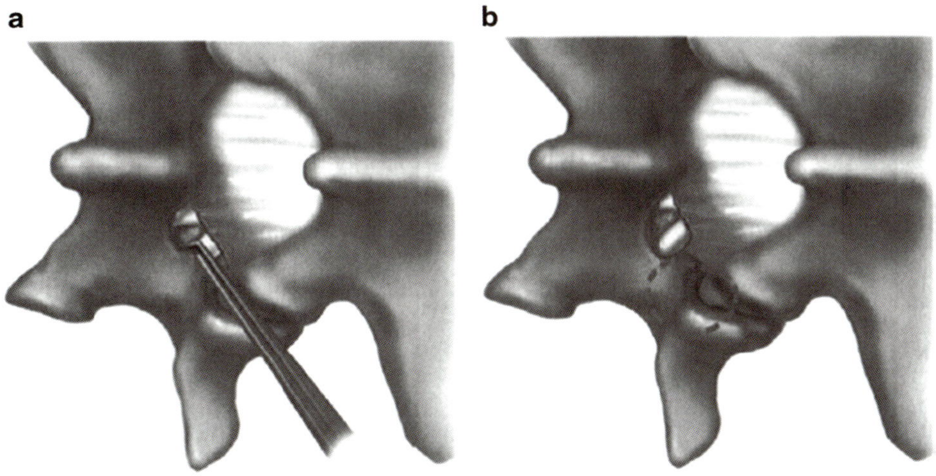

图 48.5 使用 Kerrison 咬骨钳从特定角度（a）在尾侧打开尾侧椎间孔的入口处。特定角度是指尾侧椎板和上关节突入口处。神经根在此处出椎管。通常去除黄韧带在尾侧边缘附着后再去除骨质（b 图画线处）

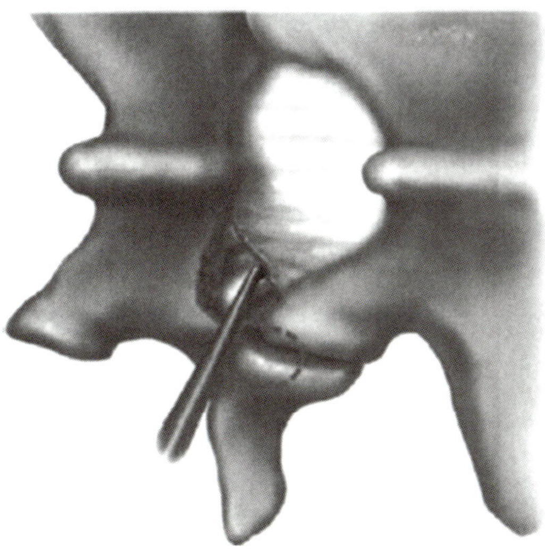

图 48.6 使用神经根拉钩或刮匙分离硬膜和黄韧带之间的间隙

后需要切除更多的黄韧带。术前计划时就应该判断出应做多大范围的椎板切开术和内侧关节突切开术。切除足够的骨质从而安全地暴露神经。

辨认椎弓根后，进入椎间盘的区域就在紧挨着椎弓根的头端和其内壁的侧方。行走根并不会在比椎弓根内壁更偏外的地方。这种办法可以显露椎间盘的侧方。如果神经根非常紧、无法牵开的话，可以使用以下五种方法之一。

1. 向侧方延伸。明确椎弓根的内壁，并向头端和外侧分离，移除侧方的黄韧带（图 48.9）。移除侧方黄韧带之后，直接在移除黄韧带的下方分离。如果突出在腋部的话，神经根会被推向外侧挤在黄韧带下方，在手术过程中有可能会被损伤，

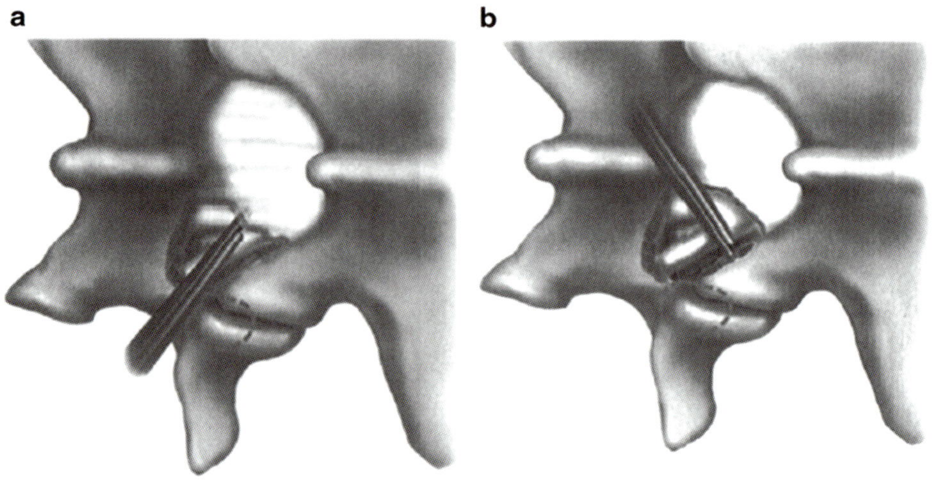

图 48.7 使用 Kerrison 咬骨从尾向头移除黄韧带（**a**）。仔细辨认硬膜和黄韧带之间的间隙，可以将棉片塞入此间隙内（**b**）。通过仔细辨认椎弓根内壁和神经结构后，切除侧隐窝

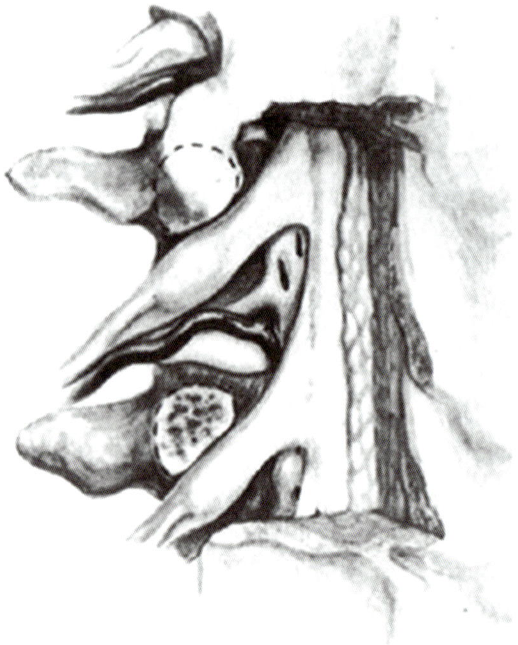

图 48.8 椎弓根相对于椎间盘和神经根之间的关系。使用神经探钩辨认伤口内的椎弓根。确认椎弓根后，就可以辨认距离椎弓根头端不到 1cm 的椎间盘。神经根就在椎弓根内侧，并且在椎板间区域神经根就在椎弓根尾端。横突在椎弓根侧方。为了从横突辨认椎弓根，通过简单平分横突直径可以找到椎弓根。血管结构在神经根尾端、椎间盘偏头端，或者暴露椎管过程中分布在椎间盘区域上方。应当辨认血管网，并使用双极电凝。暴露椎间盘的安全区域是从椎弓根的外侧到内侧壁，以及椎弓根的头侧。行走根位于内侧，出口根位于头侧。在这区域范围内有血管走行。如果神经根紧张的话可以从这里暴露并进入椎间盘，从而清除椎间盘内容物

除非小心使用 Kerrison 仅去除黄韧带。向侧方暴露间盘，并将微型 4 号 Penfield 插入椎间盘中（图 48.10）。如果很明显你插入的是椎间盘而非神经的话，使用普通 4 号 Penfield 或 15 号刀片做十字切口扩大纤维环上的破口。通过小型的髓核钳移除椎间盘组织，同时使用小的吸引器拉钩牵开神经，然后在髓核内向下插入 Epstein 刮匙。将 Epstein 刮匙向下推，并将椎间盘压向间隙内并从侧方取出（图 48.11）。将 Epstein 保留在后纵韧带或纤维环内，使用向右角度的 Shuler 或者 Frazier 在神经和纤维环之间后纵韧带表面将椎间盘碎块向下压到椎间隙中。

2. 检查腋部（图 48.12）。经常在牵开神经根之前就能够移除一块大的突出到腋部的碎块。通常需要在尾侧椎板切开一部分来暴露腋部。我们不会在取出突出椎间盘之前使劲牵开神经根。

3. 在椎弓根内壁之外去除更多的侧隐窝狭窄。

4. 在一个特定角度（在尾端椎板和上关节突交界的地方）去除骨质，在行走根进入区域行椎间孔切开术。

5. 第五种方法是实行头侧的椎板切开术直至黄韧带附着点，然后移除大部分附着在头端椎板上的黄韧带。触摸上位椎体后缘，从椎板间隙头侧神经根的腋部开始显露神经根。一般来说，神经根越往头端越容易被牵开，因为越往尾端越靠近神经根出口处的椎弓根。

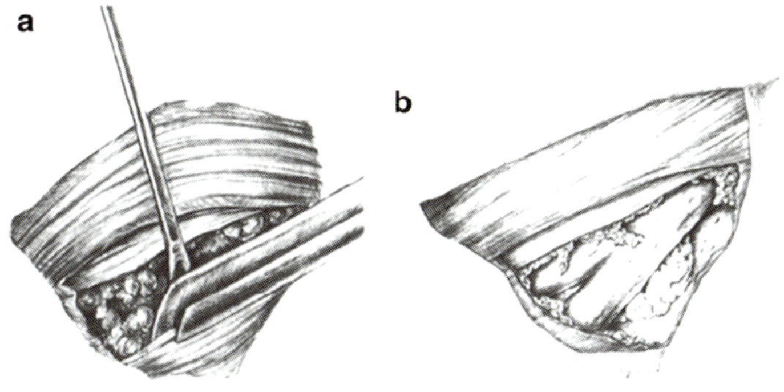

图 48.9 （**a**）如果需要暴露神经根侧方，将 4 号 Penfield 深入黄韧带外侧束下方。在黄韧带外侧束和硬膜之间，轻柔地将硬膜牵开。这一步骤使得小的 40° 角 Kerrison 能够深入间隙并移除黄韧带外侧束。（**b**）暴露神经并部分切除黄韧带

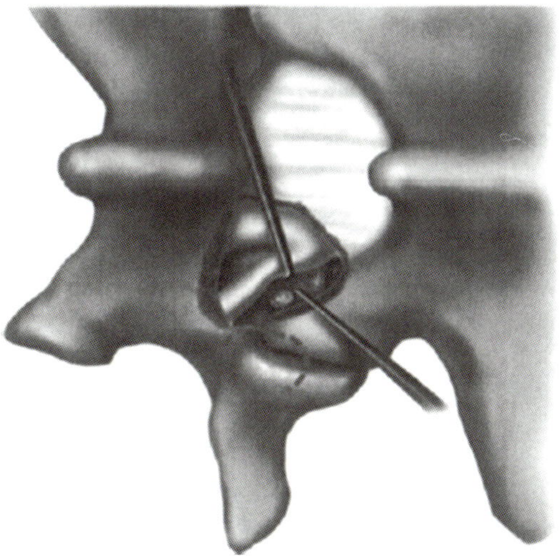

图 48.10 切除黄韧带外侧之后，可以看到神经根以及神经根下方可能存在的髓核碎片。轻柔地将 4 号 Penfield 放在神经根外侧。评估神经根张力和牵拉程度

如果一个大块脱出、更靠近中央的突出导致马尾综合征，可以使用下面这几步。例如首先减压对侧区域，然后在突出明显侧做椎板切开术并移除脱出碎块。

辨认出游离碎块后，可以使用小型吸引器拉钩，或者普通 4 号 Penfield（图 48.13）。使用神经钩去除碎块，然后暴露椎间隙，辨认纤维环上的破口。将小的髓核钳深入椎间隙内移除松动的椎间盘组织。小心不要穿破椎间盘，深度达到髓核钳的关节处即可。使用神经钩将碎块钩到纤维环破口处（图 48.14）。我们使用短的 Frazier 和探钩探查头侧和尾侧的椎管，以及肩部、腋部和椎间孔，来寻找松动碎块。如果碎块位于后纵韧带下方，我们使用小型 4 号 Penfield 来穿透后纵韧带。使用普通 4 号 Penfield 扩大开孔，辨认椎间盘组织，然后使用 15 号刀片十字切开帮助暴露椎间盘。我们并不做大的纤维环切开术或者切开纤维环，或者对椎间隙进行彻底清创和刮除。我们仅移除椎间隙内的松动碎

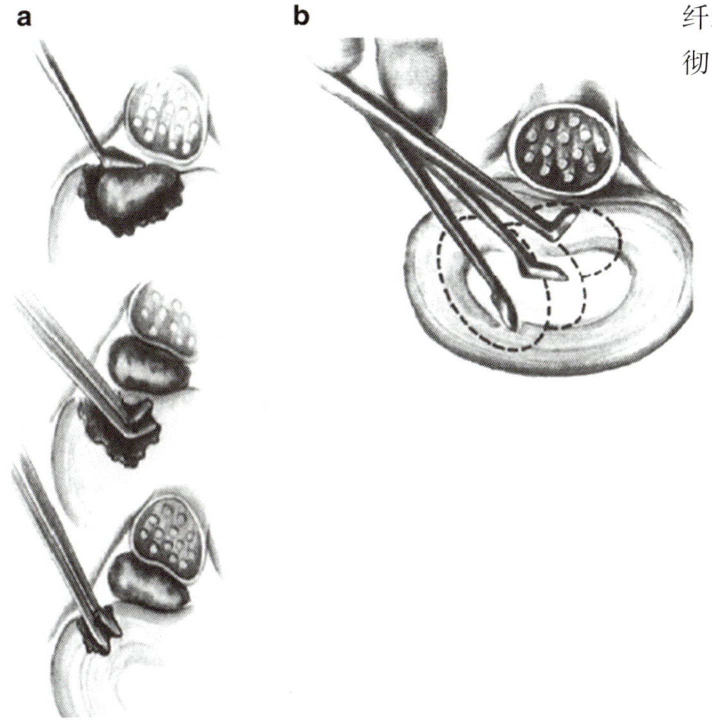

图 48.11 向下压的 Scovall 刮匙能够用来将神经根下方的椎间盘压向椎间盘空隙内，从而能够在神经根侧方安全的移除椎间盘（**a**）。通过切除椎间盘在椎间盘内创造空间，能够将椎间盘碎块压向椎间盘间隙，从而在神经根侧方移除椎间盘（**b**），这对于神经根内侧的大块突出非常重要，因为这种情况下直接牵拉神经根会导致严重的神经根损伤

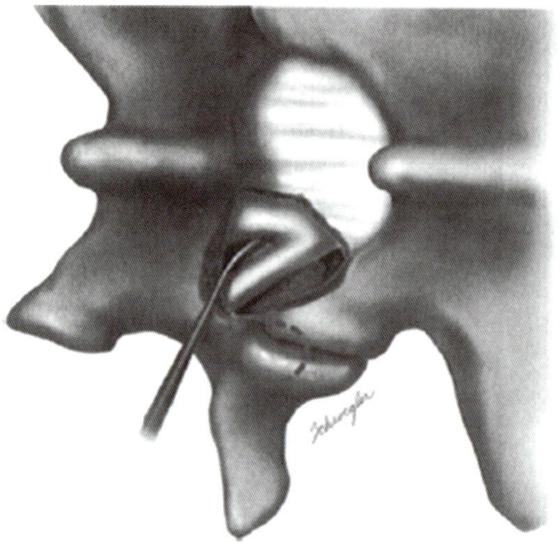

图 48.12 如果神经根张力过大无法进行任何操作，建议术者采取以下步骤：(1) 检查腋部：有时候不需要尝试显露神经根就能够从腋部去除大块碎块。在腋部有大块碎块的情况下仍然去牵引神经根会造成神经根损伤。(2) 向侧方：在侧方区域，通过在上关节突内侧面移除黄韧带的外侧边缘，能够暴露椎间盘并移除碎块。(3) 在恰当的角度上移除小块骨质：该角度为尾侧椎板和上关节突的交界处。该位置为椎弓根下方出口根的进入区域。(4) 显露神经根肩部：去除额外的黄韧带及头尾两侧的椎板，暴露椎间盘及神经根头侧的椎管。神经根越往头端越容易被牵开，因为越往尾端越靠近神经根出口处的椎弓根

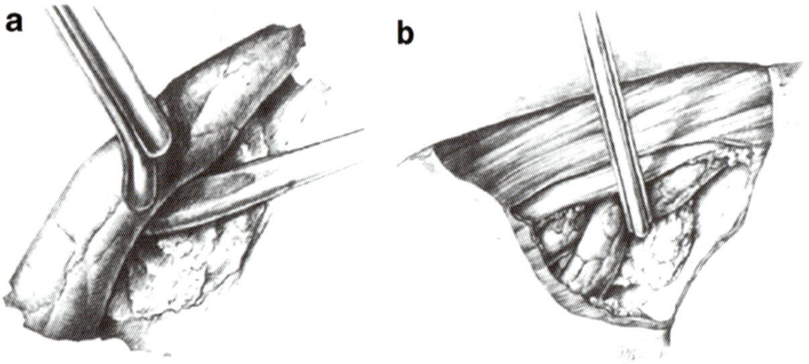

图 48.13 无论是从侧位还是更靠近中间的位置，用右手插入 4 号 Penfield (**a**)，左手插入 Williams 微型吸引器拉钩 (**b**)

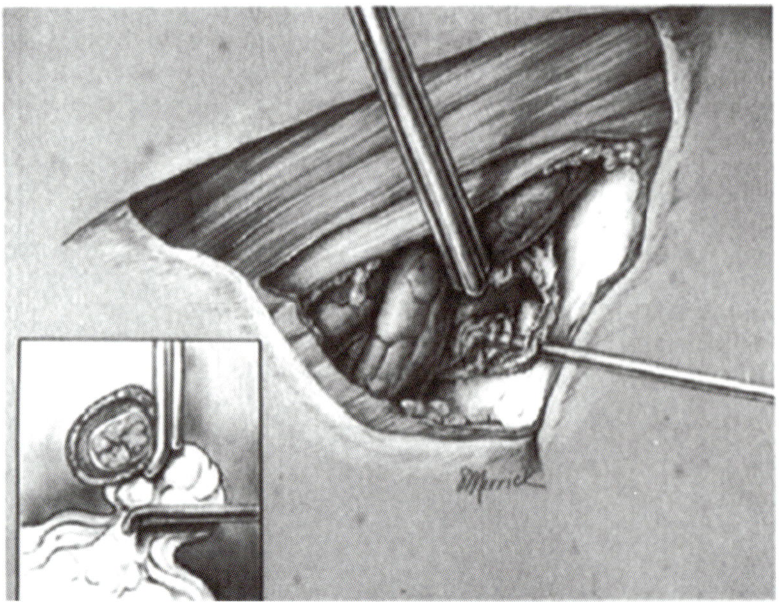

图 48.14 使用微型吸引器拉钩轻轻牵开并抬起神经根，从而移除间盘

块，并达到最根本的目标：神经根减压。神经根收缩性和无张力是手术成功的关键，并标志着手术的结束。最后探查一下上方及下方的椎体后缘，上方下方椎间孔，腋部及椎间盘开口。触摸神经下方有无粘连的碎块。如果神经根松弛，很容易被牵开，没有阻挡或神经根张力，那么就已经达到了满意的减压。仔细止血、冲洗然后关闭伤口。该手术可以在术前准备完善的情况下作为门诊操作，术后住院 1~2 天。术后预防性使用抗生素 24 小时。

术后 10 天保持伤口干燥。术后 3~4 周限制活动，避免驾驶或举起比咖啡杯更重的重物。我们在术后 2~4 周开始术后躯干稳定性康复锻炼项目，并开始躯干稳定训练的起始项目。我们在术后患者清醒之后就鼓励他们尽可能地多下地活动。

使用显微镜能够提供更好的光源和视野。掌握好镜下操作的技巧以及习惯将显微镜在椎板间挪动寻找合适位置能够让术者更好地完成手术。理论上来说任何椎弓根内壁内侧的操作都可以在显微镜良好的光源和视野下完成。通过移动显微镜，可以从不同角度观察椎板间区域，并可以放大局部结构。通过显微镜能够改善探查的技巧。

自动对焦和放大镜改善了视野。我们常在显微镜下钻孔。在做内侧关节突切开术或者椎板有限切开术后骨钻可以有效发挥作用。明白局部解剖后，触摸上下缘的椎体，探查腋部，触摸出口的椎间孔是椎间盘切除所必需的几个技术。在显微镜铺单时需格外小心，预防污染。一旦应用这些技术，感染风险应该更低，因为切口更小，暴露更少。因为不需要大的切口，小切口就足够有效地移除突出椎间盘。

（蒋继乐 译）

49 腰骶交界区双侧棘突旁入路

Robert G. Watkins, III, Robert G. Watkins, IV

到达这一区域最常用的入路是棘突旁直接劈开肌肉的切口和更加外侧、在腰骶肌肉下分离的切口（图 49.1）。劈开肌肉切口不仅为融合提供了所需要的横突，同时也足够行椎板切除[1,2]。更加外侧的切口去除了髂后上棘的双侧皮质，试图保留肌肉和筋膜的完整，并且可以能够从横突尖暴露到关节突关节[3,4]。更加外侧的切口在保护去神经支配肌肉方面并没有多大优势。我们推荐横突间融合时使用更加外侧的切口，而除融合之外还需要行椎板切除和探查神经根时选择劈开肌肉的切口。

1. 使用适当的手术架将患者俯卧位固定。

2. 消毒铺单后，从 L4-S2 的棘突旁开 3 指做弧形切口（图 49.2）。

3. 切开皮肤和皮下组织，到达腰筋膜。髂后上棘位于切口的下部。触诊 L5 和 L4 的横突。移除筋膜在髂嵴上的附着，并带着一小片骨头向内侧牵开（图 49.3）。

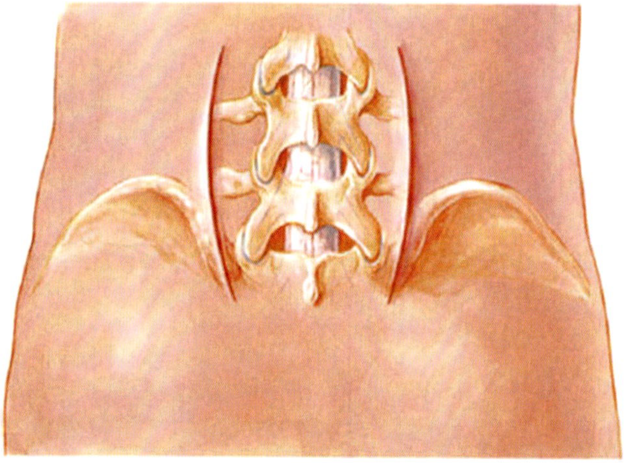

图 49.1 双侧棘突旁入路到达下腰椎有两种方式：（1）中线旁开 3 指切口，这样髂骨在伤口内，可以去除髂骨并将棘突旁肌肉从两侧向中间分离；（2）更靠近中间选择切口直接劈开肌肉，到达关节突关节和横突，并不需要暴露髂骨。正中切口可以用来行双侧棘突旁融合。切口必须足够长，这样能够充分向侧方牵开帮助切开腰背筋膜，从侧面到达椎旁肌肉

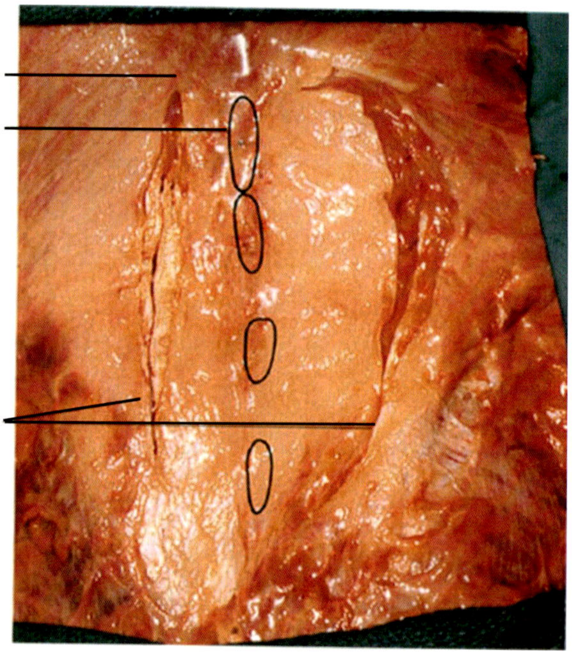

图 49.2 椎旁筋膜切口

4. 在髂嵴后方内板和外板上使用剥离器骨膜下剥离 2~3cm。

5. 使用骨刀在髂骨上操作，从髂后上棘内侧开始向髂嵴上扩展 5~6cm，但是不包括骶髂关节。

注意：臀神经皮支在切口的侧面，一定要避免损伤。安全边界是髂后上棘外侧一掌宽[1]。

6. 去除髂嵴双侧皮质在关节突侧方向头侧延伸椎旁筋膜至 L4 横突。内侧椎板间区域可以行椎管减压或椎板切除术（图 49.4）。

7. 在筋膜下用手指或钝性器械将横突上的肌肉从侧面向中间分离。直至能够清楚地辨认出横突的结构，然后再使用剥离器将肌肉和筋膜从横突上分离。

8. 确认 L5-S1 的关节突关节，它们的侧面是骶骨翼；头侧则是 L5 的横突（图 49.5、49.6）。

注意：小心骶骨第一骶孔和血管，保持在骶

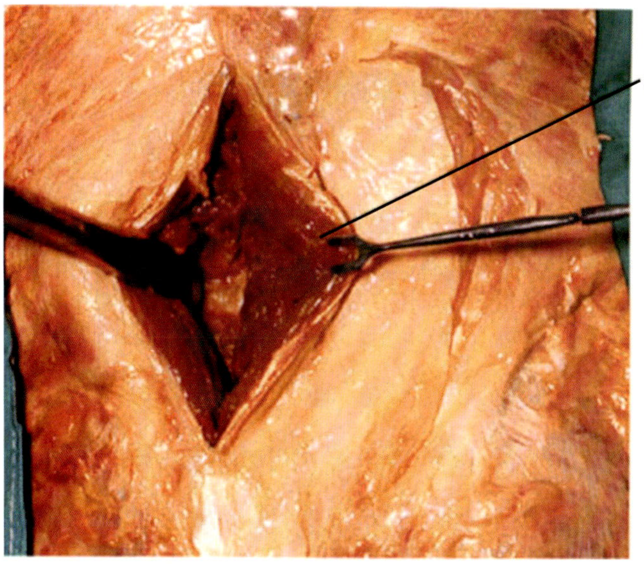

图 49.3 更内侧的椎旁肌劈开切口。打开筋膜，直接用手指在肌肉间探查 L5-S1 关节突、关节突旁的骶骨翼和 L4-L5 关节突头侧。分离 L4 到 S1 小关节突和横突间的肌肉

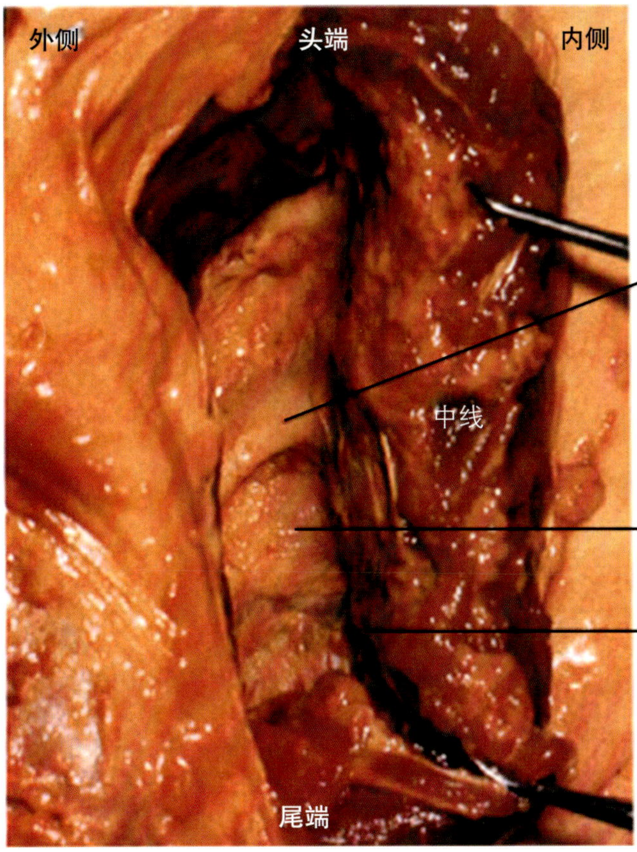

图 49.4 如果要做减压，则需要更靠近内侧分离，并清除椎板附着的软组织

骨翼头侧操作可以避免损伤。

9. 剥开 L5 横突、骶骨翼、L5-S1 关节突关节背侧的软组织，如果 L4 也要融合，则需对 L4 横突和 L4-L5 关节突关节同样操作。

注意：小心 L5 横突和骶骨翼之间的血管。避免折断横突导致横突间肌肉前方的出血。脊神经位于腹膜后间隙的前方，该区域操作可能会穿破到腹膜后间隙。

10. 使用 Hibbs 拉钩或 Gelpi 自动拉钩牵开这一区域。不融合的区域不要暴露。为了便于融合，确保横突基底和上关节突基底之间的软组织被充分清除。

11. 关闭：将腰筋膜对合至之前移除的髂后上棘筋膜处。

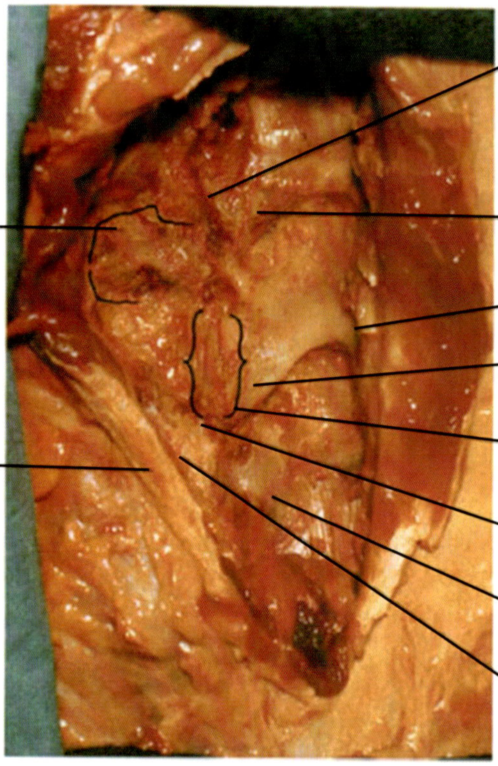

图 49.5 辨认 L5-S1 关节突。关节突的外侧是骶骨翼，头侧是 L5 的横突。小心第一骶孔的后方和它的血管。一直在骶骨翼的头侧操作以避免损伤。剥离 L5 横突背面、骶骨翼和 L5-S1 关节突的软组织。小心 L5 横突间和骶骨翼的血管。避免损伤横突。脊神经在前方的腹膜后间隙，要予以保护

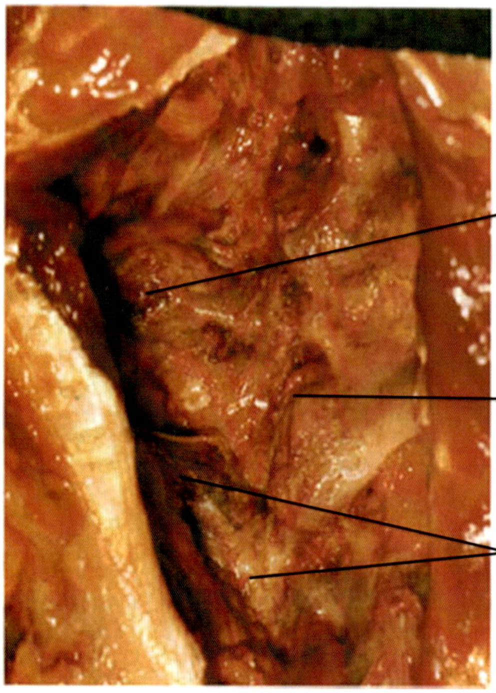

图 49.6 更好地暴露骶骨翼。在更靠外侧的入路，用骨刀去除内侧 5~6cm 的髂嵴。注意：臀神经皮支在切口外侧，应避免损伤。安全区域位于髂后上棘开一掌侧宽的位置。去除髂后上棘能够改善视野。然后继续暴露横突、关节突和骶骨翼

椎板切除·神经根探查附加融合术

1. 这一入路基本上如上所述，通过腰部筋膜的弧形切口。

2. 打开筋膜后，直接用手指分离肌肉至 L5 横突。触诊 L5-S1 的关节突和骶骨翼。

3. 使用骨膜剥离器，分离这一区域后方结构的附着肌肉，暴露骨性椎板、关节突关节和横突。使用 Gelpi 自动拉钩暴露后方结构。无需暴露棘突尖。

4. 去除椎板，并按第 34 和 35 章所述探查椎管。

5. 为了融合需要在髂嵴外板切一个单独的筋膜切口。移除骨膜，劈开外板，完成取骨。

6. 闭合：缝合腰筋膜，闭合皮肤。

正中皮肤切口

1. 双侧横突间融合经常只需一个正中切口。同样，需要暴露骶骨翼以便使用 Harrington 器械。纵行切口足够长，用来充分暴露皮肤和皮下组织。

2. 当不需要正中筋膜切口时，则在双侧行同样的棘突旁弧形切口和中线皮肤及皮下组织切口来完成横突间融合。

3. 当需要正中筋膜切口时，如整块椎板切除术或 Harrington 器械，则需直接切到棘突，使用骨膜剥离器从内向外分离棘突、椎板和骶棘表面的软组织。肌肉和软组织必须分离到横突尖的位置。在大量侧方牵开的肌肉、筋膜和皮下组织下方经常能够碰到出血。

4. 辨认 L5 横突。通过辨认 L4-L5 的关节突关节来完成。通过 L5 上关节突的基底来寻找 L5 横突。由于最深处的 L5 伴有 L5 横突部分骶化，所以横突尾端的横突间间隙可能很小。

5. 识别 L5-S1 的关节突关节和 S1 的上关节突。骶骨翼像 S1 的横突，在 S1 上关节突的侧方和尾侧。

注意：小心 S1 的背侧椎间孔和伴行血管。

6. 使用骨膜剥离器从 S1 的上关节突侧向分离至骶骨翼。使用 X 线确认很困难，因为很多时候骶骨翼投射到骶骨前表面。

7. 使用骨膜剥离器剥离骶骨翼前后方的附着筋膜并推至边缘。小心 L5 和骶骨翼之间的出血。这些地方出血时加压止血优于电灼止血。腹膜后区域和 L5 神经根都在手术操作区域的前方，在操作过程中不要损伤。

8. 辨认出 L5-S1 的关节突、L5 横突和骶骨翼后，其他的操作就能顺利完成。

9. 关闭：将所有肌肉归位，缝合筋膜、皮下组织和皮肤。

谨　记

1. 筋膜切口位置选好，这样能保证腰筋膜的充分牵开和适当暴露。
2. 用手指触诊，确认重要的结构，如 L5 横突、L5-S1 关节突关节、骶骨翼等。
3. 切除髂后上棘双层皮质改善暴露。
4. 需要止血时采用加压止血的方式。
5. 避免横突骨折和损伤
6. 暴露横突但要小心横突间肌肉前方的神经和血管。

（蒋继乐 译）

50 腰椎间盘后外侧经椎间孔入路

Robert G. Watkins, III, Robert G. Watkins, IV

椎间孔位置的椎间盘突出，由于压迫背根神经节造成明显的疼痛，并且由于它们位于关节突关节的腹侧，给切除带来独特的挑战。通往椎间孔的后外侧通道入路，避免了从中线过度剥离肌肉，并且避免广泛切除关节突关节，从而减少了潜在融合的需要。这一入路的关键在于，通道撑开器适当的摆放和从有限空间看到关节突关节侧面时对于脊柱三维解剖的理解。

1. 将患者以俯卧位摆放在可透射线的手术床上。

2. 用聚维酮碘溶液彻底消毒皮肤。

3. 推进 C 臂透视机行前后位透视（图 50.1）。

4. 调整手术床至 Trendelenburg 位，使手术节段的间盘垂直于地面。L5–S1 和 L4–L5 节段则需要抬高头部的反 Trendelenburg 位来使手术节段垂直于地面。这从人体工程学上来说，更容易使管道更垂直于地面（图 50.2）。

5. 采用倾斜的 X 线透视来决定皮肤切口。特殊的倾斜角度：L2-L3 = 15°，L3-L4 = 20°，L4-L5= 25°，L5 -S1 = 30°。髂嵴往往会限制 L5–S1 节段手术入路的角度，可以在斜位 X 线下透视，通过减少倾斜的角度直到髂嵴移动到一旁，不妨碍到达 L5–S1 关节突关节即可。采用倾斜的 X 线来决定皮肤切口，并根据患者皮肤厚度、间盘位置和神经囊与峡部的关系进行调整。

6. 在手术节段关节间峡部外侧画线。

7. 在手术节段头侧椎体的椎弓根尾侧缘划线，以及尾侧椎体的椎弓根头侧缘划线，这两条线平分峡部外侧的划线即可画出皮肤切口（大约 2cm）（图 50.3）。

8. 切开皮肤，注射丁哌卡因和肾上腺素。

9. 使用 11 号刀，以与斜向透视相同的角度切开筋膜。放入第一个通道扩张器。（如果患者太

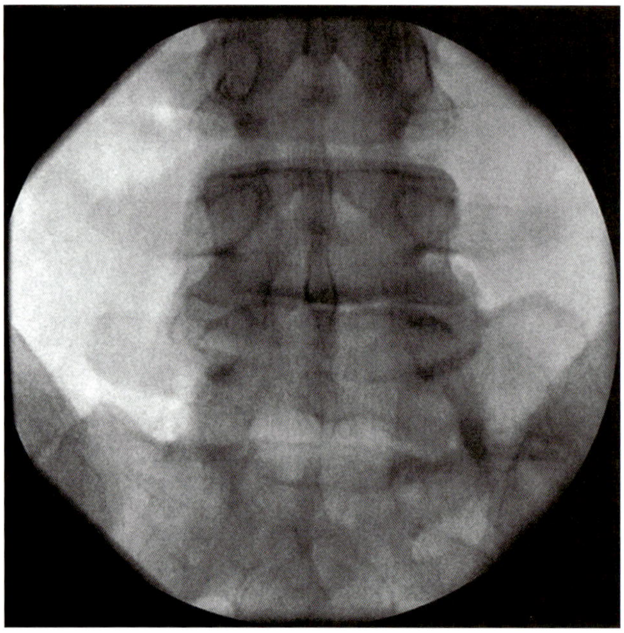

图 50.1 C 臂前后位图像。注意，手术的 L4–L5 间盘终板与 X 线不平行

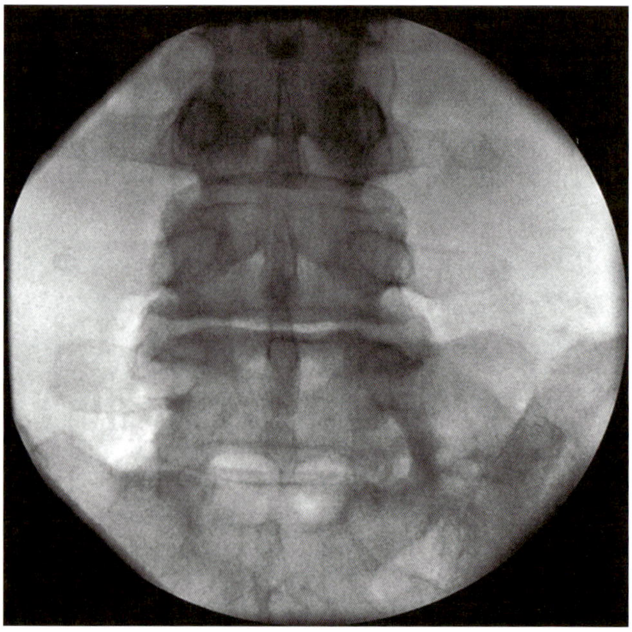

图 50.2 反 Trendelenburg 位使手术的 L4–L5 间盘终板与 X 线平行，与地面垂直。因此，手术通道与地面垂直，更符合人体工程学

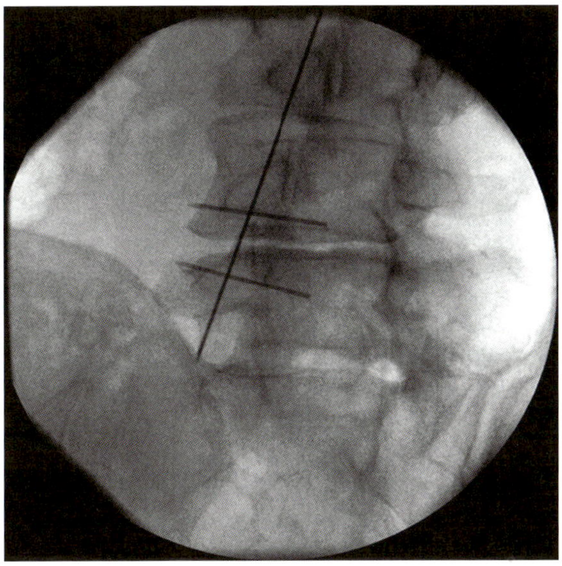

图 50.3 倾斜 X 线方向，左侧 L4-L5 椎间孔的手术，垂直的皮肤标记在 L4 峡部，水平的皮肤标记在 L4 和 L5 椎弓根边缘。注意，如果手术在 L5–S1，则需要在髂嵴、L5 横突、L5–S1 关节突关节组成的三角形区域内操作

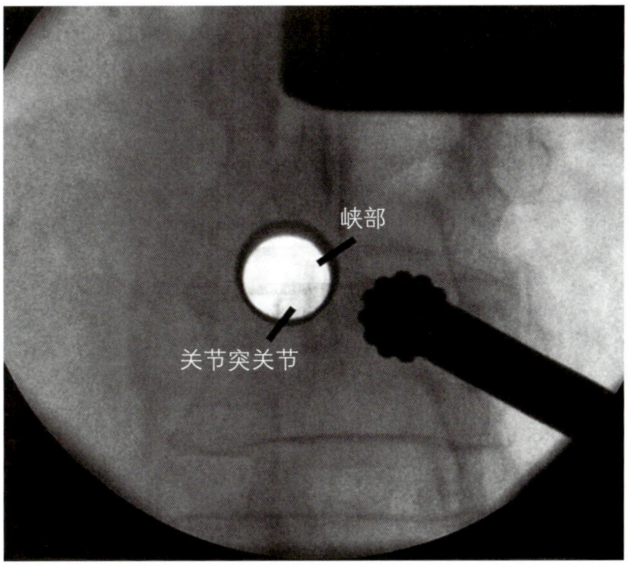

图 50.4 管道的理想位置：手术间盘在尾侧 / 侧面的四分之一区域，关节突关节在内侧 / 尾侧的四分之一区域，横突在头侧 / 侧面的四分之一区域，峡部在头侧 / 内侧的四分之一区域

胖，手术刀到达不了筋膜层，可以使用钝头的导丝沿着透视的方向插到筋膜层。使用透视引导克氏针到达峡部，确保其没有超过峡部的外侧和深部，然后进入椎间孔。沿着克氏针放入第一个通道扩张器，然后移除克氏针。)

10. 触诊上关节突基底和横突在峡部的交点。

11. 在套管内依次扩张，直至直径 18mm。

12. 斜向透视以确认位置（图 50.4）。如果有疑问，横向透视确认深度。

13. 将 18mm 套管牢固固定。

14. 放置显微镜。

15. 一手持电刀，另一手持吸引器，清除通道内的软组织。用髓核钳清除余下的软组织。

16. 使用电刀和刮匙分离峡部、上关节突外侧和头端横突基底部的软组织（图 50.5）。

17. 显露峡部的骨质很关键。清除软组织以确保显露。

18. 这时，尾侧关节突关节的头侧也许需要使用骨钻或椎板咬骨钳切除，以便充分暴露峡部侧面横突间的区域。

19. 使用刮匙分离头端横突的横突间韧带、峡部的侧面、关节突关节的侧面（图 50.6）。辨认韧带并用钝头神经拉钩将其从中间拉到侧面。直视下用小号椎板咬骨钳游离韧带。

20. 辨认椎弓根。

21. 辨认在椎弓根尾侧并围绕其出口的神经（图 50.7）。

22. 使用 Penfield 4 号钩和吸引器轻轻探查神经根的尾侧。通常从这一部位移除间盘突出的部分（图 50.8）。在该区域要小心血管。

23. 辨认神经的尾侧，并用吸引器拉钩牵引神经的头侧。使用 Penfield 4 号钩辨认神经尾侧的间盘。小心，背根神经节可能与神经下方的间盘感觉相似。

24. 一边用吸引器拉钩牵引神经的头侧，一边使用 Penfield 4 号钩分离突出的间盘。分离时也许会用到神经探钩（图 50.9）。

25. 如果突出的间盘无法移动，使用显微 Penfield 4 号钩穿透它。使用显微 Penfield 4 号钩穿透它是为了证实没有脑脊液漏，这样就可以用 15 号刀切除（图 50.10）。

26. 使用 Penfield 4 号钩、神经钩或髓核钳取出间盘（图 50.11）。

27. 如果需要额外的暴露，则需要辨认下方的

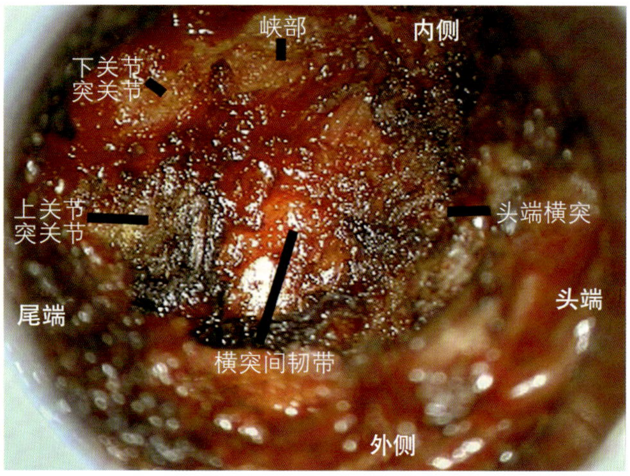

图 50.5　识别结构：横突、峡部、横突间韧带、上关节面

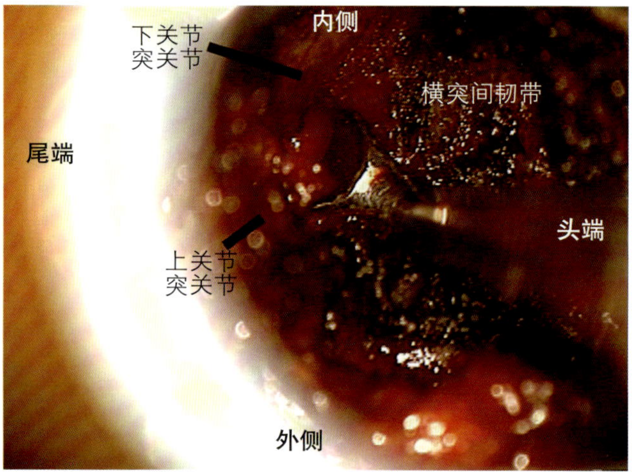

图 50.6　使用刮匙从头侧横突、峡部和关节突关节中分离横突间韧带

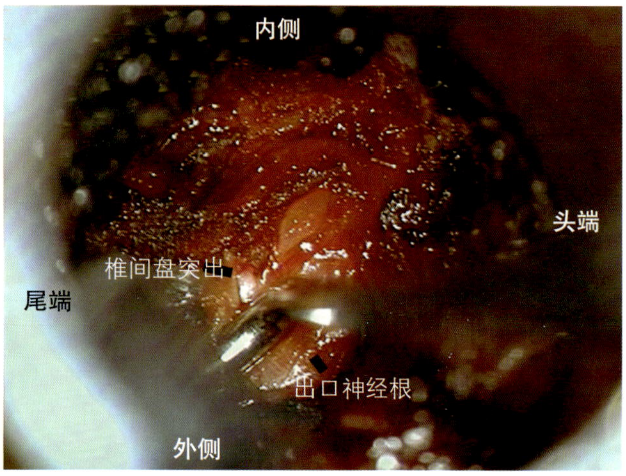

图 50.7　识别结构：头侧和尾侧的横突、出口神经根、血管、突出的间盘

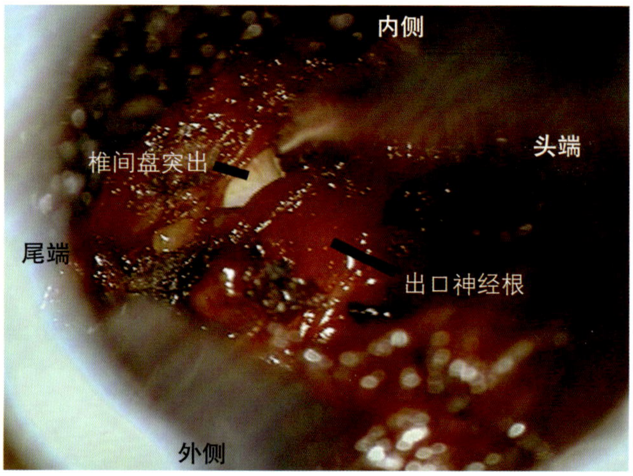

图 50.8　识别神经根尾侧的间盘

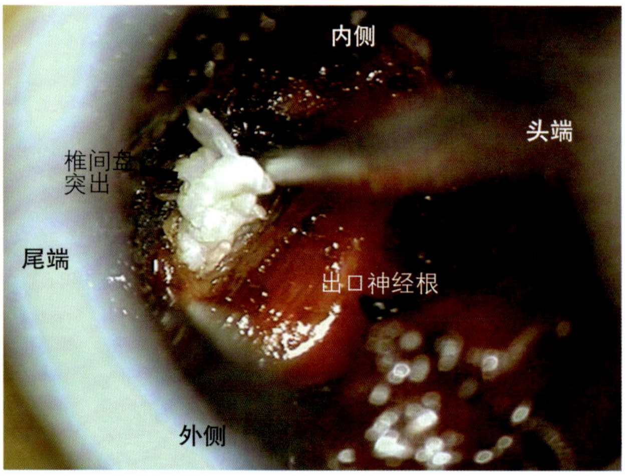

图 50.9　使用神经探钩取出突出的间盘

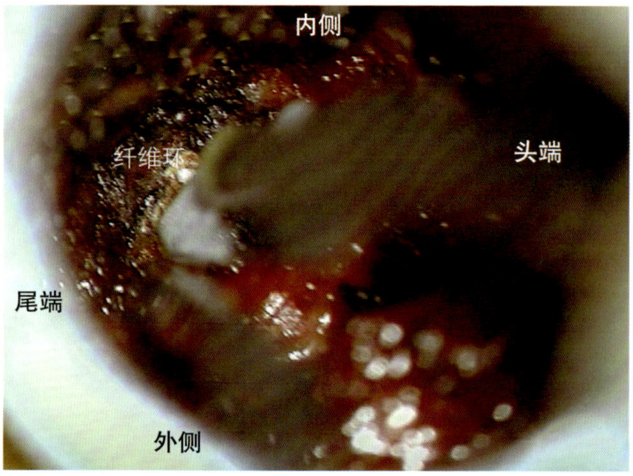

图 50.10　如果间盘不移动，使用 15 号刀片切除间盘

椎弓根。间盘紧挨着尾侧椎弓根的头侧，暴露尾侧椎弓根意味着间盘的充分暴露。小心神经尾侧、覆盖在间盘上的血管网。

28. 大多数来自椎间孔的骨刺发生在上方椎体的尾侧，也正是间盘的头侧，在出口神经根的下方。任何想通过椎管基底切除椎间盘骨刺的方法都应该首先进入椎间盘空间，切除一部分间盘，用刮匙在间盘与骨刺下方的终板中间创造空间，然后把骨刺压到空间内。在这一过程中，向下的 Epstein 刮匙很重要。

29. 经常需要使用椎板咬骨钳或骨钻轻微修整上关节突头侧和侧方。偶尔峡部的侧方也需要修整。在暴露的内侧横突间区域内，记住行走根内侧的硬膜。

30. 在椎间孔狭窄的情况下，尾侧关节的上关节突已经向头侧迁移，也许被压进椎弓根和横突连接处。为了到达横突间区域、头侧椎弓根、神经根和间盘区域，需要切除一部分骨头。

31. 当神经根游离松弛，不受压迫和张力，就完成了充分的减压（图 50.12）。

32. 冲洗伤口，用 UR6 号针缝合背部筋膜（图 50.13）。皮下缝合，关闭皮肤（图 50.14）。

- 这一手术可以在门诊完成（需要特殊预防措施）或者住一天院。患者手术当晚可以下地行走，最晚第二天下地。
- 患者 10 天后可以淋浴，3 周后可以游泳。通常限制患者 3~4 周内不要开车、不要拿比一杯咖啡重的东西。术后躯体稳定康复训练在 4~6 周后开始，鼓励患者尽可能多的下地行走。

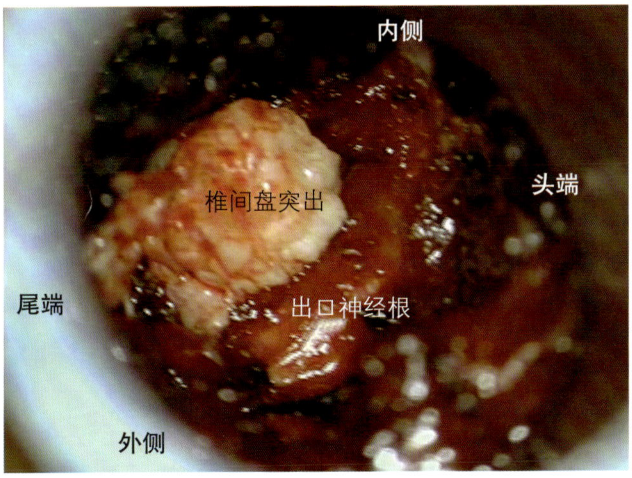

图 50.11 移除间盘碎片

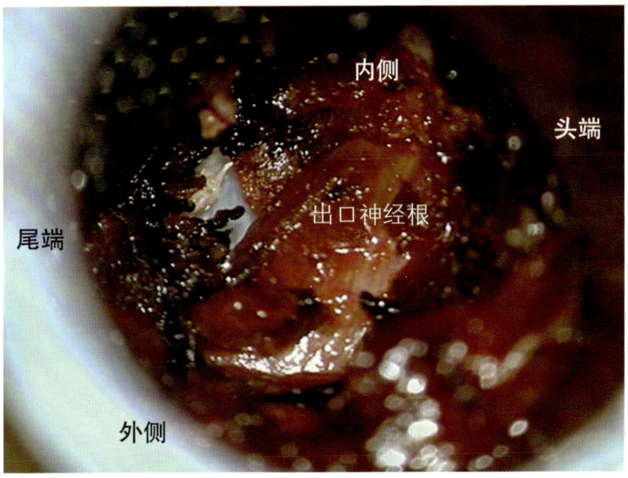

图 50.12 确定神经从头侧椎弓根到尾侧椎弓根之间是游离松弛的

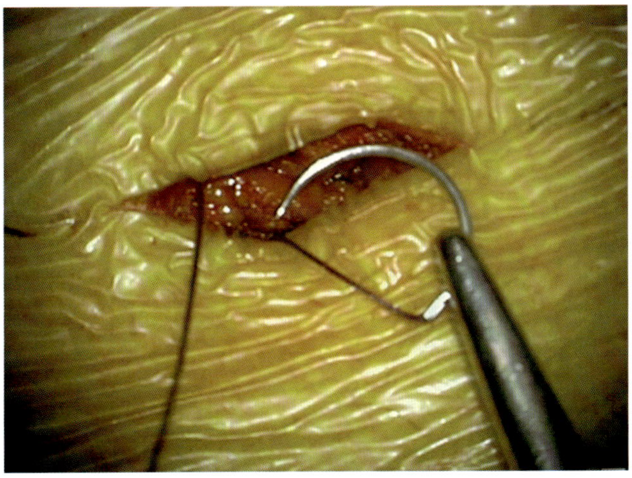

图 50.13 用 UR6 号针缝筋膜

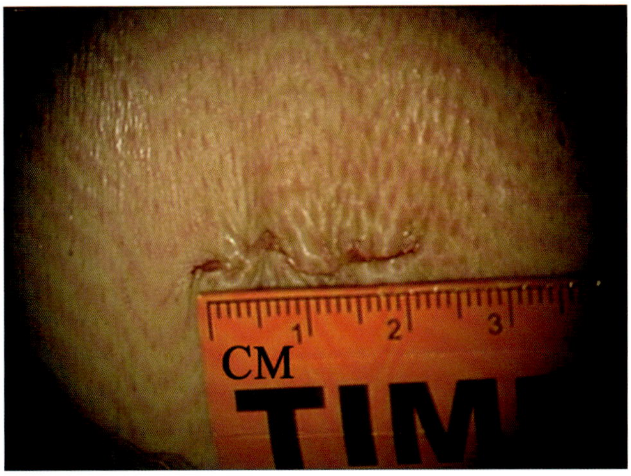

图 50.14 用皮内针缝合皮肤

（蒋继乐 译）

51 显微内镜下椎间盘切除术：旁正中和极外侧入路

Kevin T. Foley, Maurice M. Smith, Y. Raja Rampersaud

旁正中入路

1. 纤维内镜下椎间盘切除术（microendoscopic discectomy, MED）能够在局部麻醉、区域麻醉和全身麻醉下进行。首先选择硬膜外麻醉，因为能够比局麻更舒服，同时能避免全麻的并发症。麻醉师应在术前准备区域进行硬膜外置管。导管应放置在上腰椎或下胸椎水平，远离手术操作区域。

2. 在手术间，将麻醉后的患者俯卧，腹部悬空，弯曲脊柱打开椎板间隙。通过 C 臂获得透视下椎间盘区域的侧位。在消毒和铺巾前再次确认图像，确保能够看到手术节段。典型的手术间设置如图 51.1 所示。

3. 手术野充分消毒铺单后，将可弯曲机械臂装置在手术台上，与突出椎间盘同侧，机械臂能够维持通道撑开器 / 内镜的位置，解放术者的双手。触摸腰椎中线并用标记笔标记，向椎间盘突出方向旁开 1 指（1.5cm）。在相应椎间盘节段的椎旁组织中插入 22 号腰穿针。在透视指导下，调整位置直到沿着针的定位线平行于终板并平分椎间隙（图 51.2）。在 L5-S1 椎间盘水平，典型终板会发散，针应当平行于 L5 终板。在手术操作目标

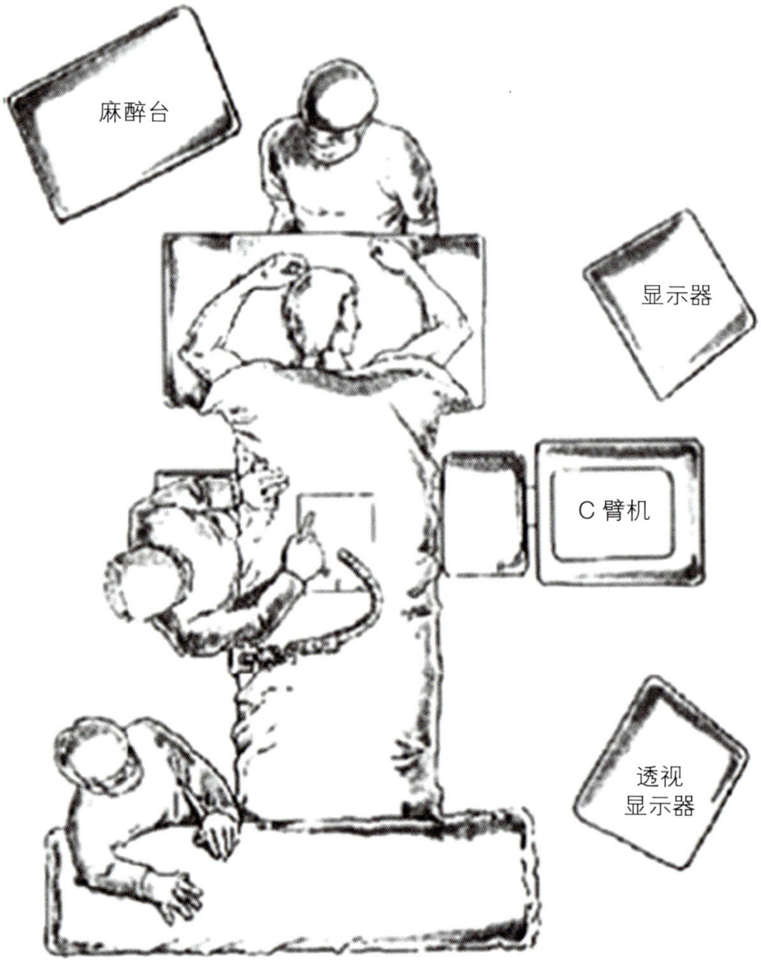

图 51.1 纤维内镜下椎间盘切除术（MED）典型手术间设置。术者站在椎间盘突出的同侧。显示器放在（对侧）术者方便看到的地方，透视显示器放在患者的脚附近

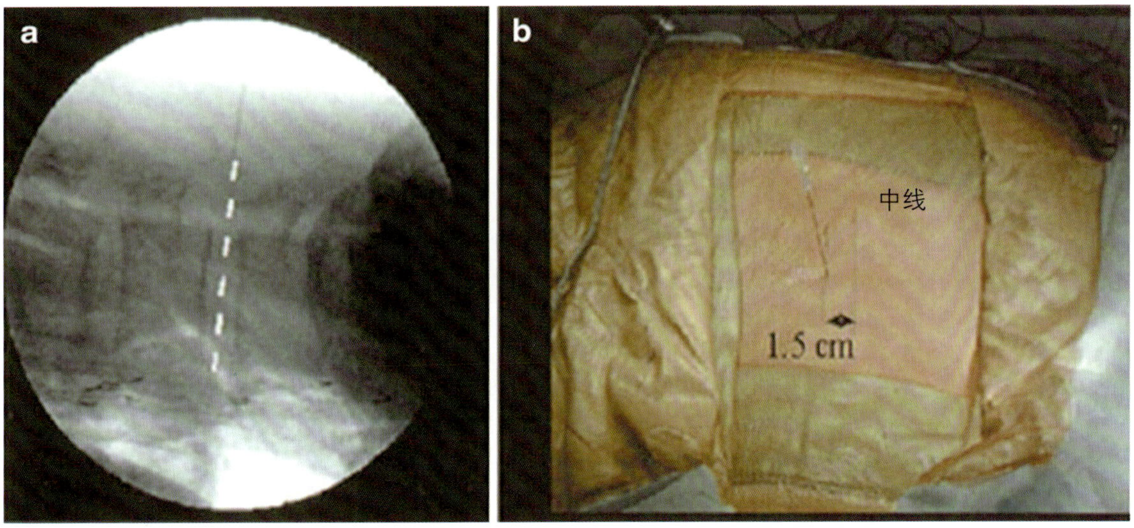

图 51.2 切口位于中线旁开 1.5cm，在椎间盘突出侧。(**a**) 透视下 22 号硬膜穿刺针的方向应该平行于椎体终板并且平分椎间隙，如图所示。(**b**) 重要的是保证手术切口精确地位于病变节段上

(例如椎间盘区域) 准备标记切口有助于使用通道撑开器后获得满意的空间，这样可以在不同的方向使用各种手术器械，不需要挪动撑开器。尊重这个重要原则能够显著改善手术效率。撤出针头，以穿刺点为中心做一长约 15mm 纵行切口。仅切开皮下浅层组织 (图 51.3)。

4. 透视下通过切口插入 12 英寸、0.062 直径的导针。将导针指向上位椎板的下缘，穿透腰背筋膜后停止进针 (图 51.4)。

5. 沿导针依次插入空心软组织扩张器 (图 51.5)。在一级扩张器穿透腰背筋膜后，移除导针并推进扩张器直到碰到上位椎板下缘。在矢状面透视下确定位置 (图 51.6)。很重要的一点是要获得纯侧位像以避免对侧骨性标记物带来的错误信息。通过使用扩张器尖端触摸椎板来确定横断平面的方向，应该在棘突基底的外侧并刚好高于椎板边缘。

6. 使用一级扩张器轻柔地分离椎板边缘背侧的软组织，这样更容易辨别这个重要的解剖结构。依次将二级和三级扩张器沿一级扩张器放置，在椎旁肌肉纤维上形成一个手术通道，但保持其附着点完整 (图 51.7)。

7. 将通道撑开器沿三级扩张器插入，直到椎板。保持向下的张力维持位置，避免椎旁组织进入。将撑开器与机械臂连接保持其位置。在透视下确认撑开器位置并移除扩张器 (图 51.8)。

8. 将内镜与镜头、光源和吸引管相连接。调整白平衡。将内镜连接到扩张器上，通过附带的环夹锁紧连接处。内镜可在通道内 360° 随意放置 (图 51.9)，能够前进或后退调节不同放大率 (图 51.10)。通过连接吸引器将内镜镜头上的凝结物吸走。其他异物可通过冲洗，或者是取出内镜擦拭镜头再重新插回去。

9. 将内镜插入通道撑开器后，按照解剖结构旋转图像位置 (图 51.11)。内侧结构应该出现在屏幕的顶端 (12 点位置)，外侧结构应该在底部 (6 点位置)。为了达到合适的角度，将一个手术器械放置在通道内外侧解剖结构上。旋转镜头直到图

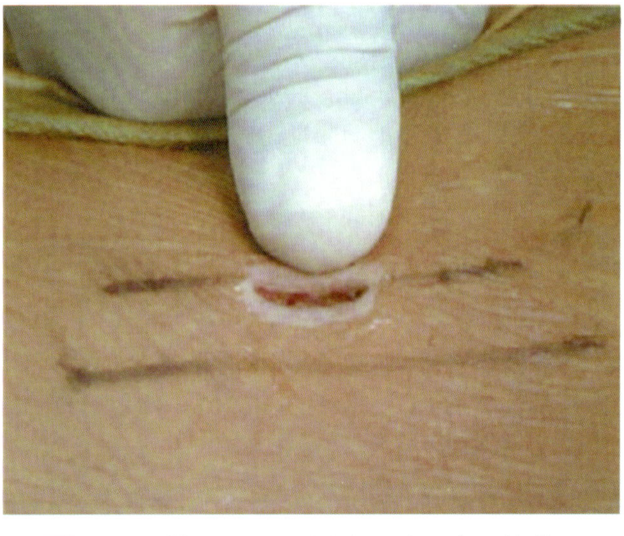

图 51.3 做一 15mm 纵行切口直到皮下筋膜层

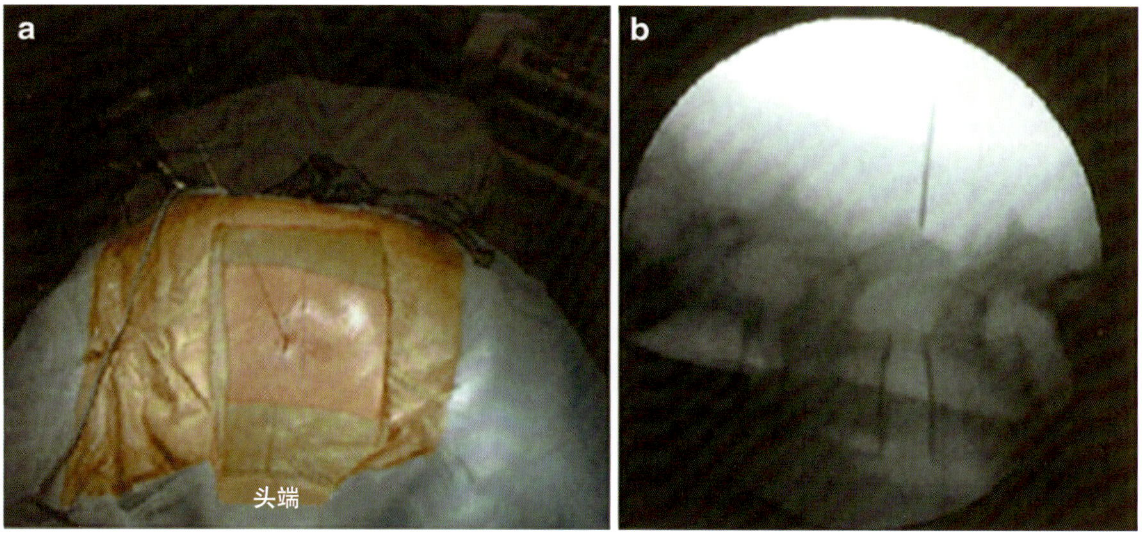

图 51.4 （**a**）体位和（**b**）透视图像显示导针经过腰背筋膜到达下位椎板边缘

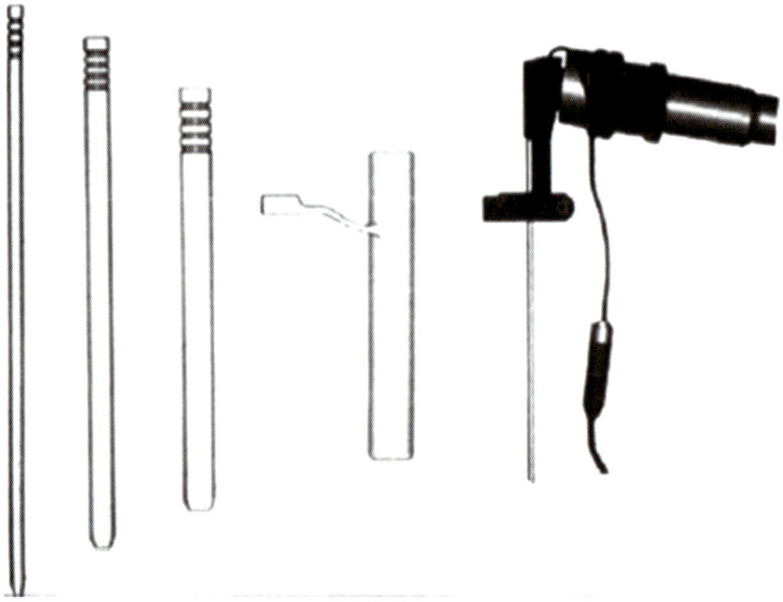

图 51.5 从左至右三种空心序列扩张器（5.3mm、10mm、14.5mm），以及16mm 通道撑开器和 25° 角内镜

像显示器械在摄像头的底部。

10. 使用刮匙明确上位椎板的下缘。使用髓核钳或者加长电刀清除椎板上方附着的软组织。使用电刀或者双极电凝仔细止血（图 51.12）。

11. 使用小的、带角度刮匙刮除椎板下方附着的黄韧带（图 51.13）。如果需要截骨的话，使用不同大小的 Kerrison 咬骨钳或高速磨钻行椎板切除术或内侧关节突切除术（图 51.14）。使用带角度刮匙打开黄韧带，并一块块地用咬骨钳咬除（图 51.15）。总的来说，向内侧或下方时，使用 90° 椎板咬骨钳，向上方和侧方时，则使用 40° 角的椎板咬骨钳。

12. 开始时对目标位置的暴露往往呈锥形。暴露不够会进一步限制通道扩张器的工作空间。为了避免这个情况，重要的是每个节段在进入硬膜外间隙之前完成软组织或骨结构的暴露，这样能够更好地利用通道内有限的空间，并提高效率。另一方面，在各层结构上仔细止血，避免上方结构出血汇集到底部。

13. 为了能够在通道扩张器的范围外操作，调

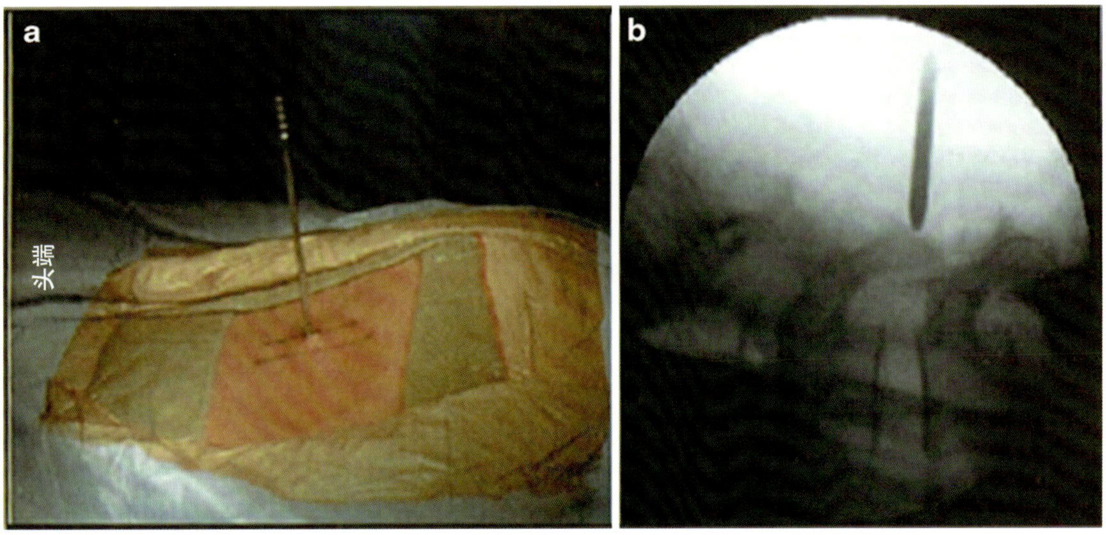

图 51.6 （a）体位和（b）透视显示扩张器尖端已锚定在上位椎板下缘。通过将扩张器逐渐向尾端移动直到在椎板间隙水平有台阶感，即可确认这一重要结构，并且在透视下再次确认

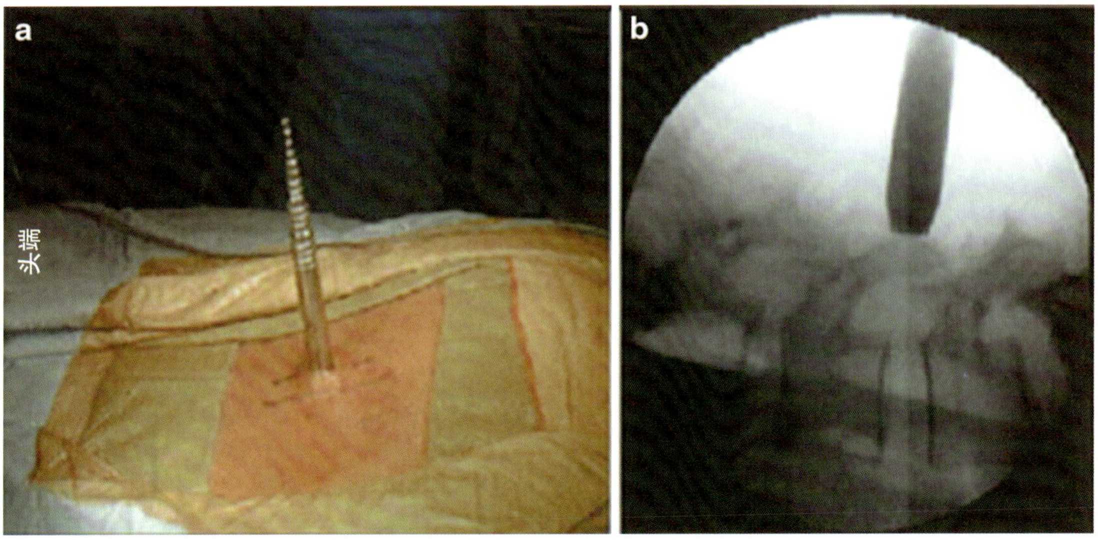

图 51.7 （a）通过放置序列扩张器，使用旋转动作扩张筋膜和椎旁肌来建立到达椎间盘的通道。（b）透视下确认每次扩张器都已经抵达骨面，这样减少软组织进入套筒的量

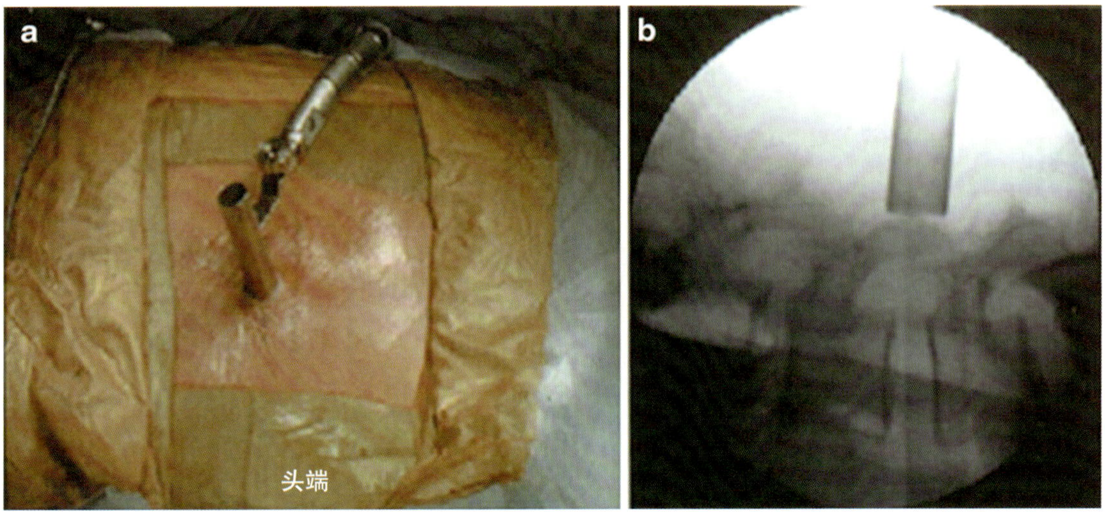

图 51.8 （a）通道撑开器的中心位于椎板边缘，在透视下（b）确认该位置，将扩张器锁定在如左图所示的位置

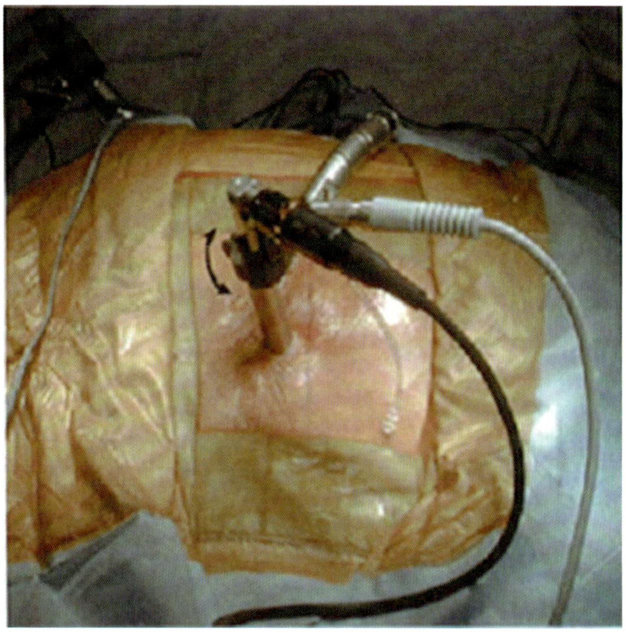

图 51.9　内镜放置在通道内，并且能够 360° 旋转。这种方法能够确保看清特定区域，并且能够让术者在内镜阻挡器械方向时移动内镜，但不需要移动整个扩张器

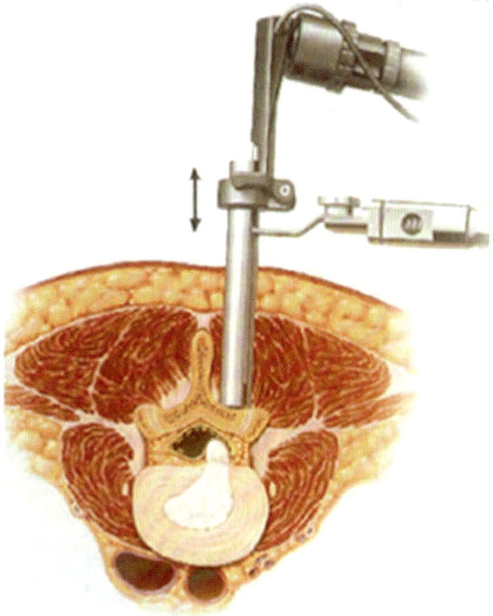

图 51.10　通过将内镜深入套筒内放大局部解剖

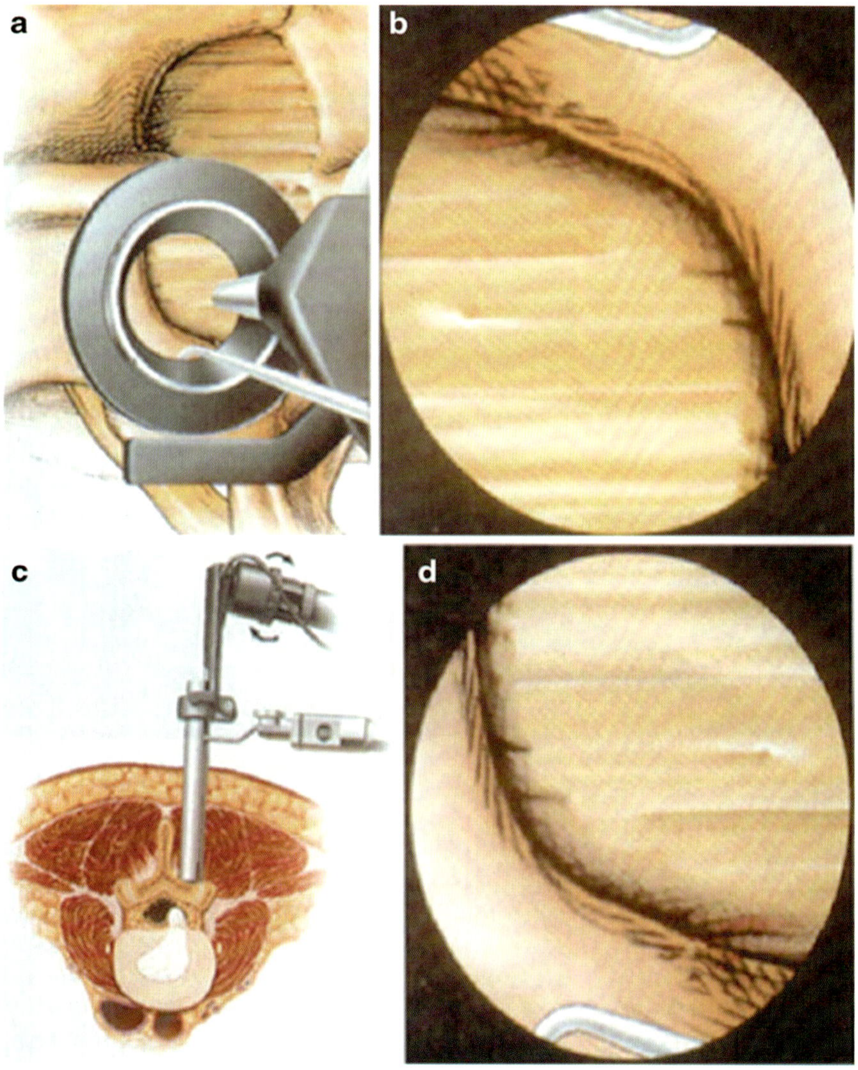

图 51.11　（a,b）内镜的初始方向，患者解剖的相关图像是随机的。通过把器械放在通道扩张器解剖位置的外侧调整图像。（c,d）镜头及连接装置开始旋转直到图像与患者方向相一致

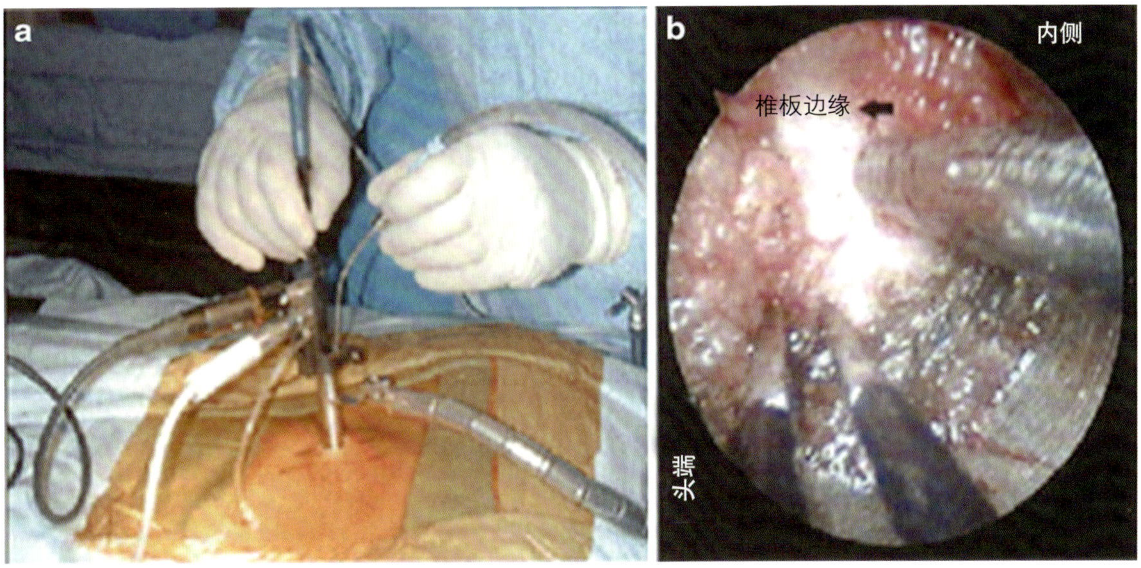

图 51.12 （a）体位和（b）内镜下图像示例使用双极电凝和吸引器在椎板边缘进行止血

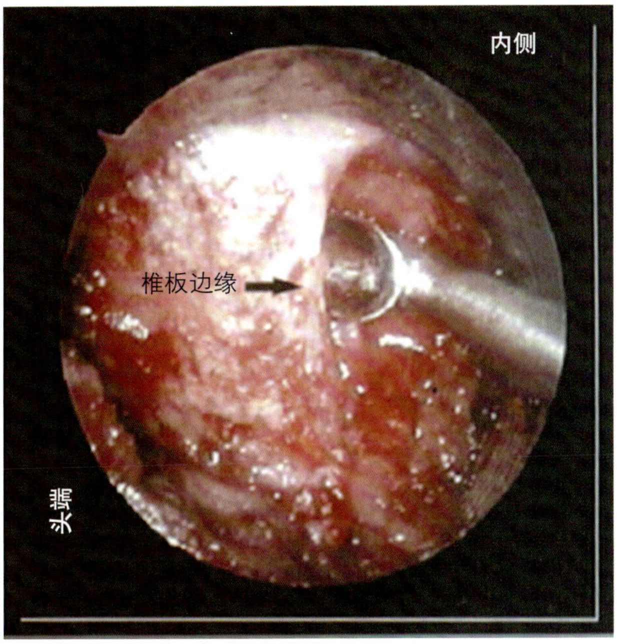

图 51.13 内镜下图像显示已将黄韧带从上位椎板下缘剥离

整通道。通过松开机械臂，在小切口内轴向旋转通道扩张器，然后重新固定至机械臂。通过开始的 15mm 切口能够达到椎弓根到椎弓根的暴露（图 51.16）。该操作在术者不能够明确某个特定的手术目标，比如椎板的一部分、韧带或者靠近内镜尖端的椎间盘时非常必要。如果此类情况发生，调整扩张器将目标放在手术野中间位置。和其他内镜操作一样，把目标位置放在中间能够把视野最大化，同时能够有效地使用工具。

14. 明确紧邻着硬膜囊的神经根。使用以下几种工具之一进行硬膜外分离，包括 Penfield 工具、细吸引器头、双极电凝、改良球探、小神经探钩或者 90° 角剥离器。切除足够的内侧关节突，这样能够在牵开前暴露神经根外侧（图 51.17）。将椎弓根作为一个标记，它能够被球探探查到，如果解剖不清楚的话可以用来帮助辨认神经根（图 51.18）。

15. 通过使用 4 号 Penfield 或小的球探探查神经根寻找突出椎间盘。如果必要的话，向内侧牵开神经并用吸引器或神经根拉钩保护。也可以使用细的棉片来牵开硬膜。使用凝胶、棉片或者双极电凝控制硬膜外出血。使用小的剪刀分离已止血的硬膜外静脉或者硬膜外硬的粘连。

16. 如果需要的话，使用微型手术刀切开纤维环，使用拉钩保护神经根（图 51.19）。通过不同大小的髓核钳移除突出椎间盘。和切开手术一样进行椎间盘内、外的探查。最后使用各种器械（例如球探、90° 角剥离器）确认神经根有无残余压迫或剩余椎间盘碎块。

17. 神经根减压后，通过通道直接冲洗伤口。松开机械臂并去除牵开器。去除牵开器后，手术走廊能够自行关闭，椎旁肌回复到解剖位置上（图 51.20）。连续缝合关闭筋膜。使用无菌密封条和小的自黏敷料覆盖皮肤（图 51.21）。

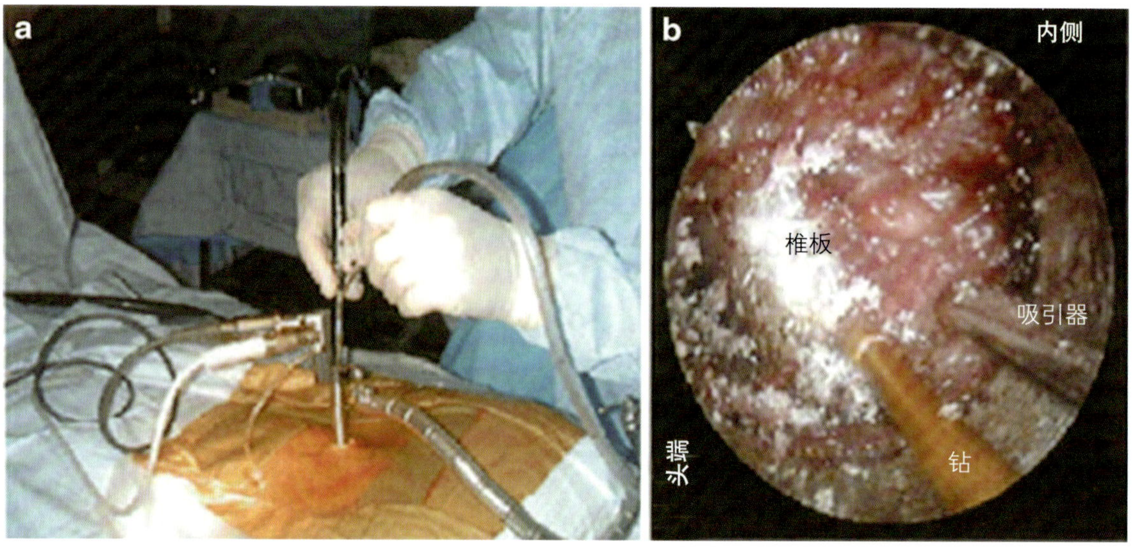

图 51.14　通过通道扩张器行标准切开微创技术，使用 Kerrison 咬骨钳或者钻进行截骨。骨量切除范围以能够到达突出椎间盘或其他碎块为宜。这些体位（a）和内镜下（b）图像示范使用 MedNext 钻进行椎板切开术。通常将骨钻和吸引器一起使用，来减少内镜下骨屑和血液到处播散

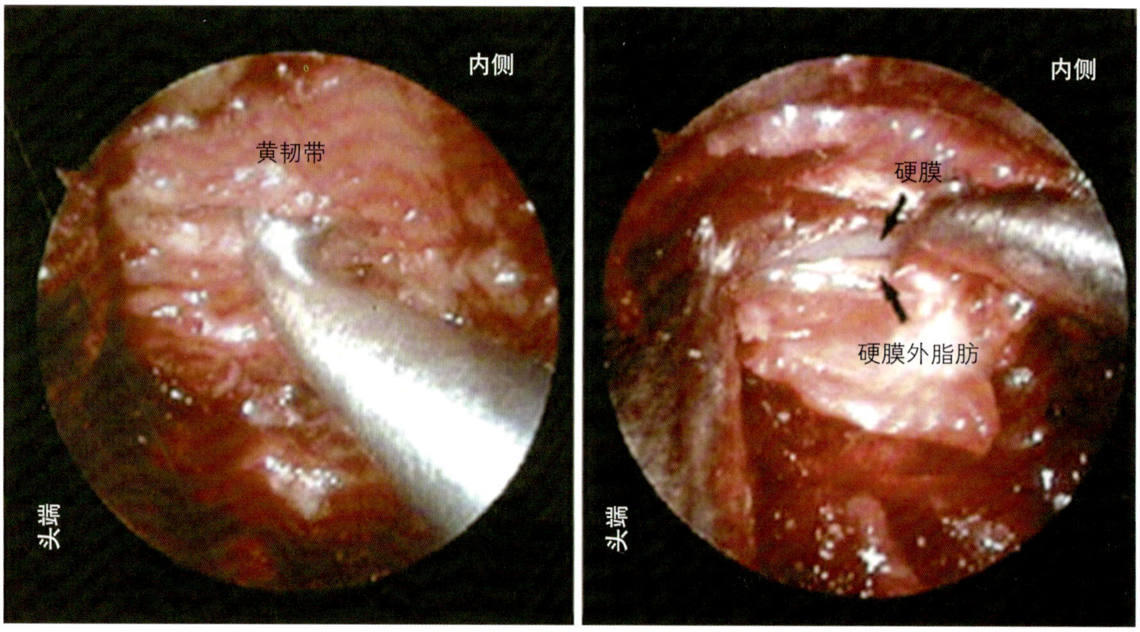

图 51.15　内镜图像显示切开黄韧带的技术。另外，如果椎板切开够大或者已暴露侧隐窝的话，可以轻易地将韧带从其头端骨性或侧方关节囊附着点分离下来。韧带可以部分保留作为活瓣或者必要时切除

极外侧入路

1. 麻醉方式、患者体位和手术间设置与旁正中入路相同。

2. 手术野消毒铺单后，辨认并标记腰椎中线。中线旁开 4.5~5cm，和椎间盘突出同侧的位置画另外一条线。使用 22 号腰穿针和 C 臂机明确椎间隙水平（图 51.22）。与旁正中入路相同，针的方向应当平分椎间隙。去掉针后，在针尖处做一长约 15mm 切口并切开至皮下组织。

3. 在切口内插入克氏针直到腰背筋膜，将其指向横突和上位椎体的椎弓根（例如对于 L4-L5 的极外侧突出则指向 L4）。沿克氏针插入初级扩张器，通过腰背筋膜，移除克氏针。将扩张器底部

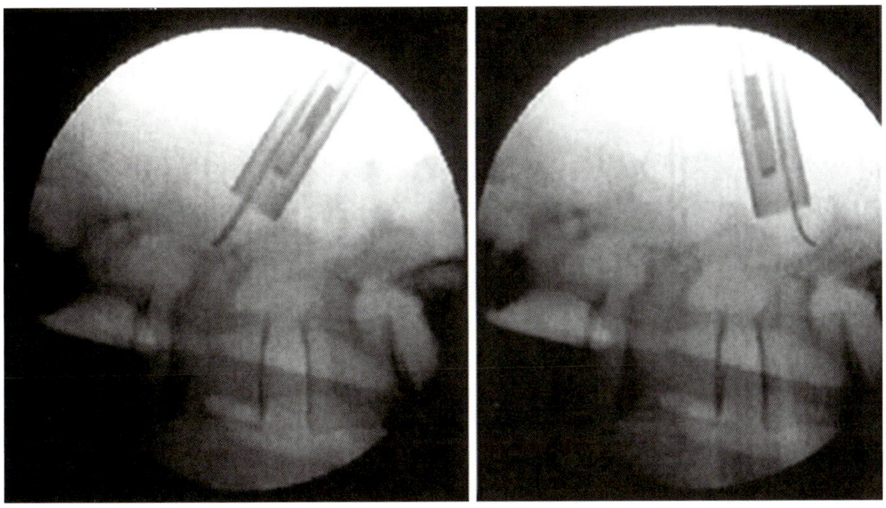

图 51.16　透视像显示通过在头尾两个方向转动套筒，可以完成椎弓根到椎弓根的入路

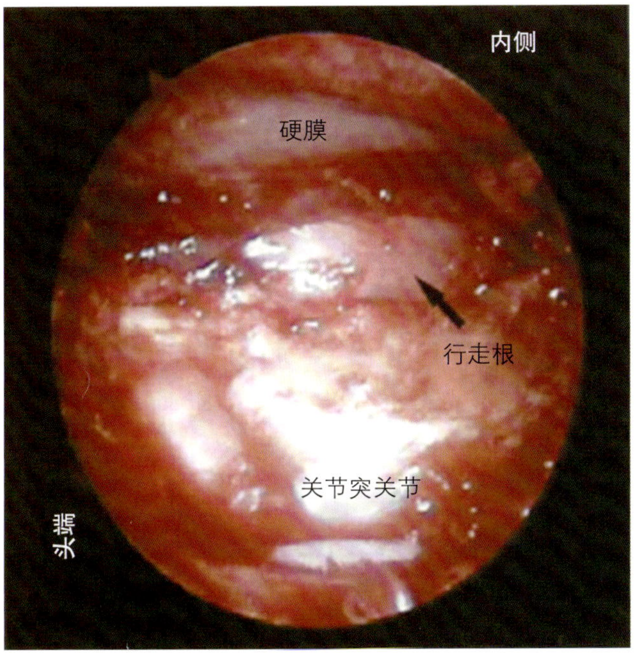

图 51.17　必须辨认行走根外侧边缘，切开侧隐窝来帮助暴露神经根。在内侧放置 25° 角内镜，可以“从内向外”看到侧隐窝和关节突。注意行走根被下方包容性椎间盘突出拉紧了

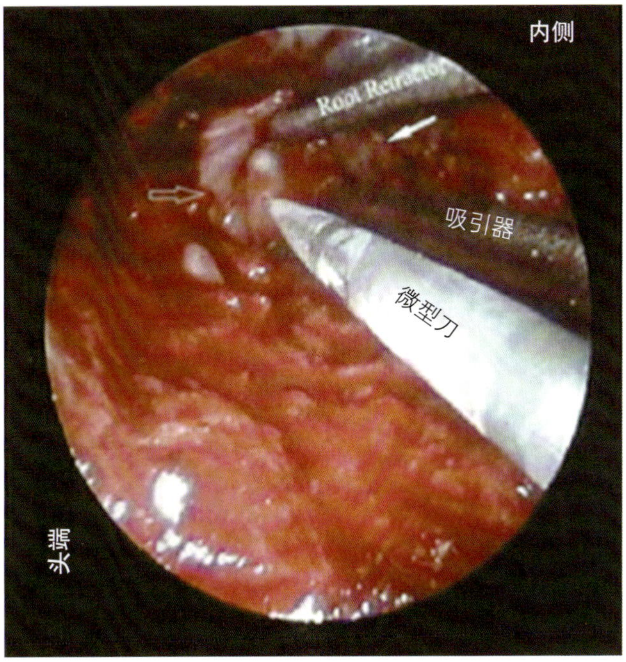

图 51.19　内镜图像示意 L4-L5 左侧椎间盘突出，以及联合在一起的 L4 和 L5 神经根。L5 行走根被神经根拉钩向内侧牵拉，而 L4 出口根能够在椎间盘水平暴露。使用微型刀在 L4 的腋部行纤维环切开术

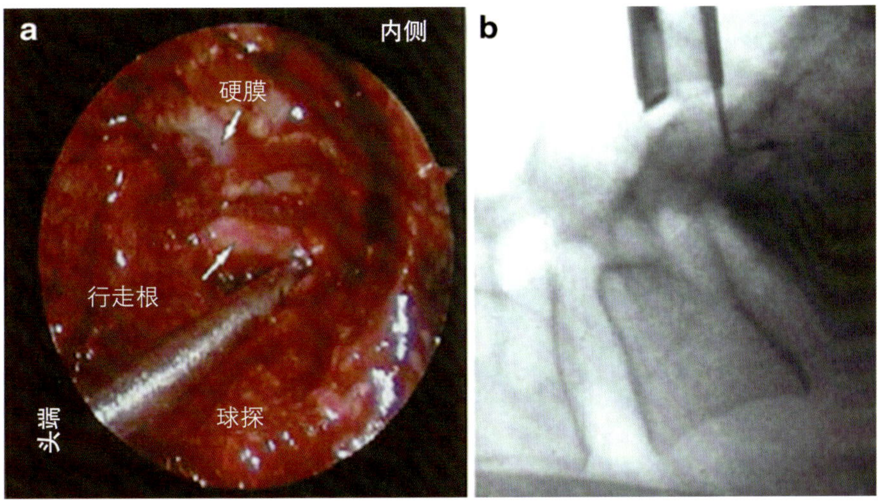

图 51.18　像（**a**）（**b**）示范的那样在球探帮助下触摸尾侧椎弓根，尤其是当解剖不清时用来帮助辨认神经根

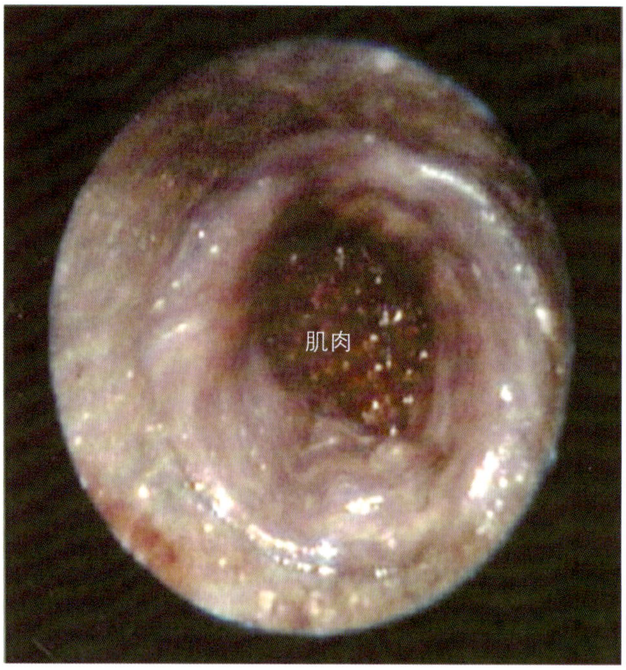

图 51.20　内镜图片提示套筒牵开器撤出时，撑开的椎旁肌能够回复到原来的位置

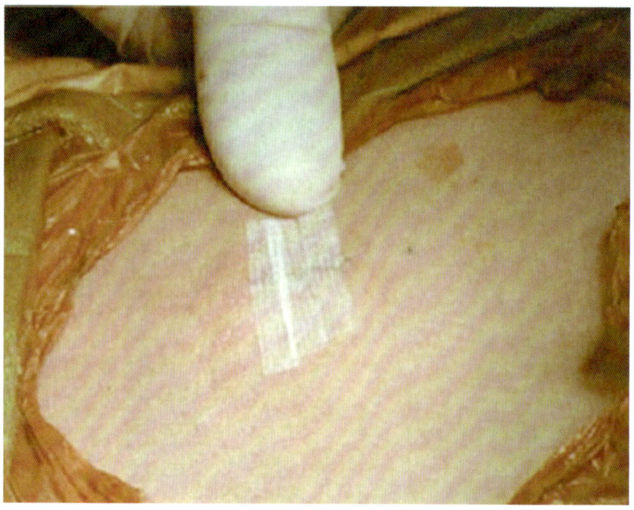

图 51.21　显微内镜下椎间盘切除术（MED）能够使用标准微创手术技术有效地行纤维环切开术，并且能够保留美观、肌肉保持好等内镜手术的优点

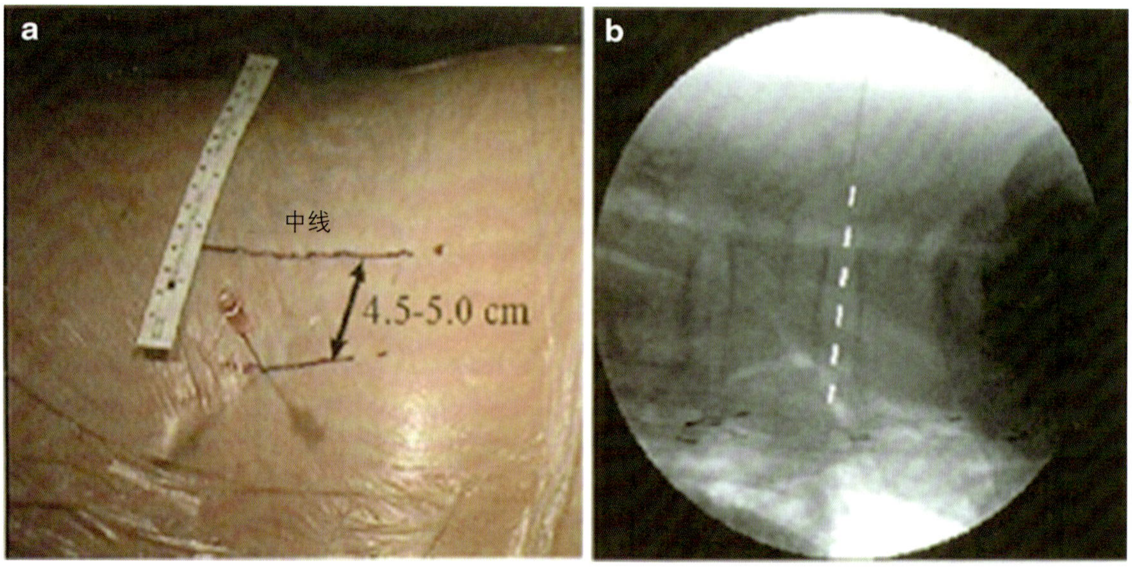

图 51.22　（a）极外侧技术的手术切口中线旁开 4.5~5cm，并在椎间盘突出同侧。（b）沿着这条线以病变椎间隙为中心做一 15mm 切口

放在横突和峡部交界的位置。在 C 臂透视下从矢状面确认其方向。通过扩张器尖端触摸骨性标记来确定内外侧方向（图 51.23）。

4. 插入剩下的两级扩张器以及通道撑开器。移除扩张器，将通道撑开器连在机械臂上。通过撑开器插入内镜并调整合适的图像方向（图 51.24）。

5. 使用小的髓核钳或者电刀清除横突基底和峡部的软组织（图 51.25）。使用双极电凝凝住峡部动脉，并用小型剪刀切开。使用小的带角度微型刮匙分离峡部下方软组织（图 51.26a）。该动作从峡部上去除了横突间韧带内侧边缘，有利于进入神经孔。

6. 使用带角度 Kerrison 咬骨钳沿横突内下

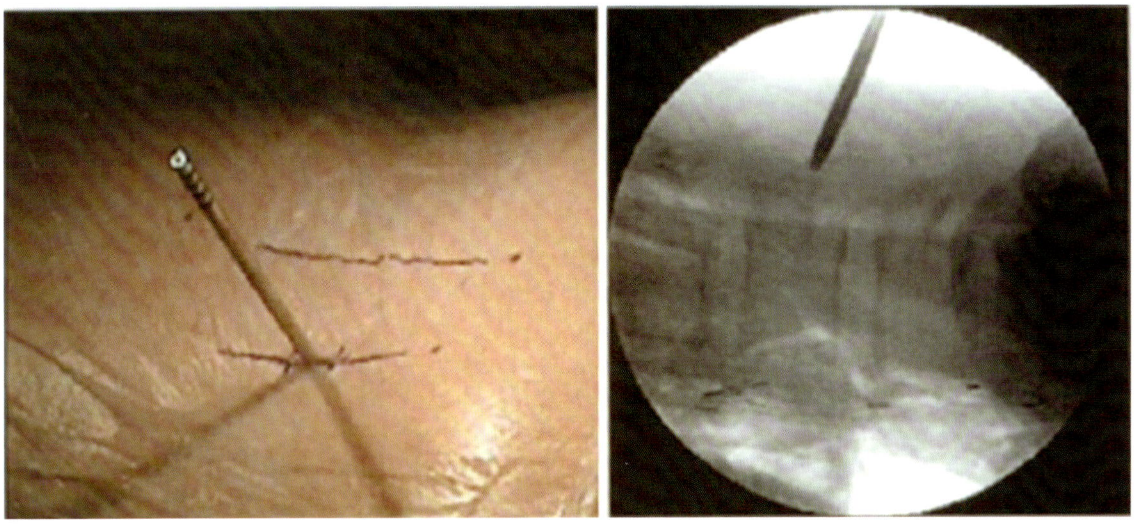

图 51.23 体位和透视图像示初始扩张器的放置位置。在透视指导下，扩张器尖端向头端和内侧进针，到达横突和峡部的交界处

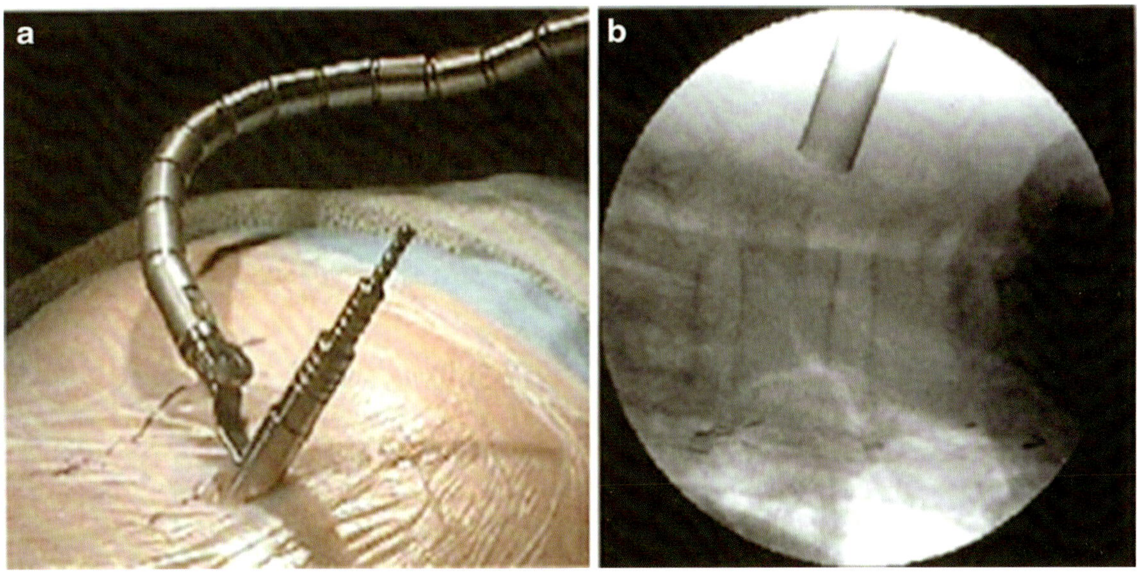

图 51.24 体位像示（a）在扩张器基础上放置通道牵开器。透视下（b）确认扩张器移除后牵开器的位置位于横突和峡部交界处的中心。扩张器或者通道牵开器有进入到横突间隙的风险，因此必须确保器械能够顶到骨面上，并且在透视下确认它们的深度

方和峡部外侧去除骨质（图 51.26b）。该动作能够打开神经孔的外侧壁，使得球探能够触摸探查椎弓根，并直接辨认在椎弓根下方的出口根（图 51.27）。

7. 如果在椎弓根水平辨认出口根，沿神经根向侧方和下方剥离，通过移动通道向其尾端探查椎间盘。如果碰到过度增生的关节突（继发于关节突关节肥大），使用咬骨钳或者内镜磨钻去除关节突外缘，进一步探查神经根末端的行程（图 51.28）。

8. 辨认背根神经节，通常是由出口根在神经孔外侧和下方增大形成。小心处理该结构，因为过度牵拉背根神经节会产生剧烈的术后疼痛。

9. 探查减压神经根并移除突出椎间盘碎块（图 51.29a~c）。如果需要的话，进一步进入椎间盘间隙去除椎间盘。最后重新探查神经根，确保它已被完全减压。

10. 冲洗伤口，移除通道扩张器，关闭筋膜和

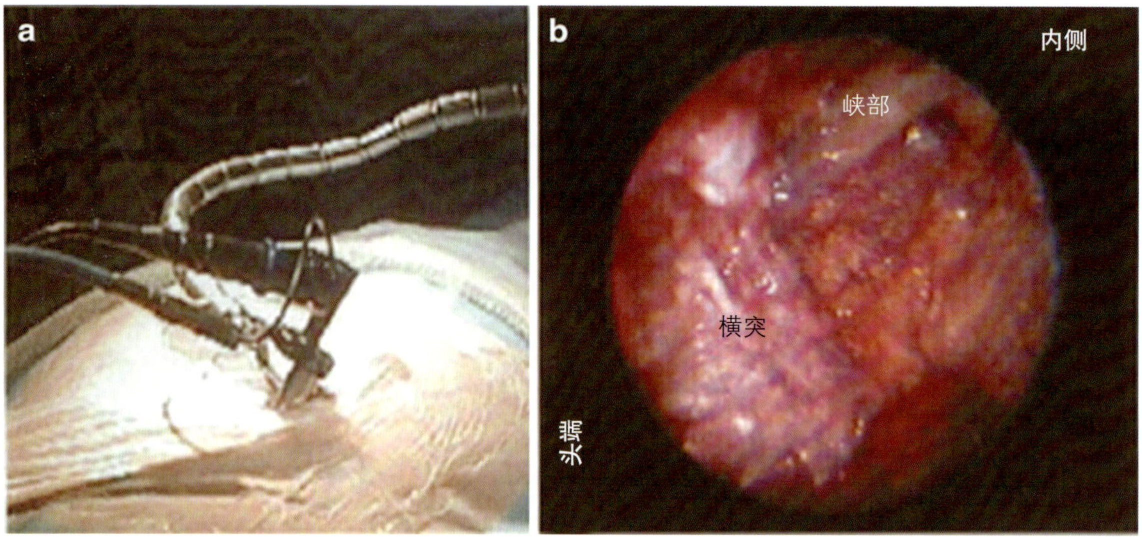

图 51.25 如前述按照患者解剖位置（**a**）旋转内镜。一旦暴露完成（**b**），能够在内侧看到峡部，横突下缘在头端，由内而外走行

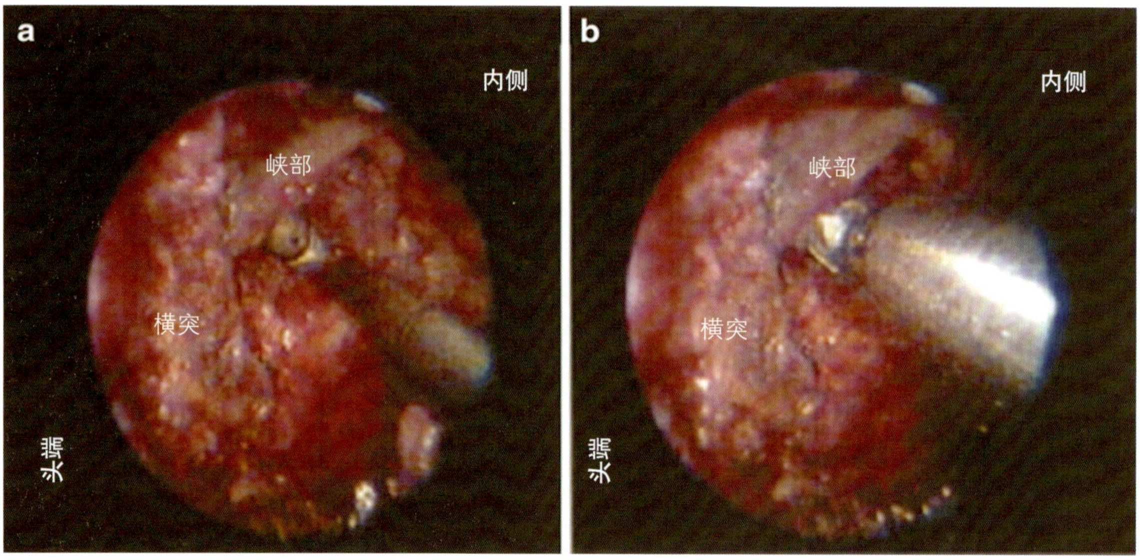

图 51.26 （**a**）使用带角度的刮匙分离横突间韧带的上方和内侧附着。（**b**）去掉椎间孔外侧的顶盖，辨认椎弓根和出口神经根

皮下组织。使用无菌密封条和小的自黏敷料覆盖皮肤。

谨 记

1. 确保皮肤切口与主要手术目标一致。
2. 确定上位椎体的椎板下缘（通过触摸和影像学）。
3. 进入硬膜外间隙前在每个节段仔细止血和暴露。
4. 通过调整通道将目标放在中心。
5. 通过切除关节突内侧、触摸椎弓根辨认神经根外缘。
6. 确认在各个方向上都已进行足够的减压。

谨 记

1. 皮肤切口在椎间盘水平中线旁开 4.5~5.0cm。
2. 通过触摸和透视确保起始扩张器尖端放置在上位椎体横突和峡部交界的位置。
3. 在峡部外缘寻找并电凝峡部动脉。
4. 去除足够的横突下内侧和峡部上外侧来辨认椎弓根以及出口神经根。

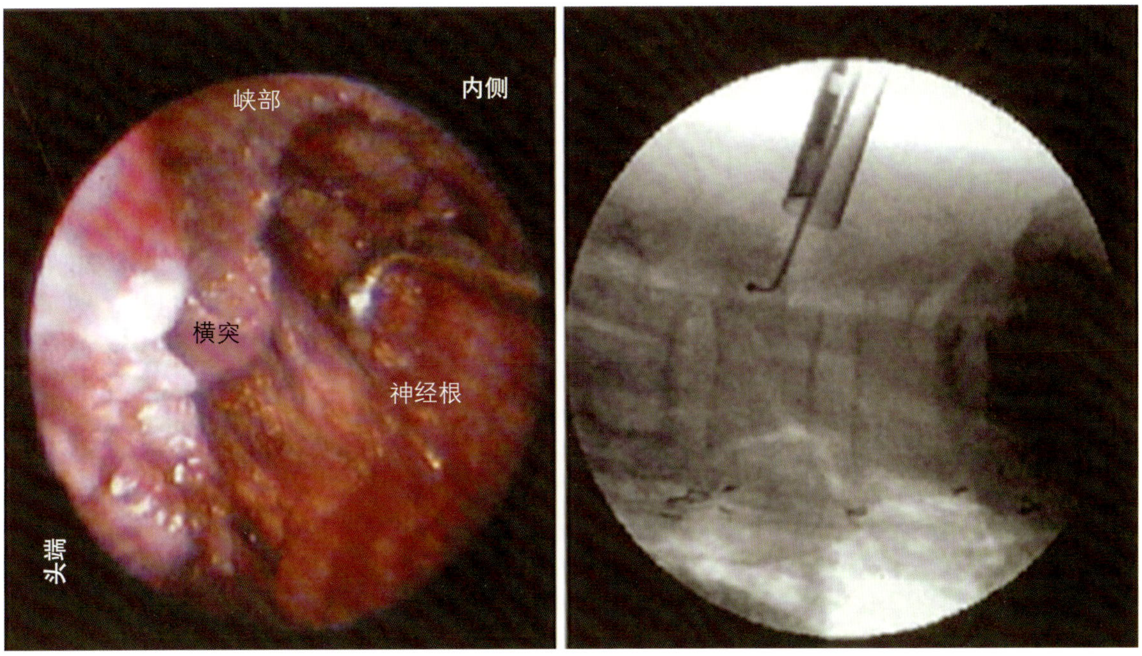

图 51.27 通过仔细触摸椎弓根（透视下），术者能够明确地判断出口神经根，因为它围绕着椎弓根走行。可像图中示范的那样，安全暴露神经根

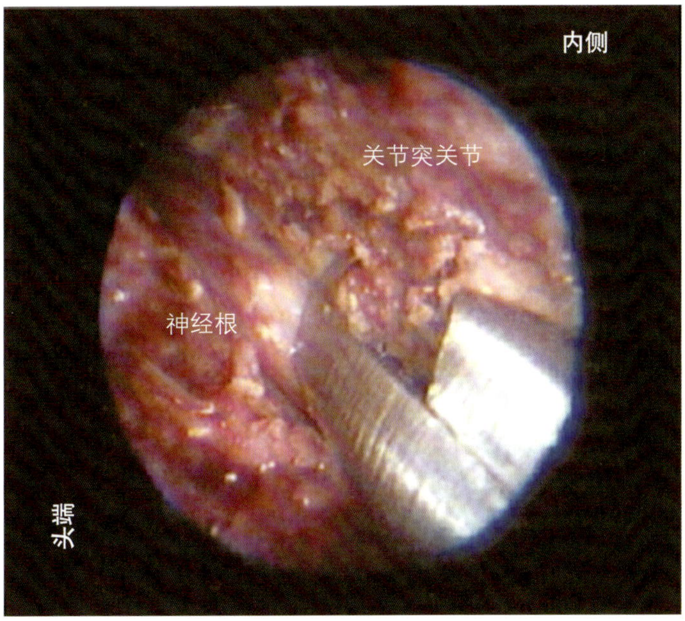

图 51.28 通过在椎间盘水平向尾侧移动撑开器寻找神经根。如果神经根内侧有明显关节突关节增生阻挡通路的话，可以使用骨钻和（或）Kerrison 咬骨钳去除关节突关节外侧缘

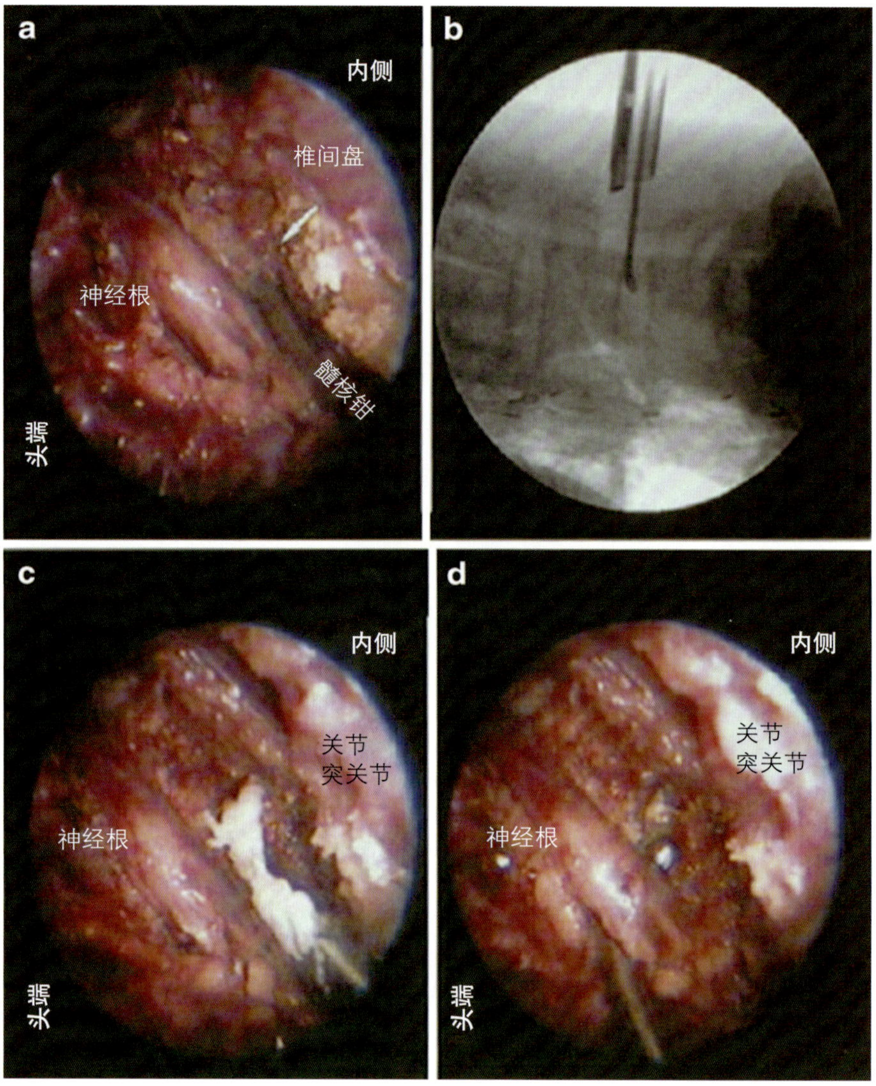

图 51.29 在直视下进行椎间盘切除术，移除游离碎块（**a~c**）。直接检查神经根确保减压已完成（**d**）

5. 沿神经根向远端至椎间隙。
6. 如果需要的话切除外侧关节突。
7. 避免过度牵拉背根神经节。

（蒋继乐 译）

腰椎内镜下经椎间孔入路 52

Christopher A. Yeung, Justin S. Field, Anthony Yeung

适应证

Parviz Kambin 首先在 1983 年描述了经“安全区”经皮椎间孔入路（图 52.1a,b）行腰椎间盘切除术，并命名为关节镜下椎间盘切除术。原始的内镜系统没有工作通道，因此实在透视下行椎间盘切除术，然后通过内镜检查椎间盘完整性。这样的限制使得适应证局限在腰椎间盘突出症。

在 1993 年 Anthony Yeung 进行工具革新，发展出包括 2.7mm 工作通道的多通道椎间盘硬镜后适应证进一步扩大（图 52.2）。这使术者能够在内镜视野范围内切除椎间盘。同时术者可以安全地探查整个椎间孔和硬膜外区域，并移除椎间孔内、椎间孔外、中央和旁中央型椎间盘突出。

因为后外侧入路通过椎间孔评估椎间盘，椎间孔内、外突出是理想的适应证。对于标准后方椎间盘切除术后椎间盘复发、上腰椎和下胸椎椎间盘突出，后方纤维环撕裂，椎间盘炎和椎间孔骨性狭窄，后外侧内镜下腰椎间盘切除术都有一定优势。

后外侧椎间孔入路避免了反复椎间盘突出导致的后外侧硬膜瘢痕，并不比第一次手术更难做。一般来说，由于手术瘢痕能够限制复发椎间盘的移动，往往更容易找到。

由于椎间盘水平椎板覆盖程度更高，上腰椎椎间盘突出行后方手术时往往需要切除大量椎板。

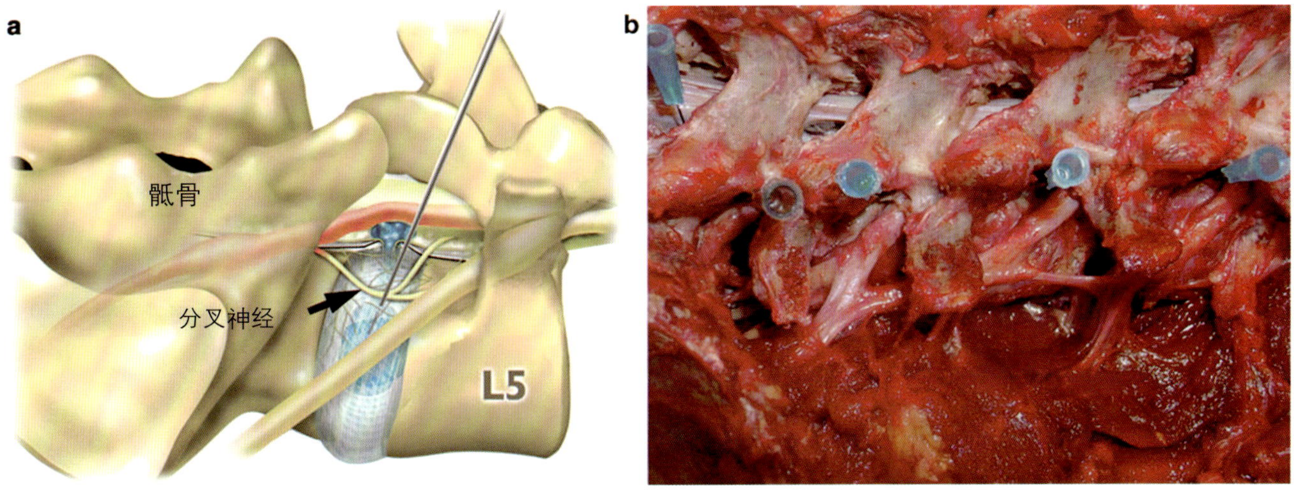

图 52.1 （a）以 L5-S1 间隙，俯卧位，右侧入路为例。Kambin 三角工作区域是后外侧内镜下椎间盘切除的手术区域。它被定义为下位椎体上关节突，背侧的行走根、腹侧的出口根，尾端下位椎体上终板围成的三角形区域。在椎间孔减压过程中，能够通过不同的套筒组合移动并保护出口根和行走根探查椎弓根到椎弓根的椎间孔情况（经允许选自 Yeung AT, Yeung CA: Posterolateral selective endoscopic discectomy: The YESS technique, in Kim DH, Fessler RG, Regan JJ, eds: Endoscopic Spine Surgery and Instrumentation: Percutaneous Procedures, New York, NY, Thieme Medical Publishers, Inc, 2005.）（b）尸体标本图片示 L2-S1 左侧后外侧椎间孔区域的解剖（蓝色针头插入椎间盘内）。仅在 L5-S1 间隙由于骨盆和关节突较宽（L5-S1 为灰色针头），通过椎间盘进入椎管角度受到限制。L1-L3 高位椎间盘突出更容易通过后外侧椎间孔在内镜下处理，因为后方入路中椎板覆盖较多。L4-L5 节段两种入路角度都很充分。注意分叉神经分支进入腰大肌。这些分叉神经在椎间孔常有分布，邻近椎间孔韧带（黄韧带的侧方）。有时候难以区分分叉神经和韧带

选择性内镜下椎间盘切除的部分工具（非等比例）

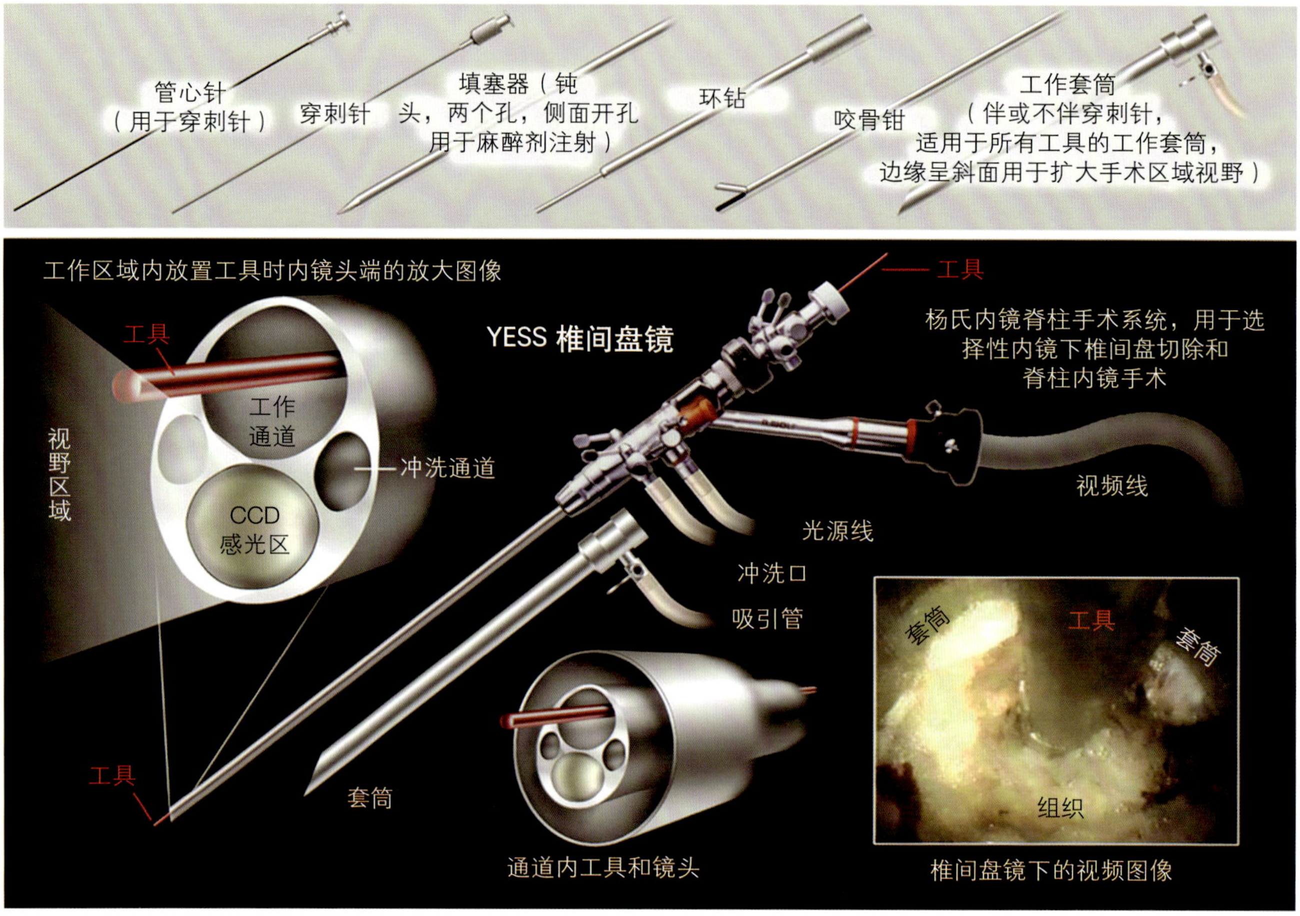

图 52.2 杨氏内镜脊柱手术系统（YESS）的多通道手术内镜示意图。硬的脊柱内镜带有可插入工具的工作通道、多通道冲洗以及暴露病变和保护神经的套筒。（经允许选自 Yeung AT, Yeung, CA: Advances in endoscopic disc and spine surgery:foraminal approach, in Szabó Z, ed. Surgical Technology International XI. San Francisco, CA, Universal Medical Press, Inc, 2003: 255-263—Fig 5 p 259）

关节突关节更偏矢状位排列，因此传统后路手术之后更容易发生不稳定。后外侧入路避免了发生骨性不稳定的可能，而且在这些节段髂骨不会构成阻挡，术者可以在侧位从一个更浅的水平进入椎间盘。下胸椎的椎间盘突出同样可以在不牵拉脊髓或马尾的情况下安全去除。

有症状的纤维环撕裂常需要融合或腰椎间盘置换手术，但后外侧内镜下椎间盘切除术和热疗处理单侧小于 1/4 的放射状纤维环撕裂是一种微创的备选方案，它能够缩小并封闭化学刺激性物质的释放，推迟更大的重建手术。撕裂纤维环内的髓核组织会促进纤维环愈合。沿着炎症肉芽组织去除髓核能够帮助纤维环重新连接和愈合。有时候如果纤维环还是完整的话，热疗能够封上破口，如果破裂口太大，也只能够将边缘清创，希望瘢痕能够对合（图 52.3a~c）。肉芽组织和撕裂口的敏感神经末梢被热激光和射频所消融，使得后方纤维环失支配并减少疼痛来源。生理盐水冲洗同样能够冲走可能导致化学性激惹的神经毒性物质和代谢物。

在椎间盘炎中，该技术能够获得用于活检和培养的良好组织样本。同样它能够直接清创和冲洗椎间盘空腔而不会产生感染播散的死腔。

内镜下环钻、锉刀、磨钻、咬骨钳和激光能够移除上关节突腹侧和椎体骨赘，治疗神经孔狭窄。该入路能够直接评估狭窄程度。

禁忌证

内镜下切除椎间盘突出仅受到内镜器械无法进入突出部位的限制。禁忌证是相对的，取决于椎间盘突出位置、患者局部解剖和手术者的经验。

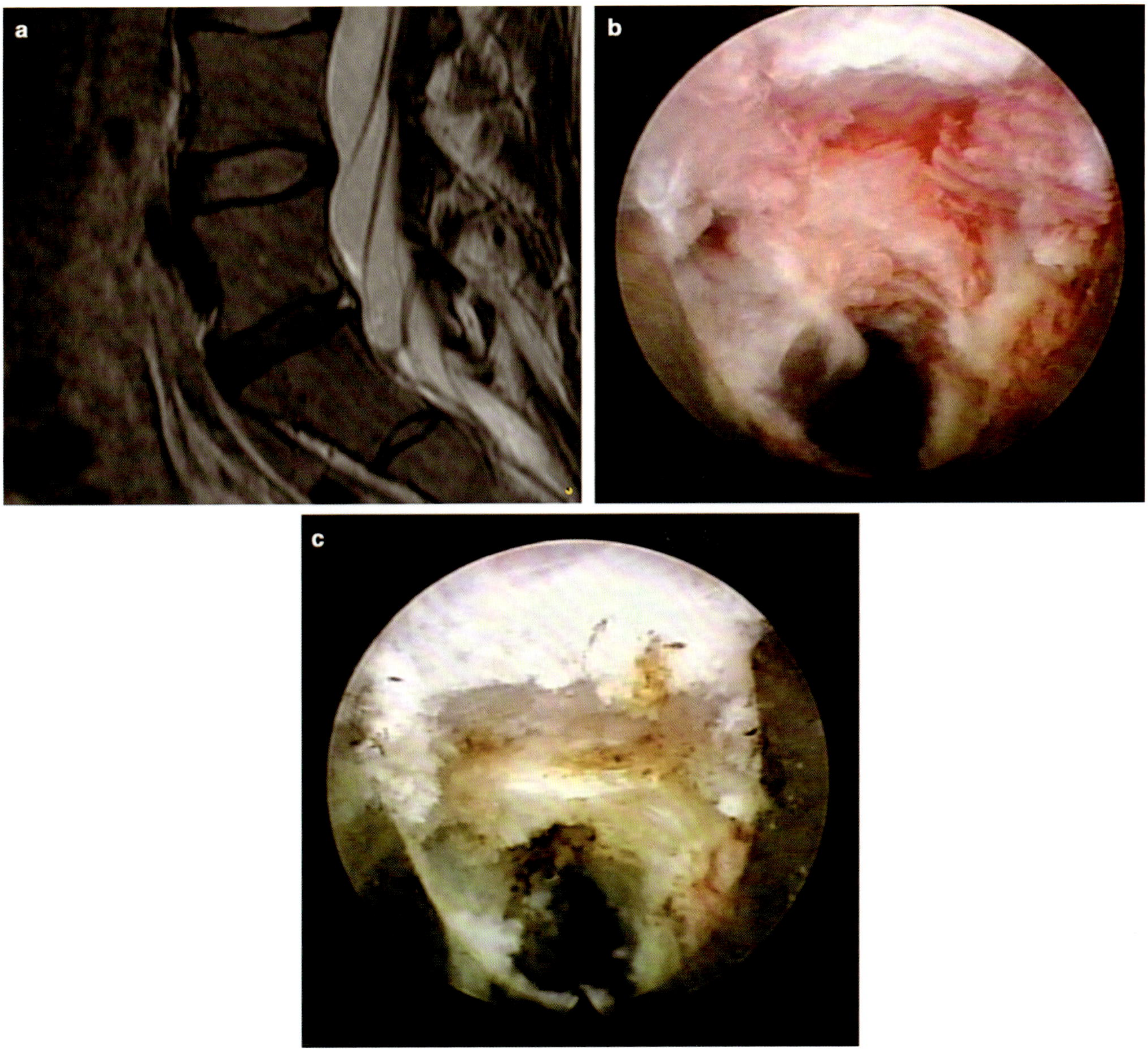

图 52.3 （a）腰椎 MRI 矢状位 T2 序列显示 L5-S1 后方高信号区域（HIZ）代表纤维环撕裂。（b）内镜下椎间盘内视角观察纤维环撕裂。注意纤维环上红色肉芽组织。（c）使用双极电凝热疗后，消融并去除肉芽组织，更利于纤维环愈合和瘢痕形成

脱出的椎间盘或者高度移位的突出椎间盘能够从侧后方成功处理，但从后方经椎管入路更容易。对于高髂骨（侧位片上高于 L4-L5 椎间盘）和 L5-S1 椎间盘水平的患者 L5-S1 手术入路更困难，因为这使得入路更陡峭，更难以达到椎间盘的后四分之一。而 L5-S1 的中央型突出同样比较困难，因为需要比较浅的入路才能够到达突出中央。退行性脊柱侧凸使得凹侧的椎间孔难以到达。但对于有经验的术者这些都不是难以逾越的障碍。不过术者在刚开始的时候应该从椎间孔内和旁中央局限的椎间盘突出开始。如果对于椎间孔解剖结构和内镜技术更熟悉之后可以处理更难以到达的突出位置。例如，克服 L5-S1 的解剖限制，以及在脊柱侧凸凹侧处理椎间孔狭窄，去除上关节突腹侧从而从更浅和更中央的入路处理后方椎间盘。双通道入路使得在主通道内镜直视时，在对侧辅助通道使用更大更灵活的椎板咬骨钳到达突出部位。

备选治疗方法

从后方显微镜下椎间盘切除术被认为是一种“金标准”，也是一种主要的备选方案。遗憾的是，

有很多其他经皮椎间盘切除术常被混淆为也是内镜下后外侧腰椎间盘切除术，但完全不同。这些手术包括经皮自动腰椎间盘切除术（automated percutaneous lumbar discectomy, APLD）、经皮椎间盘减压、各种间接经皮“激光”椎间盘切除术、髓核成形术（等离子射频）、椎间盘内电热治疗（intradiscal electrothermal therapy, IDET）。这些技术都是在透视指导下非直视的操作，理论上通过移除中央髓核、间接减压椎间盘突出治疗椎间盘突出症。它们并不直接定位或移除椎间盘突出部分，并且在术中不能确定神经根是否减压完成。它们的适应证局限于包容性椎间盘突出。

内镜下后外侧腰椎间盘切除术像其他典型手术一样，基于直视下暴露，看到病变目标并直接移除致压物。激光和双极消融只不过是修理椎间盘、控制出血和移除骨赘的辅助工具。

技　术

设置 / 暴露

合理的手术间布置包括带有抗前屈可透 X 线床、C 臂机和供内镜观察的显示器及吊塔。患者俯卧位趴在抗前屈架上，双手离开身体两侧。小心摆放患者体位确保能拍摄完美的后前位和侧位像。将手术节段放在中央避免视差错误。影像设备、工具台和手术间人员与术者之间的位置如图所示（图 52.4）。虽然有些术者使用侧卧位，但优先使用俯卧位，因为这样图像位置和患者相对关系更简单，而且手术器械操作更符合人体工程学。俯卧位同样可以使用双通道入路，在辅助通道使用更大更灵活工具的同时，可以在工作通道直视下使用更小的工具操作。

相对全麻来说，更推荐局麻和静脉使用咪达唑仑和芬太尼镇静。这样可以通过患者疼痛反应进行实时监测避免损伤出口根或行走根。1.5% 的利多卡因作为首选局部麻醉药，因为它足以麻醉局部区域避免疼痛，同时避免神经根受刺激时没有疼痛反应。麻醉师应避免使用丙泊酚进行静脉麻醉，因为它会产生全身麻醉并在可能导致神经根损伤时阻断患者的反应。

工具

现在临床上有很多类似的内镜系统，但我们仅描述作者使用的一种。杨氏脊柱内镜系统（YESS）/Vertebris 系　统（Richard Wolf Medical

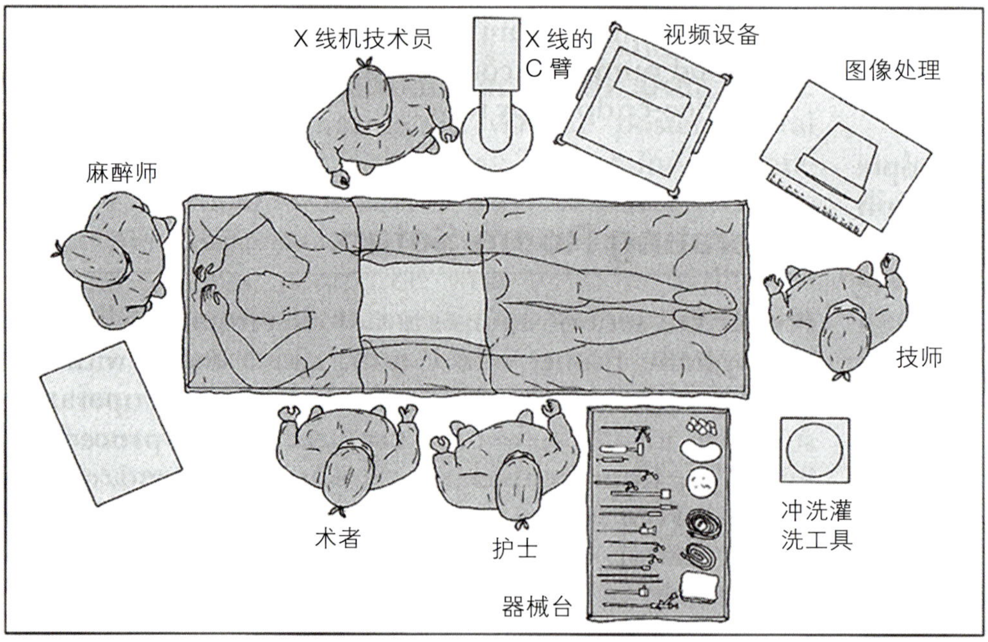

图 52.4　手术间布置示例。患者俯卧位，麻醉师位于患者头侧，对于左侧椎间盘突出术者和护士位于患者左侧（经允许选自 Yeung AT, Yeung CA: Posterolateral selective endoscopic discectomy: The YESS technique, in Kim DH, Fessler RG, Regan JJ, eds: Endoscopic Spine Surgery and Instrumentation: Percutaneous Procedures, New York, NY, Thieme Medical Publishers, Inc, 2005）

Instruments Corp, Vernon Hills, IL）包括以下几种工具。

- 多通道、20°卵圆形内镜，包括 2.7mm、3.1mm 或 4.1mm 工作通道及灌洗口（流入及流出）
- 7mm 和 8mm 进入套筒，头端不同开头，带沟槽、斜面或者变细的末端
- 带有中心和偏心通道的导针和组织扩张器、填塞器，使用中心通道放置导针的同时使用偏心通道注射局部麻醉药
- 为经工作通道直视下咬除碎块特殊设计的单关节或双关节咬骨钳
- 可用于双通道手术中辅助通道或者透视下单通道椎间盘切除术的更大更直的铰链式咬骨钳
- 组织切割型钳子用来松解纤维环
- 用于行髓核摘除术和椎间孔扩大成形术中去除骨质的环钻
- 小的锉刀、刮匙和 penfield 探针
- 髓核刀
- 可弯曲的双极射频探头(Elliquence, Oceanside, NY)，用于止血、热凝固纤维环胶原以及消融纤维环感受器

附加设备

- 直的和弯曲吸引灌洗刨刀用于椎间盘切除
- 吸引泵连接吸引灌洗刨刀，比普通墙壁吸引器吸力更强
- 侧方发射型 Holmium-YAG 激光用于精细组织，骨气化、分离
- 内镜下用于椎间孔成形的高速磨钻
- 液体泵用于持续连续灌注

步 骤

理想定位针放置方法

理想的定位针放置是后续所有操作的关键。入针点通常在中线旁开 10~13cm，并且平行于椎间隙放置，这样进入时不会损伤终板。患者的体型决定了应该从中线旁开多少入针。一个比较好的估计方法是把一根金属棒横放在患者后方，在金属棒不再接触患者皮肤的地方做第一个点。在决定了侧方切口位置后，需要在侧位像上确认，确保切口与椎间盘斜度一致。

为了确保按照患者体型最精确地放置定位针，将细金属棒作为不透 X 线标记物和尺子通过正侧位透视在患者体表画线标记。这些体表标记帮助辨认三个关键标志物：椎间盘解剖中心，纤维环椎间孔窗口（在椎弓根内外侧边缘之间）以及皮肤窗口（进针点 / 皮肤切口）

- 使用细金属棒作为不透 X 线标记物和尺子，沿棘突在后前位上标记中线，并画线平分目标椎间隙。这两条线相交标志着椎间盘解剖中点（图 52.5a）。
- 在侧位上金属棒尖端位于椎体前缘，平行于终板并平分椎间隙。这代表着椎间盘的倾斜角度并决定进针点的头尾方向。为了避免视差和测量错误，金属棒应该垂直于球管，并且不应当斜向或远离患者（图 52.5b,c）。
- 通过棒尖和后方皮肤交界处测量棒尖到后方皮肤平面的距离（图 52.5d）
- 然后沿横断面测量后方皮肤到中线的距离。在该测量方法的侧方平行于中线画一条线与椎间盘平面线相交。相交汇的点即是皮肤入针点或者穿刺针的皮肤窗口（图 52.5e）

皮肤窗口侧方距离中线的位置标志着穿刺入椎间孔纤维环的穿刺角度。这种确定侧方入针点的方法能够确定一个安全的起始点，其倾斜角度为 20°~30°（图 52.5f）。

为了针对不同突出类型，优化入路角度，入针点可以稍偏内侧（对于椎间孔内或者孔外型突出）或偏外（对于中央或旁中央型突出）。如果是典型的中央型或旁中央型突出的话，开始时应尽可能靠外侧，尽量浅地入针。不过，如果过分靠外的话有损伤腹部脏器的风险，不应该 0°角入针。术前计划时可以在轴向 MRI 上估计侧方入针点的合理和安全范围。在突出椎间盘基底进行操作被描述为先入再出（inside-out）技术，因为刚开始在椎间盘内，移除椎间盘后才来到硬膜外间隙。这是最安全的入路，并且能够帮助术者首先去除突出的椎间盘。

去除脱出椎间盘的适应证需要一个改良入路。为了评估向头侧突出的椎间盘，术者应该在起始切口更靠尾端，调整套筒位置和角度更接近腹侧

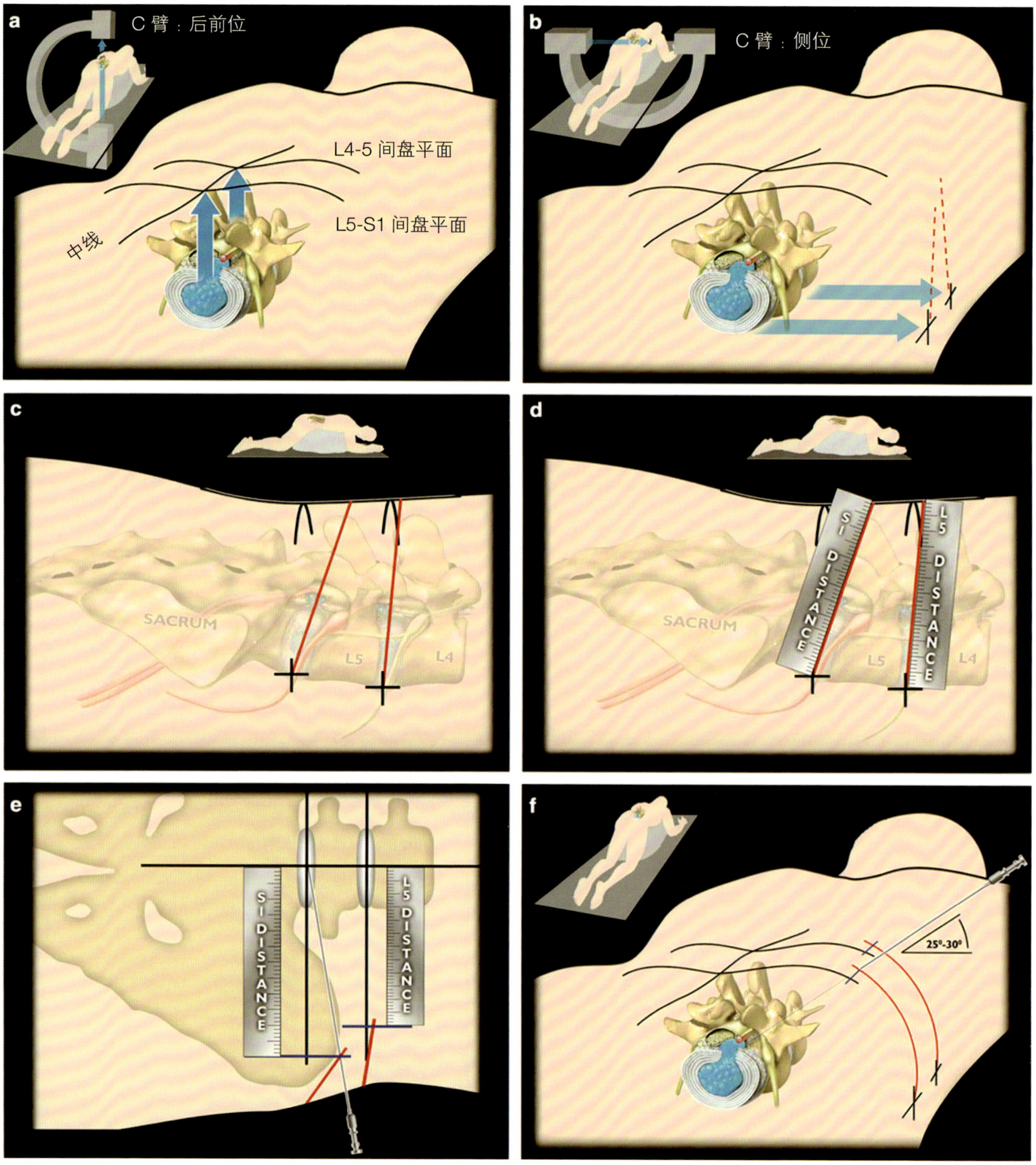

图 52.5 理想置针方案。(**a**) 后前位透视确定中线和椎间盘平面的位置，这些线相交处就是后前位椎间盘的解剖中央。(**b**) 侧位像确定椎间盘倾斜角度平面。(**c**) 在皮肤上画出每个椎间盘的倾斜角度平面，可能位于椎间盘横断面的头侧（L5-S1）、平行（典型的是 L4-L5 或 L3-L4）或者尾侧。(**d**) 沿倾斜面测量从前方椎间盘纤维环到后方皮肤平面的距离。(**e,f**) 同样测量从中线沿横断面到达目标椎间盘的距离。在测量的末尾沿长轴画一条线与椎间盘倾斜线相交，这就是入针点的皮肤开口或者皮肤窗口处。对于标准的旁正中椎间盘突出，调整针尖进入角度，使得在到达纤维环时角度为 20°~30°，沿外侧滑入关节突下方（经允许选自 Yeung AT, Yeung, CA: Advances in endoscopic disc and spine surgery: foraminal approach, in Szabó Z, ed. Surgical Technology International XI. San Francisco, CA, Universal Medical Press, Inc, 2003: 255- 263—Fig 2, p 257）

硬膜外间隙的突出椎间盘。相反对于向尾侧突出的椎间盘，起始切口应该更靠头端才能够给出指向尾侧突出椎间盘的切口，这一项技术被称为先出再入（outside-in），因为套筒尾端首先直接放置在硬膜外间隙，而脱出的椎间盘则在椎间盘外。

L5-S1 椎间盘的倾斜角度值得注意。陡峭的阳性倾斜角（腰椎前凸）会使得理想的切口窗更靠头侧，有助于避开髂嵴。而平的 L5-S1 椎间盘则会导致理想切口的入针角度在被髂骨所阻挡。皮肤切口不得不偏向内侧以避开髂骨，这样会产生一个陡峭的入针角度，有时候处理突出椎间盘很困难。通过使用环钻和骨钻切除上关节腹侧可以产生一个更浅的角度从而克服这个问题。如果无法通过可接受的角度到达椎间盘位置，则不适合使用这种手术入路，需要选择后方入路。

第一个倾斜平面中立的椎间隙通常是 L4-L5 或者 L3-L4。倾斜中立面椎间盘与横断面是一个平面，因此皮肤窗口就在横断面上。而负的倾斜角度椎间盘，通常在 L1-L2 和 L2-L3 水平，使得皮肤窗口跟横断面比更偏尾侧。

插入定位针

一旦确定入针点和入针角度，使用 1.5% 利多卡因浸润局部皮肤和皮下组织。从皮肤窗口沿设计好的角度插入 6 英寸长 18 号穿刺针，朝向皮肤标记的椎间盘解剖中心朝前内侧推进。在推进的同时使用 1.5% 利多卡因麻醉，避免稍后扩张器进入时引起疼痛。

在后前 Ferguson 位（沿椎间盘倾斜角度给出真正的椎间隙后前位）监测针尖已进入到纤维环。在针尖进入到椎弓根内壁内侧的时候应从侧位向上确认，避免穿刺过浅损伤硬膜的并发症。在后前 Ferguson 位上针尖应该位于椎间孔纤维环的中央，在侧位上则刚触及纤维环后缘。然后在后前 Ferguson 位监视下，将针尖推到椎间盘中央，然后侧位上再确认一遍。理想的话针尖位于椎间盘后 25%，表明需要将穿刺针向后方放置来处理旁中央椎间盘突出。如果椎间盘突出很大并向后侧移位的话，透视下针尖甚至可能在椎体后缘的后方。如果是在处理椎间孔内型椎间盘突出，针尖可以在椎间盘中央，这意味着是 45° 穿刺入椎间盘。这是正确的，因为和移除椎间孔突出相比，术者并不需要处理后方硬膜外间隙。

激发椎间盘染色造影

此时需行椎间盘造影来确认。使用下列混合物：9cc 碘帕醇与 1cc 靛蓝染料混合。这种造影剂混合比能够在椎间盘造影图像上显示足够的透光度，同时术中将纤维环和髓核染成蓝色有助于定位碎块并切除。纤维环纤维并不能够吸收染料，所以能够在肉眼下区分组织。如果染料透视上看起来泄漏到硬膜外间隙，医生就能够知道椎间盘并不在其中却突出出来，更有利于术者确定椎间盘切除的终点。对于旁中央型突出，在减压过程中从髓核穿破纤维环的位置应该总能够看到行走根（图 52.6）。如果是包容性椎间盘突出后方纤维环仍存在，则通过移除髓核并不能看到行走根，因为后方纤维环纤维会阻挡视野。如果是否完全减压还存在疑问的话，可以切开后方纤维环看到行走根，但这会使得纤维环破口更大。

放置器械

沿 18 号针头插入一个长的细导针。随着导针尖深入髓核 1~2cm，移除导针，然后做一个小的横切口。将钝头锥形组织扩张填塞器沿导针推进直到扩张器卡在纤维环窗口。填塞器上偏心平行通道能够用来注射少量 1.5ml 利多卡因，足够麻醉纤维环，却不会影响出口根和行走根。将填塞器顶住纤维环窗口表面然后移除导针。

使用锤子将填塞器钝性敲入髓核。在整个过程中，纤维环开窗是最痛苦的步骤。在插入前建议麻醉师提高镇静级别。使用填塞器尖端进行纤维环开窗后在 C 臂上确认。现在将有斜坡的工作套筒沿扩张器滑入椎间盘。推动套筒直到斜坡尖端在纤维环窗口深层。去除填塞器，插入内镜可以看到纤维环和髓核。

如果担心会进一步挤出大的椎间盘或者在纤维环开窗前想要检查其外层纤维，术者可以使用钝头填塞器卡住外层纤维环，然后将有斜坡的工作套筒沿扩张器滑入纤维环。移除填塞器并插入内镜。目视下看到外层纤维束确保在纤维环切开之前套筒内没有神经结构。然后使用纤维环刀或者切开环锯在直视下进行纤维环开窗。在套筒进入椎间盘之前可先将大块椎间盘取出。这通常是

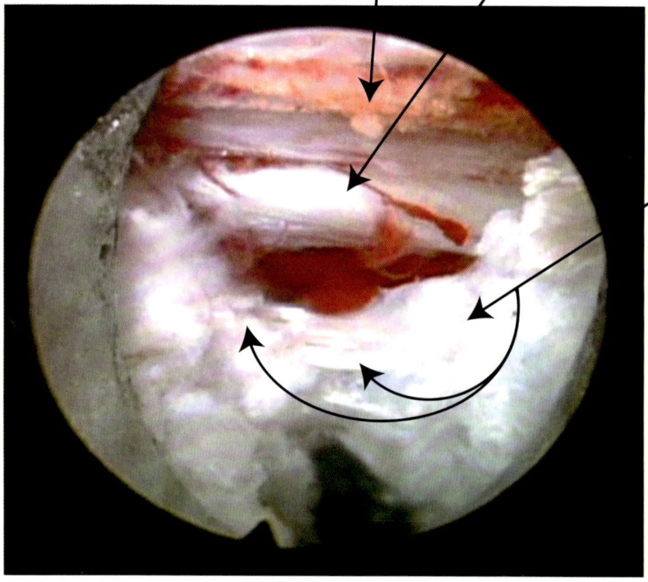

图 52.6 移除突出髓核后椎间孔的内镜下图像。能够看到行走根，并确保减压完成

处理椎间孔内或孔外突出的最好方法。

在C臂和术中解剖标记中椎间孔纤维环窗口是最容易辨认的结构，也是内镜下椎间盘切除术的起始位置。通过内镜，术者能够看到多少不一染成蓝色的髓核。使用的主要工作套筒斜边为12mm，外径为7mm。当套筒稍跨过纤维环壁时，宽阔的角度能够同时看到硬膜外间隙、纤维环、后纵韧带和椎间盘内间隙（图 52.7）。

行椎间盘切除术

内镜下通过单通道技术切除旁中央突出的腰椎间盘基本的思路简述如下（图 52.8）。大多数情况定位针放置精确的话，套管开口已经在突出椎间盘内，并且在内镜下可以直视。使用双极射频探头对小的出血点进行电凝来止血和保持视野清楚。可以使用内镜下咬骨钳去除椎间盘突出。如果在套筒开口和突出之间还有纤维束的话，使用切开钳向内侧扩大开口暴露突出椎间盘的基底。这样把手术产生的纤维环口和突出导致的纤维环破口连接起来。侧方发射型 Holmium-YAG 激光能够用来扩大和加深纤维环破口。在突出部位切开纤维环纤维可以修剪或预防突出椎间盘进一步被挤出。通常在突出尖端下方有一块较大的染成蓝色的髓核，像是冰山没有露出来的部分。这里的髓核是移位和不稳定的髓核。内镜下咬骨钳用来直视下切除染成蓝色的髓核。如果需要的话移走内镜，使用更大更直的铰链式咬骨钳直接通过通道减压。通过透视和术者感觉进行该步骤。通过抓住突出碎块的基底，术者常可以拔出椎间盘的突出部分（图 52.9）。

术者必须注意有时候在椎间孔内有出口根或行走根直径不一的副神经。这些神经被称为分叉神经（图 52.1）。它们可以由运动或感觉神经组成。损伤这些神经可以导致肌力变弱或者失神经性疼痛，即使出口根和行走根保持完整并未损伤。因此应尽可能保留这些神经，但有时候移除椎间盘过程中需要牺牲一些细的神经，也不会留下后遗症。这些神经在开放手术中常难以发现，即使是经椎间孔腰椎椎体间融合术（TLIF）也是如此，但在内镜下看得比较清楚（图 52.10a~c）。

去掉目视范围内突出的髓核后，通过使用直头或弯头的吸引、灌洗刨刀建立工作空间并进行减压。这一步在开始使用前需要在C臂透视下确认，避免损伤神经、硬膜和前方纤维环。减压过程会改善椎间盘内视野，去除不稳定髓核预防以后复发，并且使得残存的突出椎间盘能够沿最小阻力的途径进入空腔内。在工作空腔内寻找残余的突出椎间盘碎块。如果后方仍然有被染成蓝色

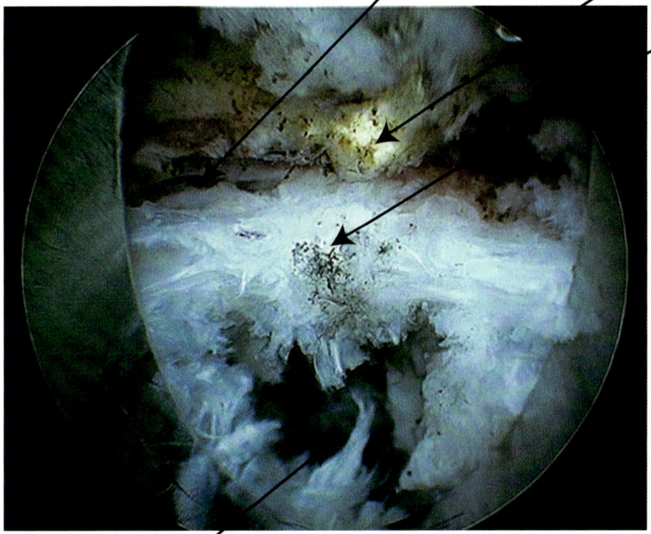

图 52.7 初始将套筒放置在骑跨纤维环的位置，从而可以同时看到带有硬膜外脂肪的硬膜外间隙、纤维环、后纵韧带以及椎间盘内间隙

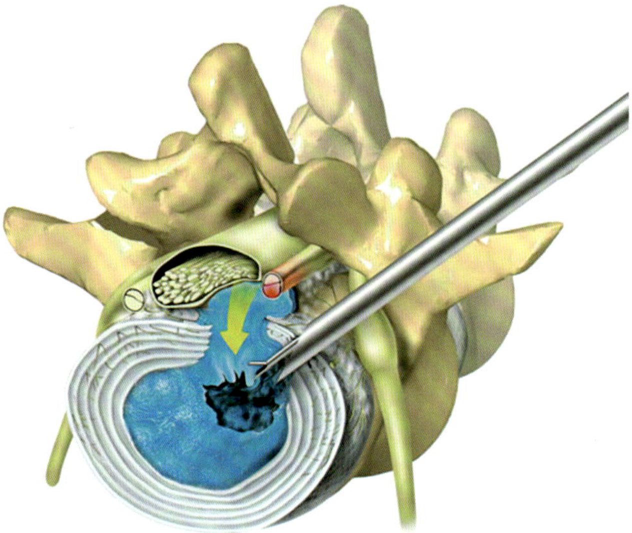

图 52.8 简单单孔内镜下椎间盘切除术处理旁中央椎间盘突出的示意图。放置斜形通道，能够同时看到椎间盘内间隙、纤维环壁和硬膜外空间。在内侧切断套筒和突出基底之间任何纤维，从而能够将突出椎间盘进一步挤出。突出的基底部被拉进椎间盘内，然后在直视下通过内镜咬骨钳取出套筒外。20° 投射角便于处理旁中央椎间盘突出，能够方便处理突出椎间盘所在的后方椎间盘。对于椎间孔型和椎间孔外型突出，套筒角度可以更陡一些，直接处理突出所在的部位（经允许选自 Yeung AT, Yeung, CA: Advances in endoscopic disc and spine surgery: foraminal approach, in Szabó Z, ed. Surgical Technology International XI. San Francisco, CA, Universal Medical Press, Inc, 2003: 255-263—Fig 6, p 260）

的髓核组织，使用内镜下咬骨钳和可弯曲的的双极射频探头挪到工作空间内并去除。可弯曲的双极射频探头同样可以用来收缩和加厚椎间盘突出部位的纤维环胶原，并维持止血效果。

通过目视减压后的行走根确保已完全去除椎间盘突出（图 52.6）。应该注意的是，如果突出是旁中央型包容性突出，看不到减压后的行走根。能够在椎间盘内看到变薄的纤维环后壁下表面。在移除内镜之前，我们常规检查确保出口根以及包绕神经周围的脂肪没有被损伤，并且在椎间孔内注射含 80mg 甲泼尼龙的 1cc 溶液，来帮助降低术后炎症和痛觉过敏的发生率（图 52.11）。

大多数突出可以通过单通道技术治疗。双通道技术主要适用于大的中央型椎间盘突出，以及 L5-S1 节段进针角度不够浅、套筒头端无法到达突出的基底时。

伤口闭合

使用小的胶条和无菌 2×2 纱布闭合皮肤即可。对于 8mm 切口可以缝合一针，但并不是必需。大多数出血可在组织压力下停止，并且不需要伤口引流。

a

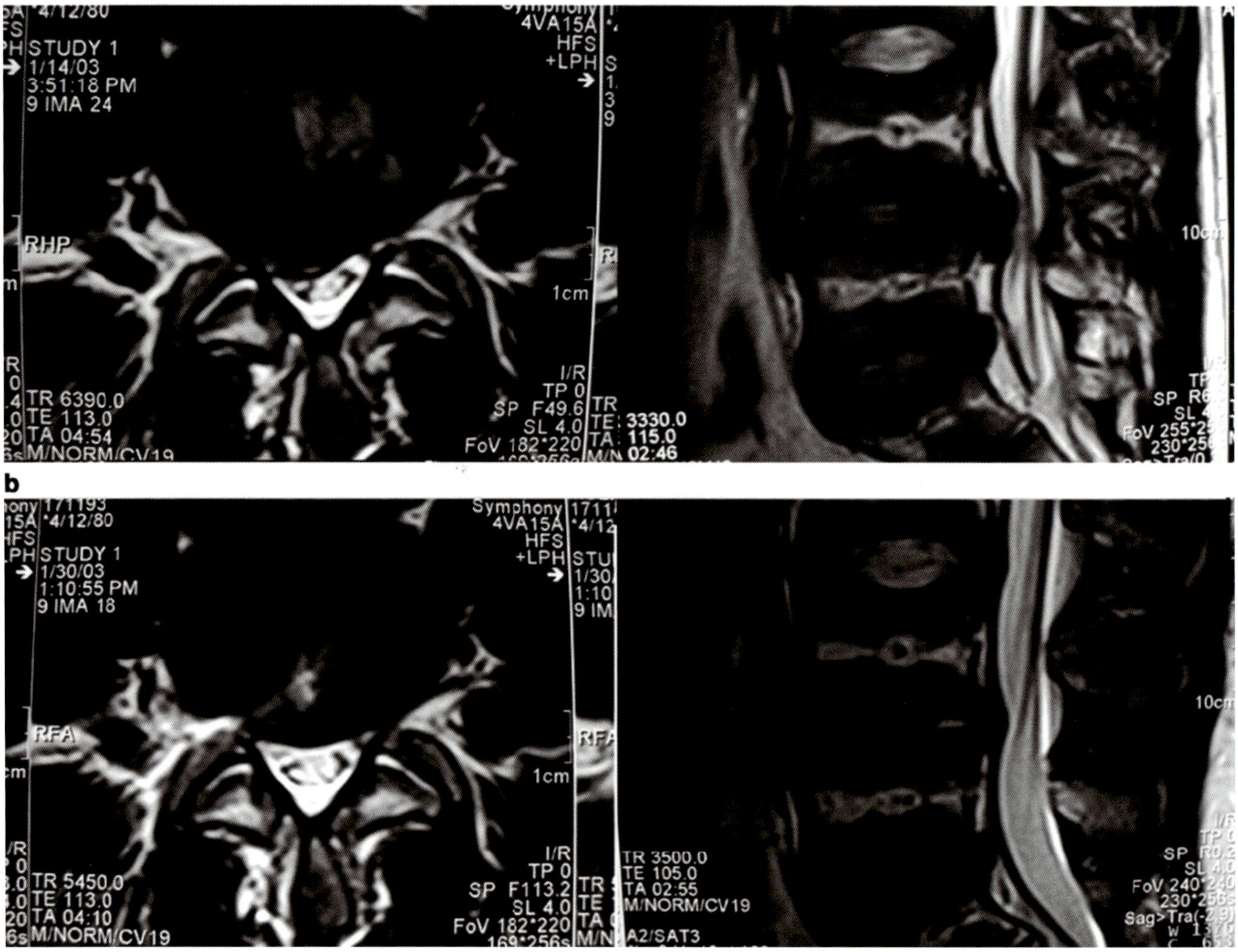

b

图 52.9 （**a**）术前 T2 加权 MRI 显示 L4-L5 大块旁中央突出，并向尾侧偏移。突出部分与椎间盘相连接，因此可以使用由内而外技术（经允许选自 Yeung AT, Yeung CA: Posterolateral selective endoscopic discectomy: The YESS technique, in Kim DH, Fessler RG, Regan JJ, eds: Endoscopic Spine Surgery and Instrumentation: Percutaneous Procedures, New York, NY, Thieme Medical Publishers, Inc, 2005.）。（**b**）椎间盘切除术后 T2 加权 MRI。注意椎间盘内高密度信号，显示了经椎间孔内镜套管的通道。突出椎间盘完全移除，硬膜囊完全减压。该入路减低了手术并发症发生率，减少了传统后路手术过程中神经根牵拉产生的硬膜外神经周围的瘢痕（经允许选自 Yeung AT, Yeung CA: Posterolateral selective endoscopic discec-tomy: The YESS technique, in Kim DH, Fessler RG, Regan JJ, eds: Endoscopic Spine Surgery and Instrumentation: Percutaneous Procedures, New York, NY, Thieme Medical Publishers, Inc, 2005）

术后锻炼

虽然皮肤和肌肉剥离损伤很小，但椎间盘处的纤维环开口和传统后路手术类似，因此术后锻炼方法也类似。患者术后 4~6 周应该避免弯腰、举重物或者扭转，使得纤维环能够充分愈合，并减少椎间盘从椎间孔入口和之前突出造成的纤维环破口再次突出。使用几周的腰围可能会让患者感觉更舒服。并不需要理疗，但根据个人情况也可以考虑。6 周后患者根据自己活动时是否会疼痛作为能否活动的判断标准。

避免失误和并发症

和其他脊柱手术一样，也有感染、神经损伤、硬膜撕裂、出血和瘢痕形成的风险。一过性痛觉过敏是最常见的主诉，发生率为 5%~15%，且几乎都为一过性的。其原因尚不明确，可能与神经恢复，操作邻近出口根的背根神经节或者出口根神经周围小的血肿有关，常发生在手术几天或者几周之后。同样在纤维环区域有无名神经，可能

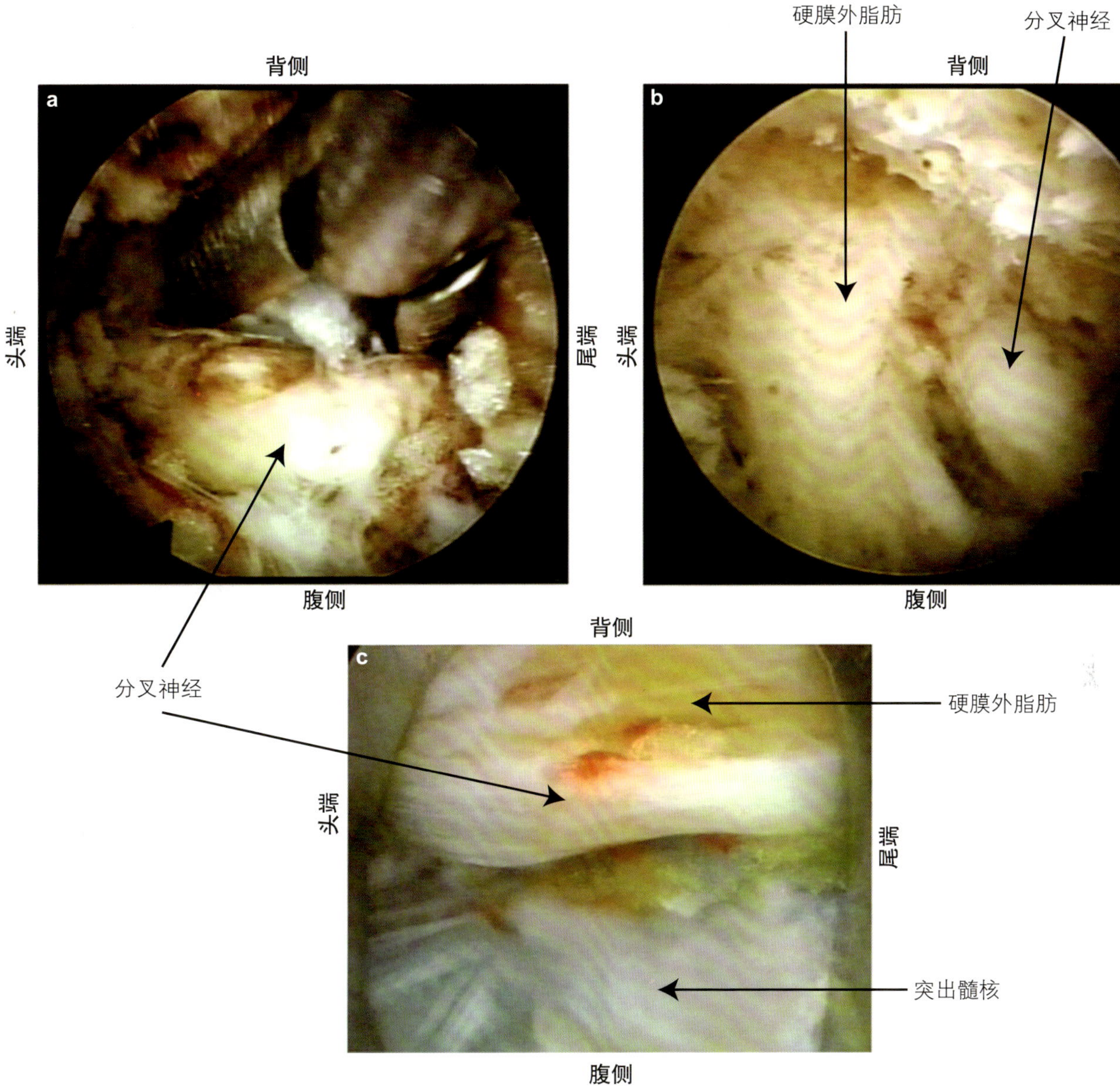

图 52.10 （**a**）内镜下侧方椎间孔处的大块分叉神经。分叉神经可能在椎间孔的任何位置。他们一般很小，但也有可能和出口根和行走根一样粗。在这里使用髓核钳摘除突出，避免损伤分叉神经。（经允许选自 Yeung AT, Yeung, CA: In vivo endoscopic visualization of patho-anatomy in painful degenerative conditions of the lumbar spine, in Szabó Z, ed. Surgical Technology International XV. San Francisco, CA, Universal Medical Press, Inc, 2006: 243-256—Fig 6, p 247）在侧方椎间孔减压后内镜下观察来自出口根分支的分叉神经。（经允许选自 Yeung AT, Yeung, CA: In vivo endoscopic visualization of patho-anatomy in painful degenera-tive conditions of the lumbar spine, in Szabó Z, ed. Surgical Technology International XV. San Francisco, CA, Universal Medical Press, Inc, 2006: 243-256—Fig 7, p 247）（**c**）内镜下在椎间孔硬膜外脂肪处看到分叉神经。经常难以分辨分叉神经和黄韧带侧方，也叫做椎间孔韧带。在镇静的患者中小心探查该结构，但清醒的患者中可以区分两者。前方的突出椎间盘被靛蓝染色

是分叉神经长进椎间孔炎症区域，而并不是出口根或行走根。在去除的手术样本中可以发现，对患者没有永久影响，但可能导致一过性痛觉过敏。使用钝性技术扩张纤维环，以及常规注射 80mg 甲泼尼龙能够降低痛觉过敏发生率，但无法完全避免，因为有可能在术中没有任何副作用或者连续电生理（EMG）和体感诱发电位（SSEP）监测无任何异常的情况下出现。因为患者是清醒的，可以知晓任何神经激惹，因此我们并不使用术中电生理监测。使用经椎间孔、硬膜外、交感干封闭，

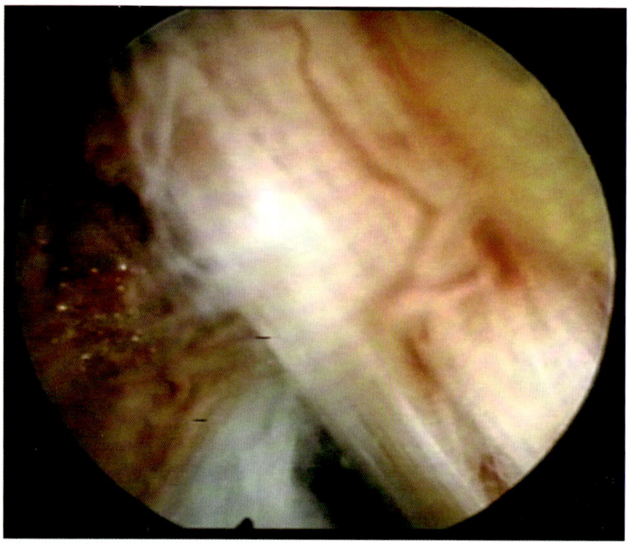

图 52.11 内镜下观察神经出口根

以及普瑞巴林、加巴喷丁治疗术后痛觉过敏。

通过清楚地看到正常和病变组织，使用局麻药和清醒镇静而不是全身麻醉或椎管内麻醉来避免并发症的发生。采用 inside-out 技术能够让术者更自由地计划手术入路，因为基于影像学证据直接指向突出椎间盘有时候会有意外，尤其是视野因为出血没有那么清晰或者并不仅仅是影像学表现的单纯椎间盘突出。停留在椎间盘空隙内，或者视野不清时返回到椎间盘空隙来重新定位是术者应该考虑的一个因素。有经验的术者可以采用全麻的手术方式，对患者来说更安全。而局麻的患者在整个过程中都比较舒服，除了在做激发性椎间盘染色造影术、纤维环开窗术或者操作器械经过出口根时。可以大量使用稀释过的 0.5% 利多卡因来缓解疼痛，但当牵拉神经根时要让患者能够感到疼痛。神经也可能粘连到纤维环或髓核上。患者能感受到疼痛对于术者在椎间孔区域探查或操作时非常重要，这样的话他能够在移除突出椎间盘前记录或松解粘连。

看到联合神经、分叉神经以及无名神经例如交感神经能够提示为什么现有的影像学证据并不能完全解释同样有影像学表现的患者一些人疼痛明显，另一些人却没有。这些正常结构范围内的变化以及椎间孔的无名神经也给内镜医生带来新的手术风险。

（蒋继乐 译）

全椎骨整块切除术：一种治疗脊柱恶性肿瘤的新型手术技术

53

Norio Kawahara, Katsuro Tomita, Hiroyuki Tsuchiya

在治疗脊柱肿瘤时，由于手术入路的困难以及病变邻近重要的血管等原因，传统的手术方法多为刮除术或切刮术，即使是恶性肿瘤也是以分块的方式去除。传统手术方法的不利之处是显而易见的，如肿瘤细胞污染周围结构、难以分辨肿瘤组织与正常组织之间的分界区等。这些因素会导致肿瘤切除不彻底以及脊柱恶性肿瘤术后复发[1,2]。为了降低局部复发率和提高患者生存率，我们提出一种新的椎骨切除方法，称为全椎骨整块切除术（total enbloc spondylectomy, TES）[1-5]。采用这种手术方法，我们能够以广泛或边缘性的手术边界（有时在椎弓根部位只能达到病变内边界）将肿瘤整块切除。

全椎骨整块切除术（TES）的手术指征

TES 主要为符合下述条件的患者而设计：原发恶性肿瘤，良性侵袭性肿瘤，未扩散或侵及邻近脏器的单发脊柱转移病灶，与腔静脉或主动脉没有或仅有轻度粘连，无多发转移。肿瘤累及连续 3 个或以下椎骨是 TES 手术的相对指征。

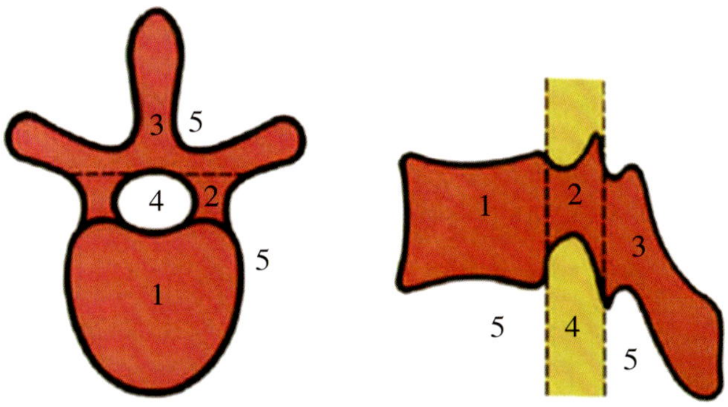

1 椎体
2 椎弓根
3 椎板和棘突
4 椎管（硬膜外间隙）
5 椎旁区

图 53.1 对椎骨解剖部位的定义（自 Tomita N, et al: Int Orthop 18:292, 1994）

脊柱转移瘤手术治疗的指征是：神经功能障碍、难以控制的疼痛以及脊柱不稳定。需要考虑的肿瘤学因素包括：原发肿瘤是否得到成功治疗，脊柱转移灶是否为单发且局限，总体转移灶数量是否有限且可控，患者的预期寿命是否至少可达 12 个月。

我们根据肿瘤累及的解剖部位和侵犯范围设计了一个新的手术分类方法，这种方法可以提供更多的分期信息。肿瘤累及的解剖部位可以分为：(1) 椎体，(2) 椎弓根，(3) 椎板和棘突，(4) 椎管（硬膜外间隙），(5) 椎旁区（图 53.1）。代表解剖部位的数字反映了肿瘤进展的常见顺序，也与这里所要描述的手术分类有关。我们设计的分类方法即根据肿瘤的解剖部位进行（图 53.2）。我们的分类概念是由 Enneking 等的外科分期系统改良而来[6]。例如，我们分类系统中的 3 型病变累及椎体（解剖部位 1）、椎弓根（解剖部位 2）和椎板（解剖部位 3）。我们将 1、2、3 型病变归为间室内，而 4、5、6 型为间室外，7 型病变为多发的跳跃病灶。建议对 2、3、4、5 型病变采用 TES，1 和 6 型是相对适应证，而 7 型病变则是 TES 的禁忌证。

手术技术

TES 手术包括两个步骤：整块切除后侧结构和整块切除前部。下面对每个步骤进行详述。

第一步：椎板整块切除（即椎骨后部结构的整块切除）

1. 显露

患者俯卧位，置于 Relton-Hall 四点技撑手术床上，以避免压迫腔静脉。沿棘突做后正中直切口，切口起止于病变椎骨上下各 3 个节段。从棘突和椎板表面剥离椎旁肌，向两侧拉开。如果患

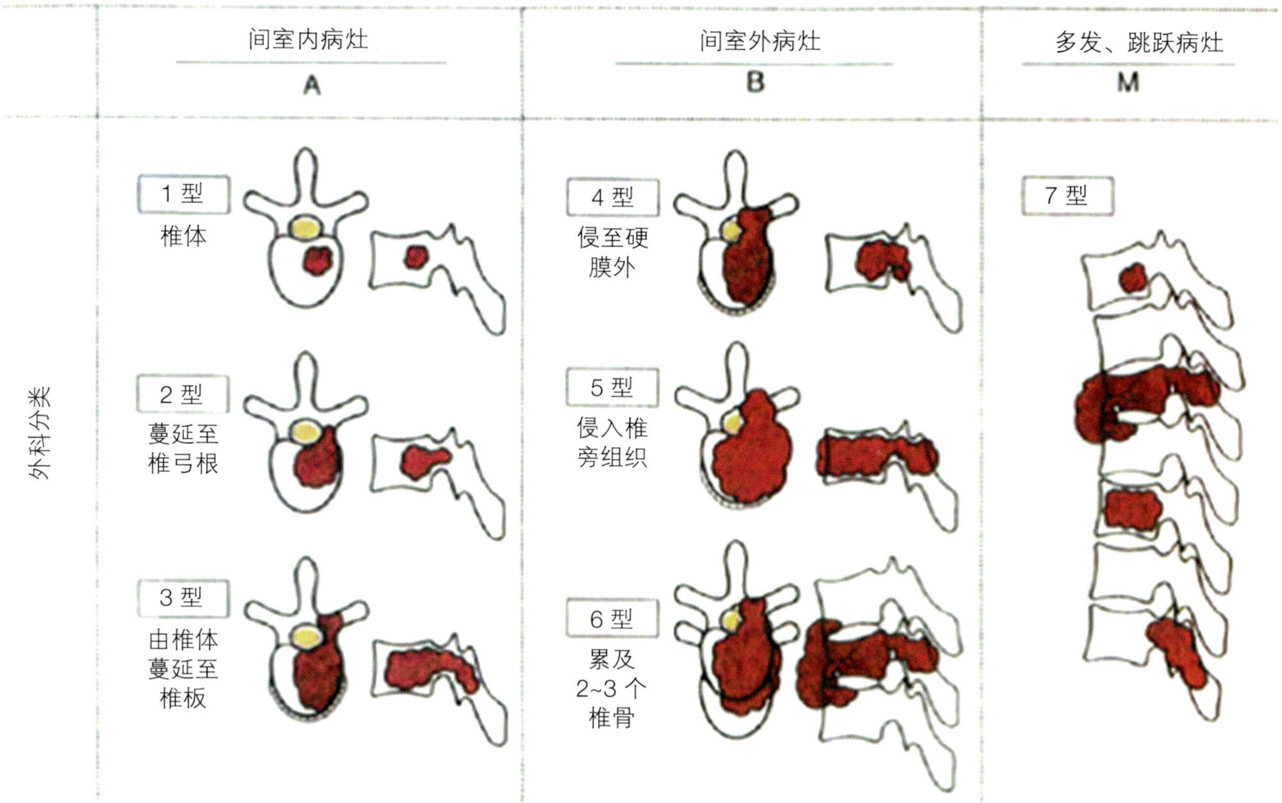

图 53.2 脊柱肿瘤的外科分类（From Tomita N, et al: Int Orthop 18:292, 1994）

者在术前曾行后侧活检，应以与保肢手术相似的方式切除活检通道。仔细地显露出关节突关节，然后以较大的带有关节的牵开器维持显露，向两侧的显露必须足够宽以便于解剖出横突的下表面。显露胸椎时，附着于病变椎的肋骨要从肋横突关节以外截除 3~4cm，然后将胸膜从脊柱表面钝性分离开（图 53.3）。

截断病变椎近侧相邻椎骨的下关节突和棘突，去除附着于其上的包括黄韧带在内的软组织，即可显露出病变椎的上关节突。

2．置入 T–saw 导向器

要将 T-saw 导向器从神经根管穿出，需先切断和去除附着于峡部下面的软组织，然后将 C 形 T-saw 导向器由头向尾侧从椎间孔穿出，此操作要非常小心以免损伤神经结构，在进行此步操作时，导向器的尖端要始终沿着椎板和椎弓根的内侧皮质推入，从而可以减少损伤脊髓和神经根的风险（图 53.4）。置入导向器后，可以在峡部的下缘神经根管的出口处找到其尖端。然后，将 T-saw（由多根柔软的金属丝编织而成，直径 0.54mm[7]，图 53.5）穿入导向器的孔，用持器夹持 T-saw 的两端。维持 T-saw 一定的张力下取出导向器。如果需要切除 2 或 3 个椎骨，则将 T-saw 插入细的聚乙烯导管内，然后从椎板下穿出。对侧进行同样的操作。

3．切断椎弓根去除后侧结构

使用特制的操控器将 T-saw 置于上关节突和横突下方，并维持一定的张力，经此操作，T-saw 即在椎板下面绕在椎弓根上，反复拉动 T-saw，可将双侧椎弓根锯断，整个后侧结构（包括棘突、上下关节突、横突以及椎弓根）即被整块取下（图 53.6）。

用骨蜡封闭椎弓根断面以减少出血和肿瘤细胞的污染。为了维持前柱切除后脊柱的稳定性，需要行后侧的临时固定（图 53.7）。如果只切除一节椎骨，一般建议远近端各固定两个节段。但是，如果切除两个或三个椎骨，则远近端必须各固定两个以上的节段。

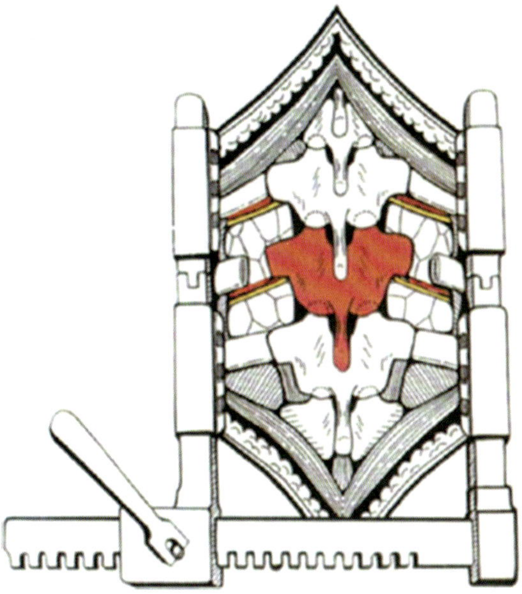

图 53.3 后侧显露示意图

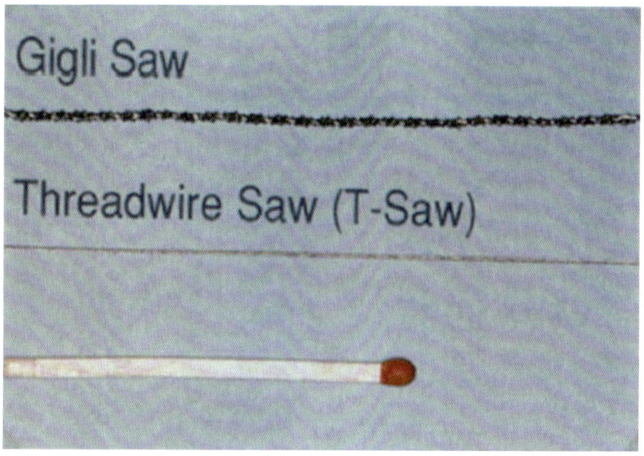

图 53.5 编织线锯（T-Saw）与 Gigli 线锯、火柴的比较

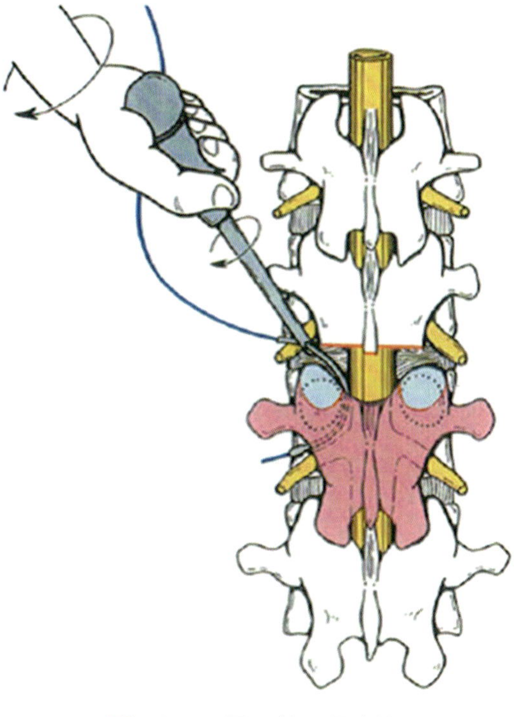

图 53.4 图示放置导向器

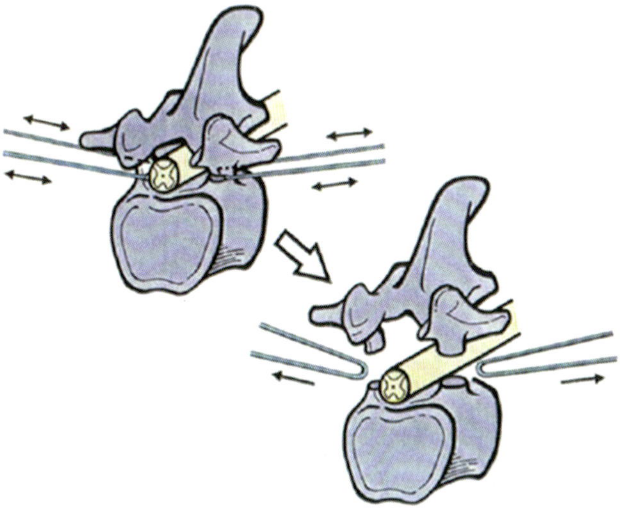

图 53.6 椎弓根切断示意图

第二步：椎体整块切除（切除椎骨的前部）

1. **沿椎体周围行钝性分离**

进行第二步操作前，需首先找到双侧的节段动脉。找到沿神经根走行的节段动脉的脊柱分支后将之结扎切断。节段动脉恰位于椎弓根断面的外侧。在胸段脊柱，可切断一侧的神经根，其后椎体即从该侧取出。沿胸膜（或髂腰肌）与椎体之间的界面进行钝性分离。通常，用一个弯形的脊柱挡板（vertebral spatula）可以很容易地将椎体侧方分离出来。然后，将节段动脉从椎体表面分开。继续沿椎体两侧向前方分离，用手指或挡板将主动脉与椎体前面分开（图 53.8）。术者的手指能够在椎体前方会师之后，用从小到大不同型号的挡板扩大分离的范围。最后，将一对最大号的挡板放在椎体前方以隔开周围组织和器官，防止医源性损伤并维持椎体前方有足够大的操作空间。

2. **椎体周围的血管解剖**

了解椎体周围的血管解剖非常重要。头侧 4 对节段动脉（肋间后动脉）直接向上方走行离开脊柱，然后横行越过肋横突关节（图 53.9）。T4 头

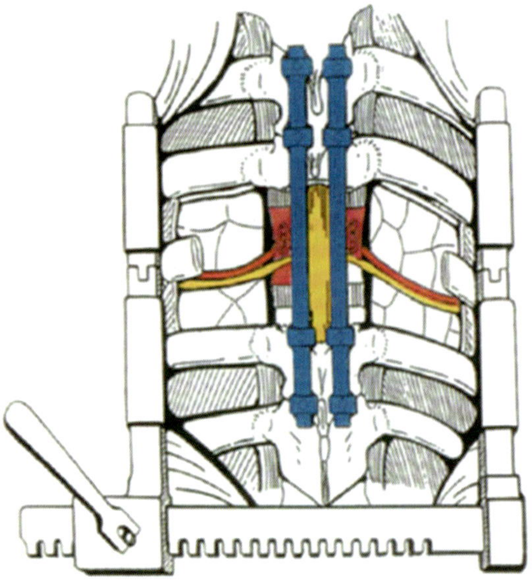

图 53.7　后路固定示意图

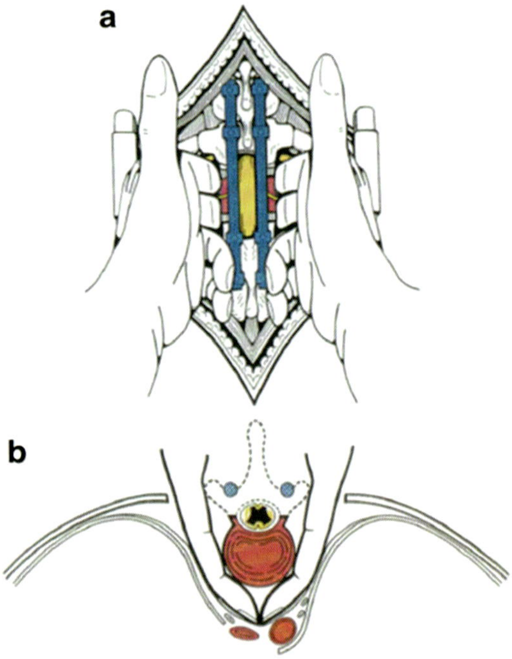

图 53.8 （a,b）椎体前方分离示意图

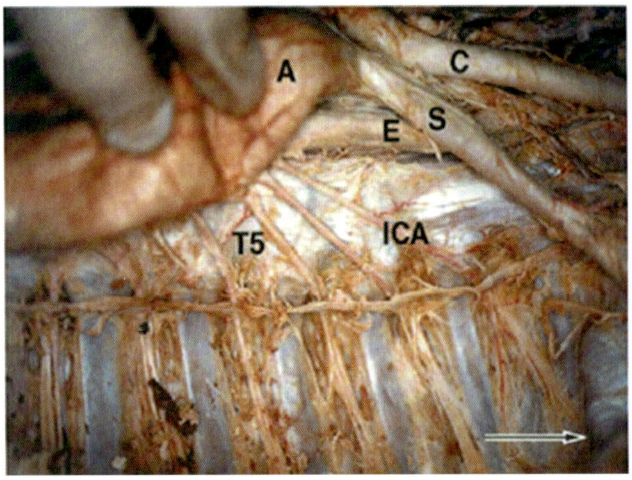

图 53.9　尸体标本，显示上胸椎右侧主动脉弓与后侧肋间动脉。主动脉弓最高点位于 T3-T4 水平，胸主动脉随后在 T5 或以远水平紧贴胸椎下行。第 2~4 肋间后动脉在 T5 水平发自主动脉。C，颈总动脉；S，锁骨下动脉；E，食管；A，主动脉弓；T5，T5 椎体；ICA，肋间动脉。箭头指向头侧方向（From Kawahara N, et al: Spine 21 (12):1402, 1996）

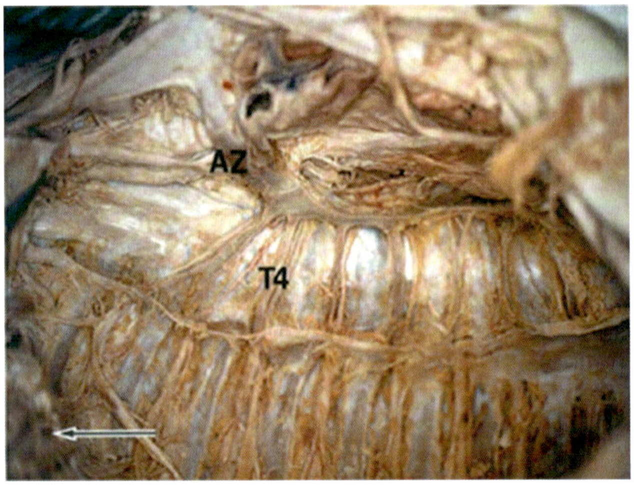

图 53.10　尸体标本，显示上胸椎部位向上走行的奇静脉。奇静脉在 T4 或以远水平贴近胸椎。AZ，奇静脉；T4，T4 椎体。箭头指向头侧方向（From Kawahara N, et al: Spine 21(12):1403, 1996）

侧的奇静脉向上走行离开脊柱（图 53.10）。上胸椎血管结构的这种解剖特点提示在进行上胸椎全脊柱切除时，在分离椎体和椎间盘的过程中，损伤这些血管的可能性较小。

在 T4 以远，胸主动脉和腹主动脉紧贴脊柱前方向下走行。显然，在此部位医生必须非常小心避免损伤血管，但是，医生在术中通常可以用手指尖清晰地感触到主动脉的搏动，因而将主动脉从椎体前方牵开在技术要求上并不困难。

我们所进行的尸体研究发现[8]，滋养椎骨的节段动脉有一些变异情况：所研究的 17 具标本的 308 个节段动脉中有 48 个起自相同水平的肋间动脉，而不是起自胸主动脉，其中 38 个变异发生于 T4 及以近节段，10 个变异发生于 T5 及以远节段。Adachi 发现所研究的 977 个肋间动脉中有 88 个（9%）没有起自胸主动脉，其中 28 个发生于 T5 及

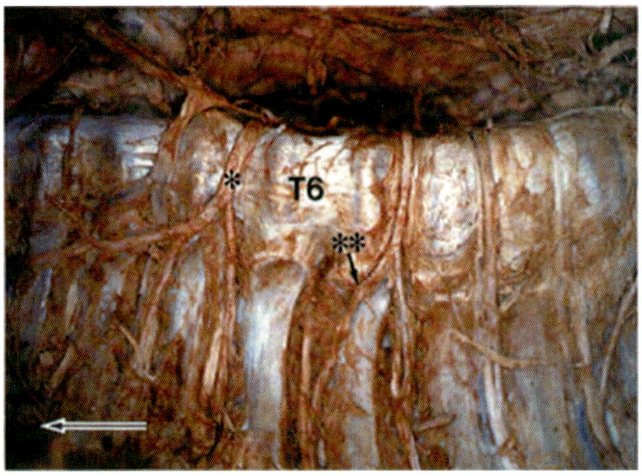

图 53.11 尸体研究显示肋间动脉的变异。左侧第2、3、4肋间动脉在第5肋骨头前方起自第5肋间动脉（*）。左侧第6肋间动脉（**）发生变异，起自第7肋间动脉。T6，第6胸椎。箭头指向头侧方向（From Kawahara N, et al: Spine 21（12）:1404, 1996）

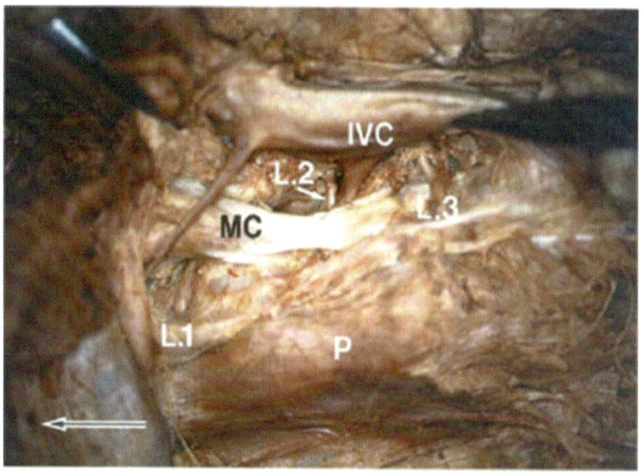

图 53.12 尸体解剖显示右内侧膈脚及其周围结构。内侧膈脚起自L2-L3。IVC，下腔静脉；MC，右内侧膈脚；P，腰肌。L1、L2和L3指第1、2、3腰动脉。箭头指向头侧（From Kawahara N, et al: Spine 21（12）:1404, 1996）

以远节段（图 53.11）。Adachi 得出结论认为，在日本人中，大约 4% 的胸椎节段动脉没有直接起自胸主动脉，在中段和下段胸椎中，大约 8% 的椎体没有节段动脉。在进行全椎骨切除时，在病变椎骨周围没有发现节段动脉时，必须要想到有这种解剖变异的可能。

我们的尸体研究发现，从 L1 到 L4，所有的腰动脉都恒定地从相应椎骨水平的腹主动脉两侧发出[8]。第 1、2 腰动脉从腹主动脉后面中线两侧发出，沿水平方向走行，第 3、4 腰动脉先在主动脉后向下垂直走行，然后水平走行进入椎间孔。应该了解血管的起点和分布都有可能存在变异。在对 63 具尸体的研究中，Adachi 发现 498 个 L1-L4 腰动脉中有 5 个发生变异（占 1%），没有从腹主动脉发出[9]。根据脊柱侧凸前路手术的经验，Winter 等人报道，腰动脉的数量也可能存在变异：70%~74% 的病例有 4 对腰动脉，20%~22% 有 3 对，5%~7% 有 5 对。变异情况包括：两个腰动脉合而为一，同时分布到两个节段；相邻节段的腰动脉发出并行的侧支。

膈肌内脚的肌纤维最常从 L2-L3 椎间盘的两侧发出，第 2 腰动脉从内侧膈脚的背侧走行（图 53.12）。在游离和切除椎骨肿瘤之前，膈肌的这一部分必须先从后侧分离开。行此节段的全椎骨整块切除时，先要将膈脚从其脊柱的起点处切断，然后再从被肿瘤累及的 L2 椎体表面找到 L2 动脉。主动脉搏动明显，易于触及，将其小心地向前方拉开，因而可将损伤主动脉的风险大大降低。下腔静脉向上走行，位于内侧膈脚的前方，主动脉的右侧。另外，必须小心处理奇静脉和半奇静脉，这两个静脉位于内侧膈脚的背侧和头侧，当肿瘤位于 L1 时更应特别小心。还要特别注意避免从后侧损伤下腔静脉，在 L3 和 L4 水平，下腔静脉紧贴脊柱向上走行。主动脉分叉和髂总静脉汇合位于 L4 和 L5 水平，也同样需要特别小心（图 53.13）。

3. 穿过 T-saw

先用针头确定椎间盘的位置，然后用骨刀沿着计划截骨线凿出一个沟，在拟截除的椎骨的远近处将 T-saw 穿入。

4. 将脊髓分离开取出椎骨

用脊髓分离器将脊髓与周围的静脉丛及韧带组织分开。置入带齿的脊髓保护器（这个工具的两侧边缘有齿状结构，可以防止线锯滑出）。用 T-saw 将前后纵韧带及前柱锯断（图 53.14）。锯断前柱之后，检查一下椎骨的活动性以确保椎骨可以整块取下。

将已被游离的椎骨沿脊髓表面小心地旋转取出，避免损伤脊髓。手术至此，脊髓的前侧和后

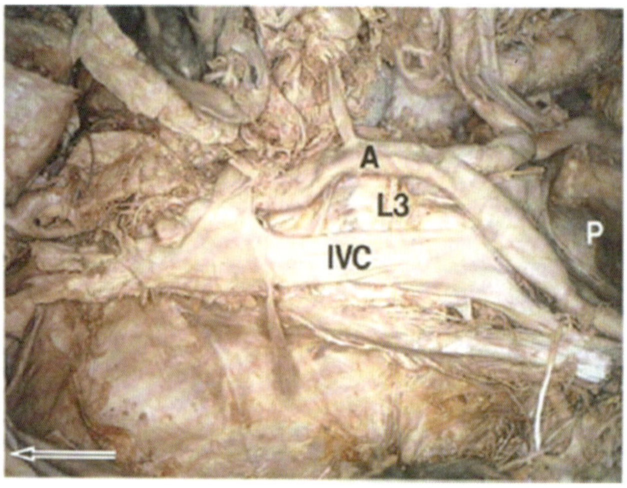

图 53.13　尸体解剖显示腰椎部位的大血管。下腔静脉紧贴脊柱向上走行。A，主动脉；IVC，下腔静脉；P，骶岬；L3，L3 椎骨。箭头指向头侧（From Kawahara N, et al: Spine 21（12）:1404, 1996）

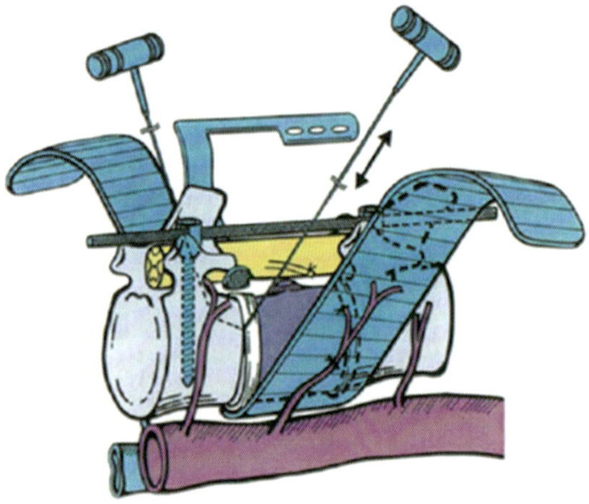

图 53.14　锯断椎骨前部的示意图。将一对挡板置于受病变累及的椎体周围，以保护周围组织及器官，避免医源性损伤，并维持足够大的操作空间。置入带齿的脊髓保护器，用 T-saw 将前后纵韧带及前椎锯断

侧得到了完全减压（360° 减压），椎骨肿瘤的整块切除已完成（图 53.15）。

5．前侧重建和后侧固定

应该彻底止血，出血主要来自椎管内静脉丛。在两端的椎骨上各做出一个孔用于固定植骨块，然后将植骨块［可选用自体骨、新鲜或冷冻异体骨、磷灰石 - 钙硅石玻璃陶瓷（Lederle, Tokyo, Japan）、钛网］可靠地插入两端椎骨的固定孔内。透视确

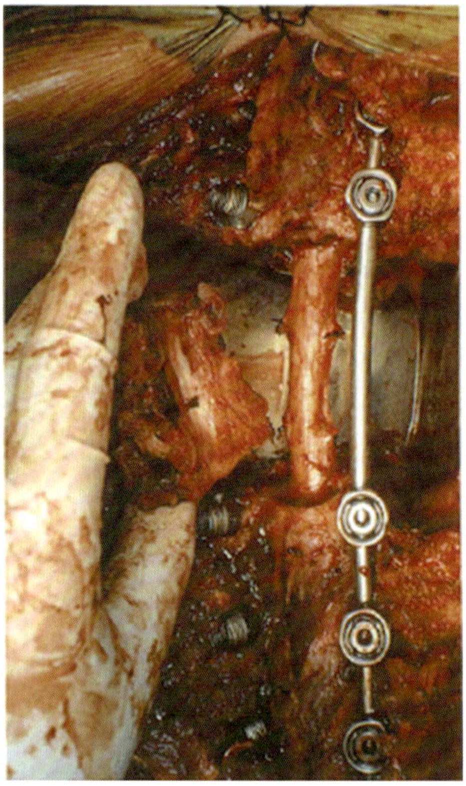

图 53.15　术中照片显示椎骨整块切除术。将已被游离的椎骨沿脊髓表面小心地旋转取出，以避免损伤脊髓。手术至此，脊髓的前侧和后侧得到了完全减压（360° 减压），椎骨肿瘤的整块切除已完成

认植骨块的位置良好后，调整后侧内固定对前侧植骨块进行适度加压。如果切除两个或三个椎骨，则建议在前侧植骨块和后侧连杆之间使用连接装置（图 53.16）。最后，用 Bard Marlex 网（Bard, Billerica, MA, USA）覆盖前后侧重建区域使之形成一个间室，可以起到抑制出血的目的。

6．术后处理

负压引流保留至术后 2~3 天，术后 1 周患者可以下地走动。患者配戴胸腰骶支具 2~3 个月，直至植骨块愈合。

病　例

58 岁男性患者因严重背痛和下肢无力而入院。患者 8 年前曾诊断为甲状腺癌，并行甲状腺切除术。影像学检查示肿瘤侵犯整个 T6 椎骨并累及 T5 和 T6 的硬膜外间隙（图 53.17）。活检提示甲状腺癌转移，行 T5 和 T6 全椎骨整块切除（图 53.18）。用钛网行前侧重建，钛网内充填来自自体髂骨的

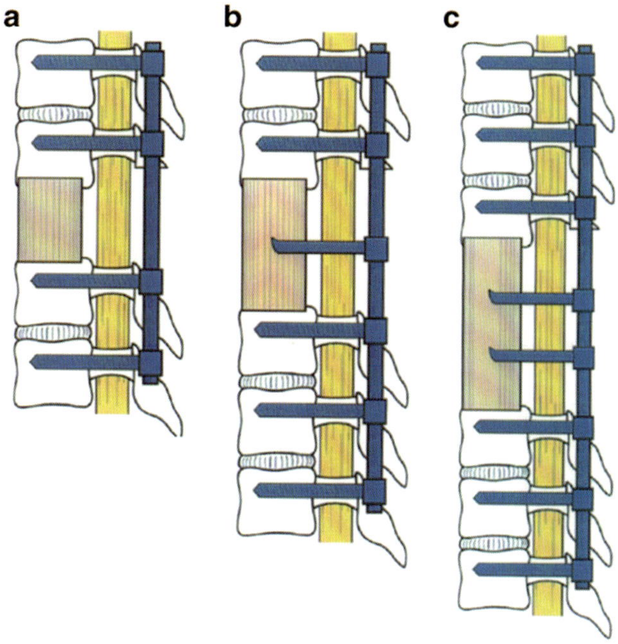

图 53.16 脊柱重建示意图。（a）当只切除一个椎骨时，远近端各固定两个节段即足够。（b,c）但是，如果切除两个或三个椎骨，则远近端必须固定至少三个节段，并建议在前侧植骨块和后侧连杆之间使用连接装置

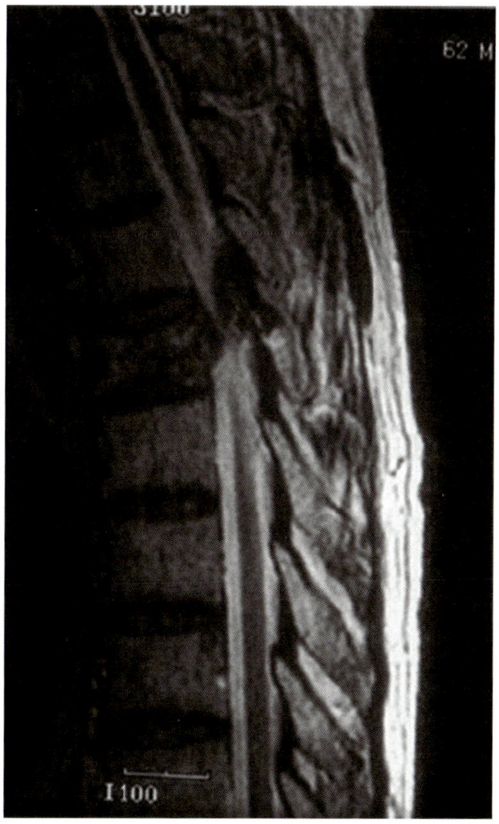

图 53.17 MRI T2 像示单发的甲状腺癌转移灶，脊髓在 T5 和 T6 水平受到压迫

松质骨。后侧在 T2 和 T9 之间用 MOSS Miami 镙钉和连杆进行固定。用一对 Cotrel–Dubousset DLT 连接器将钛网可靠地固定住。术后随访 2.5 年，X 线显示前侧的钛网和后侧的内固定均无松动（图 53.19）。患者术后 3 年一直情况良好。

讨 论

椎骨呈环形，其内包含着脊髓，因而难以达到肿瘤学上广泛的外科边界。椎骨周围的软组织、大血管、相邻的内脏等都是造成切除困难的原因。大部分的脊柱肿瘤可以行刮除或分块切除，但显然病变内切除会造成切除不彻底和肿瘤细胞的污染。

Roy-Camille 等 [11,12]、Stener[13]，Stener 和 Johnson[16]，Sundaresan 等 [17]、Boriani 等 [18,19] 为了提高肿瘤的局部控制均曾描述过全椎骨切除术，并取得了较好的临床效果。与他们所描述的手术方法相比，我们的手术方法是将椎骨整块切除，从而将肿瘤污染的风险降到最小。

全椎骨整块切除术的主要风险包括：(1) 在切断椎弓根时对相邻神经结构造成机械性损伤；(2) 在切除椎弓根时有可能造成肿瘤污染；(3) 椎体前方钝性分离时造成大血管的损伤；(4) 影响手术节段脊髓的血液供应；(5) 进行第二步操作时硬膜外静脉丛大量出血。为了减少神经根和脊髓损伤的风险，我们设计了 T-saw，T-saw 由多根不锈钢丝编织而成，其表面光滑，可以切割质地坚硬的骨组织，却极少损伤周围软组织。如果能将 T-Saw 恰当地置入神经根管并向后方拉动，则不会伤及神经根。由于脊髓被包绕在环形的椎

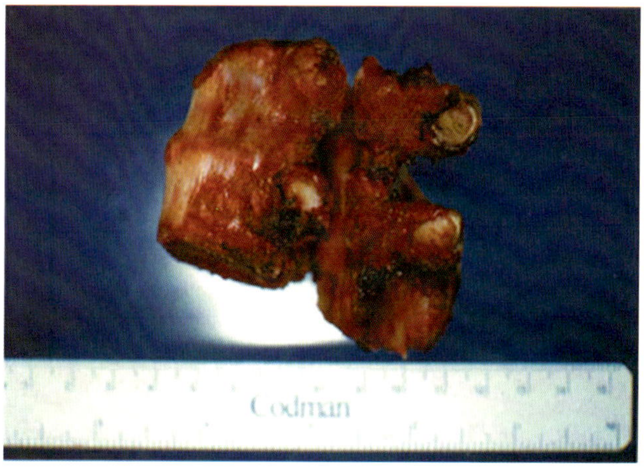

图 53.18 切除的 T5 和 T6 椎骨标本

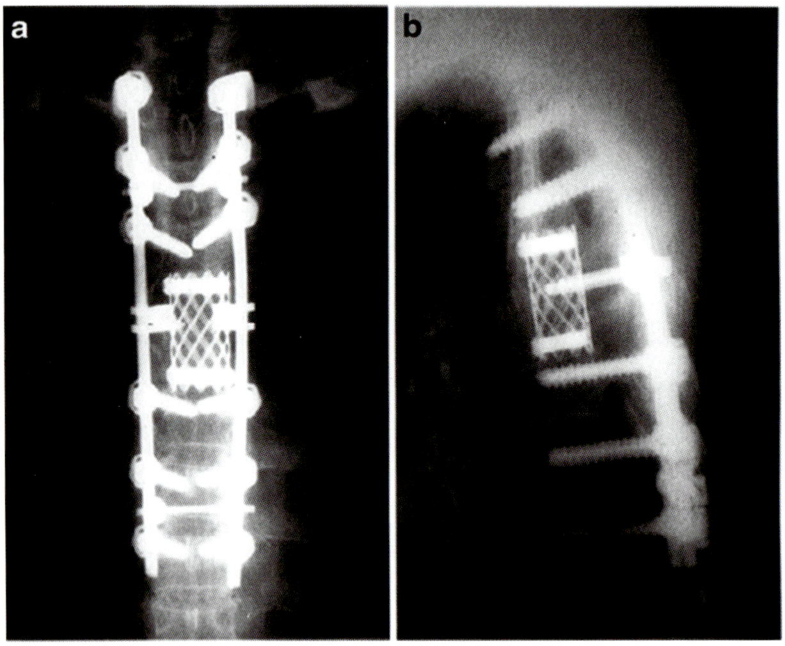

图 53.19 术后 2.5 年 X 线片示内植物位置良好。(**a**)前后位,(**b**)侧位

骨内，因而在不将此环形结构切开的情况下将椎骨一整块切除是不可能的。椎弓根是切开此环形结构的最佳部位，原因如下：(1) 它是连接椎骨前后侧结构的最细部位，因此即使在椎弓根处有肿瘤，切断椎弓根时造成的污染也将最小；(2) 可以将脊髓和神经根比较容易地游离开，而不伤及神经结构。因此从解剖上看，切断椎弓根是打开椎骨环形结构的最合理部位。但是，有时椎弓根并不是安全的切开部位，特别是当椎弓根被恶性肿瘤累及时，在这样的情况下，可能需要将同侧的椎板与对侧的椎弓根一起切除。当然，具体的切除水平需要根据每例患者的实际情况来决定。

在行椎骨整块切除时，椎体前方的钝性分离是另一个高风险步骤。术者需要对椎骨与周围大血管以及内脏之间的解剖关系了如指掌。根据对尸体的解剖研究，T1-T4 的全椎骨整块切除不大可能伤及胸主动脉。但是，行 T5 以远的全椎骨切除时，在对受累椎骨进行操作之前，必须先小心地将主动脉向前方牵开。对位于 L1 和 L2 的病变，手术时要特别小心地处理膈肌和第 1、2 对腰动脉。结扎根动脉可能造成脊髓的循环障碍是另一个需要注意的问题。作者[3]用猫为模型进行的研究发现结扎 Adamkiewicz 动脉可使脊髓的血流量比对照组减少 81%，但是这种减少并未影响脊髓的诱发电位。硬膜和脊髓周围大量的动脉网可以完全代偿结扎一两个根动脉后所造成的血流减少。实际上，在我们所施行全椎骨整块切除的 60 个病例中，还从未出现神经功能恶化的患者。硬膜外静脉丛常会有大量的出血，此部位的出血可以用 Oxycell 棉团、Aviten 或纤维蛋白胶进行填塞止血。除了低压麻醉以外（收缩压 60~80 mmHg），其他控制出血的方法也应采用。

Roy-Camille 等[11,12]认为由于髂腰肌起自腰椎，这使得单纯从后路行腰椎的全椎骨整块切除是不可能的；他们还强调由于腹部主要血管非常靠近腰椎前面，对于腰椎前凸较大的患者血管损伤的风险就更大。为此，他们建议对发生于 L2-L4 的恶性肿瘤采用前后联合入路的方法进行切除。Stener 报道了单纯后路切除 L3 及以近的肿瘤，但他不建议这种方法用于 L4 的肿瘤[15]。对于 L4 肿瘤，他提倡采用前后联合的方法，理由是：大血管非常贴近腰椎，特别是下腔静脉紧贴 L4 椎体，另外，髂嵴会干扰从后方到达 L4-L5 间盘以及 L5。作者[1-4]同意 Stener 所提出的这两点解剖上的困难[15]，但是，对于髂嵴比较低的患者，他们并不总是反对用单纯后路的方法对孤立的 L4 肿瘤进行全椎骨整块切除。对于 L5 的肿瘤，除了上述的困难之外，由于还要处理髂总血管、髂腰动静脉以及腰骶神经丛，毫无疑问需要采用前后路联合的方法进行切除。

当病变位于间室内（1、2、3 型），特别是当切开椎板或椎弓根的部位尚未被肿瘤累及时，椎骨整块切除可以达到广泛的或者至少是边缘性的外科边界。对于肿瘤已侵入椎管（4 型）或已侵入椎旁组织（5 型）的病例，如果肿瘤仍被反应性纤维组织所包裹，边缘性外科边界也是有可能达到的。对于 6 型病变，在脊柱的远近端截骨区仍可能达到广泛的边界，但是椎旁肿瘤有时与周围组织、大血管、相邻的内脏粘连甚或侵入其中，在这种情况下，有必要先经前路进行分离，然后再从后侧进行全椎骨切除。

（孙宇庆 译）

参考文献

1. Tomita K, Kawahara N, Mizuno K, Toribatake Y, Kim SS, Baba H, Tsuchiya H: Total en bloc spondylectomy for primary malignant vertebral tumors. In: Rao RS, Deo MG, Sanghri LD, Mittra I (eds): Proceedings of the 16th International Cancer Congress. Bologna, Mon-duzzi Editore, 1994, pp 2409–2413.
2. Tomita K, Kawahara N, Baba H, Tsuchiya H, Fujita T, Toribatake Y: Total en block spondylectomy. A new surgical technique for primary malignant vertebral tumors. Spine 22:324–333, 1997.
3. Tomita K, Toribatake Y, Kawahara N, Ohnari H, Kose H: Total en bloc spondylectomy and circumspinal decompression for solitary spinal metastasis. Paraplegia 32:36–46, 1994.
4. Tomita K, Kawahara N, Baba H, Tsuchiya H, Nagata S, Toribatake Y: Total en bloc spondylectomy for solitary spinal metastasis. Int Orthop 18:291–298, 1994.
5. Kawahara N, Tomita K, Fujita T, Maruo S, Otsuka S, Kinoshita G: Osteosarcoma of the thoracolumbar spine. Total en bloc spondylectomy. A case report. J Bone Joint Surg [Am] 79:453–458, 1997.
6. Enneking WF, Spanier SS, Goodmann MA: A system for the surgical staging of musculoskeletal sarcoma. Clin Orthop 153:106–120, 1980.
7. Tomita K, Kawahara N: The threadwire saw: a new device for cutting bone. J Bone Joint Surg [Am] 78:1915–1917, 1996.
8. Kawahara N, Tomita K, Baba H, Toribatake Y, Fujita T, Mizuno K, Tanaka S: Cadaveric vascular anatomy for total en bloc spondylectomy in malignant vertebral tumors. Spine 21:1401–1407, 1996.
9. Adachi B: Das Arteriensystem der Japaner. Kyoto, Maruzen, 1928, pp 1–10.
10. Winter RB, Denis F, Lonstein JL, Caramella J: Techniques of surgery: anatomy of thoracic intercostal and lumbar arteries. In: Lonstein JL, Bradford DS, Winter RB, Ogilvie JW (eds): Moe's Textbook of Scoliosis and Other Spinal Deformities, 3rd edn. Philadelphia, Saunders, 1994, pp 1.
11. Roy-Camille R, Mazel CH, Saillant G, Lapresle PH: Treatment of malignant tumor of the spine with posterior instrumentation. In: Sundaresan N, Schmidek HH, Schiller AL, Rosenthal DI (eds): Tumor of the Spine. Philadelphia, Saunders, 1990, pp 473–487.
12. Roy-Camille R, Saillant G, Bisserie M, Judet TH, Hautefort E, Mamoudy P: Resection vertebrale totale dans la chirurgie tumorale au niveau du rachis dorsal par voie posterieure pure. Rev Chir Orthop 67:421–430, 1981.
13. Stener B: Total spondylectomy in chondrosarcoma arising from the seventh thoracic vertebra. J Bone Joint Surg [Br] 53:288–295, 1971.
14. Stener B: Complete removal of vertebrae for extirpation of tumors. Clin Orthop 245:72–82, 1989.
15. Stener B: Technique of complete spondylectomy in the thoracic and lumbar spine. In: Sundaresan N, Schmidek HH, Schiller AL, Rosenthal DI (eds): Tumor of the Spine. Philadelphia, Saunders, 1990, pp 432–437.
16. Stener B, Johnsen OE: Complete removal of three vertebrae for giant-cell tumour. J Bone Joint Surg [Br] 53:278–287, 1971.
17. Sundaresan N, Rosen G, Huvos AG, Krol G: Combined treatment of osteosarcoma of the spine. Neurosurgery 23:714–719, 1988.
18. Boriani S, Biagini R, De Lure F, Di Fiore M, Gamberini G, Zanoni A: Vertebrectomia lombare per neoplasia ossea: tecnica chirurgica. Chir Organi Mov 79:163–173, 1994.
19. Boriani S, Chevalley F, Weinstein JN, et al. Chordoma of the spine above the sacrum. Treatment and outcome in 21 cases. Spine 21: 1569–1577, 1996.

54 颈、胸、腰注射术

Daniel A. Fung, Timothy T. Davis,
Paul C. Lee

脊柱疼痛是常见的主诉，并且影响所有类型的人群。微创治疗方法对于这些保守治疗无法缓解的患者来说是一种很好的选择。关于脊柱的解剖和不同“疼痛来源”已经有大量文献描述。脊柱疼痛能够被划分为伤害感受性疼痛和神经性疼痛。伤害感受性疼痛包括肌肉、韧带、肌腱、筋膜、椎间盘和骨来源。与伤害感受性疼痛相关的客观主诉包括钝痛、疼痛，常难以定位。通过脊柱特定动作可以诱发疼痛。神经性疼痛常和神经结构的炎症和损伤有关，可能是急性或慢性的。神经性疼痛客观主诉包括电流感、烧伤、剧痛、针刺样或者放射状。脊柱位置改变可能会压迫椎管、神经根管、神经张力或者椎间盘动态突出产生症状。感觉伤害性疼痛和神经源性疼痛常同时存在，而治疗需要明确并寻找疼痛来源。熟悉解剖能够使医生在引导注射下处理脊柱疼痛来源。注射在治疗疼痛过程中是一个微创的治疗方法。常用的药物包括局麻药和糖皮质激素。这些药能够通过麻醉作用和抗炎症作用减轻疼痛。注射能够将药物直接作用在目标区域。这一章将焦点放在“基于循证的适应证”以及如何开展各类用于治疗脊柱源性疼痛的治疗。

扳机点注射治疗伤害感受性肌筋膜疼痛

扳机点是导致伤害感受性疼痛局部紧张的肌肉束。在身体上紧张的肌肉束感觉起来像是硬的压痛明显的“结”。在这些点上施加压力会出现局部疼痛，并沿着特定肌肉分布区向远端放射。通过直接加压或者针刺可以诱发局部抽搐反应。实际上任何肌肉都可能存在扳机点。颈胸腰骶区域可能出现需要行扳机点注射的肌肉韧带结构如图54.1、表54.1所示。

适应证

扳机点是肌肉内一小部分肌纤维收缩导致的，而不是整块肌肉。扳机点的紧张束带是由于肌纤维内肌小结缩短造成的。在扳机点形成过程中可能有各种原因。包括肌肉扭伤，姿势性或力学不平衡，慢性劳损型疾病，肌肉过度负荷，直接创伤，以及生理或心理压力。肌肉损伤并不是扳机点形成的先决条件，但生物力学上来说，有可能是对细胞膜或者肌质网损伤导致钙离子释放，或者细胞骨骼蛋白破坏导致的[1]。过量的钙离子干扰肌动蛋白从肌球蛋白上释放，因此难以放松肌纤维。持续收缩可能导致局部肌肉缺血，反过来导

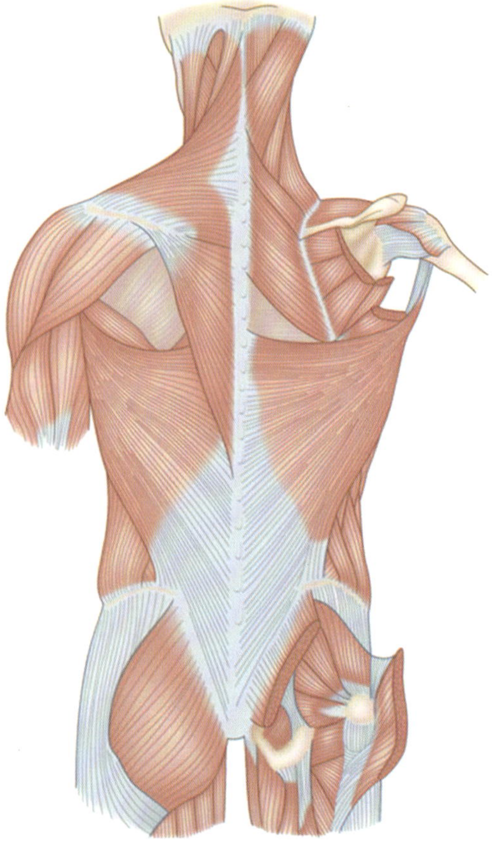

图 54.1 颈椎、胸椎和腰椎肌肉

表 54.1 颈、胸、腰骶部肌肉和韧带

颈椎	胸椎	腰椎
胸锁乳突肌	斜方肌	腰方肌
斜角肌	菱形肌	腰长肌
颈棘肌和夹肌	肩胛提肌	腰髂肋肌
颈半棘肌和夹肌	胸长肌	骶髂韧带
头长肌	胸髂肋肌	臀中肌
颈长肌	胸棘肌	臀大肌
颈最长肌和夹肌	棘上韧带	梨状肌
颈髂肋肌	肩胛下肌	

致 pH 值下降，并在肌肉组织中释放炎性介质。另一理论认为释放过量的乙酰胆碱，导致肌肉纤维过度收缩 [1]。

循证依据

扳机点注射常用来治疗肌筋膜疼痛。很多研究用来评估扳机点注射的结果。我们的研究显示，在肌纤维扳机点内注射利多卡因能够减轻疼痛，改善生活质量 [2]。另一项研究发现短期内注射利多卡因优于安慰剂或者空白针头 [3]。扳机点注射无论使用局麻药，还是单纯针头注射都能够明显改善疼痛、活动范围和抑郁指数，并具有统计学意义 [4]。一项研究肌筋膜扳机点的前瞻性随机研究认为单纯针头能够提供和注射局麻药、糖皮质激素一样的效果 [5]。因此，注射局麻药、激素以及单纯针头都能够有效地治疗扳机点。

技术

通过在疼痛区域触诊确定扳机点。辨认紧张肌束。在此区域触诊会产生局部和放射痛并与患者客观疼痛报道相一致。虽然有些医生使用 EMG 或神经刺激装置来明确肌肉内针头放置位置，或者使用超声看到累及肌肉和紧张纤维束，大多数情况下不需要使用额外装备 [6]。将针头插入扳机点内会导致肉眼可见和触诊下的肌肉"抽搐反应"。一旦针头位置好，可以注射药物或者单纯使用针头。有些医生认为应将针头在扳机点区域多平面来回穿刺，能够最大程度破坏紧张肌纤维的结构。有些认为可以使用其他注射剂比如肉毒杆菌毒素或增生疗法。富血小板血浆（platelet-rich plasma, PRP）是注射疼痛软组织的另一个方法，但和肌肉相比更适于注射韧带、肌腱和关节损伤。

肉毒杆菌毒素能够通过干扰乙酰胆碱的突触前释放抑制肌肉收缩。研究显示肉毒杆菌毒素并没有优于其他注射类型 [3,7]。一项研究认为在疼痛程度和持续时间，功能改善程度和患者满意度方面，注射肉毒杆菌毒素和局麻药大致相似。不过，和空针头注射相比，肉毒杆菌毒素在改善疼痛评分和生活质量方面更优 [2]。在一项包括 5 个临床试验的综述中，一个试验认为肉毒杆菌毒素能够有效地减低疼痛，而其他 4 项研究并不这样认为 [8]。另一项注射肉毒杆菌毒素到扳机点的研究发现并没有改善颈胸部肌筋膜炎引起的疼痛 [9]。注意吞咽困难等其他和肉毒杆菌毒素相关的并发症也非常重要。虽然肉毒杆菌毒素的费用是个缺点，结果也并不确定，但对于尝试过其他方法依然无效的患者，可以考虑。肉毒杆菌毒素已被 FDA 批准用于治疗慢性三叉神经痛、上肢痉挛、颈部肌张力障碍和逼尿肌亢进。任何其他肌肉间注射肉毒杆菌毒素都被认为是适应证之外使用 [10,11]。

增生疗法是治疗肌肉骨骼疼痛的一种方法，注射物质通常为葡萄糖、苯酚或者鱼肝油酸钠溶液，来诱发软组织的炎症反应。这种疗法背后的理论是释放炎性介质，将成纤维细胞和其他生长因子募集到注射区域。生长因子内流理论上来说能够帮助建立更强大、更健康的软组织，虽然尚未得到完全证实 [12]。患者可能会在注射后出现疼痛增加、肿胀、发红。这些反映了注射想要诱发的炎症反应和增生过程。治疗的风险包括感染和比预期炎症更重带来的疼痛增加。不过，这种风险比较小，增生疗法可以作为其他保守治疗失败后的一种可选择治疗方案。

PRP 注射是增生疗法的一种，因为它也是注射物质促进生长因子 [13]。注射用 PRP 是一种自体血液通过全血离心产生的含有高浓度血小板和生长因子产物 [14]。市场上很多厂家通过离心分离 PRP，然后又反过来注射入软组织或关节中。这一过程能够使医生将超出生理浓度的生长因子注射从而刺激和加速组织生长。在肌肉骨骼领域应用日渐增多，因为有证据显示它可以增强肌肉、肌腱和韧带的愈合 [15]。

总体来说增生疗法和 PRP 证据尚不足，这两种疗法最有希望的证据是用于治疗慢性腰背痛、韧带损伤和肌腱病。一项包括增生疗法的 Cochrane 数据库综述总结到：增生疗法能够和其他治疗方法

相结合，改善慢性下腰痛和不稳定。增生疗法能够有效地用于治疗复发性肌腱病，例如肱骨外上髁炎和跟腱炎。一个单盲随机对照研究发现患者接受增生疗法和偏心训练比仅接受偏心训练恢复更快[16]。一项关于增生疗法和PRP治疗肱骨外上髁炎的系统综述认为有强烈的试验证据支持使用增生疗法和PRP[17]。一项评估使用PRP治疗不同部位慢性肌腱病的回顾性研究发现，它能够降低75%的疼痛，并达到85%的满意率[18]。有新的证据支持在骨关节方面使用增生疗法和PRP[17,19]。一项随机对照研究发现PRP在治疗早期膝关节骨关节炎方面更好，但6个月之后这种效果开始消失[20]。另一个随机对照研究前期结果认为PRP能够在1年随访时间内改善中度骨关节炎的临床症状。但该研究并未发现PRP和透明质酸之间有明显区别，虽然在轻度骨关节炎患者当中有倾向于PRP的趋势[21]。另一个前瞻性对照研究认为PRP在疼痛、症状和关节功能恢复方面更好，作用时间更长[22]。同样有几项小动物研究使用PRP治疗退变椎间盘，发现其对于损伤椎间盘有保护作用，尤其是在疾病早期[13-27]。不过，目前研究多为小样本研究，设计不佳。另外，仍然缺少能证明PRP有效性的高质量临床文章，尤其是将PRP与其他注射类型相比，以及考虑到合适的容量、准备、时间和注射节段数等。该领域还需要进一步研究以明确适应证。

关节突关节注射/内侧支封闭/射频消融

关节突关节注射/内侧支封闭/射频消融都是用来处理来自关节突关节的疼痛。关节突关节是真正的滑膜关节，由上下相邻椎体的上下关节突构成并被纤维关节囊所包绕。

适应证

关节突源性腰痛常由于创伤或退变导致[28]。创伤后关节突疼痛常由于快速刹车损伤或过伸导致的高速屈曲动作产生的关节囊拉伤或者关节压缩引起[29,30]。退变性峡部裂或者滑脱产生的关节突疼痛会逐渐固定在轴性脊柱的一个部分（例如高位颈椎，以及下腰椎）[31]。单独的关节突来源疼痛常和肌筋膜放射痛相关联。关节突来源疼痛也可能有根性症状，如增生关节突挤压出口根或行走根时。

循证依据

临床诊断能够帮助指导医生，但关节突关节疼痛的证据往往缺乏特异性。最特异性的诊断方法是使用内侧支封闭或关节突关节封闭[31]。为了诊断的目的将短效局麻药注射入关节腔，能够帮助确定哪些患者适合做射频消融。在一小部分患者当中内侧支封闭可以达到更长的疼痛缓解效果[32]。有中等证据支持使用内侧支封闭。双盲随机安慰剂对照研究发现射频消融神经明显缓解疼痛，效果明显[33]。关节腔激素注射同时具有诊断和治疗的作用[34]。关于关节腔注射的随机对照研究和观察性研究结果不一，证据等级从中等到有限不等。

技术

内侧支封闭

内侧支是脊神经背支的终末分支。它支配关节突关节的感觉以及多裂肌的运动。在颈椎，内侧支围绕着侧块的腰部。在胸椎，内侧支沿横突的上表面分布。在腰椎，内侧支在上关节突和横突的交汇处[35]。每个关节突关节由相同节段和上一节段发出的内侧支支配。因此，如果想要暂时封闭疼痛的话，这些节段的内侧支都需要进行封闭。在进行射频消融（radiofrequency ablation, RFA）前有必要行1~2次封闭，能够减轻50%~75%的疼痛。在关节突关节行RFA已经被证明是治疗轴性背痛和颈痛的有效方法[28-35]。

颈椎内侧支封闭可以使用俯卧位或者侧卧位。俯卧位时患者头转向对侧，这样下颌不会挡住球管，从而获得清晰的颈椎侧位片。球管稍向头侧倾斜，与关节突关节平面平行。穿刺针初始位置定在侧块腰部的侧面。然后将机器调整至侧位，并在每个节段将穿刺针沿侧块外缘前进至冠状面中间水平。在侧位时，使用颈椎侧位像来观察颈椎侧块冠状面中间水平。两种入路都要小心，不要把针尖进到侧块前缘的前方（图54.2、54.3）。

腰椎内侧支封闭可在俯卧位进行。在前后或稍斜位上，穿刺针指向椎弓根的上外侧，也就是上关节突和横突交界处（图54.4、54.5）。

胸椎内侧支封闭也可以在俯卧位上进行。穿

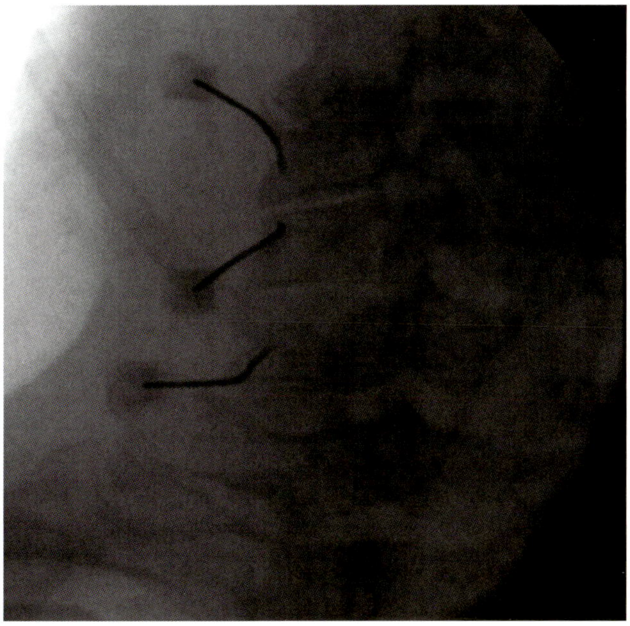

图 54.2 左侧颈椎内侧支封闭的前后位透视像

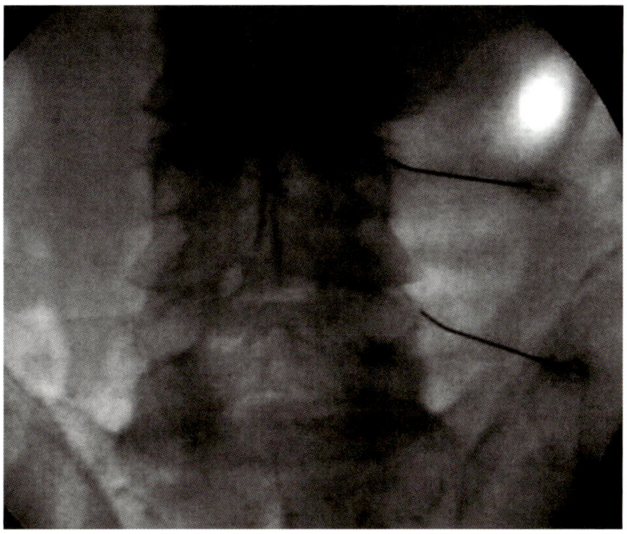

图 54.4 右侧腰椎内侧支封闭的前后位透视像

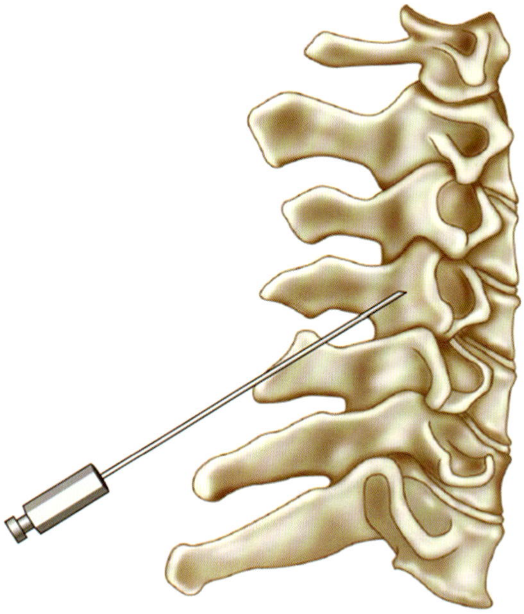

图 54.3 颈椎内侧支封闭的侧位示意图

刺针指向横突的上方。对于 T5-T8 水平，内侧支的走行和其他胸椎节段相比稍偏上和背侧，需要调整针尖位置[36]。

内侧支 RFA 和内侧支封闭位置相同，不过使用一绝缘针头。感觉 / 肌肉刺激以及术中透视确认探针位置接近内侧支。使用局麻后进行 RFA。RFA 的温度和时间不一，但多项研究使用 80℃，维持 60~90s 来进行 RFA[37]（图 54.6）。

关节突关节腔内注射

关节突关节注射的目标是在上下关节突组成的关节囊内。颈椎关节突关节注射可以在俯卧位进行。将球管向头侧倾斜 25°~35° 来清楚地看到关节间隙。使用腰穿针朝这个间隙推进。一旦针尖接触到关节囊可有轻微阻力。可以使用侧位像来评估深度。一旦穿透关节囊到达关节腔，注射药物。颈椎关节突关节可以容纳 0.5~1.0ml 液体。注射过多会导致局部膨胀并损伤关节囊。对于 C1-C2 关节突关节注射来说，让患者张嘴图像可以更清晰。在这个节段注射尤其危险，因为椎动脉已经非常靠近关节侧面，并且 C2 神经根就在关节间隙的内侧一半。因此应该将穿刺针指向关节腔的外侧三分之一。该节段发生血管内注射或者使用激素会发生动脉栓塞并导致脑卒中，因此建议使用造影剂和非颗粒性激素。如果针的位置过深或者靠近中间，会发生损伤脊髓的并发症。

为了实行胸椎关节突关节注射，应当辨认合适节段，球管放在 50°~60° 斜位。即使是在这个极端位置也无法看清胸椎关节突关节，因关节线非常陡峭，仅能够进入到关节突关节的最下方和最后方。不过，下关节突能够看到，穿刺针应该从一个较浅的角度指向其下方。可以使用侧位像但这里的解剖结构很难看清楚深度。一旦放好穿刺针，注射药物，胸椎关节突可以容纳约 1ml 液体。

腰椎关节突注射时患者置于俯卧位，球管向

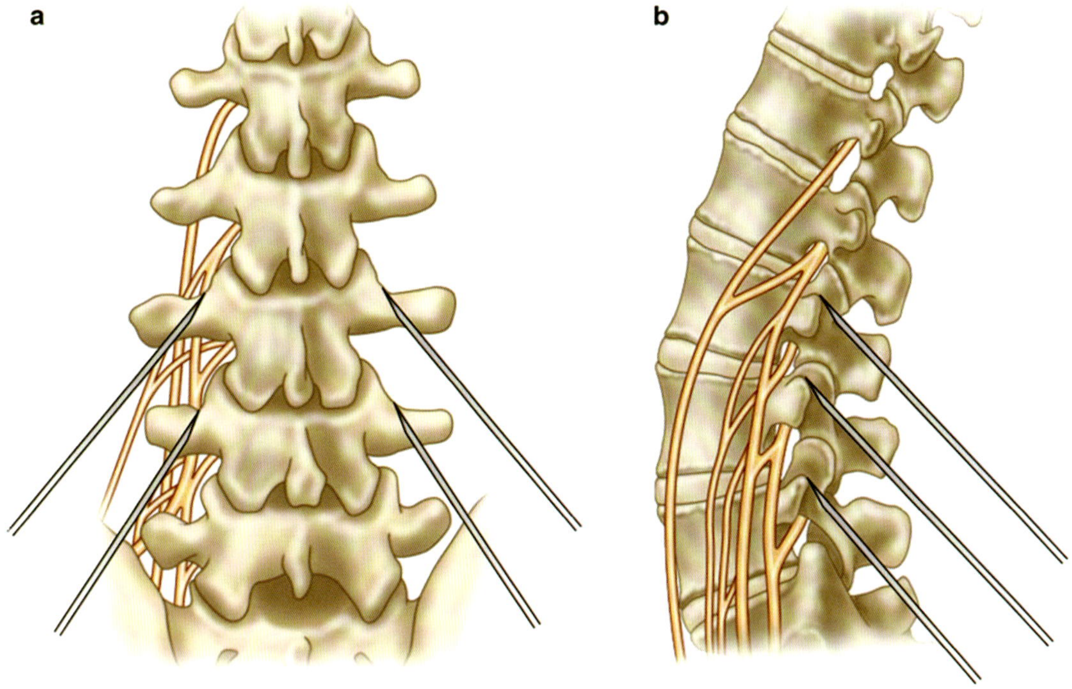

图 54.5 （a）前后位和（b）侧位双侧腰椎内侧支封闭示意图

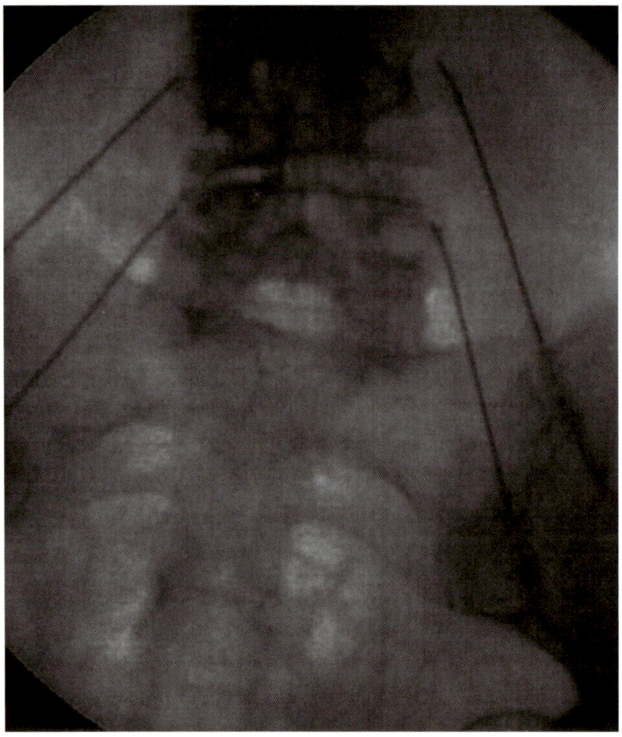

图 54.6 双侧腰椎内侧支射频消融前后位透视像

一侧倾斜 20°~30°。可以看到上下关节突之间的关节间隙。使用腰穿针朝该间隙进针。针尖穿过关节囊时有轻微阻力。一旦放好穿刺针，注射药物，腰椎关节突可以容纳约 1~1.5ml 液体。

关节突关节注射相对安全，发生出血和感染的风险较低。最常见的并发症是注射后疼痛增加。注射量过大会撑开关节囊并导致疼痛。颈椎注射更危险，因为周围环绕着血管和神经。不小心注射入椎动脉尤其危险，颗粒性激素产生血栓会导致脑卒中和神经损伤。如果针的位置过深或者靠近中间，会发生损伤脊髓的并发症[33,34]。

硬膜外注射

硬膜外腔是从椎管延伸到大脑中围绕硬脑膜的腔隙。在椎管中，硬膜外腔前方是后纵韧带，侧方是椎弓根、神经椎间孔和神经根，后方是椎板和黄韧带。特定区域里内含硬膜外脂肪和血管。脊神经根通过椎体椎间孔出脊柱，使得这一区域称为注射封闭的目标区域。颈椎椎间孔向前方和外侧倾斜，而胸椎和腰椎的椎间孔向后方和外侧倾斜。椎间孔上方由椎体和椎间盘组成，后方由关节突关节组成。

适应证

硬膜外激素注射的主要适应证是根性疼痛。根性疼痛是脊神经根在损伤或者炎症后由于机械性或者化学性刺激所致，有可能是由于椎间盘突出压迫神经，也有可能是中央椎管或椎间孔狭窄。经典的描述是疼痛在肢体的近端伴有放射样疼痛，皮节支配区域麻木和感觉减退。疼痛沿皮节向上下肢放射提示颈椎或腰椎的根性痛，而沿着皮节向胸前区放射提示胸椎根性痛（图 54.7）。临床检查应该发现患者疼痛和体格检查（肌肉无力 / 萎缩，反射消失，感觉改变，直腿抬高试验）、影像学表现和电生理检查一致。轴性疼痛或者由于骨

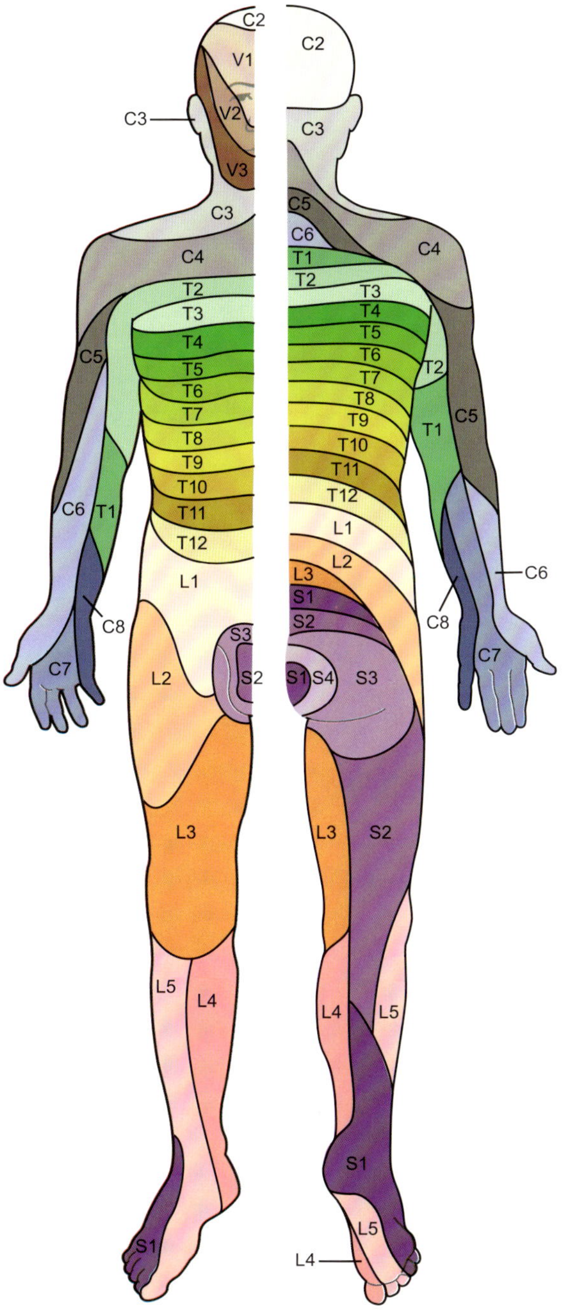

图 54.7 皮节分布图

性、关节突来源和肌腱膜来源的疼痛引起的牵涉痛无法通过硬膜外注射缓解。硬膜外注射是治疗脊神经根炎和神经源性跛行的标准方法[38]。常用的硬膜外激素注射并没有获得 FDA 批准[39]。

循证依据

激素常被用来治疗颈椎、胸椎和腰椎神经根炎。急性期治疗通常包括口服激素，常用 6 天逐渐减量的甲泼尼龙。研究显示这种治疗方法能够加快急性神经根炎的恢复[40,41]。硬膜外激素注射能够使药物直接作用局部，和口服激素相比能够降低全身吸收和副作用。另外，在脊神经周围进行注射有诊断和为手术做准备的双重效果[42-44]。术前准备时使用经椎间孔硬膜外注射或选择性神经根封闭对于临床有神经根激惹表现但影像学阴性的患者有指导意义[45]。如果影像学提示多节段压迫时，它们也能够帮助定位疼痛来源[46-56]。有些学者建议应该将硬膜外注射作为一种避免或延迟手术的方法[57]。

目前研究综述发现硬膜外注射具有短期和长期效果[57-60]。对于在相应皮节有急性、亚急性症状，与影像学表现、临床查体和电生理结果一致的患者，效果较明显。急性神经根病的电生理结果包括累及肌肉的阳性尖波、纤颤电位和降低肌肉募集。如果肌肉单元动作电位幅度、持续时间和柔软性增大，则可能是慢性神经根病。三种比较不同硬膜外激素注射途径的研究显示所有三种方式都能够取得临床效果，但尾侧和经椎间孔入路更有可能取得长期效果。该研究显示和影像学引导下尾侧和椎板间盲穿相比，经椎间孔注射改善最明显[61]。按照美国疼痛介入医师协会（ASIPP）指南，这些操作仅作为医疗必需使用，一年限制在 6 次之内。注射之间应该相隔至少 2 个月。ASIPP 指南描述了大量关于尾侧、椎板间和经关节突激素注射的疗效和结果。多项系统综述、随机对照研究和观察性研究为尾侧硬膜外注射提供了强有力的证据[33]。对于硬膜外激素注射有中等到强不同等级的证据支持[33]。从对照研究的证据来看，作者总结为腰椎椎板间入路结果大多为阴性，而颈椎椎板间大多为阳性。总体来说，椎板间注射证据等级为有限到中等。不过，多项观察性研究发现各种形式硬膜外注射均有阳性结果[33]。

用于硬膜外注射的激素包括甲泼尼龙（40~80mg）、曲安西龙（40~80mg）、倍他米松（6~12mg）和地塞米松（4~12mg）。这些中除了地塞米松都是颗粒型激素。没有明确的研究支持某种激素优于其他种激素。有一些争论认为颗粒型激素效果稍优于非颗粒型激素[62]。不过，有大量关于颗粒型激素产生血管栓塞进而导致神经系统并发症，例如脑卒中和瘫痪的文献报道。这些报道认为非颗粒型激素要比颗粒型激素更安全[63]。由于激素的累积性副作用，例如骨质疏松、皮质功能不全等，应当尽量使用最低剂量。建议平均每人每年限制在 210mg 甲泼尼龙或者每年 3mg/kg。建议一生总共使用激素量为 420mg 甲泼尼龙[33]。研究显示低剂量激素能和高剂量激素达到类似的效果，但副作用更少[64-66]。

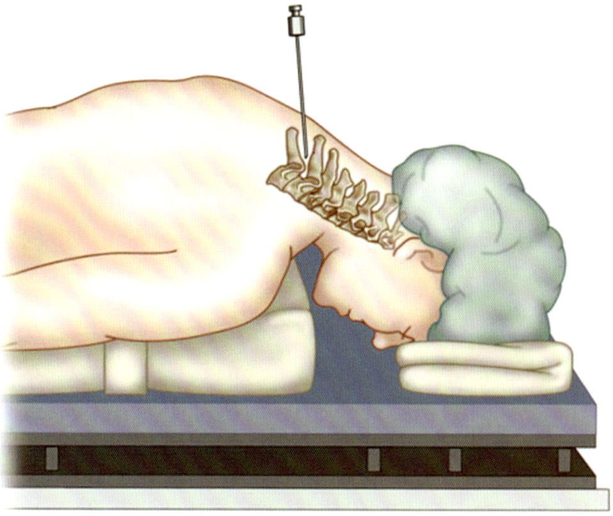

图 54.8　颈椎椎板间硬膜外注射位置

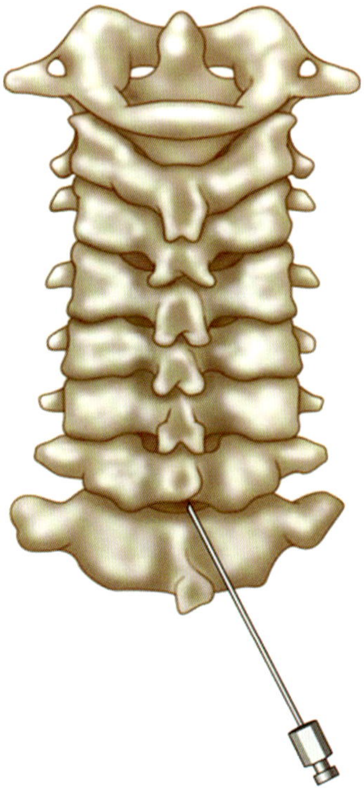

图 54.9　颈椎椎板间硬膜外注射旁正中入路

技术

有三种注射硬膜外腔隙的方法：尾侧、经椎间孔和椎板间。经椎间孔和椎板间用于颈椎、胸椎和腰骶部硬膜外注射，而尾侧入路主要用于腰骶部神经根病。使用导管来更精确地注射药物，从而减少注射量。

尾侧

球管置于侧位辨认骶管裂孔。使用腰穿针从头端朝向骶管裂孔进针。针尖通过骶尾韧带后有轻微落空感，并进入硬膜外间隙最尾侧。可以使用或不使用导管注射造影剂来确认硬膜外间隙，然后注射药物（局麻药和激素）。如果穿刺针在 S2 水平以上的话则有硬膜穿破的风险，因为硬膜腔止于 S2[67]。马尾综合征的发生率为 2.7/1000 000[33]。

椎板间

椎板间入路注射时患者俯卧位，脊柱轻度屈曲。硬膜外入路的好处是在目标区域进行穿刺可能会沿背侧硬膜外间隙传播并影响多个节段。因此，对于多节段脊髓疾病更有效[68]（图 54.8）。

推荐使用旁正中入路。在透视引导下，在棘突和椎板间隙的下方椎板交界处进针。针尖接触椎板可明确深度。然后将针挪到椎板上缘（图 54.9）。有没有侧位透视引导都可以，将针进一步插入，直到有落空感后穿破黄韧带进入硬膜外间隙。很多医生习惯使用玻璃针管和生理盐水观察液压落空感[69]。在注射造影剂之前先回抽查看有无出血或脑脊液。硬膜间隙的大小和该节段椎管容积直接相关[70,71]。

通常在疼痛相关可疑病变节段及上一节段行颈椎椎板间注射。把球管角度偏向尾侧可以更清楚地看到胸椎的椎间隙，这是由于胸椎椎板叠瓦状分布的原因。在胸椎的最头端和最尾端，椎板间隙是最大的。需要的话在中胸段使用导管。作者建议在 T1-T2 或者 T2-T3 椎板间隙使用颈椎硬膜外注射用的软头导管。胸椎背侧硬膜外间隙更大，在颈椎进导针时屈曲颈椎能够减少前凸增大椎板间隙（图 54.10）。

经椎间孔

之前研究认为经椎间孔硬膜外通道比椎板间或尾侧入路效果更好[57,72,73]。神经后（retroneural）胸椎以及腰椎经椎间孔入路需要俯卧位，球管与目标侧呈 45° 角，从外向内进针。穿刺针朝向椎弓根的 6 点钟方向，在横突和峡部的交界处，使用前后位和侧位透视像确保针尖在神经椎间孔的上方背侧四分之一的安全三角内（图 54.11~54.14）。在该位置也能够看到 S1 椎间孔，但一般来说多在前后位进针[74]。对于不熟练的医生来说，不建议行颈椎椎间孔硬膜外注射，从 2002 年前，有大量病例报道描述瘫痪、脑卒中和死亡等并发症[63,75]。

并发症

硬膜外注射的并发症发生率较低。Mcgrath 等的研究发现总体并发症发生率在 2.4%，最常见的是疼痛加重（1.1%），注射部位疼痛（0.33%），以及持续麻木（0.14%）[76]。另一项研究报道在所有脊柱注射中感染发病率为 1%~2%，严重感染（脑膜炎、骨髓炎、硬膜外脓肿）发生率更低，为 0.1%~0.01%。硬膜外血肿在 150 000 例中也不到 1 例。经椎间孔入路血管内注射发生率为 11.2%，椎板间入路为 1.9%[77]。

如果进入椎管时出现大量清亮液体，可以做石蕊试验明确是否是脑脊液漏。大多数硬膜穿刺伤不需要处理即可愈合，但持续硬膜漏的患者可能出现头痛，需要充分补液、卧位休息、应用镇痛药以及自体血补丁[78]。如果在 L2 水平及以上做穿刺也有可能直接损伤脊髓。其他并发症包括硬膜外感染和血肿，反过来可能会压迫脊髓、神经根或者导致马尾综合征。如果将激素注射入血管，尤其是动脉可能会导致严重的神经损伤。在 T8 至 L1 左侧注射尤其注意，因为 60%~80% 的患者最大的脊髓节段动脉 Adamkiewicz 动脉在这些节段之间[79,80]。手术后神经血管和瘢痕会改变解剖，增加神经或血管损伤的风险[81]。

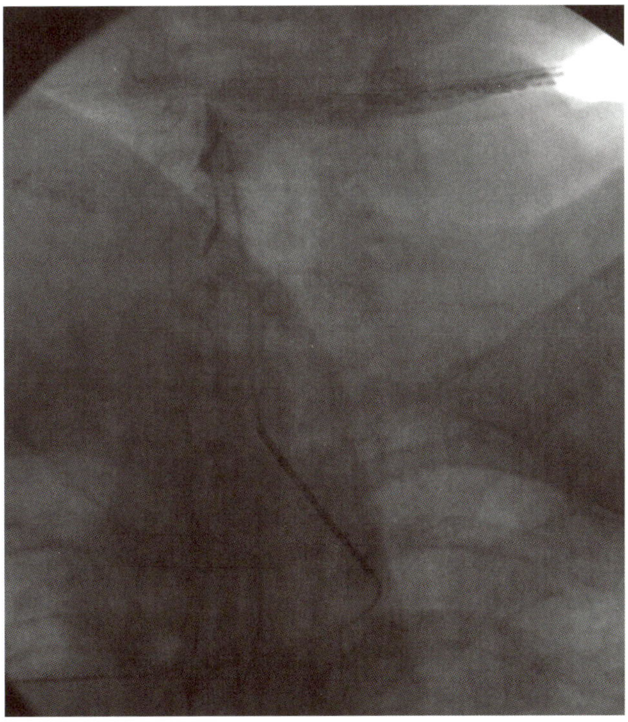

图 54.10 颈椎椎板间硬膜外激素注射前后位像，入针点在 T1-T2 椎板间

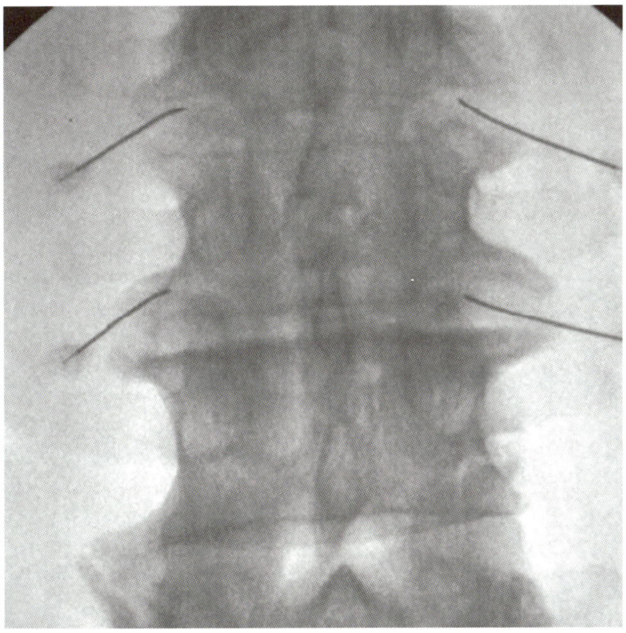

图 54.11 腰椎经椎间孔硬膜外激素注射前后位透视像，穿刺针留置在原处

骶髂关节注射

骶髂关节由骶骨和髂骨组成。该位置主要是纤维软骨连接。不过，在后下方有一个小的滑膜

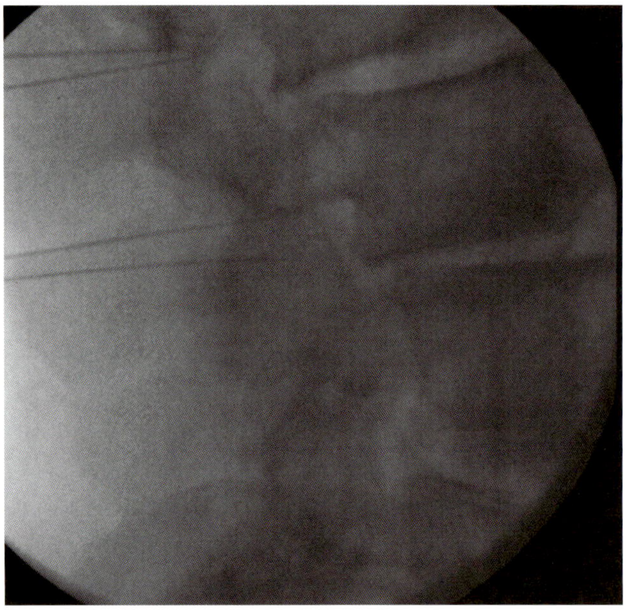

图 54.12 腰椎经椎间孔硬膜外激素注射侧位透视像，穿刺针留置在原处

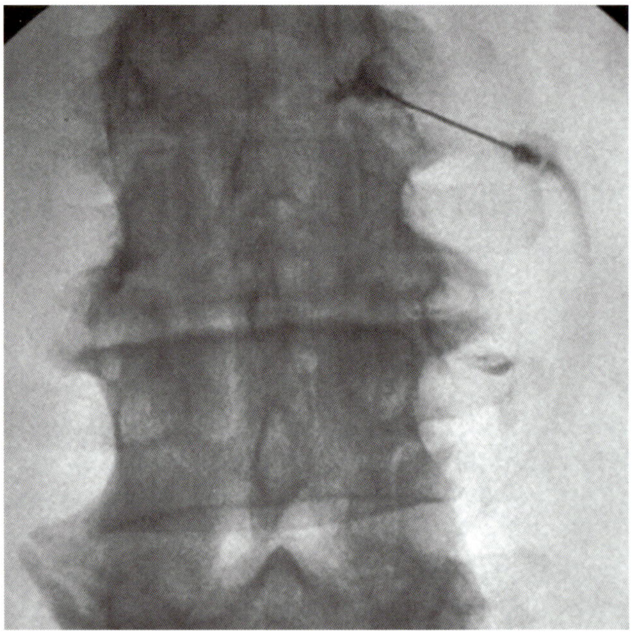

图 54.13 使用造影剂和药物后，腰椎经椎间孔硬膜外激素注射的前后位透视像

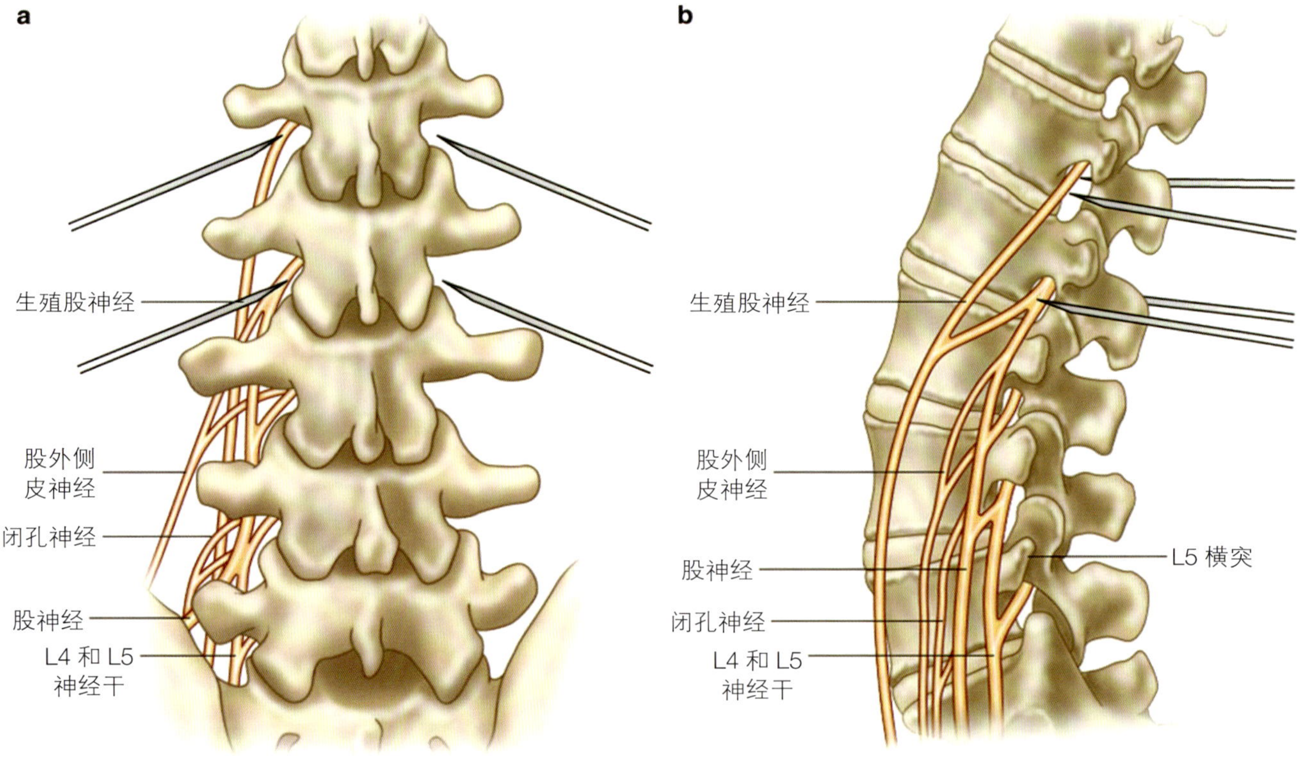

图 54.14 （**a**）前后位和（**b**）侧位腰椎经椎间孔硬膜外激素注射示意图

关节。骶髂关节注射即在该间隙进行。

适应证

骶髂关节注射适用于怀疑骶髂关节疼痛来源的患者，占慢性轴性下腰痛患者的 15%~30%[82]。骶髂关节疼痛常与双下肢不等长、高龄、炎症性关节炎、脊柱侧凸、之前手术史、怀孕和创伤相关。骶髂关节的疼痛可能是单侧，也可能是双侧，

常位于下腰部及臀部。也可能有向大腿后方近端或侧方的牵涉痛。患者常有髂骨和坐骨边缘的压痛，激发试验疼痛阳性，如 FABER 和 Gaenslen 试验。

循证依据

体格检查和影像学检查用来诊断骶髂关节痛常不特异[83]。许多有骶髂关节疼痛的患者影像学表现正常[84]。骶髂关节注射可以作为一个诊断和治疗方法[83,85]。临床研究显示骶髂区域关节内外注射均可以取得中期疗效[83]。

技术

患者俯卧位，球管在对侧呈斜位。入针点在关节间隙的下方和内侧，然后转向头向靠近关节间隙。可以将造影剂注射入关节腔内，然后再给药。ASIPP 指南建议仅在需要的情况下才重复给药，并且限制一年最多 6 次局部麻醉和激素封闭[33]。如果症状缓解明显，可以骶神经内侧支切断术或者融合手术来达到长期缓解。

椎间盘造影术

椎间盘由中央的髓核以及周围包绕的纤维环组成。在正常椎间盘内，仅有外侧三分之一的间盘是被神经和血管支配的。内部椎间盘破裂、椎间盘高度下降以及纤维环裂隙形成是导致盘源性腰痛的原因，因为椎间盘和裂隙刺激了外周三分之一的神经[33,86]。

适应证

椎间盘造影术用于评估慢性轴性背痛的患者用来诊断或排除椎间盘源性伤害感受性疼痛。同样能够在手术患者中用来排除椎间盘内部破裂或者突出复发，探查假关节或者多节段融合术前确定具体节段[33]。椎间盘刺激并能够复制出患者日常轴性疼痛是椎间盘源性腰痛的阳性检查。同时应该行上下至少 1 个节段，最好 2 个节段造影作为对照来明确疼痛来源。对照组行造影时应该不会复制日常疼痛。椎间盘造影联合术中透视或者术后 CT、MRI 能够获得关于椎间盘内部解剖和周围结构的进一步细节[86]。

循证依据

由于椎间盘造影的主观性，这方面有大量的临床数据和同行评议文章报道。尽管尚有争议，但椎间盘造影术已广泛应用于临床[33]。2008 年，Wolfer 等发表了一篇关于无症状患者中使用腰椎间盘造影术的系统综述，来自 11 项研究的 meta 分析提示在无症状患者中腰椎间盘造影术的假阳性率仅有 6%[87]。该研究突出了行多节段椎间盘造影来作为对照，对明确疼痛和病变椎间盘的重要性。2005 年，Cohen 等发表了腰椎间盘造影术的综述，认为椎间盘造影在发现退变椎间盘方面优于其他影像学检查。关于椎间盘造影和手术效果之间的真正相关关系尚未明确，有待进一步研究[86]。

技术

行腰椎间盘造影术时，患者置于俯卧位。首先在前后位透视明确目标椎间盘和椎体序列。然后球管倾斜 25°~35° 斜位，直至上关节突到达椎体终板中线。进针点在上关节突上方的皮肤处。使用局麻药逐层麻醉皮肤和皮下组织。推荐使用双针技术，使用 1.5~3 英寸 18 号针向上关节突方向进针，然后使用 5~8 英寸 22 号针在上关节突侧方指向椎间盘中央。当针尖到达椎间盘时，阻力增加。针尖进入椎间盘后，使用前后和侧位透视像确保针尖在椎间盘中央。一旦各节段穿刺针位置满意，在透视下各节段注射造影剂和抗生素的混合液。注射造影剂后，观察阻力和患者症状变化。可以使用压力计检测椎间盘压力以及造影剂注射后的上升程度。在 15 psi 压力以下就开始疼痛则视为阳性，在 15~50 psi 之间难以确定，在 50psi 以上才疼痛的则视为阴性。阳性的椎间盘造影应该在 15psi 的低压力和低注射量时就能够复制疼痛，并达到 10 分疼痛的 7 分。记录下造影剂的分布、椎间盘破裂和造影剂泄漏情况。可以使用达拉斯椎间盘造影 4 级评分系统来对纤维环破裂程度分级。0 级是指造影剂完全在完整髓核内，1~3 级是指造影剂沿着放射状裂隙渗漏到内侧、中间和外侧三分之一，4 级是指向髓核周围扩散至少 30°。可以在之后 2~3 小时进一步行 CT 和 MRI 检查明确具体情况[87]（图 54.15~54.17）。

胸椎间盘造影术和腰椎间盘造影类似，但最

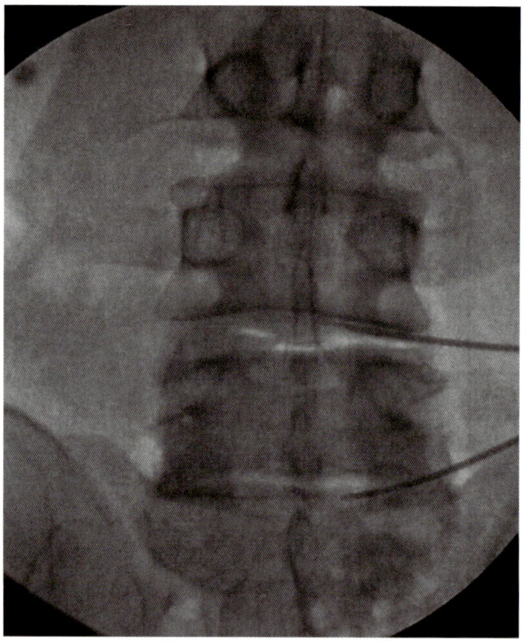

图 54.15 腰椎椎间盘造影的前后位透视像

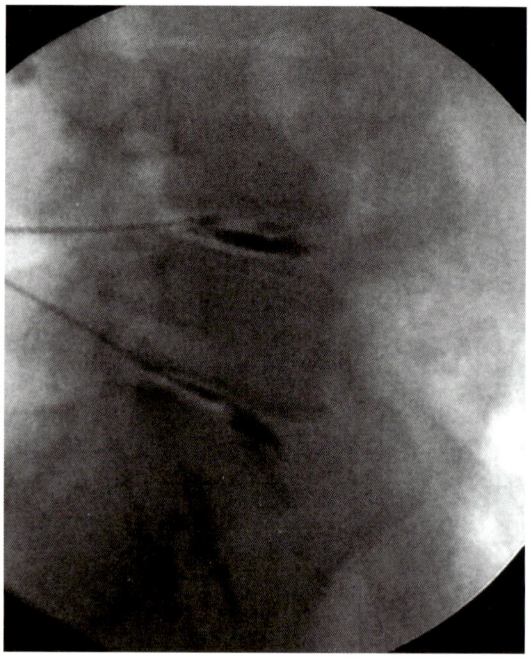

图 54.16 腰椎椎间盘造影的侧位透视像

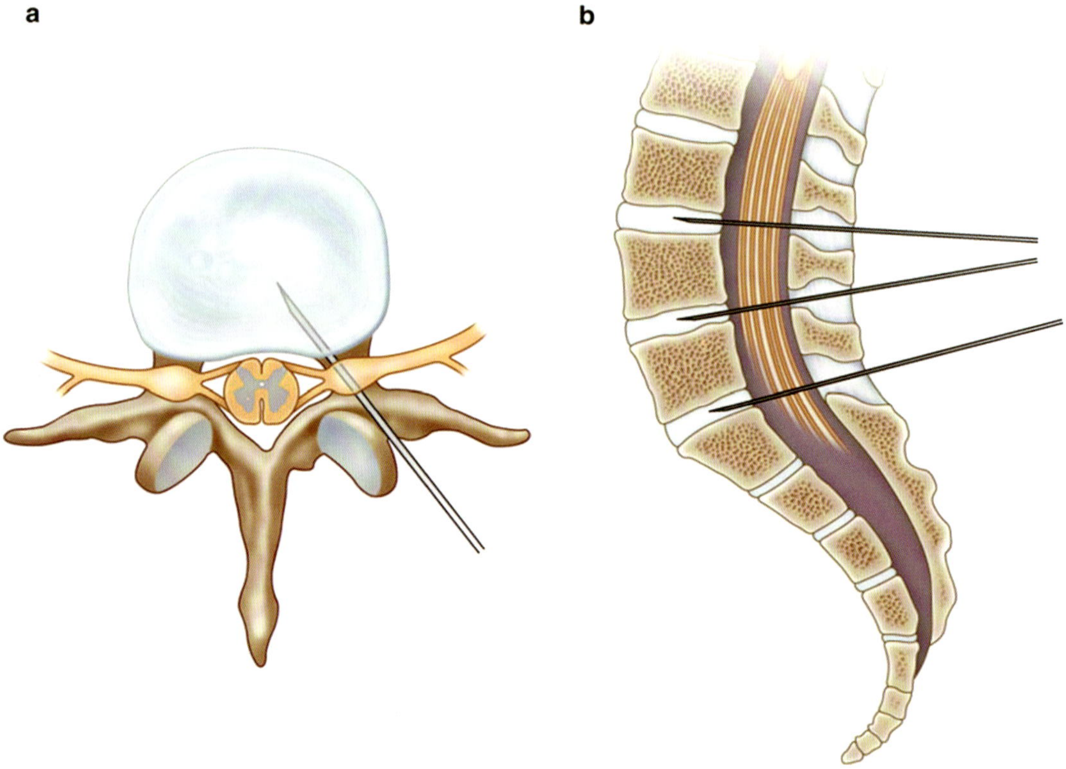

图 54.17 （**a**）轴位和（**b**）侧位腰椎椎间盘造影示意图

好由有经验的医生来完成，因为解剖的不同，胸椎的风险更高。区别在于，在胸椎间盘造影中，需要在斜位片上经过椎间盘中央的透明区域进针到达椎间盘。这块透明区域由上下两侧的椎体终板，侧方由肋骨内侧头，内侧由椎弓根组成。在斜位片上持续进针，直到接触椎间盘。在正位和侧位片上确认针尖已到达髓核中央。

仅推荐有经验的医生进行颈椎间盘造影术。

患者仰卧位，头稍偏向进针方向的对侧。常从右侧进针避免损伤食管。球管稍向尾侧倾斜，然后旋转直到看到钩椎关节和椎间孔。选取同侧钩椎关节内侧一点作为目标点。使用钝头的指点器压下皮肤，并分离皮下的血管和结构。下压皮肤同样可以减少穿刺距离。穿刺针弯曲 10° 更利于把握方向。接触钩突后将针尖向内侧移动，并朝向椎间盘的中央。在进入椎间盘时阻力稍有变化。在正位和侧位透视像确定穿刺针位于中央位置。在侧位透视下注射造影剂。正常的椎间盘造影剂容量在 0.3~1.0cc 之间[89]。如果患者肩部和手臂阻挡侧位像下颈椎的椎间盘的话，牵引手臂来看清间盘。一旦穿刺针在位，可以和腰椎间盘造影一样开始诱发疼痛（图 54.18、54.19）。

如果患者有胸部搔刮样感觉的话，有可能发生了食管穿孔。食管穿孔增加了椎间盘炎的概率。如果针尖随着吞咽上下活动，并且患者明显不适的话，肯定穿破了食管。

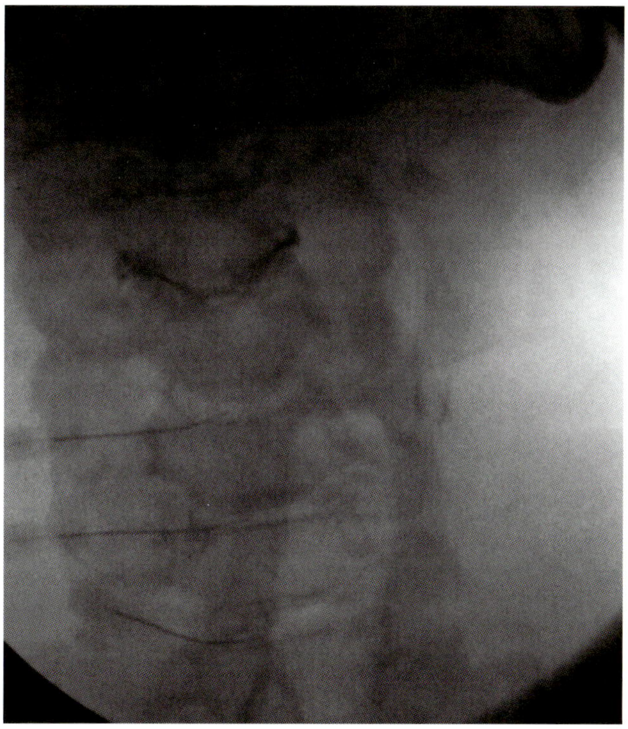

图 54.18 颈椎椎间盘造影前后位透视像

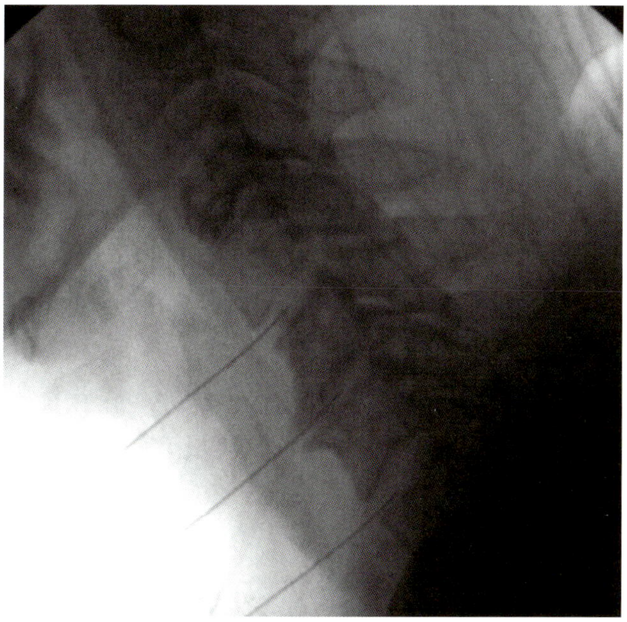

图 54.19 颈椎椎间盘造影侧位透视像

并发症

尽管非常罕见，椎间盘造影最独特和最危险的并发症是椎间盘炎。如果发生的话，因为椎间盘缺乏血供，很难通过口服和静脉用抗生素治疗。预防性使用静脉抗生素混合造影剂能够帮助降低椎间盘炎症的风险[33,88,89]。由于其主观性，椎间盘造影的假阳性率较高，患者和医生之间交流不畅容易产生检查者间变异[33,88,89]。推荐使用对照节段，也就是正常节段用来增加检查的特异性。Carragee 等认为在正常节段行椎间盘造影术可能会加速退变，因此在应用椎间盘注射时应该仔细考虑风险和收益[90]。

椎体成形术 / 后凸成形术

骨质疏松、骨量减少或肿瘤可能会导致骨小梁破坏，降低椎体轴向载荷能力。

椎体压缩性骨折是由于轴向载荷超过椎体承受能力。多由创伤导致，既包括高能量压缩骨折，也可能由打喷嚏造成。损伤原因范围很大，直接与椎体载荷能力变化相关，也反映了疾病对于骨强度和密度的影响。压缩骨折常见于 60~80 岁老年患者，引起骨质疏松、骨量减少和肿瘤的发病率达到最高峰。50 岁及以上女性椎体压缩骨折的影像学患病率高达 26%。在 50~54 岁女性中，有椎体压缩骨折影像学表现的患者发病率为 500/10 万人，在 85 岁以上患者中，则上升到 2960/10 万人[91]。发病率最高的部位发生在胸腰段，尤其是 T8、T12、L1 和下腰椎（经常是 L4）[92]。

循证依据

对于骨质疏松、骨量减少或者肿瘤引起的急性椎体压缩性骨折疼痛，或者是保守治疗无效的椎体肿瘤或转移瘤，可以使用椎体成形或后凸成形手术来治疗。

大量的回顾性和非盲前瞻性研究证实了这两种手术治疗椎体压缩骨折的疗效。2003 年，Evans 等发表了 245 例接受了椎体成形术的椎体压缩骨折患者，平均视觉疼痛评分从术前的 8.9 分下降到术后 3.4 分，活动受限的患者从 72% 下降到 28%[93]。Jensen 等报道在 29 例椎体压缩骨折患者中 90% 疼痛缓解[94]。最近 Kallmes 等发表的随机对照研究中，131 例骨质疏松性椎体压缩骨折患者随机分配至椎体成形组和空白对照组。两组疼痛和功能障碍术后都有所恢复，但 1 个月后两组间反映疼痛和功能障碍的改良 Roland-Morris 量表没有明显区别[95]。

技术

患者镇静后在可透射线床呈俯卧位行椎体强化术。给予静脉抗生素，消毒铺单。首先使用前后位明确合适的节段，并使得终板呈一条直线。可以用前后或斜位透视像进行操作，如果在前后位的话，进针方向指向椎弓根的上外侧边缘。

进入椎体有两种方法，经椎弓根和椎弓根外。在中胸段到髂骨首先选择经椎弓根，在胸椎更高节段由于椎弓根较细及其矢状位方向，可以考虑行椎弓根外入路。

经椎弓根入路可以在前后位或者与椎弓根垂直的斜位进行。作者首选前后位。在前后位中，明确目标椎体，然后调整球管角度看清楚骨折椎体上终板。使用 22 号 3.5 英寸硬膜外穿刺针从椎弓根上外侧对应的皮肤处进针。使用丁哌卡因麻醉骨膜，在进行侧位透视时要注意垂直于目标间隙上位椎间盘。穿刺针方向与椎弓根角度一致，这样的话能够确保入针点和套筒的角度一致。在前后位上，在穿刺针旁开小切口，将套筒沿和穿刺针一样的方向进针直到骨膜。然后通过开孔或者旋转的动作进入椎弓根。经过椎弓根套筒的方向从椎弓根后缘的上外侧开始，然后向下向内指向椎弓根和椎体后壁交界处。在前后位上沿椎弓根推进套筒，在向前的同时保持套筒在内侧壁的侧方。应该在侧位像的时候推进套筒，直到套筒尖在前后位上位于椎体中央，在侧位上位于椎体前中三分之一。混合聚甲基丙烯酸或其他聚合物，间断或连续透视下缓慢注射。注射的聚合物应该沿缝隙进入，并且在快要接触皮质时及时停止。如果注射物没有通过椎体中线，那么应该在对侧用同样的方法再次注射。注射完毕后，把探针放回到套筒中，避免骨水泥反向泄漏到套筒中，然后移除套筒。在活动前留出足够的时间供骨水泥凝固。

在穿刺方面后凸成形术与椎体成形术类似。一旦将穿刺针置于椎体内，针仅需要进到椎体的后三分之一。使用骨钻经通道进到椎体前中三分之一的地方。移除骨钻，在间断透视和压力检测下插入填充造影剂的可充气球囊。充气过程遵守操作规范或者在靠近皮质边缘时停下来。移除球囊后会在椎体上留下间隙。按照上面描述的方法注射骨水泥（图 54.20）。

并发症

骨水泥泄漏在椎体骨皮质以外可能会导致神经或血管并发症。沿着椎基底静脉丛反向泄漏可能会泄漏到椎管中。渗漏到血管中可能引起肺栓塞。研究显示由于在治疗节段行骨水泥强化后增

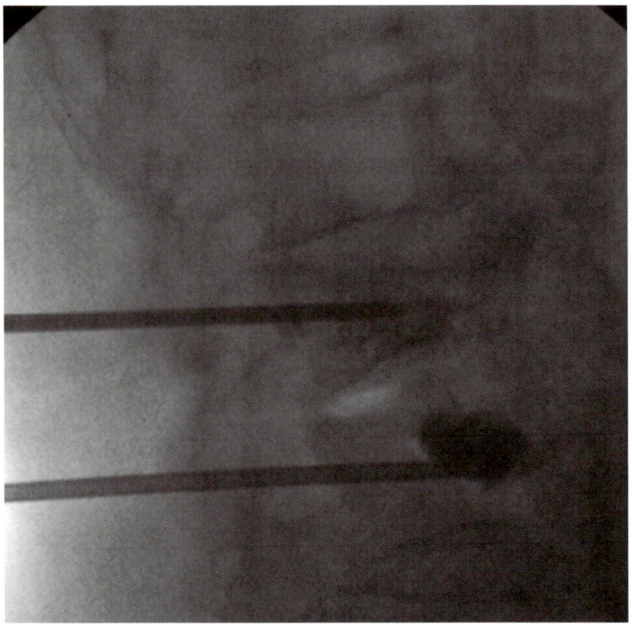

图 54.20 腰椎后凸成形术的侧位透视像

加了椎体硬度，可能会增加邻近节段骨折的概率。

脊髓刺激/周围神经刺激

脊髓刺激技术通过放置在脊髓背侧硬膜外间隙的电极进行。尽管其机制尚未完全明确，其电刺激的基本神经调节功能是基于1965年Melzack和Wall提出来的门控理论。该理论认为刺激大型A_β纤维可通过兴奋脊髓胶质抑制神经元而减轻疼痛。A_β纤维一般传导振动觉和位置觉。粗的轴索和细的相比，电刺激阈值更低，因此该理论预测通过刺激产生感觉麻痹的混合纤维同样能够减轻疼痛[96]。

适应证

脊髓及周围刺激产生电场刺激脊髓背侧柱和周围神经帮助控制疼痛。脊髓刺激适用于治疗椎板切除术后神经性疼痛以及交感神经介导的疼痛，例如混合区域疼痛综合征。脊髓刺激同样用来治疗其他疼痛，例如患肢痛、缺血性疼痛以及肿瘤、臂丛神经损伤、脊髓损伤、多发性硬化、周围血管性疾病、蛛网膜炎所致疼痛和难治性绞痛[97,98]。皮下周围神经刺激能够被用来治疗慢性区域性疼痛例如下腰痛、筋膜痛和腹痛[99,100]。

循证依据

随着电生理技术越来越流行，大量回顾性研究证实了其有效性。1995年Turner等发表了一篇系统综述，并纳入了39篇关于脊髓治疗腰椎失败综合征的研究。分析数据后这批研究平均随访16个月，59%的患者有一半以上疼痛缓解[101]。在一项平均随访7.1年、纳入320例接受临时或永久脊髓刺激仪内植物患者的研究中，52%的患者疼痛改善50%以上，58%的患者减少或不再需要止痛药[102]。Kemler等发表了一项关于反射交感性营养不良的为期6个月的随机临床试验，患者按照接受脊髓刺激加理疗或者单纯理疗分为两组。在Kemler的研究中，63%接受脊髓刺激的患者疼痛有所改善，而在单纯理疗组中只有6%[103]。另一项North的随机对照研究提示SCS治疗和翻修手术相比，能够减轻疼痛，并减少止痛药的长期使用[104]。由于成功植入刺激仪能够减轻患者50%的疼痛，因此大部分研究成功率都在50%~60%[97-106]。少量研究报道的成功率在此范围之外，最高达88%，最低37%[105,106]。

技术

脊髓和周围神经刺激通常由两步完成，测试期和永久植入期。在脊髓刺激的测试期，和椎板间硬膜外穿刺类似将探针置于硬膜外间隙，放在患者疼痛来源的脊髓节段。在试验期电极离开皮肤并连接到外部的临时刺激单元中。告知患者如何使用并在家中测试刺激单元。7~10天后患者回来随访并移除电极。此时根据患者是否有疼痛减轻，或功能恢复来决定是否换成永久型。如果换成永久型，用同样的方法置入电极，但使用锚定结构和不可吸收缝线固定。在腰带区域上下制作皮下空腔放置脉冲起搏器，通过皮下通道将起搏器和电极相连接。关闭所有伤口，并完整植入整个电极。在器械代表的帮助下调整刺激电极幅度、大小和脉冲宽度（图54.21、54.22）。

并发症

最常见的并发症是电极移位和折端，感染率和其他脊柱操作类似，在3.4%左右[97]。

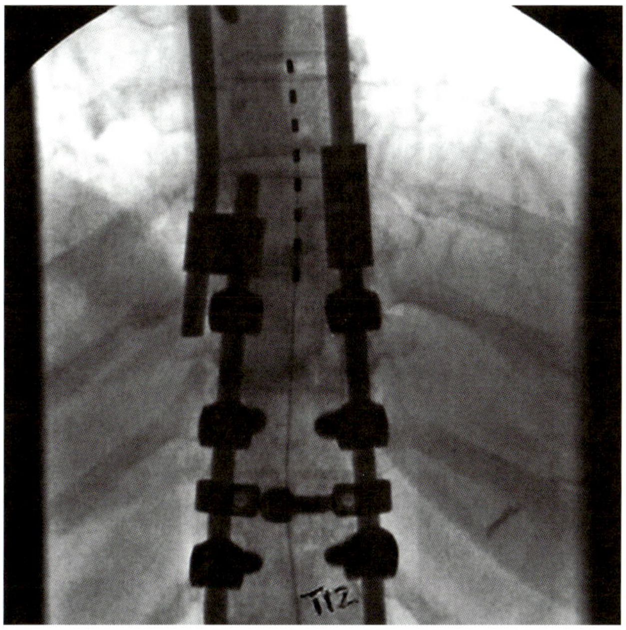

图 54.21 脊髓刺激电极放置的前后位透视像

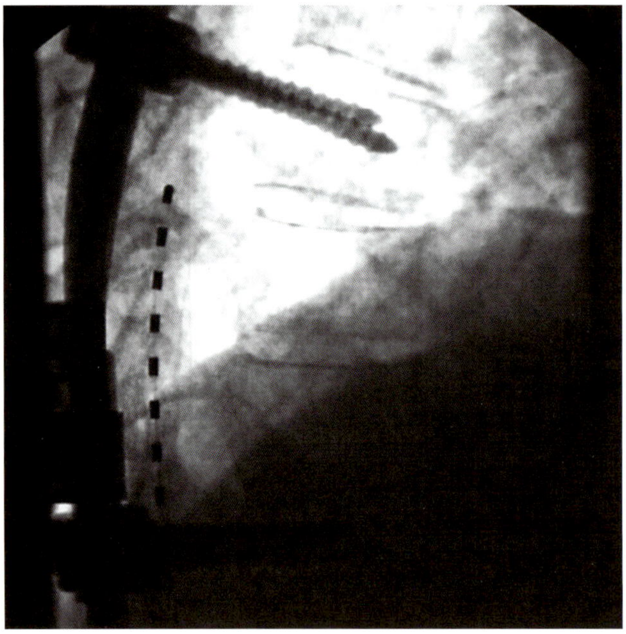

图 54.22　脊髓刺激电极放置的侧位透视像

椎间盘退变的椎间盘内生物制剂注射

过去这几年椎间盘内生物制剂注射已经成为椎间盘退变的新型治疗手段。虽然研究尚没有完全开展，但前期研究和动物模型结果令人鼓舞[107-113]。生物制剂源自自身，并以原型或改良型的形式用于治疗[111]。椎间盘内生物制剂注射用于重建退变椎间盘并消除疼痛[107-113]。一个思路是通过不同生长因子增加细胞外基质合成，或者通过抑制特定细胞因子抑制降解[109,111]。生长因子如 BMP-2、OP-1、GDF-5、TGF-B 和 IGF-1 用来刺激基质的合成，而 IL-1 和 TNF 会抑制基质合成并增加其降解。将这种类型生长因子或细胞因子拮抗剂直接注入间盘，应该会增加纤维环和髓核内的细胞基质，因此预防、停止或逆转椎间盘内退变。仍需研究的一个问题是生长因子或蛋白及拮抗剂在椎间盘内的清除率和维持时间[109,111]。也有人注射纤维素密封剂来提供软组织修复的临时纤维支架[107]。基因治疗是另外一种富有前景的治疗方法，将载有转基因病毒或非病毒的载体注射入椎间盘能够增加细胞基质和蛋白质[111]。来自骨髓或脂肪组织的间充质干细胞能够分化为成熟细胞，通过直接注射入椎间盘内作为细胞治疗的前景尚在研究之中[108,110-112]。

适应证

椎间盘内生物制剂注射的适应证包括盘源性腰痛的患者，以及导致慢性腰痛的退变性椎间盘疾病。在注射前使用椎间盘造影来明确疼痛来源节段。

循证依据

在动物模型中，向小鼠尾端单次注射不同的生长因子，例如成纤维细胞生长因子、GDF-5、IFG-1 或者 TGF-B 的结果不一。作者发现在髓核内注射 GDF-5 和 TGF-B 能够诱导纤维软骨增加，并增加椎间盘高度，而 IGF-1 仅有短暂效果[109]。在青少年大鼠椎间盘退变模型中单次注射 OP-1 能够重建降低的椎间盘高度和退变改变[113]。Buser 等做的研究中 31 头迷你猪的 4 个阶段椎间盘随机分配到未治疗对照组、髓核开窗退变损伤和髓核开窗附加纤维素密封剂注射组。在不同节段去除椎间盘并做解剖学和组织学分级。作者结论是纤维素密封剂能够从结构、构成和机械方面修复受损的椎间盘。推测机制基于支架的传导性和代谢活性物质，例如凝血酶、Ⅻ因子和乙酸抑肽酶[107]。在 Orozco 等做的前瞻性研究中，使用椎间盘内注射间充质干细胞治疗 10 例诊断为慢性腰痛和腰椎间盘突出的患者，注射的安全性和可行性得到了证实，并显示了良好的临床效果[102]。3 个月内患者疼痛缓解达到 85%，平均有效率为 71%[98]。

技术

穿刺针放置技术和最终放置位置与之前描述的椎间盘造影术穿刺方法一样。

应用前景

当我们展望脊柱注射的应用前景时，像生物制剂注射和再生医学这样越来越微创的治疗方案将成为趋势。这方面还需要大样本同行评议研究来进一步证实这类治疗的安全性和有效性。

（蒋继乐　译）

参考文献

1. Bron C, Dommerholt J. Etiology of myofascial trigger points. Curr Pain Headache Rep. 2012;16(5):439–44. doi:10.1007/s11916-012-0289-4. Published online 2012 July 27.
2. Kamanli A, Kaya A, Ardicoglu O, Ozgocmen S, Zengin FO, Bayik Y. Comparison of lidocaine injection, botulinum toxin injection, and dry needling to trigger points in myofascial pain syndrome. Rheumatol Int. 2005;25(8):604–11. Epub 2004 Sep 15.
3. Peloso P, Gross A, Haines T, Trinh K, Goldsmith CH, Burnie S; Cervical Overview Group. Medicinal and injection therapies for mechanical neck disorders. Cochrane Database Syst Rev. 2007;(3):CD000319.
4. Ay S, Evcik D, Tur BS. Comparison of injection methods in myofascial pain syndrome: a randomized controlled trial. Clin Rheumatol. 2010;29(1):19–23. Epub 2009 Oct 20.
5. Garvey TA, Marks MR, Wiesel SW. A prospective, randomized, double-blind evaluation of trigger-point injection therapy for low-back pain. Spine (Phila Pa 1976). 1989;14(9):962–4.
6. Shankar H, Reddy S. Two- and three-dimensional ultrasound imaging to facilitate detection and targeting of taut bands in myofascial pain syndrome. Pain Med. 2012;13(7):971–5. doi:10.1111/j.1526-4637.2012.01411.x. Epub 2012 Jun 8.
7. Ojala T, Arokoski JP, Partanen J. The effect of small doses of botulinum toxin a on neck-shoulder myofascial pain syndrome: a double-blind, randomized, and controlled crossover trial. Clin J Pain. 2006;22(1):90–6.
8. Ho KY, Tan KH. Botulinum toxin A for myofascial trigger point injection: a qualitative systematic review. Eur J Pain. 2007;11(5):519–27. Epub 2006 Oct 27.
9. Ferrante FM, Bearn L, Rothrock R, King L. Evidence against trigger point injection technique for the treatment of cervicothoracic myofascial pain with botulinum toxin type A. Anesthesiology. 2005;103(2):377–83.
10. Persaud R, Garas G, Silva S, Stamatoglou C, Chatrath P, Patel K. An evidence-based review of botulinum toxin (Botox) applications in non-cosmetic head and neck conditions. JSRM Short Rep. 2013;4(2):19.
11. Soljanik I. Efficacy and safety of botulinum toxin a intradetrusor injections in adults with neurogenic detrusor overactivity/neurogenic overactive bladder: a systematic review. Drugs. 2013;73(10):1055–66.
12. Hauser RA, Dolan EE, Phillips HJ, Newlin AC, et al. Ligament injury and healing: a review of current clinical diagnostics and therapeutics. Open Rehabil J. 2013;6:1–20.
13. Wasterlain AS, Braun HJ, Harris AH, Kim HJ, Dragoo JL. The systemic effects of platelet-rich plasma injection. Am J Sports Med. 2013;41(1):186–93. doi:10.1177/0363546512466383. Epub 2012 Dec 4.
14. Pelletier MH, Malhotra A, Brighton T, Walsh WR, Lindeman R. Platelet function and constituents of platelet rich plasma. Int J Sports Med. 2013;34(1):74–80. doi:10.1055/s-0032-1316319. Epub 2012 Aug 14.
15. Redler LH, Thompson SA, Hsu SH, Ahmad CS, Levine WN. Platelet-rich plasma therapy: a systematic literature review and evidence for clinical use. Phys Sportsmed. 2011;39(1):42–51. doi:10.3810/psm.2011.02.1861.
16. Yelland MJ, Sweeting KR, Lyftogt JA, Ng SK, Scuffham PA, Evans KA. Prolotherapy injections and eccentric loading exercises for painful Achilles tendinosis: a randomised trial. Br J Sports Med. 2011;45(5):421–8. doi:10.1136/bjsm.2009.057968. Epub 2009 Jun 22.
17. Rabago D, Miller DJ, Zgierska A, et al. Dextrose prolotherapy for knee osteoarthritis: results of a randomized controlled trial [abstract 308]. Osteoarthr Cartil. 2011;19 Suppl 1:S142–3.
18. Mautner K, Colberg RE, Malanga G, Borg-Stein JP, Harmon KG, Dharamsi AS, Chu S, Homer P. Outcomes after ultrasound-guided platelet-rich plasma injections for chronic tendinopathy: a multi-center, retrospective review. PM R. 2013;5(3):169–75. doi:10.1016/j.pmrj.2012.12.010. pii: S1934-1482(13)00003-8.
19. Rabago D, Zgierska A, Fortney L, et al. Hypertonic dextrose injections (prolotherapy) for knee osteoarthritis: results of a single-arm uncontrolled study with 1-year follow-up. J Altern Complement Med. 2012;18(4):408–14.
20. Patel S, Dhillon MS, Aggarwal S, Marwaha N, Jain A. Treatment with platelet-rich plasma is more effective than placebo for knee osteoarthritis: a prospective, double-blind, randomized trial. Am J Sports Med. 2013;41(2):356–64. doi:10.1177/0363546512471299. Epub 2013 Jan 8.
21. Filardo G, Kon E, Di Martino A, Di Matteo B, Merli ML, Cenacchi A, Fornasari PM, Marcacci M. Platelet-rich plasma vs hyaluronic acid to treat knee degenerative pathology: study design and preliminary results of a randomized controlled trial. BMC Musculoskelet Disord. 2012;13:229. doi:10.1186/1471-2474-13-229.
22. Kon E, Mandelbaum B, Buda R, Filardo G, Delcogliano M, Timoncini A, Fornasari PM, Giannini S, Marcacci M. Platelet-rich plasma intra-articular injection versus hyaluronic acid viscosupplementation as treatments for cartilage pathology: from early degeneration to osteoarthritis. Arthroscopy. 2011;27(11):1490–501. doi:10.1016/j.arthro.2011.05.011. Epub 2011 Aug 10.
23. Nagae M, Ikeda T, Mikami Y, et al. Intervertebral disc regeneration using platelet-rich plasma and biodegradable gelatin hydrogel microspheres. Tissue Eng. 2007;13(1):147–58.
24. Sawamura K, Ikeda T, Nagae M, et al. Characterization of in vivo effects of platelet-rich plasma and biodegradable gelatin hydrogel microspheres on degenerated intervertebral discs. Tissue Eng A. 2009;15(12):3719–27. doi:10.1089/ten.TEA.2008.0697.
25. Masuda K, An HS. Prevention of disc degeneration with growth factors. Eur Spine J. 2006;15 Suppl 3:S422–32. Epub 2006 Jul 25.
26. Obata S, Akeda K, Imanishi T, et al. Effect of autologous platelet-rich plasma-releasate on intervertebral disc degeneration in the rabbit anular puncture model: a preclinical study. Arthritis Res Ther. 2012;14(6):R241. Epub ahead of print.
27. Gullung GB, Woodall JW, Tucci MA, James J, Black DA, McGuire RA. Platelet-rich plasma effects on degenerative disc disease: analysis of histology and imaging in an animal model. Evid Based Spine Care J. 2011;2(4):13–8. doi:10.1055/s-0031-1274752.
28. Uhrenholt L, Hauge E, Charles AV, Gregersen M. Degenerative and traumatic changes in the lower cervical spine facet joints. Scand J Rheumatol. 2008;37(5):375–84. doi:10.1080/03009740801998770.
29. Pearson AM, Ivancic PC, Ito S, Panjabi MM. Facet joint kinematics and injury mechanisms during simulated whiplash. Spine (Phila Pa 1976). 2004;29(4):390–7.
30. Cavanaugh JM, Ozaktay AC, Yamashita HT, King AI. Lumbar facet pain: biomechanics, neuroanatomy and neurophysiology. J Biomech. 1996;29(9):1117–29.
31. Cohen SP, Raja SN. Pathogenesis, diagnosis, and treatment of lumbar zygapophysial (facet) joint pain. Anesthesiology. 2007;106(3):591–614.
32. North RB, Han M, Zahurak M, et al. Radiofrequency lumbar facet denervation: analysis of prognostic factors. Pain. 1994;57:77–83.
33. Manchikanti L, Singh V, Kloth D, et al. Interventional techniques in the management of chronic pain: part 2.0. Pain Physician. 2001;4(1):24–98.
34. Lynch MC, Taylor JF. Facet joint injection for low back pain. A clinical study. J Bone Joint Surg (Br). 1986;68:138–41.
35. Wallace MS, Moeller-Bertram T. Facet joint and epidural injections. In: Minimally invasive spine surgery. New York: Springer; 2009. p. 99–104.
36. Bogduk N. International Spinal Injection Society guidelines for the performance of spinal injection procedures: part 1: zygapophysial Joint Blocks. Clin J Pain. 1997;13(4):297–302.
37. Niemistö L, Kalso E, Malmivaara A, Seitsalo S, Hurri H, Cochrane Collaboration Back Review Group. Radiofrequency denervation for neck and back pain: a systematic review within the framework of the cochrane collaboration back review group. Spine (Phila Pa 1976). 2003;28(16):1877–88.
38. Cohen SP, Bicket MC, Jamison D, Wilkinson I, Rathmell JP. Epidural steroids: a comprehensive, evidence-based review. Reg Anesth Pain Med. 2013;38(3):175–200. doi:10.1097/AAP.0b013e31828ea086.

39. Epstein NE. The risks of epidural and transforaminal steroid injections in the spine: commentary and a comprehensive review of the literature. Surg Neurol Int. 2013;4 Suppl 2:S74–93. doi:10.4103/2152-7806.109446. Print 2013.
40. Holve RL, Barkan H. Oral steroids in initial treatment of acute sciatica. J Am Board Fam Med. 2008;21(5):469–74. doi:10.3122/jabfm.2008.05.070220.
41. Pinto RZ, Maher CG, Ferreira ML, Ferreira PH, Hancock M, Oliveira VC, McLachlan AJ, Koes B. Drugs for relief of pain in patients with sciatica: systematic review and meta-analysis. BMJ. 2012;344:e497.
42. Boswell MV, Shah RV, Everett CR, et al. Interventional techniques in the management of chronic spinal pain: evidence-based practice guidelines. Pain Physician. 2005;8(1):1–47.
43. Gajraj NM. Selective nerve root blocks for low back pain and radiculopathy. Reg Anesth Pain Med. 2004;29(3):243–56.
44. Derby R, Kine G, Saal J, et al. Response to steroid and duration of radicular pain as predictors of surgical outcome. Spine. 1992; 17:S176–8.
45. Macnab I. Negative disc exploration: an analysis of the causes of nerve root involvement in sixty-eight patient. J Bone Joint Surg Am. 1971;53A:5891–903.
46. Slipman CW. Diagnostic nerve root blocks. In: Gonzalez EG, Materson RS, editors. The nonsurgical management of acute low back pain. New York: Demos vermande; 1997. p. 115–22.
47. Schutz H, Lougheed WM, Wortzman G, et al. Intervertebral nerve-root in the investigation of chronic lumbar disc disease. Can J Surg. 1973;16:217–21.
48. Krempen JF, Smith BS. Nerve root injection: a method for evaluating the etiology of sciatica. J Bone Joint Surg Am. 1974;56A: 1435–44.
49. Tajima T, Furukawa K, Kuramochi E. Selective lumbosacral radiculography and block. Spine. 1980;1:68–77.
50. Haueisen DC, Smith BS, Myers SR, et al. The diagnostic accuracy of spinal nerve injection studies. Clin Orthop Relat Res. 1985;198:179–83.
51. Dooley JF, McBroom RJ, Taguchi T, et al. Nerve root infiltration in the diagnosis of radicular pain. Spine. 1988;13:79–83.
52. Stanley D, McLaren MI, Euinton HA, et al. A prospective study of nerve root infiltration in the diagnosis of sciatica: a comparison with radiculography, computed tomography, and operative findings. Spine. 1990;6:540–3.
53. Derby R, Kine G, Saal JA, et al. Response to steroid and duration of radicular pain as predictors of surgical outcome. Spine. 1992;17(Suppl):176–83.
54. Van Akkerveeken PF. The diagnostic value of nerve root sheath infiltration. Acta Orthop Scand. 1993;64:61–3.
55. Herron LD. Selective nerve root block in patient selection for lumbar surgery: surgical results. J Spinal Disord. 1989;2:75–9.
56. Hoppenstein R. A new approach to the failed back syndrome. Spine. 1980;5:371–9.
57. Roberts ST, Willick SE, Rho ME, Rittenberg JD. Efficacy of lumbosacral transforaminal epidural steroid injections: a systematic review. PM R. 2009;1(7):657–68.
58. Abdi S, Datta S, Trescot AM, Schultz DM, Adlaka R, Atluri SL, Smith HS, Manchikanti L. Epidural steroids in the management of chronic spinal pain: a systematic review. Pain Physician. 2007;10:185–212.
59. Benny B, Azari P. The efficacy of lumbosacral transforaminal epidural steroid injections: a comprehensive literature review. J Back Musculoskelet Rehabil. 2011;24(2):67–76.
60. Macvicar J, King W, Landers MH, Bogduk N. The effectiveness of lumbar transforaminal injection of steroids: a comprehensive review with systematic analysis of the published data. Pain Med. 2013;14(1):14–28. doi:10.1111/j.1526-4637.2012.01508.x. Epub 2012 Oct 30.
61. Manchikanti L, Pakanati RR, Pampati V. Comparison of three routes of epidural steroid injections in low back pain. Pain Digest. 1999;9:277–85.
62. O'Donnell C, Cano W, Eramo G. Comparison of triamcinolone to dexamethasone in the treatment of low back pain and leg pain via lumbar transforaminal epidural steroid injection. Spine J. 2008;8:65S.
63. MacMahon PJ, Eustace SJ, Kavanagh EC. Injectable corticosteroid and local anesthetic preparations: a review for radiologists. Radiology. 2009;252(3):647–61. doi:10.1148/radiol.2523081929.
64. McCahon RA, Ravenscroft A, Hodgkinson V, Evley R, Hardman J. A pilot study of the dose-response of caudal methylprednisolone with levobupivacaine in chronic lower back pain. Anaesthesia. 2011;66(7):595–603.
65. Owlia MB, Salimzadeh A, Alishiri G, Haghighi A. Comparison of two doses of corticosteroid in epidural steroid injection for lumbar radicular pain. Singapore Med J. 2007;48(3):241–5.
66. Ahadian FM, McGreevy K, Schulteis G. Lumbar transforaminal epidural dexamethasone: a prospective, randomized, double-blind, dose-response trial. Reg Anesth Pain Med. 2011;36(6):572–8. doi:10.1097/AAP.0b013e318232e843.
67. Soleiman J, Demaerel P, Rocher S, Maes F, Marchal G. Magnetic resonance imaging study of the level of termination of the conus medullaris and the thecal sac: influence of age and gender. Spine (Phila Pa 1976). 2005;30(16):1875–80.
68. Parr AT, Diwan S, Abdi S. Lumbar interlaminar epidural injections in managing chronic low back and lower extremity pain: a systematic review. Pain Physician. 2009;12(1):163–88.
69. Shenouda PE, Cunningham BJ. Assessing the superiority of saline versus air for use in the epidural loss of resistance technique: a literature review. Reg Anesth Pain Med. 2003;28(1):48–53.
70. Cheng PA. The anatomical and clinical aspects of epidural anesthesia. Anesth Analg. 1963;42:398–406.
71. Husemeyer RP, White DC. Topography of the lumbar epidural space. A study in cadavers using injected polyester resin. Anaesthesia. 1980;35(1):7–11.
72. Ackerman III WE, Ahmad M. The efficacy of lumbar epidural steroid injections in patients with lumbar disc herniations. Anesth Analg. 2007;104(5):1217–22, tables of contents.
73. Schaufele MK, Hatch L, Jones W. Interlaminar versus transforaminal epidural injections for the treatment of symptomatic lumbar intervertebral disc herniations. Pain Physician. 2006;9(4):361–6.
74. Fish DE, Lee PC, Marcus D. The S1 "Scotty Dog": report of a technique for S1 transforaminal epidural steroid injection. Arch Phys Med Rehabil. 2007;88(12):1730–3.
75. Scanlon GC, Moeller-Bertram T, Romanowsky SM, Wallace MS. Cervical transforaminal epidural steroid injections: more dangerous than we think? Spine (Phila Pa 1976). 2007;32(11): 1249–56.
76. McGrath JM, Schaefer MP, Malkamaki DM. Incidence and characteristics of complications from epidural steroid injections. Pain Med. 2011;12(5):726–31. doi:10.1111/j.1526-4637.2011.01077.x. Epub 2011 Mar 10.
77. Goodman BS, Posecion LWF, Mallempati S, Bayazitoglu M. Complications and pitfalls of lumbar interlaminar and transforaminal epidural injections. Curr Rev Musculoskelet Med. 2008;1:212–22.
78. Turnbull DK, Shepherd DB. Post-dural puncture headache: pathogenesis, prevention and treatment. Br J Anaesth. 2003;91(5): 718–29.
79. Bley TA, Duffek CC, François CJ, Schiebler ML, Acher CW, Mell M, Grist TM, Reeder SB. Presurgical localization of the artery of Adamkiewicz with time-resolved 3.0-T MR angiography. Radiology. 2010;255(3):873–81. doi:10.1148/radiol.10091304.
80. Glaser SE, Shah RV. Root cause analysis of paraplegia following transforaminal epidural steroid injections: the 'unsafe' triangle. Pain Physician. 2010;13(3):237–44.
81. Gharibo C, Koo C, Chung J, Moroz A. Epidural steroid injections: an update on mechanisms of injury and safety. Tech Reg Anesth Pain Manag. 2009;13:266–71.
82. Cohen SP, Chen Y, Neufeld NJ. Sacroiliac joint pain: a comprehensive review of epidemiology, diagnosis and treatment. Expert Rev Neurother. 2013;13(1):99–116.
83. Foley BS, Buschbacher RM. Sacroiliac joint pain: anatomy, biomechanics, diagnosis, and treatment. Am J Phys Med Rehabil. 2006;85(12):997–1006.
84. Dreyfuss P, Dreyer SJ, Cole A, Mayo K. Sacroiliac joint pain. J Am Acad Orthop Surg. 2004;12(4):255–65.
85. Forst SL, Wheeler MT, Fortin JD, Vilensky JA. The sacroiliac joint: anatomy, physiology and clinical significance. Pain

Physician. 2006;9(1):61–7.
86. Cohen SP, Larkin TM, Barna SA, Palmer WE, Hecht AC, Stojanovic MP. Lumbar discography; a comprehensive review of outcome studies, diagnostic accuracy and principles. Reg Anesth Pain Med. 2005;30(2):163–83.
87. Wolfer LR, Derby R, Lee JE, Lee SH. Systematic review of lumbar provocation discography in asymptomatic subjects with a meta-analysis of false-positive rates. Pain Physician. 2008; 11:513–38.
88. Bogduk N, editor. International spine intervention society practice guidelines for spinal diagnostic and treatment procedures. 1st ed. San Francisco: International Spine Intervention Society; 2004. p. 20–46. ISBN 0-9744402-0-5.
89. Mathis JM, Golovac S. Image-guided spine interventions. 2nd ed. New York: Springer; 2010. p. 107–46. ISBN 9781441903525.
90. Carragee EJ, Don AS, Hurwitz EL, Cuellar JM, Carrino JA, Herzog R. Does discography cause accelerated progression of degeneration changes in the lumbar disc: a ten-year matched cohort study. Spine. 2009;34(21):2238–45.
91. Mathis JM, Barr JD, Belkoff SM, Barr MS, Jensen ME, Deramond H. Percutaneous vertebroplasty: a developing standard of care for vertebral compression fractures. Am J Neuroradiol. 2001; 22:373–81.
92. Patel U, Skingle S, Campbell GA, Crisp AJ, Boyle IT. Clinical profile of acute vertebral compression fractures in osteoporosis. Br J Rheumatol. 1991;30:418–21.
93. Evans AJ, Jensen ME, Kip KE, et al. Vertebral compression fractures: pain reduction and improvement in functional mobility after percutaneous polymethylmethacrylate vertebroplasty-retrospective report of 245 cases. Radiology. 2003;226(2):366–72.
94. Jensen ME, Evans AJ, Mathis JM, Kallmes DF, Cloft HJ, Dion JE. Percutaneous polymethylmethacrylate vertebroplasty in the treatment of osteoporotic vertebral body compression fractures: technical aspects. Am J Neuroradiol. 1997;18:1897–904.
95. Kallmes DF, Comstock BA, Heagerty PJ, et al. A randomized controlled trial of vertebroplasty for osteoporotic spine fractures. N Engl J Med. 2009;361(6):569–79.
96. Melzack R, Wall PD. Pain mechanisms; a new theory. Science. 1965;150:971–9.
97. Cameron T. Safety and efficacy of spinal cord stimulation for the treatment of chronic pain: a 20-year literature review. J Neurosurg Spine. 2004;100:254–67.
98. de Jongste MJL, Nagelkerke D, Hooyschuur CM, et al. Stimulation characteristics, complications and efficacy of spinal cord stimulation systems in patients with refractory angina: a prospective feasibility study. Pacing Clin Electrophysiol. 1994;17:1751–60.
99. Slavin KV. Peripheral nerve stimulation for neuropathic pain. Neurotherapeutics. 2008;5(1):100–6.
100. Johnson MD, Burchiel KJ. Peripheral stimulation for treatment of trigeminal postherpetic neuralgia and trigeminal posttraumatic neuropathic pain: a pilot study. Neurosurgery. 2004;55(1): 135–41.
101. Turner JA, Loeser JD, Bell KG. Spinal cord stimulation for chronic low back pain. A systematic literature synthesis. Neurosurgery. 1995;37:1088–98.
102. Jensen MP, Turner JA, Romano JM, et al. Coping with chronic pain: a critical review of the literature. Pain. 1991;47:249283.
103. Kemler MA, Barendse G, van Kleef M, et al. Spinal cord stimulation in patients with chronic reflex sympathetic dystrophy. N Engl J Med. 2000;343:618–24.
104. North RB, Kidd DH, Farrokhi F, Piantadosi SA. Spinal cord stimulation versus repeated lumbosacral spine surgery for chronic pain: a randomized controlled trial. Neurosurgery. 2005;56(1):98–106.
105. Jacobs MJ, Jorning PH, Joshi SR, et al. Epidural spinal cord electrical stimulation improves microvascular blood flow in severe limb ischemia. Ann Surg. 1988;207:179–83.
106. Segal R, et al. Spinal cord stimulation revisited. Neurol Res. 1998;20:391–6.
107. Buser Z, Kuelling F, Liu J, Liebenberg E, Thorne K, Coughlin D, Lotz J. Biological and biomechanical effects of fibrin injection into porcine intervertebral discs. Spine. 2011;36(18):1201–9.
108. Leung V, Chan D, Cheung K. Regeneration of intervertebral disc by mesenchymal stem cells: potentials, limitations and future direction. Eur Spine J. 2006;15(3):S406–13.
109. Masuda K. Biological repair of the degenerated intervertebral disc by the injection of growth factors. Eur Spine J. 2008;17(4): S441–51.
110. Haufe SMW, Mork AR. Intradiscal injection of hematopoietic stem cells in an attempt to rejuvenate the intervertebral discs. Stem Cells Dev. 2006;15:136–7.
111. Evans C. Potential biologic therapies for the intervertebral disc. JBJS. 2006;88-A(2):95–8.
112. Orozoco L, Soler R, Morera C, Alberca M, Sanchez A, Garcia-Sancho J. Intervertebral disc repair by autologous mesenchymal bone marrow cells: a pilot study. Transplantation. 2011;92(7): 822–8.
113. Masuda K, Imai Y, Okuma M, Muehleman C, Nakagawa K, Akeda K, Thonar E, Andersson G, An HS. Osteogenic protein-1 injection into a degenerated disc induces the restoration of disc height and structural changes in the rabbit anular puncture model. Spine. 2006;31:742–54.